Spiritual Care von A bis Z

Spiritual Care von A bis Z

Herausgegeben von
Eckhard Frick und Konrad Hilpert

DE GRUYTER

ISBN 978-3-11-065637-4
e-ISBN (PDF) 978-3-11-065918-4
e-ISBN (EPUB) 978-3-11-065800-2

Library of Congress Control Number: 2020947879

Bibliografische Information der Deutschen Nationalbibliothek
Die Deutsche Nationalbibliothek verzeichnet diese Publikation in der
Deutschen Nationalbibliografie; detaillierte bibliografische Daten sind
im Internet über http://dnb.dnb.de abrufbar.

© 2021 Walter de Gruyter GmbH, Berlin/Boston
Umschlagabbildung: JamesBrey / E+ / Getty Images
Druck und Bindung: CPI books GmbH, Leck

www.degruyter.com

Inhalt

Vorwort —— VII

Stichworte
Abschied, Abschiedlichkeit – Zweifel —— 1–386

Liste der Autorinnen und Autoren —— 389

Register —— 397

Vorwort

„Du möchtest dir ein Stichwort borgen — allein bei wem?"

So schreibt der Berliner Hautarzt Gottfried Benn (1886–1956) in seinem Gedicht *Verlorenes Ich*.

Sie halten das *Spiritual Care von A bis Z* in Händen, das aus vielen, im Lauf der Jahrgänge in der Zeitschrift SPIRITUAL CARE erschienenen Stichwörtern entstanden ist. Es soll eine Hilfe sein für einen Bereich, in dem es oft an Stichworten und überhaupt an Sprache fehlt: der Bereich spiritueller Orientierung kranker Menschen und Angehöriger von Gesundheitsberufen.

Gewiss: Es gibt die *religiöse Sprache*, die sich auf die heiligen Texte der Bibel Israels, des Neuen Testaments, des Korans und der Religionen Asiens stützt, sich von diesen Texten inspirieren lässt und Lieder, Gebete und Rituale hervorgebracht hat. In Stoßgebeten und Ausrufen (oh Gott!, oh Je!, Gott sei Dank!, Grüß Gott…) kommt religiöse Sprache angedeutet auch in unserer weitgehend säkularisierten Alltagswelt vor, auch in Krankenhäusern, Pflegeeinrichtungen und Arztpraxen.

Viele der folgenden Stichwörter beginnen mit der Wortherkunft (Etymologie), wie sie in Wörterbüchern der deutschen Sprache nachzuschlagen ist (z.B. www.dwds.de). Schon dadurch werden implizite und unbewusste Aspekte der Alltagssprache deutlich – auch in Pflege, Medizin, Begleitung und Beratung.

Der Begriff *Religion* kann entweder von dem lat. Verbum *relégere* („von neuem in Gedanken durchgehen", eigentlich: „wieder zusammennehmen, zurücknehmen, wieder, von neuem lesen") hergeleitet werden oder von *religāre* („zurück-, auf-, anbinden, befestigen"). Beide Etymologien helfen, den durchaus zwiespältigen Gebrauch von *Religion* in der Gegenwartssprache zu verstehen: Religion ist gerade in Krankheit und Krise für viele ein Halt, verleiht Sicherheit, hilft, an ganz frühe Erfahrungen wieder anzuknüpfen (*religāre*). Andererseits begegnet unser technisch-rationales Bewusstsein, gerade in der Medizin, allen Traditionen mit Argwohn, die sich ohne Beweis oder Argument auf Autoritäten stützen (*relégere*). Oft ist mit diesem Argwohn die Wehmut verbunden, „religiös unmusikalisch" zu sein (Max Weber), mit den Worten des Arztes und Dichters Gottfried Benn: „Ach, als sich alle einer Mitte neigten und auch die Denker nur den Gott gedacht...".

Spiritualität ist der zweite wichtige Begriff in unserem Kontext, hergeleitet von lat. *spiritus* (Geist, Atem). Ursprünglich nur innerhalb des Christentums als Synonym für Frömmigkeit und persönliche geistliche Ausrichtung gebraucht, wurde *Spiritualität* schon zu Beginn des 20. Jahrhunderts auch von nichtchristlichen, z.B. hinduistischen Autoren verwendet und spätestens seit den 1960er-Jahren zu einem Breitbandbegriff, der nicht nur religiöse Überzeugungen, sondern auch atheistische Sinnentwürfe und philosophisch begründete Weltanschauungen umfasst. Zur wachsenden Bedeutung von *Spiritualität* innerhalb der Gesundheitswissenschaften haben nicht zuletzt Dokumente der Weltgesundheitsorganisation (WHO) beigetragen.

Dies gilt in besonderer Weise für den Begriff *Spiritual Care*, mit dem auch unser Wörterbuch überschrieben ist: eine Wortschöpfung in Analogie zu Palliative Care. Ebenso wie die Weltgesundheitsorganisation die Sorge für sterbende Menschen interprofessionell und multidimensional versteht (bio-psycho-sozio-spirituell), ist auch *Spiritual Care* ein Ansatz, der *alle* Gesundheitsberufe anspricht. Längst hat *Spiritual Care* die Begrenzung auf das Lebensende gesprengt und ist zum Synonym für die spirituelle Dimension in allen Bereichen des Gesundheitswesens geworden.

„Du möchtest dir ein Stichwort borgen – allein bei wem?" – Das vorliegende Wörterbuch kann keine fertigen Antworten auf Fragen bieten, die uns kranke Menschen, aber auch Kolleginnen und Kollegen im Bereich der Gesundheitsberufe in spiritueller Hinsicht stellen. Vor allem die Frage „Warum ich...?" verlangt keine abschließende Antwort, sondern ein solidarisches Aushalten der Antwortlosigkeit, ein paar Augenblicke schweigender Präsenz von Pflegenden, Ärzten, Sozialarbeiterinnen, Psychotherapeuten, Seelsorgenden...

Wir danken allen, die unser Buch mitverfasst oder bei der Korrektur geholfen haben: Wolfram Flick, Karin Kleinschroth, Elisabeth Linseisen, Ruth Mächler, Beate Mayr, Iemkje Stiemer sowie Albrecht Döhnert und dem Verlag Walter de Gruyter.

Möge unser *Spiritual Care von A bis Z* bei dieser Präsenz hilfreich sein!

München im April 2020

Eckhard Frick sj
Konrad Hilpert

Abschied, Abschiedlichkeit

Abschied bedeutet die Trennung von jemandem oder von etwas: der erste Abschied von Zuhause oder auch ein Abschied für immer („in Frieden abscheiden"). Wir nehmen Abschied vor einer längeren Trennung von Freunden, von der Heimat; einem Toten entbieten wir den letzten Gruß.

Bei einem Entlassungsvorgang wird der Abschied erteilt bzw. es nimmt jemand aus eigener Initiative seinen Abschied und scheidet aus. Auch in organisationalem wie gesellschaftspolitischem Kontext erscheint die Entwicklung und Gestaltung einer Abschiedskultur bedeutsam (Metz et al. 2019).

Der Philosoph Wilhelm Weischedel (1976/1990) hat den Begriff „Abschiedlich leben" geprägt. Verena Kast (1994, 2010) hat den Begriff später verdeutlicht in ihrer vielfältigen Auseinandersetzung mit Abschied, Verlust und →Trauer. Abschiedlichkeit als Bereitschaft zum Abschied im ständigen Angesicht des Todes ist die Vergegenwärtigung der Vergänglichkeit und zugleich die Akzeptanz des Lebens. Sie führt zu einer Grundstimmung einer schwebenden Trauer und einer stillen Melancholie. Die damit verbundenen ethischen →Haltungen sind zum einen Entsagung und Demut als die Gegenstücke zu Ehrgeiz, Stolz und →Machtgier. Zum anderen führt die Abschiedlichkeit zu Selbstbeherrschung und Besonnenheit. Im Weiteren ist damit auch die Tugend der Tapferkeit und des Mutes verbunden.

Abschiedlich zu leben bedeutet anzuerkennen, dass unser ganzes Leben von Abschieden durchdrungen ist. Eine solche Lebenshaltung ermöglicht es, sich den Abschieden des eigenen Lebens bewusst zu stellen und sich mit ihnen auseinanderzusetzen, auf dass wir frei und offen werden für Neues.

Dazu ermutigt etwa Hermann Hesse in seinem Gedicht „Stufen":

2 — Abschied, Abschiedlichkeit

> Es muss das Herz bei jedem Lebensrufe bereit zum Abschied sein
> und Neubeginne [...]
> Und jedem Anfang wohnt ein Zauber inne [...]
> Wohlan denn Herz, nimm Abschied und gesunde.

Auf diese Weise verlieren wir nicht nur, sondern gewinnen auch Zukunft und können uns dem Neuen, Ungewohnten öffnen und zuwenden [(sekundärer) „Verlust-Gewinn"].

→Menschen sind von Geburt an abschiedskundig: Wir existieren zwischen Gestern und Morgen, zwischen Schmerz und Sehnsucht, zwischen →Endlichkeit und Ewigkeit (→Existenz). Der Tod ist nicht nur das einmalige Letzt-Ereignis, der äußerste Schlusspunkt – der Tod ragt vielmehr immer schon ins Leben hinein, fordert immer schon Veränderung. So sind Menschen eigentlich existenziell kundig in Sachen Trauer (Müller & Schnegg 2016). Im Erleben von Verlusten und Abschieden – insbesondere im Verlauf einer fortschreitenden Erkrankung – nicht trauern zu wollen bzw. nicht trauern zu dürfen, hat einen hohen Preis: zunehmende Gefühllosigkeit, ein drastischer Verlust an Lebendigkeit, eine einengende (oftmals Angst machende) Erstarrung des Selbst(konzepts), eine Leben mindernde Verzerrung bzw. Verleugnung alltäglicher existenzieller →Erfahrungen, eine zunehmende Inkongruenz.

Die im Spätmittelalter gepflegte „Ars moriendi" (die Kunst des heilsamen Sterbens) wollte zu Lebzeiten vorbereiten auf einen guten und heilsamen Tod, wenn wir letzten Endes „das Zeitliche segnen".

> „Das Leben ist Wandel, alles vergeht, nichts bleibt, wie es ist. Alles ist Windhauch" (Kohelet 1,1f).

Loslassen, gehen lassen, Abschied nehmen zu müssen, tut oft weh. Dieser Abschiedsschmerz ist wahrzunehmen und zu würdigen: Im Regelfall ist es nicht leicht zu sterben. Eine rasche Folge von (schweren) Verlusten kann Menschen überwältigen. Zugleich können die alltäglichen kleinen und großen Abschiede („partir c'est mourir un peu") auch ein Übungsweg sein, um wertzuschätzen, was kostbar ist und war. Das eigene Sterben-Müssen in den Lebensprozess einzubeziehen lässt eine Haltung einüben, die verhindert, dass wir uns allzu sehr an Erfolge (oder auch Misserfolge), an berufliche Rollen oder Selbstbilder, an fixe Überzeugungen und (→Glaubens-) Vorstellungen klammern. Der Rhythmus von Werden und Vergehen ist ohne Anfang und ohne Ende. Wir sind am Leben.

In der Begleitung von trauernden Menschen kann die Anerkennung und bewusste Gestaltung der fortdauernden →Bindungen (Dennis Klass: continuing bonds) zu den Verstorbenen dazu ermutigen, dass „Trauern nicht das Problem, sondern die Lösung ist" (Paul 2011).

Fazit für Spiritual Care

Abschied, insbesondere ein fortschreitender Krankheitsverlauf, konfrontiert Menschen unweigerlich mit Grenzen und Endlichkeit; dies kann die Kostbarkeit des gegenwärtigen Moments und der erlebten Geschichte dankbar (→Dankbarkeit) bewusst machen („Was wirklich zählt, ist das gelebte Leben", Kast 2010). Zu einem Abschiedlich-Existieren gehört das Wissen um die Geschichte, →Erinnerung, die wir haben und sind, das Ahnen der ureigenen Identität, sowie die Offenheit, dass es Erfahrungen von Ganzheit, von Kontinuität, von Verbunden-Sein gibt, die unsere Begrenztheit übersteigen. Eine solche Ekstase ist nicht (nur) spekulativ oder spektakulär zu verstehen: In allen Momenten, wo wir – herausgefordert durch alltägliche wie außergewöhnliche Erlebnisse und Widerfahrnisse – das Leben in die Zukunft hinein riskieren, wo wir in der →Begegnung und Beziehung zu anderen →Personen leben, sind wir dahin unterwegs, „das Selbst zu sein, das man in Wahrheit ist" (Kierkegaard 1849/ 1924: 17).

> Die Erkenntnis, immer wieder loslassen zu müssen, kann uns dazu bringen, uns so intensiv wie möglich einzulassen – auf Beziehungen, auf das Leben. Gerade das wehmütige Gefühl, das die Abschiedlichkeit in uns auslöst, kann in uns auch die lebendigsten Gefühle für das Leben und das Lebendige wecken: Lebensleidenschaft (Kast 1994: 122).

Kast V (1994) Sich einlassen und loslassen. Freiburg i.Br.: Herder.
Kast V (2010) Was wirklich zählt, ist das gelebte Leben. Die Kraft des Lebensrückblicks. Freiburg i.Br.: Herder.

Kierkegaard S (1849/1924) Die Krankheit zum Tode. Jena: Eugen Diederichs.
Metz C, Geldmacher T, Musiol D (2019) (Hg). Leidfaden. Trauer-Politik. Verluste gestalten. Göttingen: Vandenhoeck & Ruprecht.
Müller M, Schnegg M (2016) Unwiederbringlich. Von der Krise und dem Sinn der Trauer. Göttingen: Vandenhoeck & Ruprecht.
Paul C (2011) Neue Wege in der Trauer- und Sterbebegleitung. Hintergründe und Erfahrungsberichte für die Praxis. Gütersloh: Gütersloher Verlagshaus.
Weischedel W (1976/1990) Skeptische Ethik. Frankfurt a.M.: Suhrkamp.

Christian Metz

Achtsamkeit

„Achtsamkeit ist der natürliche Zustand unseres Geistes." Diese Definition beruht auf zwei Voraussetzungen: Erstens, dass es so etwas wie einen „natürlichen" Zustand des Geistes gibt. Und zweitens, dass wir diesen im Normalfall nicht realisieren (sonst bräuchten wir ja nicht darüber zu schreiben, zu reden oder nachzudenken, genauso wenig wie die Fische übers Wasser reflektieren müssen). Warum ich diese Definition und die damit verbundenen Implikationen für nützlich halte, sieht man, wenn man einige andere gängige Definitionen betrachtet: Häufig wird die Beschreibung von Kabat-Zinn (1996) herangezogen, der davon spricht, dass Achtsamkeit eine bestimmte Art und Weise sei, aufmerksam zu sein, nämlich im gegenwärtigen Augenblick, mit Absicht und ohne zu urteilen. Andere betonen nur die Aufmerksamkeit auf den gegenwärtigen Augenblick. Eigentlich ist Achtsamkeit eine Eindeutschung des Pali-Wortes *sati*. Man hört von Kennern der Materie, dass dieser Begriff nicht gut übersetzbar ist. Denn in ihm schwingt die Bedeutungsebene der →Erinnerung mit: das Eingedenk-Sein dessen, was geschehen ist. Das geht aber nur, wenn wir mit unserer Aufmerksamkeit immer präsent sind. Außerdem enthält der Begriff auch noch das Akzeptieren dessen, was gerade ist. Daraus leitet sich dann das Fehlen einer Bewertung ab, die für unsere „westlichen Ohren" eher merkwürdig klingt. Man muss dabei bedenken, dass es nicht um eine Frage der →Moral geht, sondern um ein Unterlassen der ununterbrochen ablaufenden kognitiven Kategorisierungen, die wir meist automatisch vornehmen. Das Kategorisieren entlastet normalerweise unseren Wahrnehmungsapparat. Es ist aber hinderlich, wenn wir uns →Menschen oder Ereignissen unvoreingenommen zuwenden wollen. Daher sprechen Praktiker des Achtsamkeitstrainings auch oft davon, dass es darum gehe, den „Autopiloten" abzuschalten.

All dies habe ich versucht, in dem Begriff eines „natürlichen Zustand unseres Geistes" zu fassen. Dieser Zustand ist, phänomenologisch gesehen, der einer inneren Ruhe und →Präsenz, in der das Eine, das, was gerade wichtig ist, allein im Feld unseres Bewusstseins und unserer Aufmerksamkeit steht. Ich sage, er sei „natürlich", weil wir oft bei kleinen →Kindern oder Tieren ein solches Eins-Sein mit dem, was gerade ist – Spiel, Malen, →Gefühlsausbruch, Bewegung – erleben. Und der Prozess der Inkulturation führt dann häufig dazu, dass aus den einstmals so in ihr Spiel vertieften Sprösslingen unzufriedene junge Leute werden, die gar nicht genügend Sinneskanäle gleichzeitig bespielen können, weil sie Angst haben, sie würden etwas verpassen.

Dabei verpassen wir gerade durch diese Menge an Aktivitäten, die wir gleichzeitig durchführen, und die Masse der Informationen, die wir meinen aufnehmen zu müssen, das Wesentliche und oft genug den Kern des Lebens. Unser Leben findet nämlich nur jetzt statt, in diesem Augenblick. Nicht gestern. Nicht morgen. Nicht im Urlaub. Sondern jetzt. Eigentlich: Jetzt. Großgeschrieben. Die →Mystiker sprachen in der Nachfolge des Augustinus vom „nunc stans", vom stehenden Jetzt, um ihre →Erfahrung zu beschreiben. Das ist phänomenologisch sehr nahe an dem, was ich mit diesem „natürlichen Zustand" des Geistes meine.

Dieser natürliche Zustand setzt also voraus, dass wir ganz im Augenblick gegenwärtig sind, gleichsam mit ihm verschmelzen oder mit dem, was gerade geschieht, sei es eine einfache Handlung wie das Warten oder das Lesen eines Buches, oder ein Gespräch mit einem Menschen. Impliziert in der Definition ist auch, dass wir diesen natürlichen Zustand verloren haben und sozusagen aus dem Paradies gefallen sind, wenn man einmal die Sündenfallgeschichte psychologisch umdeuten darf. Unser Geist ist sozusagen auf Distanz zum Sein, zu den Dingen, die uns umgeben, und zu den Menschen, denen wir begegnen. Die Effizienz unseres kognitiven Apparates hat dazu geführt, dass wir ganz rasche, automatisch ablaufende Kategorisierungen vornehmen. Wir treffen einen Menschen und ohne dass wir es merken, sortieren wir ihn in Kategorien wie „nützlich"–„unbrauchbar", „sympathisch"–„unsympathisch" ein. Wir erleben etwas und machen es genauso. Tiere sortieren wir in „essbar" oder „nicht essbar". Wir haben ein paar Kategorien mehr, aber wir sortieren auch. Durch das Anwachsen der Kommunikationsdichte und die Beschleunigung aller Vorgänge sehen wir uns gezwungen, unsere Abläufe zu beschleunigen, Dinge parallel zu tun – oder meinen zumindest, dass das hilfreich wäre. Das Gegenteil ist der Fall.

Die meisten Studien, die wir kennen, zeigen: Wer dem Gegenteil von Achtsamkeit, dem gedanklichen Abschweifen und Tagträumen frönt, ist weniger effektiv und unglücklicher, macht mehr Fehler und braucht länger (Smallwood & Schooler 2006). Wer Multitasking betreibt, ruiniert sich auf Dauer nicht nur wichtige kognitive Fertigkeiten wie Aufmerksamkeit, Gedächtnis und sorgfältige Analyse. Es leiden auch Beziehungen darunter. Studien zeigen auch, dass diejenigen Gehirnbereiche, die beim Gedanken abschweifen, besonders aktiv sind, das sog. „default mode network", genau diejenigen sind, die bei Menschen, die später Alzheimer entwickeln, überaktiv sind (Wellsetal 2013). Das braucht uns nicht zu wundern, denn Alzheimer-→Demenz ist eine phänomenologische Überspitzung der Unfähigkeit, im gegenwärtigen Moment aufmerksam zu sein. Daraus entwickelt sich die Unfähigkeit, sich Dinge zu merken, Anteil zu nehmen und alles, was wir sonst so kennen.

Dieser natürliche Zustand unseres Geistes also ist uns abhanden gekommen. Daher müssen wir ihn wiedergewinnen. Durch Übung. Die Übung dazu heißt in den alten Texten „*dhyana*". Das übersetzt man am besten als „Kultivierung des Geistes". Ich sage auch häufig

„Hygiene des Geistes" dazu. Denn ähnlich, wie uns die physische Hygiene im 19. Jahrhundert den größten medizinischen Fortschritt überhaupt beschert hat, könnte uns eine Hygiene des Geistes über die Herausforderungen unserer Zeit hinweghelfen. Diese Hygiene ist einfach: eine bestimmte Zeit am Tag darauf verwenden, nichts zu tun, nur zu atmen, die Gedanken, die dabei kommen, ziehen zu lassen und allenfalls dem Spiel des Geistes zuzusehen, ohne sich davon gefangen nehmen zu lassen. Das hilft uns dabei, auch bei kleinen Dingen im Alltag achtsamer und damit natürlicher zu sein: beim Warten, beim Sprechen, beim Arbeiten, im Kontakt mit anderen. Und das wiederum hilft uns, die Hygiene des Geistes effektiver zu betreiben. Und alles zusammen hilft uns auf dem Weg zum natürlichen Zustand unseres Geistes. Sage keiner, das sei alles nur buddhistische Ideologie. Bei Hugo de Balma, dem mittelalterlichen Kartäusermystiker, findet sich auf die Frage „Was soll ich denn tun, wenn ich nicht an →Gott und die Engel denken darf?" die Antwort: „Nicht denken. Nur atmen" (Walach 1994).

Kabat-Zinn J (1996) Gesund durch Meditation. Das große Buch der Selbstheilung. München: Barth.
Smallwood J, Schooler JW (2006) The restless mind. Psychological Bulletin 132:946–958.
Walach H (1994) Notitia experimentalis Dei – Erfahrungserkenntnis Gottes. Studien zu Hugo de Balmas Text „Viae Sion lugent" und deutsche Übersetzung. Salzburg: Institut für Anglistik und Amerikanistik der Universität Salzburg.
Wells RE, Yeh GY, Kerr C, Wolkin J, Davis RB, Tan Y, Spaeth R, Wall RB, Walsh J, Kaptchuk TJ, Press D, Phillips RS, Kong J (2013) Meditation's impact on default mode network and hippocampus in mild cognitive impairment: A pilot study. Neuroscience Letters 556:15–19.

Harald Walach

Aggression

Aggression wird systematisch als Handlung mit dem Ziel zu beherrschen, zu beeinträchtigen, zu schädigen oder zu vernichten gedeutet.

Sie äußert sich in selbstbezogener wie fremdbezogener Gewalt und trifft neben Menschen auch Gegenstände oder Einrichtungen. Von ihrer lateinischen Wurzel (*aggredi*) ist Aggression allerdings umfassender als Herangehen, in Angriff nehmen zu lesen. Aggression steht so für die zielgerichtete Zu-Wendung des Menschen zur Welt, für sein Verhalten zur Umwelt, zu Dingen, Ereignissen und Subjekten.

Ausgehend von diesem Grundverständnis lässt sich nach Ausdrucksformen und Zielrichtung der konkreten Aggression fragen. Hier zeigt sich: Aggression ist in →ethischer Hinsicht doppelt besetzt: Sie ist als zerstörerische Kraft menschlich problematisch, sozial unerwünscht und →moralisch falsch und muss daher abgebaut und gehemmt werden. In ihrer konstruktiven, zuwendenden Dimension hingegen ist Aggression als Reaktion zu verstehen, die im Namen des Selbst oder eines Nahestehenden erfolgt. Sie steht für den Willen, den eigenen Interessen und Wünschen Gewicht zu geben und sie durchzusetzen.

Vor diesem Hintergrund betrifft das Feld der Aggression im Kontext von →Gesundheitsberufen somit mehr als übergriffige Patientinnen und Patienten. Aggressiv sind und können alle Beteiligten in Care-Kontexten sein, auch →Pflegende und ärztliches Personal. In konstruktivem Sinn, weil sie ihre →Bedürfnisse, Ansichten oder →Kompetenzen zur Geltung bringen wollen, in destruktivem Sinn, wenn sie dafür dominierend, missachtend oder schädigend agieren. Darüber hinaus müssen in einer umfassenden Betrachtung auch „aggressive" bzw. aggressiv-machende Umgebungen und Situationen in den Blick genommen werden, die als Auslöser oder Stimulans von Aggression wirken.

Trotz unterschiedlicher Theoriekonzepte kann Aggression umfassend als psychosozialer Ausdruck verstanden werden: Sie ist eine Antwort auf Angst und angstmachende Situationen, auf Bedrohungen des Selbst oder des sozialen Umfeldes, auf mangelnden Selbststand und prekäre (Lebens)Lagen, auf (soziale) Ausgrenzung, Demütigung, Kränkung oder Armut. Gerade in Care-Kontexten, in denen sich alle Beteiligten in Ausnahmesituationen gestellt sehen, können

Patientinnen und Patienten wie auch ärztliches oder pflegerisches Personal aggressiv reagieren. Aggression ist hier ein Verhaltenssystem, das dabei hilft, die eigene körperliche Unversehrtheit, die eigene Identität bzw. die Identität einer Gruppe zu bewahren und zu sichern. Individuell wie sozial problematisch zeigt sich Aggression dort, wo sie Grenzen überschreitet. Die zentrale Grenze ist im sozialen Miteinander die Gewalt in all ihren Erscheinungsformen als verbale, psychische oder physische Gewalt.

In Care-Kontexten lassen sich beim konkreten Umgang mit Aggression systematisch drei Zugänge unterscheiden: Strategien der Aggressionsprävention, der angemessenen Reaktion auf Aggression und der Deeskalation.

Bei der Aggressionsprävention, die v.a. als Gewaltprävention auftritt, steht einerseits der Schutz der von der Aggression Betroffenen im Mittelpunkt. Hierfür sind technische, organisatorische und personenbezogene Maßnahmen zu treffen, die physische und psychische Gefährdungen minimieren helfen. Andererseits muss der professionelle Umgang mit aggressivem Verhalten jeder Art trainiert und entsprechende Gegenmaßnahmen eingeübt werden. Dazu gehört auch, Situationen, die – regelmäßig – zu Konflikten führen, so zu ändern, dass sich aggressives Verhalten erübrigt.

Im Umgang mit Aggression bzw. aggressivem Verhalten muss eine klare Haltung der Betroffenen eingeübt werden. Statt dreistes und übergriffiges Verhalten kommentarlos zu tolerieren bzw. zu ignorieren, gilt es, Aggressivität zu benennen und zurückzuweisen. Bereits dadurch, dass die Aggression und die ihr zugrundeliegenden Konflikte thematisiert werden, kann eine Entlastung eintreten. So wird vor allem eine Distanzierung ermöglicht, die die Aggression bewältigen hilft und die Lösungssuche erleichtert.

Eine Ethik der Deeskalation beruht schließlich darauf, die möglichen Aggressionsauslöser zu erkennen und ihnen entgegenzutreten. Dazu gehört vor allem die Selbstreflexion des pflegenden und ärztlichen Personals bzgl. des eigenen Verhaltens, die Moderation von Ärger, Wut, Frustration oder Enttäuschung durch Aufmerksamkeit und der Perspektivenwechsel (*role-taking*) im Sinne des Sichhineinversetzens in Andere. Soziale Integration und Anerkennung, →Empathie und Rücksichtnahme müssen als „Handwerkszeug" eines Umgangs mit aggressivem Verhalten verstanden werden und können helfen, es zu minimieren.

Bauer J (2011) Schmerzgrenze. Vom Ursprung alltäglicher und globaler Gewalt. München: Karl Blessing.
Laubach T (2009) Aggression und Identität – eine ethische Reflexion. In: Droesser G, Lutz R, Sautermeister J (Hg.) Konkrete Identität. Vergewisserungen des individuellen Selbst. Frankfurt a.M.: Peter Lang. 127–142.
Lang H (2000) Art. Aggression/Aggressivität. In: Lexikon der Bioethik. Gütersloh: Gütersloher Verlagshaus. 79–84.

Thomas Laubach

Alter

Ab wann ist ein →Mensch alt?

1799 wurde Goethe anlässlich der Festveranstaltung zu seinem 50. Geburtstag als „edler Greis" begrüßt. Damals lag die Lebenserwartung bei etwa 40 Jahren. Heute werden Frauen in Deutschland im Durchschnitt 83 und Männer 78 Jahre alt. Zwischen damals und jetzt liegen Welten! Aber die Zeitschrift des Wiener Seniorenbunds heißt weiterhin unangefochten „ab5zig". Der Soziologe Franz Kolland nennt die „jungen Alten" die „50+ Generation", und die UDL (Universität des Dritten Lebensalters Göttingen) richtet ihr Angebot ausdrücklich an Menschen ab 50. Gehört man also auch im 21. Jahrhundert mit 50 zu den Alten?

Der Begriff „Alter" ist nur in weiten Grenzen zu definieren, weil Individuen unterschiedlich rasch biologisch altern und daher Gleichaltrige in ihrem physischen Zustand und ihrer geistigen Leistungsfähigkeit stark differieren können. Wenn wir annehmen, dass „das Alter" den Zeitraum zwischen 50 und 100 umfasst, sind wir unser halbes Leben lang alt. Aber ohne Zweifel ist ein 50- oder 60-Jähriger „anders alt" als ein 90-Jähriger! Um den gravierenden Differenzen einigermaßen Rechnung zu tragen, unterscheidet man grob zwischen dem dritten Lebensalter – den „jungen Alten" – und einem vierten – den Menschen im hohen Alter.

Das dritte Lebensalter

Von der Verbesserung der Lebensbedingungen in den letzten Jahrzehnten, von gesundheitlichen und gesellschaftlichen Fortschritten und neuen Möglichkeiten zur Teilhabe profitieren in erster Linie die Menschen im dritten Lebensalter. Der Zeitraum, den dieses umfasst, ist nicht eindeutig definiert. So versteht z.B. Kolland darunter die 50- bis 75-Jährigen, Andreas Kruse (2017) hingegen Menschen zwischen 60 und 80 oder sogar 85. Wo auch immer die Grenzen angesetzt werden, stets sind Individuen mit weitgehend erhaltenen körperlichen und geistigen Kräften gemeint, die aktiv und mobil sind und ein selbstständiges Leben führen. Sie können jetzt die Chancen der „späten Freiheit" (Rosenmayr 1983) nützen, um Wünsche oder Lebensträume zu verwirklichen, die in Zeiten der Berufstätigkeit unerfüllbar waren.

In den Jahrzehnten des dritten Lebensalters schreitet der Alterungsprozess beständig fort: allmählich verändert sich Vieles. →Chronische Krankheiten treten auf und nehmen zu, körperliche und geistige Leistungseinbußen machen sich bemerkbar. Muskelkraft und Gedächtnis lassen nach, man ermüdet rascher als früher, braucht längere Erholungspausen. Die Teilhabe an sportlichen und kulturellen Angeboten wird mühsamer, erfordert zunehmend sorgfältige Planung und große Disziplin. Das soziale Netz wird löchriger. Beziehungen zu Berufsfreunden lockern sich zunehmend, ältere Angehörige und Freunde werden →pflegebedürftig und sterben weg. Wenn der achtzigste Geburtstag in Sichtweite kommt, steigt der Anteil der an →Demenz Erkrankten unter den Gleichaltrigen deutlich an.

Das vierte Lebensalter

Gelegentlich berichten die Medien von 90-jährigen Marathonläufern oder von 100-Jährigen, die noch geistige Hochleistungen vollbringen. Für das Gros der Menschheit ist das hohe Alter jedoch die Zeit chronisch fortschreitender Erkrankungen, zunehmender Leistungseinbußen und Verluste. Die Wahrscheinlichkeit, an Demenz zu erkranken, steigt weiter an. Einsamkeit und Isolation drohen: „Ich habe nur mehr liebe Menschen auf dem Friedhof". Die Lebenskraft lässt nach, zugleich nimmt die körperliche und seelische →Vulnerabilität zu. Hilfsbedürftigkeit und Abhängigkeit stellen sich ein. Das Wohlbefinden hängt von gesundheitlichen Faktoren, aber in großem Ausmaß auch von günstigen Umweltfaktoren ab.

Oberflächlich betrachtet könnte man das hohe Alter als reines Verlustgeschäft sehen: Alles wird schlechter und am Ende steht der Tod. Eine solche Sicht wird diesem Lebensabschnitt jedoch in keiner Weise gerecht, lässt sie doch die Potenziale Hochaltriger völlig außer Acht.

> Zu den Stärken des höheren und hohen Alters gehört [...] weiterhin die Fähigkeit, Möglichkeiten und Grenzen eigenen Handelns differenziert wahrzunehmen und zu bewerten. Schließlich ist die wachsende Fähigkeit und Bereitschaft alter Menschen zu nennen, Unsicherheit zu ertragen, eigene Werturteile (→Werte) zu relativieren sowie in →Grenzsituationen eine positive Lebenseinstellung zu bewahren (Kruse 2017: 26).

Das sind bemerkenswerte Fähigkeiten, die Jüngere sehr oft vermissen lassen. Wissen und →Erfahrungen des gelebten Lebens, „die vollen Scheunen der Vergangenheit" (Frankl 1982: 56), geben Lebenszufriedenheit und helfen Hochbetagten, den Überblick zu bewahren und Situationen zu beurteilen. Nicht zuletzt kann der Erfahrungsschatz vieler Jahrzehnte an Jüngere weitergegeben werden. Zudem schließen zunehmende Verluste Freude, Lernbereitschaft, Offenheit für Neues und Kreativität in der Lösung von altersbedingten Problemen nicht aus. „Menschen sind in allen Lebensabschnitten immer auch aktive Gestalter ihrer eigenen Entwicklung" (Kruse 2017: 58).

Wie Günter Virt einmal ausführte, ist das Leben für glaubensferne Menschen um eine Ewigkeit kürzer. Wohl auch deshalb nehmen Religiosität und Spiritualität bei Menschen, deren Lebensende näher rückt – und das sind im hohen Alter alle! – an Bedeutung zu. Sie werden zu einer wichtigen Ressource, die hilft, ein Leben mit zunehmenden Verlusten anzunehmen und sich auf den Tod vorzubereiten. Hier eröffnet sich ein riesiges Arbeitsfeld für Spiritual Care: Ein Feld, das bisher noch weitgehend brachliegt.

Das hohe Alter als gesellschaftliche Aufgabe und mitmenschliche Verpflichtung

Die Anthropologin Margaret Mead beschrieb in ihrer Studie „Coming of age in Samoa" (Mead 1928) den zu ihrer Zeit auf der Insel herrschenden Brauch, alte Menschen einmal im Jahr auf einen Baum zu setzen und diesen Baum kräftig zu schütteln. Wem es gelang, oben zu bleiben, der durfte ein weiteres Jahr leben. Solche rüden Sitten herrschen in unserer – wie wir meinen moralisch höherstehenden – Zivilisation freilich nicht mehr. Dennoch bleibt es auch heute „unklar, auf welche moralischen Fundamente die Erhaltung und Pflege des stark hilfsbedürftigen [...] greisen Lebens [...] sich in Zukunft wird stützen können" (Rosenmayr 2003: 316). Nimmt unsere Gesellschaft Hochbetagte tatsächlich als Gleichwertige und Gleichwürdige wahr? Erfahren sehr alte Menschen trotz zunehmender Hilflosigkeit durchgehend Respekt und Wertschätzung? Die immer alltäglicher werdenden Diskussionen über Sterbehilfe sprechen eine deutliche Sprache: Viele Menschen äußern die Meinung, in prekärer Verfassung lieber sterben zu wollen als pflegebedürftig und auf andere angewiesen zu sein. Menschen im hohen Alter sind in besonders hohem Ausmaß auf Hilfe und Unterstützung angewiesen, auf Verständnis, Zuwendung und gelingende Kommunikation. Nur dann können sie sich als wertvolle Mitglieder der Gesellschaft fühlen, ihre Potenziale entfalten, Freude erleben und bis zuletzt ein gutes, erfülltes Leben führen.

Frankl V (1982) Der Wille zum Sinn. Bern: Hans Huber.
Kruse A (2017) Lebensphase hohes Alter. Verletzlichkeit und Reife. Berlin: Springer.
Mead M (1928) Coming of age in Samoa. New York: Wilhelm Morrow.
Rosenmayr L (1983) Späte Freiheit. Berlin: Severin und Siedler.
Rosenmayr L (2003) Entwicklungen im späten Leben: Realitäten und Pläne. In: Rosenmayr L, Böhmer F (Hg.) Hoffnung Alter. Wien: Facultas.

Marina Kojer

Anamnese

> Man muss dem Kranken Fragen stellen, auf Grund derer wohl manches von dem, was die Krankheit betrifft, genauer erkannt und besser behandelt werden kann (Rufus von Ephesos: 1. Jh. n.Chr.).

Unter dem Begriff Anamnese (griechisch *anámnesis* → „Erinnerung") versteht man in der Medizin die Erhebung der Krankengeschichte eines Patienten, die bereits den Ärzten der Antike als wichtige ärztliche Kunst vertraut war. Im Gespräch zwischen Arzt und Patient selbst (Eigenanamnese) oder unter Einbeziehung von Dritten (Fremdanamnese) werden wichtige Informationen über das aktuelle körperliche und psychische Beschwerdebild, die medizinische Vorgeschichte und Medikation sowie die sozialen und familiären Umstände des Patienten gewonnen (Seiderer-Nack & Sternfeld 2012). Schätzungen gehen davon aus, dass ein klinisch tätiger Arzt in seiner beruflichen Laufbahn durchschnittlich etwa 200.000 Anamnesen durchführt (Kurtz et al. 1998). Die Erhebung einer strukturierten Anamnese stellt auch im Zeitalter der hochtechnologisierten Medizin für das ärztliche Handeln den zentralen Ausgangspunkt hinsichtlich des weiteren diagnostischen und therapeutischen Vorgehens dar – die differenzialdiagnostische Treffsicherheit alleine durch die ausführliche Anamneseerhebung liegt dabei bei über 70% (Peterson et al. 1992). Neben dem Gewinn von wichtigen medizinischen Informationen über Symptome und Beschwerden hat die ärztliche Anamnese das Ziel, den kranken →Menschen in seinem gesamten biopsychosozialen Kontext zu erfassen. Hierbei spielen Einblicke in den psychosozialen Hintergrund, den beruflichen und familiären Kontext sowie in das eigene Krankheitsverständnis des Patienten eine wichtige Rolle. Über den reinen Informationsaspekt hinaus stellt die Erhebung der Erstanamnese im klinischen Alltag meist das ausführlichste und zeitlich intensivste Gespräch zwischen Arzt und Patient dar, in dem folglich auch die Grundlagen für den Aufbau einer vertrauensvollen Arzt-Patient-Beziehung und weiteren Arbeitsbeziehung gelegt werden. Die ärztliche Fähigkeit einer empathischen und wertschätzenden Gesprächsführung in der Anamneseerhebung ist daher von zentraler Bedeutung und hat zugleich therapeutische Funktion. In der Ausbildung von Medizinstudenten haben sich an einigen Fakultäten spezielle Anamnesegruppen gebildet, die unter professioneller Anleitung die ärztliche Fertigkeit einer umfassenden Anamneseerhebung erlernen.

Eine Sonderform der ärztlichen Anamnese stellt die spirituelle Anamnese (→Anamnese, spirituelle) dar (Riedner & Hagen 2011), in der Probleme und Ressourcen erfasst werden, die sich aus den spirituellen bzw. religiösen Fragestellungen des Patienten im Kontext seiner – oft chronischen oder lebensverkürzenden – Erkrankung ergeben. Hieraus können sich für den behandelnden Arzt wertvolle Hinweise auf die spirituellen →Bedürfnisse des Patienten ergeben, die als Faktor gesundheitsbezogener →Lebensqualität in das therapeutische Gesamtkonzept eingebracht werden können.

Kurtz SM, Silverman JD, Draper J (1998) Teaching and learning communication skills in medicine. Oxford: Radcliffe Medical Press.
Peterson MC, Holbrook JH, Hales D, Smith NL, Staker LV (1992) Contributions of the history, physical examination, and laboratory investigation in making medical diagnoses. Western Journal of Medicine 156:163–165.
Riedner C, Hagen T (2011) Spirituelle Anamnese. In: Frick E, Roser T (Hg.) Spiritualität und Medizin. Gemeinsame Sorge für den kranken Menschen. Stuttgart: Kohlhammer: 243–241.
Seiderer-Nack J, Sternfeld A (2012). Anamnese und körperliche Untersuchung. Köln: Lehmanns Media.

"What is spoken of a clinical picture is not just a photograph of a man sick in bed, it is an impressionistic painting of the patient surrounded by his home, his work, his relations, his friends, his joys, sorrows, hopes and fears" (Francis Weld Peabody, 1881–1927).

Julia Seiderer-Nack

Anamnese, spirituelle

Der Begriff spirituelle Anamnese greift auf das medizinische Konzept der →Anamnese zurück, mit deren Hilfe der Arzt sich in kurzer Zeit einen Überblick über körperliche, seelische und soziale Beschwerden und Probleme des Patienten sowie über die Geschichte ihrer Entstehung verschaffen kann. Die Erhebung von spirituellen Wünschen, →Bedürfnissen, Ressourcen und Problemen kranker →Menschen durch die Ärzteschaft oder andere →Gesundheitsberufe (*spiritual assessment*) ist ein gestufter Prozess, der Taktgefühl und Respekt vor dem Wunsch des Gegenübers verlangt, einschließlich des Wunsches, dies jetzt nicht mit dieser Ärztin oder dieser →Pflegeperson besprechen zu wollen.

Die spirituelle Anamnese durch die Gesundheitsberufe umfasst die erste Stufe des Assessment (*screening*), d.h. eine systematisch vorgenommene Einschätzung der spirituellen und religiösen Orientierung der Patientinnen und Patienten. Weitere Stufen des Assessment sind das Seelsorgegespräch, die psychotherapeutische Diagnostik u.a.

Wichtiger als die in der spirituellen Anamnese erfragten Inhalte ist der Interventionseffekt der Anamnese, mit der dem kranken Menschen signalisiert wird: Hier darf über Religion und Spiritualität gesprochen werden, ohne dass eine Vereinnahmung geschieht, ohne dass diesbezügliche Mitteilungen ironisiert oder als irrelevant zur Seite geschoben werden. Dieser „Grüne-Ampel-Effekt" ist dann für alle Beteiligten am deutlichsten, wenn die Initiative zur spirituellen Anamnese von den Gesundheitsberufen ausgeht (proaktives Angebot im Gegensatz zum reaktiven Abwarten auf einen entsprechenden Wunsch des Patienten).

Methode

In der Praxis hat sich der Interviewleitfaden SPIR bewährt (Frick et al. 2002), eine deutschsprachige Adaptation des FICA (Puchalski 1999). Die Abkürzung SPIR ist ein Akronym für die vier Bereiche, die im Anamnese-Interview berücksichtigt werden sollten:

S (Spiritualität): Sind Sie im weitesten Sinne des Wortes ein gläubiger (religiöser/spiritueller) Mensch?
P (Platz): Welchen Platz haben diese Überzeugungen in Ihrem Leben, in der →Krankheitsverarbeitung?
I (Integration): Teilen Sie diese Überzeugung mit anderen, gehören Sie einer entsprechenden Gruppe an?
R (Rolle): Wie soll ich als Ihr XY (Ärztin, Pfleger, Sozialarbeiter, Seelsorger, ...) mit den Fragen umgehen, die wir bezüglich Religion und Spiritualität besprochen haben?

Das Interview selbst wird frei und in einer Sprache geführt, welche die andere →Person verstehen kann. Dies ist von besonderer Bedeutung bei besonderen Kommunikationssituationen (→Kinder, →demenzkranke Menschen, intellektuelle Beeinträchtigungen).

Abgrenzung

Tabelle: SPIR (aus Frick 2019)

SPIR ist:	SPIR ist nicht:
Leitfaden für Interviewer	Fragebogen, der dem Patienten ausgehändigt wird
Hilfe, damit relevante Bereiche thematisiert (nicht vermieden) werden	Checkliste zum Ankreuzen
Gedächtnisstütze (Memo) für freies Gespräch	Text, der genau so vorgelesen werden muss, wie er da steht

SPIR ist:	SPIR ist nicht:
Stimulus für Dokumentation des Interviewers in freier Form	zum Abheften in der Akte bestimmt

Fazit für Spiritual Care

Die spirituelle Anamnese ist ein wichtiger Türöffner (Interventionseffekt, „grüne Ampel"), um Spiritualität in der medizinischen und pflegerischen Routine zu thematisieren. Nach einer möglichst offen zu formulierenden Eingangsfrage („Sind Sie im weitesten Sinne des Wortes ein gläubiger/religiöser/spiritueller Mensch?") ist das Gespräch grundsätzlich patientenzentriert zu führen, insbesondere was den Wunsch des Patienten angeht, das Gespräch zu begrenzen oder zu beenden. Die befragende Person ihrerseits achtet auf den Rahmen von etwa 10 Minuten maximal und auf die Berücksichtigung der vier Bereiche S-P-I-R.

Frick E, Weber S, Borasio GD (2002) SPIR – Halbstrukturiertes klinisches Interview zur Erhebung einer „spirituellen Anamnese". (Abruf am 21.03.2020): http://www.psychosomatik.mri.tum.de/files/SPIR10.pdf
Frick E (2019) Spirituelle Anamnese. In: Roser T (Hg.) Handbuch der Krankenhausseelsorge. Göttingen: Vandenhoeck & Ruprecht. 291–300.
Puchalski CM (1999) Spiritual Assessment Tool. Innovations in End-of-Life Care 6:1–2.

Eckhard Frick sj

Anfänger-Geist

Die Resonanz des Begriffes „Anfänger-Geist" bei Psychotherapeuten und Psychoanalytikern mag auf einer tiefen Intuition (Motto: Nur der gegenwärtige Moment ist „wirklich"), einem Missverständnis (Motto: Die Beachtung der Gegenwart ist gegenüber der Vergangenheit und Zukunft immer vorrangig) und einem impliziten Vorverständnis (Motto: Nicht-Wissen ist bedeutsamer als Wissen) beruhen. Auch bleiben Hintergrund und Herkunft des Begriffes meist im Dunkel. Klar ist dagegen, dass der japanische Zen-Meister Shunryu Suzuki, der in den 1950er-Jahren nach San Francisco kam und dort mit großem Einfluss lehrte, den ursprünglich aus dem Japanischen stammenden Begriff in die westliche Welt einführte. Kaum ein spirituelles Buch ist so bekannt wie Suzukis „Zen-Geist – Anfänger-Geist" (Suzuki 1990). Und kaum eine Stelle wird häufiger zitiert als die folgende: „Des Anfängers Geist hat viele Möglichkeiten, der des Experten hat nur wenige" (Suzuki 1990: 21).

Dabei wird diese Aussage nicht selten ohne Berücksichtigung des genauen Kontextes gelesen und damit vorschnell auf einen therapeutischen Kontext übertragen. Der Kontext des ganzen Buches und des Absatzes über den „Anfänger-Geist" ist jedoch der Folgende: Suzuki spricht zu seinen Schülern, die eine zen-buddhistische →Meditationspraxis ausüben, die *Zazen* (absichtsloses Sitzen in Stille und Versunkenheit) genannt wird. Suzuki geht dabei auf die Schwierigkeiten des Meditierenden oder Praktizierenden ein, eine Geisteshaltung zu entwickeln, die nicht dualistisch ist, also einen mentalen Zustand zu entwickeln, der nicht ständig zwischen Polaritäten unterscheidet. Es handelt sich nicht um einen wissenschaftlichen Text, in dem Begriffe auf eine philosophisch klare Definition eingegrenzt werden, sondern um eine anleitende Unterstützung der Zen-Praxis seiner Schüler: Es geht also um eine profunde Unterstützung der meditativen Praxis, einer Praxis, die auf eine Jahrtausende alte Tradition zurückblickt und in der der japanische Zen-Meister Dogen aus dem 13. Jahrhundert wegweisend wirkte:

> Dogen-zenji, der Begründer unserer Richtung, betonte immer, wie wichtig es ist, unseren grenzenlosen, ursprünglichen Geist wiederzugewinnen. Dann sind wir immer uns selbst treu, im Einvernehmen mit allen Wesen, und können tatsächlich praktizieren (Suzuki 1990: 22).

Die Wiedergewinnung eines ursprünglichen, grenzenlosen Geistes, der sich im absichtslosen Sitzen aktualisieren kann, ist also der Kern dieser zentralen buddhistischen Praxis, die im *Zazen* eingeübt, aber auch in den Alltag übertragen werden kann. Suzuki erwähnt aber auch den „Experten-Geist", den er als Polarität zum „Anfänger-Geist" versteht und der in etwa dem Alltagsbewusstsein entspricht: dualistisch, absichtsvoll, intentional, fokussierend, reaktiv, vergleichend, bewertend. Demgegenüber wäre der „Anfänger-Geist" non-dual, absichtslos, nicht-wissend, öffnend, nicht-reaktiv, nicht-wertend. Etwas vereinfachend könnte man differenzieren zwischen dem Bewusstsein in seinem trennenden Modus und dem Gewahrsein in seinem nicht-trennenden Modus. Und hier nun lässt sich eine Verknüpfung zwischen dem meditativen Weg des Zen-Buddhismus und dem analytischen Weg der Psychoanalyse finden. Diese Verbindung besteht in der grundlegenden und sehr schwierig zu entwickelnden Haltung der von Freud beschriebenen, gleichschwebenden Aufmerksamkeit des Psychoanalytikers in der analytischen Situation. Diese Haltung enthält ein quasi-meditatives Element, das genau in dieser Entwicklung eines non-dualen Gewahrseins besteht, das man auf einer funktionellen Ebene auch als Zulassen und Loslassen aller mentalen Ereignisse beschreiben könnte (Zwiebel & Weischede 2015). Da aber die analytische Situation eine Beziehungssituation ist, wird es früher oder später zu einer fokussierenden, konzeptualisierenden und deutenden Bewegung des Analytikers kommen, die allerdings auf dem Hintergrund der angedeuteten meditativen Haltung potenziell eine grundlegend andere Qualität bekommt. Spricht man also bei Berücksichtigung dieser kurz angedeuteten Zusammenhänge vom Anfänger-Geist des Analytikers, dann ist dieses initiale und immer wieder zu realisierende Gewahrsein gemeint, das durch Absichtslosigkeit als Manifestation des mentalen Zulassens und Loslassens charakterisiert ist. Diese Absichtslosigkeit ließe sich auch als Selbstzurücknahme definieren:

> Alle egozentrischen Gedanken begrenzen unser umfassendes Bewusstsein. Haben wir keinen Gedanken an Erfolg und Ansehen, denken wir nicht an uns selbst, so sind wir richtige Anfänger. Dann können wir tatsächlich etwas lernen (Suzuki 1990: 21).

Bions „No memory, no desire, no understanding" (Bion 2002) oder Polands „disziplinierte Verwendung des eigenen Selbst" (Poland

2012) lassen die Nähe zu Suzukis Formulierungen anklingen. Und man kann postulieren, dass diese Haltung ein impliziter Kern professioneller →Psychotherapie sein sollte (Zwiebel 2013).

Bion WR (2002) Anmerkungen zu Erinnerung und Wunsch. In: Bott Spillius E (Hg.) Melanie Klein heute. Entwicklungen in Theorie und Praxis. Bd 2. Stuttgart: Klett-Cotta. 225–235
Poland W (2012) Die analytische Haltung: Neugier im Dienste des Anderen. Vortrag auf der Herbsttagung der DPV in Bad Homburg.
Suzuki S (1990) Zen-Geist, Anfänger-Geist. Bielefeld: Theseus.
Zwiebel R (2013) Was macht einen guten Psychoanalytiker aus? Grundelemente professioneller Psychotherapie. Stuttgart: Klett-Cotta.
Zwiebel R, Weischede G (2015) Buddha und Freud: Präsenz und Einsicht. Göttingen: Vandenhoeck & Ruprecht.

Ralf Zwiebel

Atmosphäre

Gibt man das Stichwort „Atmosphäre" in eine Suchmaschine ein, so landet man in der Meteorologie und bekommt Hinweise zum Klimawandel. Die Etymologie von Atmosphäre (griechisch *atmos* = Dunst, *sphaira* = Scheibe, Kugel) zeigt, dass sie etwas Unbestimmtes, Diffuses bezeichnet, obgleich sie immer einen bestimmten Charakter hat: Wir sprechen von der gespenstischen Atmosphäre in einem düsteren, Nebel umwobenen Wald, von der gemütlichen Atmosphäre eines Wohnzimmers, oder von der kühlen und sterilen Atmosphäre eines Behandlungszimmers im Krankenhaus. Grundsätzlich kann Atmosphäre kulturell und natürlich sein, sich auf →Menschen, Landschaften, Dinge, Tiere und Kunstwerke beziehen. Wir sind immer umgeben von und eingebettet in Atmosphären. Sie beschreiben unterschiedliche Umgebungsqualitäten, die auf uns einwirken. Wie wir diese wahrnehmen, ist individuell gefärbt und unter anderem von →Alter, Geschlecht (→Gender), soziokulturellen Deutungen und momentaner Situation abhängig. Die Neue Ästhetik als philosophische Disziplin hat sich zum Ziel gesetzt, die Beziehungen zwischen Umgebungsqualitäten und menschlichem Befinden zu untersuchen. Damit ist eine kritische Aufgabe verbunden, nämlich die Kritik der Lebensverhältnisse im Kontext der Wechselwirkungs- und Kommunikationszusammenhänge zwischen Menschen und Umwelt (Welsch 1998).

Schmitz (1998) hat Atmosphären als nicht lokalisierbare Gefühlsmächte definiert, die einfach da sind und uns auf der leiblichen Ebene (be)treffen oder betroffen machen können (→Gefühl, →Körper). Als räumliche Träger von Stimmungen können sie einerseits von Menschen in leiblicher Anwesenheit in Räumen erfahren werden. Andererseits können Atmosphären aber auch Gefühle sein; dann ergreifen sie den fühlenden Menschen, machen ihn affektiv betroffen, und das ist leiblich spürbar: Eine Frühlingswiese kann mich erfreuen, ein Kellerflur kann mich ängstigen und in einer Kathedrale werde ich von der Mächtigkeit ergriffen und demütig. Derartige gefühlsbeladene Atmosphären sind überall da, wo sich Bewegungssuggestionen (Als-ob-Bewegungen) und synästhetische Charaktere (z.B. dunkle Stimme, kühle Farben) befinden. Es sind Brückenqualitäten, die verschiedene sinnliche Bereiche verbinden und lebendig gespürte Lebenserfahrungen charakterisieren. Daher werden Atmosphären meist mit einem synästhetischen Charakter beschrieben (s.o.).

Böhme (1995) spricht im Kontext von Atmosphären von den Ekstasen der Dinge. *Ex-stasis* bedeutet „aus sich heraustreten". Jedes Ding steht über seine materielle Basis hinaus in den Raum hinein und wirkt. Alle Ekstasen zusammen genommen in einem Raum ergeben die Atmosphäre. Die Anerkennung des Ekstatischen am Seienden liefert einen Weg, sinnliche Wahrnehmung neu zu thematisieren. Descartes hat von der *res extensa* gesprochen, von der ausgedehnten Sache, die alles Materielle bezeichnen soll. Ihr stellt er die *res cogitans* gegenüber, die denkende Sache, die alles Immaterielle bezeichnet. Nach Böhme gibt es noch die dritte Dimension der *res exstasis*, die aus sich heraustretende Sache. Diese bezieht sich auf das, was das Wahrgenommene ausstrahlt, auf die spezifischen Qualitäten, die in der Ekstase liegen (Uzarewicz 2016). Wenn Atmosphären erzeugt werden können, dann haben auch die Schaffensleistungen der Menschen daran Anteil; es gibt viele Berufe, die damit befasst sind: Bühnenbildner/-innen, Raumausstatter/-innen, Architektinnen und Architekten. Allerdings greift ein monokausales Denken hier zu kurz, denn man weiß nie, ob die hergestellte Atmosphäre auch die gewünschte Wirkung erzielt. Böhme (1995) unterscheidet die Ingressionserfahrung von der Diskrepanzerfahrung. Bei ersterer passt die Atmosphäre der Umgebung nicht zu meiner Stimmung, ist aber so stark, dass ich mich nicht entziehen kann. Sie umhüllt mich und verändert meine Stimmung dahingehend, dass ich genauso gestimmt werde, wie der Raum, der mich umgibt. Eine Diskrepanzerfahrung mache ich dann, wenn mir bewusst wird, dass die eigene Stimmung nicht zu der der Umgebung passt (Böhme 2001). Atmosphäre – so kann als Ergebnis festgehalten werden – ist die gemeinsame Wirklichkeit des Wahrnehmenden und des Wahrgenommenen. Sie wirkt auf das Gemüt, manipuliert Stimmungen, evoziert Emotionen und greift so in die Befindlichkeit der Menschen ein. Daher haben Atmosphären →Macht (Böhme 1995). Um die Wirkungsrelevanz zu verdeutlichen, sei auf eine Studie von 1984 hingewiesen. In einer Versuchsreihe wurde über neun Jahre lang der Genesungsverlauf von Patienten untersucht. Die Kontextfaktoren (wie vergleichbares Alter der Probanden, gleicher chirurgischer Eingriff, gleich große und gleich ausgestattete Krankenzimmer mit gleichgroßen Fenstern, gleiches Pflegepersonal, gleiche Medikamente) wurden weitgehend standardisiert, um eine Vergleichbarkeit zu erzielen. Der einzige gravierende Unterschied bestand darin, dass die eine Hälfte der Probanden in Zimmern lag, deren Fenster den Blick auf eine gegenüberliegende Hauswand freigaben, die andere Hälfte hatte Ausblick auf eine Grünanlage. „Die Patienten mit Blick auf Natur hatten im Durchschnitt nicht nur kürzere Krankenhausaufenthalte als die der anderen Gruppe, sondern benötigten auch weniger schmerzstillende Medikamente" (Ulrich, zit. in Mahayni 2003: 44). →Wohnen

Böhme G (1995) Atmosphäre. Essays zur neuen Ästhetik. Frankfurt a.M.: Suhrkamp.
Böhme G (2001) Aisthetik. Vorlesungen über Ästhetik als allgemeine Wahrnehmungslehre. München: Campus.

Schmitz H (1998) System der Philosophie, Bd. III. Der Raum. Teil 2: Der Gefühlsraum. Bonn: Bouvier.
Mahayni Z (2003) Feuer, Wasser, Erde, Luft. Eine Phänomenologie der Natur am Beispiel der vier Elemente. Freiburg i.Br.: Karl Alber.
Uzarewicz C (2016) Kopfkissenperspektiven. Fragmente zum Raumerleben in Krankenhäusern und Heimen. Freiburg i.Br.: Karl Alber.
Welsch W (1998) Ästhetisches Denken. Stuttgart: Reclam.

Charlotte Uzarewicz

Autonomie

Mit „Autonomie" (von griechisch *autos nomos* = sich selbst Gesetz gebend, etwa: Selbstbestimmtheit) wird in medizinischen Kontexten das →Bedürfnis und Streben von →Personen gefasst, eigene Entscheidungen über den Umfang an Informationen, über Therapieoptionen und über die genaueren Umstände ihrer Lebensführung unter Bedingungen von Krankheit oder Gebrechlichkeit zu treffen. Ihre Respektierung in Gestalt der Verpflichtung, ein entsprechendes Vermögen der Patientin/des Patienten bzw. jeder Person, die auf Hilfe anderer angewiesen ist, anzuerkennen und zu fördern bzw. entsprechende Entscheidungen nicht zu übergehen, ist heute weltweit als prominentes Prinzip medizinischen, pflegerischen und forschenden Tuns an →Menschen anerkannt (Beauchamp & Childress 2013) und wurde in der jüngsten Fassung des Hippokratischen Eids explizit gemacht. Sie gilt auch als unverzichtbarer Bestandteil der →Lebensqualität eines Patienten.

Gegensatz zur Respektierung der Autonomie ist der früher weit verbreitete Paternalismus („väterliche Fürsorglichkeit"), der darin besteht, dass Ärzte bzw. beauftragte Pflegepersonen unter Berufung auf ihre professionelle Autorität und einschlägige →Erfahrung anfallende Entscheidungen, die den Patienten betreffen, in dessen Interesse und zu dessen Wohl treffen oder ihn stark beeinflussen, indem sie Informationen vorenthalten oder es an verständlicher Aufklärung fehlen lassen. Für jede medizinische Behandlung gilt deshalb der speziellere Grundsatz der informierten Einwilligung (informed consent): Medizinische Maßnahmen sind nur dann erlaubt, wenn der Patient zuvor über sie aufgeklärt wurde und sein Einverständnis gegeben hat. Niemand darf also gegen seinen Willen einer medizinischen Behandlung unterzogen werden. Dieser Grundsatz ist inzwischen auch Bestandteil des Rechts geworden und ist für kritische Situationen am Lebensende in der formalisierten Möglichkeit der rechtlich bindenden Patientenverfügung ausgestaltet worden. Über die Kriterien der Einwilligungsfähigkeit, den Umfang der Freiwilligkeit, die Formen der Zustimmung, das Maß des Verstehen-Könnens des Patienten und die Möglichkeiten der Stellvertretung in Fällen eingeschränkter oder gänzlicher Einwilligungsunfähigkeit gibt es international umfängliche und kontroverse Debatten. →Beraten und →Vertrauen stehen nicht notwendig im Gegensatz zur Respektierung der Autonomie, sondern können auch darauf abzielen, diese zu stärken bzw. unter prekären Umständen zu erhalten oder zu kompensieren.

Das Prinzip der Respektierung der Autonomie gerät dann an seine Grenzen, wenn Patienten im konkreten Fall Entscheidungen fällen, die von anderen, besonders den professionellen Beteiligten als offensichtlich unvernünftig oder gar schädlich, als nicht vereinbar mit ihrem Gewissen oder als gesetzeswidrig eingeschätzt werden. Daher bedarf das Prinzip der Respektierung der Autonomie der Begrenzung durch die Autonomie der behandelnden Personen sowie der Ergänzung durch weitere Regeln bzw. Prinzipien des medizinisch-pflegerischen Handelns.

Entsprechend dem Grad der Einschränkung eines Patienten und der Begrenztheit der verfügbaren Ressourcen ist der Anspruch auf Autonomie in der konkreten Lebensgestaltung und Situiertheit keine statische und absolute Größe. Vielmehr korreliert er mit der Bedürfnislage der betreffenden kranken oder schwachen Person, mit ihrer →biografischen Prägung und Identität, ihrer Eingebundenheit in soziale Beziehungen und ihrer spezifischen Verletzlichkeit (→Vulnerabilität). Schließlich setzt auch noch der →institutionelle Rahmen einer Einrichtung (Klinik, Heim) mit ihrer personellen und räumlichen Ausstattung und ihren dem Funktionieren der Abläufe dienenden Mechanismen den individuellen Wünschen strukturelle Grenzen.

Als Prinzip der medizinischen →Ethik ist das Recht auf Achtung der Autonomie als Spezifikation und Anwendung der dem Menschen eigenen Fähigkeit zur Autonomie zu verstehen, die sich grundlegend auf die individuelle Freiheit des Einzelnen im gesamten Lebensraum bezieht und das Fundament des gesamten Zusammenlebens zu sein beansprucht. Seinen auf das Handeln in allen Lebensbereichen und -vollzügen bezogenen Ausdruck findet es im Recht auf Selbstbestimmung, das seit der Aufklärungsepoche in staatlichen Verfassungen und Menschenrechts-Katalogen, die universelle Geltung beanspruchen, verankert und rechtlich garantiert wird. Autonomie gilt insofern mit Recht als die Leitidee der Moderne.

Der philosophische Autonomiebegriff wurde entscheidend von Immanuel Kant geprägt und theoretisiert. Er sah die Autonomie des Willens erst dann als verwirklicht an, wenn der Mensch nur seinen selbstgegebenen ⊠moralischen Maximen unterworfen ist, die aber als der Vernunft entsprungene zugleich allgemeine sein müssten. In der heutigen Lebenswelt wird das Verständnis von „Autonomie" vielfach auf das Verwirklichenkönnen der Privatwünsche und die Erhaltung der persönlichen Selbstständigkeit engeführt, sodass bereits Einbußen an Beweglichkeit und das Angewiesensein auf Hilfe als Verlust an Autonomie oder sogar von →Würde empfunden werden. Ethisch entscheidend für Autonomie ist aber nicht der tatsächliche Umfang von Selbstkontrolle, sondern die mit dem Mensch-Sein selbst gegebene Besonderheit, das allgemein gültige Vernunftgesetz setzen zu können. Sie ist von allen anderen Menschen zu achten. Fürsorglichkeit ist darum bemüht, die faktischen Einschränkungen der Selbständigkeit entsprechend den Plänen, Zielen, Wünschen, Präferenzen und Interessen auszugleichen und nicht bevormundend Entscheidungen darüber zu treffen, was als zumutbar und hilfreich zu beurteilen ist.

Beauchamp TL, Childress JF (2013) Principles of biomedical ethics. Oxford: Oxford University Press.
Rauprich O, Steger F (Hg.) (2005) Prinzipienethik in der Biomedizin. Moralphilosophie und medizinische Praxis. Frankfurt a.M.: Campus.
Hilpert K, Sautermeister J. (2015) Selbstbestimmung – auch im Sterben? Streit um den assistierten Suizid. Freiburg i.Br.: Herder.
Steinfath H, Wiesemann C (Hg.) (2016) Autonomie und Vertrauen. Schlüsselbegriffe moderner Medizin. Wiesbaden: Springer VS.
Sautermeister J (2019) Die Autonomie des Subjekts. In: Autiero A, Goertz S, Merks K-W (Hg.) Autorität in der Moral. Freiburg i.Br.: Herder. 165–190.

Konrad Hilpert

Bedürfnis, spirituelles

Unser heutiges Zeitwort *dürfen* (das Recht, die Erlaubnis zu etw. haben) geht auf althochdeutsch *thurfan:* bedürftig sein, brauchen, bedürfen (9. Jh.), mittelhochdeutsch *durfen, dürfen*: Grund, Ursache haben, brauchen, bedürfen zurück, hatte also dieselbe Bedeutung wie im heutigen Deutsch das zusammengesetzte Zeitwort *be-dürfen* und Bedürfnis. Dürfen ist „Präteritopräsens", entstanden aus den Vergangenheitsformen von darben (an etwas Mangel leiden, entbehren), abgeleitet von althochdeutsch *tharba:* Bedarf, Mangel.

Ein Bedürfnis ist die erlebte Differenz zwischen einem angestrebten Idealzustand (z.B. einer Situation, einer Beziehung etc.) und dem faktischen Ist-Erleben (Realität). Bedürfnisse treten dann ins Bewusstsein, wenn dieser Abgleich erfolgt ist und ein Mangel erlebt wird, der ausgeglichen werden soll. Dieser Ausgleich ist mit der Erwartung verknüpft, dass mit dem angestrebten Idealzustand Zufriedenheit erreicht wird und sich das befriedigte Bedürfnis auflöst. Manche Bedürfnisse treten kurzfristig und situationsbezogen auf und manche sind wenig veränderbar und bleiben auch längerfristig bestehen (z.B. nach innerem Frieden oder Zuwendung). Bedürfnisse können materiell und immateriell sein. Auch wenn es Überschneidungen gibt, sollten Bedürfnisse von Bedarfen (z.B. gesunde Nahrung, sauberes Trinkwasser, Atemluft) und Wünschen unterschieden werden. Die

Unterscheidung zwischen Bedürfnis und Begehren (frz.: *besoin* vs. *désir*) findet sich bei J. Lacan und E. Levinas. Nach Lacan richten sich Bedürfnisse auf reale Bedarfe. Hingegen transzendiert das Begehren den Bereich der Bedürfnisse, indem es sich auf die Fantasie bezieht, auf den imaginierten Anderen. Nach Levinas wird ein Bedürfnis gestillt oder frustriert, hingegen bleibt ein Begehren offen für mehr und ist unstillbar. In einer Beziehung verschwindet das Begehren nicht, wenn ich mit dem Anderen zusammen bin, sondern es wird intensiviert. Auch die Sehnsucht nach →Gott „sättigt mit neuem Hunger" (Levinas, zit. in: Frick & Baumann 2017).

Spirituelle Bedürfnisse können entweder im Rahmen der spirituellen →Anamnese oder mit Hilfe standardisierter Fragebögen erfasst werden, z.B. mit dem Spiritual Needs Questionnaire, das vier Hauptkategorien spiritueller Bedürfnisse differenziert (Büssing et al. 2018):

1. religiöse Bedürfnisse (selbst →beten, mit jemandem beten, dass jemand für einen betet, an einer religiösen Feier teilnehmen, Lesen von spirituellen/religiösen Büchern, sich an eine höhere →Präsenz wenden: Gott, Engel usw.)
2. →existenzielle Bedürfnisse (ungelöste Dinge aus dem Leben klären, einen →Sinn in der Situation sehen, mit jemandem die Fragen nach dem Sinn des Lebens ansprechen, mit jemandem über die Möglichkeit eines Lebens nach dem Tod sprechen, jemandem aus einem bestimmten Abschnitt des Lebens vergeben, eigene Vergebung)
3. Bedürfnisse nach innerem Frieden (an Orten der Ruhe und des Friedens verweilen, in die Schönheit der Natur eintauchen, inneren Frieden finden, mit jemandem über Ängste und Sorgen sprechen)
4. Bedürfnisse nach Generativität (etwas von sich verschenken, jemandem →Trost spenden, Lebenserfahrung weitergeben, Gewissheit haben, dass das eigene Leben sinn- und wertvoll ist).

Büssing A, Recchia DR, Koenig H, Baumann K, Frick E (2018) Factor structure of the Spiritual Needs Questionnaire (SpNQ) in persons with chronic diseases, elderly and healthy individuals. Religions 9:13.
doi.org/10.3390/rel9010013 [Epub].

Frick E, Baumann K (2017) Spiritualität – Bedürfnis und Begehren – Empirische Forschung und theologisch-philosophische Reflexion können voneinander lernen. In: Hahn K, Nauerth M, Süllmann M, Kösterke S (Hg.) Religionssensibilität in der Sozialen Arbeit. Positionen, Theorien, Praxisfelder. Stuttgart: Kohlhammer. 133–152.

Eckhard Frick sj und Arndt Büssing

Begegnung

(Personale) Begegnung wird als Sich-Begegnen oder Treffen-Lassen vom Wesen des Anderen oder der Anderen verstanden. Sich zu begegnen in einem kürzeren oder längeren Kontakt kann grundsätzlich auch eine (nur) flüchtige Begegnung sein, zufällig oder geplant, zeitbegrenzt und →endlich – bisweilen nur einen Augenblick lang – in einer Erst- und Letztbegegnung. Menschen erleben bisweilen sogenannte →„schicksalhafte" oder auch „unheimliche" Begegnungen, wo die jeweiligen Nach- und Nebenwirkungen beachtenswert erscheinen: Was bleibt von der Begegnung in →Erinnerung, wie wirkt diese nach, was wird angeregt, etc.? Die Begegnung mit dem Anderen, dem Fremden (interkulturelle Begegnung) will das Verbindende (von Mensch zu Mensch) und das Unterscheidende wahrnehmen und gelten lassen. Im Lernen an Unterschieden lässt sich eine kultur(en)sensible Begegnungskompetenz entwickeln und vertiefen.

In der „sportlichen Begegnung" stehen Spiel und (konkurrierender) Wettkampf (mit dem „Gegner") im Vordergrund.

Für gelingende und nährende Begegnung braucht es entsprechende Kontexte, Raum und Zeit, womöglich „Facilitators" bzw. Moderatorinnen und Moderatoren – etwa in der Bildungs- und Community-Arbeit („Haus der Begegnung"/„caring communities").

Begegnung (engl. *encounter*) benennt in der Tradition der Begegnungsphilosophie die Beziehung von →Person zu Person. Wesentlich für eine personale Begegnung ist ihre Absichtslosigkeit als eine Begegnung ohne Zweck und Berechnung, als staunendes Zusammentreffen mit der Wirklichkeit des Anderen. Die Begegnung geht – auch entwicklungsgeschichtlich – vom Anderen aus, der mich „anspricht" (Du-Ich-Beziehung) und damit (m)eine Antwort herausfordert. Diese Verantwortung ist fundamental und begründet alle Beziehungen. Epistemologisch geschieht somit eine Anerkennung des Anderen, der sich mitteilt und dessen Anspruch eine radikale Unterschiedlichkeit darstellt. „Einem Menschen begegnen heißt, von einem Rätsel wach gehalten zu werden" (Levinas 1983: 120).

Die Qualität der personalen Begegnung hängt davon ab, inwieweit ich als Gegenüber im unmittelbaren Erleben und im jeweiligen Augenblick →präsent bin, die andere Person (und mich selbst) bedingungsfrei beachte und anerkenne sowie in einfühlendem Verstehen(-Wollen) auf den Anderen ausgerichtet bin.

Eine solche Begegnung mit dem Anderen hat notwendigerweise auch etwas mit Widerstand („Kon-frontation") und Auseinandersetzung zu tun, weil der Andere das eigene Selbst(konzept) in Frage stellt und nicht einordenbar ist. Personale Begegnung ist unmittelbar – ohne methodisch oder technisch geplantes „programmatisches" Vorgehen. „Nur wo alles Mittel zerfallen ist, geschieht Begegnung" (Buber 1923/1962: 16). Noch vor Buber hatte bereits Moreno in seinem Frühwerk eine Philosophie der Begegnung entwickelt. Hier wird auch das („beredte") Schweigen als Möglichkeit beschrieben, mit seinem Gegenüber in Beziehung zu sein. Schweigen markiert den Übergang in den Zustand der Begegnung, „das Schweigen wird Stimme in der Begegnung [...] zu meiner Stimme gehört: dein Ohr" und „Die Stimme wird Schweigen nach der Begegnung" (Moreno 1915: 15, 1918c: 206).

Die →Leiblichkeit der Begegnung setzt physische Präsenz voraus, die den körperlichen Kontakt einschließt und respektvoll Nähe schafft bzw. heilsame Distanz ermöglicht. In der dialogischen Spannung von Ganz-auf-den-Anderen bezogen-Sein (Solidarität) und

Ganz-selbst-Sein (→Autonomie) entstehen Selbstbewusstsein und Selbstverwirklichung.

Begegnung überschreitet die abgeschlossene Zweisamkeit der Paarbeziehung, sie ist offen für das Dritte (Thema) oder den Dritten (als Anderen) und damit für die Gruppe und Gesellschaft.

Eine personale Begegnung (Ich-Du) etabliert ein „Zwischen" als „Begegnungsfläche". Begegnung meint das Erkennen, Verstehen und Beantworten eines „Du" (einer anderen Person) durch ein Ich, das auf das eingeht, was den anderen und ihn selbst bewegt und so eine gewisse Gemeinsamkeit erleben lässt. Begegnung ereignet sich als charakteristische Fähigkeit der Person, als eine Form des →Existenzvollzugs (Existenzanalyse). Die Begegnungsfähigkeit der Person beruht auf der Individuation und damit Abgegrenztheit des Eigenen vom Anderen (→Empathie mit der „Als-ob-Qualität" des einfühlenden Verstehens, das den bleibenden Unterschied zum anderen wahrt). Das Mittel der Begegnung ist der Dialog (Buber), nach Frankl der gemeinsame →Sinn, durch den zwischenmenschliche Begegnung vertieft wird.

Alles wirkliche Leben ist Begegnung (Martin Buber 1923/1962: 15).

Angesichts von zumeist begrenzten Ressourcen (Lebens-)Zeit, Energie, Fassungsvermögen etc.) ist die Qualität der Begegnung vorrangig vor ihrer Quantität und Dauer. Nicht zuletzt angesichts zunehmend verkürzter Verweildauer – speziell in akuten Versorgungssettings – hat sich etwa das Paradigma der →Klinikseelsorge von „Begleitung" zunehmend hin auf „Begegnung" (Begegnungsmomente) verschoben. Nicht selten sind Erstbegegnungen auch Letztbegegnung. Das hat gerade auch für die Thematisierung von spirituellen →Bedürfnissen und für den Anspruch einer längerfristigen (spirituellen) Begleitung im Krankheitsprozess erhebliche Folgen. Es könnte dazu anregen und motivieren, solche Begegnungen von Person zu Person nicht hinauszuschieben, vielmehr Momente von vertiefter bzw. vertiefender Begegnung proaktiv zu suchen und zu gestalten, →achtsam und aufmerksam für das hier und jetzt situativ Mögliche.

Damit es zu wechselseitiger Begegnung kommen kann, zu einem Dialog „auf Augenhöhe", ist eine gewisse Selbsteinbringung förderlich und erforderlich, eben nicht nur abstinente Enthaltsamkeit, „professionelle Distanz" oder die neutrale Zurückhaltung einer Interviewer-Rolle bei der Routine-Abwicklung von Assessments oder scheinbar objektiver „Datenerfassung". Vielmehr ist ein Prozess anzuregen, der sich von einer einseitigen, asymmetrischen Beziehung in Richtung einer wechselseitigen Begegnung entwickeln kann. Ein offener, ehrlicher und direkter Umgang und Austausch (zu sagen, was ich meine und zu meinen, was ich sage) erscheint riskant, doch wirkt eine solche Begegnung zumeist befreiend und Freude auslösend, in gegenseitigem Respekt und in Wertschätzung der Unterschiede. Eine solche Begegnungsqualität beschränkt sich nicht auf therapeutische Prozesse: „Der →Therapeut möchte eine Person kennen lernen, nicht im üblichen Sinn helfen; Hilfe geschieht von selbst, wenn Begegnung gelingt" (Buber & Rogers 1984: 63).

Dabei sind förderliche bzw. hinderliche Rahmenbedingungen für zwischenmenschliche Begegnung zu beachten und wenn möglich zu gestalten: Ungestörte Zeiten und geschützte Räume schaffen Sicherheit und lassen (eher) →Vertrauen wachsen – zumal in prinzipiellen Ausnahmesituationen (in Krankheit), die Menschen überfordert und nicht selten überwältigt sind. (→Krankheitsverarbeitung, spirituelle)

Begegnung gilt als ein zentrales Geschehen von Spiritual Care: selbstverantwortlich Begegnung (mit) zu gestalten als eine Person-zu-Person Begegnung, in Beachtung der jeweiligen Körperwahrnehmung und (aktuellen) →Gefühle und der Bedeutung der gerade erlebten Situation – bei der anderen Person wie bei mir selbst. Begegnungskompetenz ist ein fortdauerndes Lernfeld, das die Bereitschaft zu kritischer Selbstreflexion und (kollegialem) Feedback sowie das Interesse an der Resonanz der anderen Person voraussetzt.

Buber M (1962/1997). Das Dialogische Prinzip. Heidelberg: Lambert Schneider.
Buber M, Rogers CR (1984) Carl Rogers im Gespräch mit Martin Buber. In: APG (Hg.) Persönlichkeitsentwicklung durch Begegnung. Wien: Deuticke. 52–72.

Levinas E (1983) Die Spur des Anderen. Untersuchungen zur Phänomenologie und Sozialphilosophie. Freiburg i.Br.: Alber.
Moreno JL (1915). Einladung zu einer Begegnung. Das Testament des Schweigens, Flugbericht I von Jakob Levy. Wien: Anzengruber (erneut publiziert in: Daimon (1918) Heft 4.
Rogers C (1974). Encounter Gruppen. Das Erlebnis der menschlichen Begegnung. München: Kindler.
Schmid P (1989) Personale Begegnung. Der personzentrierte Ansatz in Psychotherapie, Beratung, Gruppenarbeit und Seelsorge. Würzburg: Echter.
Stemmler FM (2015). Das dialogische Selbst. Postmodernes Menschenbild und psychotherapeutische Praxis. Stuttgart: Schattauer.

Christian Metz

Behinderung

Das Wort Behinderung leitet sich von mittelhochdeutsch *hindern*, althochdeutsch *hintarōn* ab, was zurückdrängen, zurückhalten bedeutet. Behinderung und behindern sind daraus entstandene Präfixbildungen.

> Zu den Menschen mit Behinderungen zählen Menschen, die langfristige körperliche, seelische, geistige oder Sinnesbeeinträchtigungen haben, welche sie in Wechselwirkung mit verschiedenen Barrieren an der vollen, wirksamen und gleichberechtigten Teilhabe an der Gesellschaft hindern können (UN-Behindertenrechtskonvention (UN-BRK) 2018: 7).

Behinderung ist nicht mit Krankheit gleichzusetzen und kann je nach Blickwinkel unterschiedlich aufgefasst werden. Ein →Mensch kann im medizinischen Sinn beeinträchtigt sein, sich gesellschaftlich und kulturell behindert fühlen oder konkret behindert werden. So kann eine Behinderung als Wechselwirkung zwischen individueller Beeinträchtigung und Einschränkung der gesellschaftlichen Teilhabe durch hemmende Faktoren gesehen werden (UN-BRK 2018: 5). Zudem ist eine Behinderung stark davon abhängig, wie sie individuell erlebt und wieweit das eigene Leben als eingeschränkt wahrgenommen wird. Die UNO-Konvention (UN-BRK 2018) versteht jede Form →körperlicher, seelischer, geistiger oder Sinnesbeeinträchtigung als normalen Bestandteil menschlichen Lebens und menschlicher Gesellschaft und als Quelle möglicher kultureller Bereicherung.

Wie neuere Studien zeigen (u.a. Baumann & Moos 2019; Cwik & Büssing 2019), bestehen spirituelle und religiöse →Bedürfnisse selbstverständlich auch bei Menschen mit verschiedenen Formen von Behinderung. Da sich die diesbezüglichen Anliegen je nach Zielgruppe unterscheiden können, ist diesen Einschränkungen besondere Beachtung zu schenken. Nur so kann man den spirituellen Bedürfnissen der Betreffenden gerecht werden und, wie bei Menschen ohne Behinderung, sollte auch hier das individuelle Bedürfnis einer →Person im Vordergrund stehen.

Petersen (2014) erachtet vor allem Verbundenheit – sowohl mit etwas Größerem wie auch mit dem sozialen Umfeld – als zentralen Faktor in der →Begegnung mit Menschen, die behindert genannt werden (→Bindung). So haben viele von ihnen wesentlich weniger Freunde und somit ein deutlich kleineres soziales Bezugssystem (→System). Darum sind soziale Integration und Akzeptanz, wie auch die Gewissheit, von einer größeren Gemeinschaft getragen zu werden, zentral. Dies entspricht auch den Befunden von Baumann & Moos (2019) zu den spirituellen Bedürfnissen und der Inklusion von Menschen mit Hör-Behinderung. Dabei geht es nicht nur um religiöse Bedürfnisse, sondern auch um existenzielle und generative, die Möglichkeit sich einzubringen und nicht nur als hilfsbedürftige Person in einer Defizitrolle wahrgenommen zu werden. Hier können Kirchen mögliche Räume für Gemeinschaft bieten.

Bei gravierenden psychischen oder physischen Behinderungen ist im →therapeutischen Setting oft weniger die Expertenrolle gefragt als vielmehr das Zulassen und Aushalten von →Theodizee-Fragen ohne Antwort wie auch das Zulassen von Hilflosigkeit und die Anteilnahme als Mitmensch. Die personale Beziehung zum Patienten oder dessen Umfeld rückt darum – auf dem Hintergrund eines umfassenderen, →transzendenten Beziehungsverhältnisses – in den Vordergrund (Hell 2006: 56).

Baumann K, Moos J (2019) Spirituelle Bedürfnisse und Inklusion von Gehörlosen und Menschen mit Hörbehinderungen. Spiritual Care 8:275–284.

Cwik JC, Büssing A (2019) Spiritualität und Religiosität und ihr Zusammenhang mit Lebenszufriedenheit bei Personen mit Autismus-Spektrum-Störung. Spiritual Care 8:251–261.

Hell D (2006) Die Haltung in der therapeutischen und seelsorgerischen Beziehung. In: Seitlinger M (Hg.) Was heilt uns? Zwischen Spiritualität und Therapie. Freiburg i.Br.: Herder. 49–62.

Petersen JP (2014) Spiritualität in der Begegnung mit Menschen, die behindert genannt werden. In: Bundesverband evangelischer Behindertenhilfe. Armbuster J, Fromman N, Giebel A (Hg.) Geistesgegenwärtig begleiten. Existenzielle Kommunikation, Spiritualität und Selbstsorge in der Psychiatrie und in der Behindertenhilfe. Neukirchen: Neukirchener Verlagsgesellschaft. 291–301.

UN-Behinderten Rechtskonvention (2018). Übereinkommen über die Rechte von Menschen mit Behinderungen. Bonn.

Martina Degonda

Beratung

Sprachgeschichtlich leitet sich „raten" bzw. „beraten" vom Indogermanischen ($\bar{r}\bar{e}d^h$) ab und bedeutet „zurechtmachen" oder „beraten"; in der altkirchenslavischen Weiterentwicklung heißt es so viel wie „sorgen für, sich kümmern um" und im Altirischen „sprechen, sagen". Die Etymologie verweist damit bereits auf eine spezifische Kommunikationsform, die auf Unterstützung und Orientierung abzielt. Beratung ist eine Art sprachlicher Interaktion, die lebensweltlich vertraut und in professionellen Handlungskontexten etabliert ist. Dabei hat sich ein ausdifferenziertes Feld an professionellen Beratungsangeboten mit je eigenen Methoden, Konzepten (systemisch, personenzentriert, lösungsorientiert u.a.m.), Settings und Bezugsfeldern (Gesundheitsberatung, Pflegeberatung, Lebensberatung, →Suchtberatung, Erziehungsberatung, Eheberatung, Allgemeine Sozialberatung, Rechtsberatung etc.) entwickelt. Trotz der grundlegenden Gemeinsamkeit, anderen zu helfen, unterscheiden sich die verschiedenen Angebote insofern, als sie mit unterschiedlichen Anliegen, Zielperspektiven und Eigenlogiken der einzelnen Handlungsfelder einhergehen. Daher sind je nach Beratungsfeld unterschiedliche Zusatzqualifikationen, →Kompetenzen und Kenntnisse erforderlich. Im Zuge der Digitalisierung gewinnen zunehmend Angebote der Online-Beratung und Beratungs-Apps an Bedeutung.

Man kann zwischen „jemanden beraten" (transitiv) und „sich beraten" (reflexiv) unterscheiden. In der Kommunikationsform des Sich-Beratens (reflexiv) wird üblicherweise eine symmetrische Beratungskonstellation realisiert, wie es etwa in Gremien, Kommissionen oder Konsilen der Fall ist. Dabei geht es um ein gemeinsames Anliegen, etwa um eine handlungsorientierte Klärung einer Situation oder um Orientierung bei einer anstehenden Entscheidung. Wenn jedoch eine Person eine andere berät, besteht eine asymmetrische Konstellation. Hier sucht jemand Hilfe bei einer anderen Person. Dem Berater wird zugetraut, spezifische hilfreiche Qualitäten zur Verfügung stellen zu können. Grundsätzlich gibt es zwei verschiedene Arten von professionellen Beratungsqualitäten: nämlich handlungsfeldspezifisches Wissen und handlungsfeldunspezifische Beratungskompetenz.

Handlungsfeldspezifisches Wissen beinhaltet das problemrelevante Sachbereichswissen, Informationen über Theorien, Konzepte und empirische Befunde, aber auch Kenntnisse der lebensweltlichen Einbettung sowie der relevanten rechtlichen Normen und soziokulturellen →Werte und Orientierungsmuster. Überdies bedarf es handlungsfeldunabhängiger Kompetenzen, mit denen Beratung erst zu einem hilfreichen Kommunikationsprozess werden kann. Diese Kompetenzen sind unabhängig vom jeweiligen Fachwissen und betreffen die Fähigkeit zur personenorientierten Beziehungsgestaltung und das Ausmaß der Persönlichkeitsbildung. Sie lassen sich nicht ausschließlich durch Wissensaneignung erlangen, sondern bilden sich durch Übung und →Erfahrung im Rahmen einer reflektierten Beratungspraxis in Verbindung mit Weiterbildung, Selbsterfahrung und Supervision aus. Insbesondere die Grundhaltungen der →Empathie,

Akzeptanz und Echtheit haben sich als wirksam erwiesen. Ohne ein Mindestmaß an →Vertrauensvorschuss seitens des Ratsuchenden wird kein unterstützender Beratungsprozess zustande kommen können. Die beratende Person, ob Beraterin oder Berater, steht damit unter dem Anspruch, kompetent und vertrauenswürdig zu agieren.

Beratung anerkennt die Ratsuchenden als Subjekte ihrer Lebensführung und respektiert deren Freiheit und Selbstbestimmungsrecht. Niemand darf dazu gezwungen werden, einen Rat zu befolgen. Manipulation, Ausbeutung, Missbrauch oder Instrumentalisierung von Ratsuchenden für eigene Interessen sind mit Beratung nicht vereinbar und widersprechen dem Ethos der Beratung, wie es auch standesrechtlich und in →ethischen Leitlinien von Verbänden festgehalten ist.

In Beratungsprozessen geht es grundsätzlich um Information, Orientierung und Erweiterung der Handlungsspielräume. Diese müssen nicht den äußeren Handlungsraum betreffen. Sie können sich auch auf den Innenraum des persönlichen Erlebens und Urteilens beziehen. Beratung stellt demnach einen Beitrag zur Lebensführung von →Menschen und zur Bewältigung von Überforderung und Stress oder zur Klärung von Konflikten bis hin zum Aushalten und Gestalten von existenziellen Krisen wie Einsamkeit, →Schuld, Krankheit, Sterben und Tod dar. Die Hilfsbedürftigkeit kann je nach Anliegen unterschiedlich groß sein. Der Grad an existenzieller Betroffenheit und →Leid kann variieren. Die Erfahrung von Hilfsbedürftigkeit und →Verletzbarkeit teilen alle Menschen. Insbesondere bei existenziellen Herausforderungen wie Sterben oder Tod können die Erfahrung von mitmenschlicher Solidarität, Mitgefühl und Zuwendung hilfreich sein. Im Kontext von Spiritual Care sind dabei auch die subjektiv bedeutsamen →Sinn- und →Hoffnungsressourcen fruchtbar zu machen.

Nestmann F, Engel F (Hg.) (2002) Die Zukunft der Beratung. Tübingen: dgvt.
Nestmann F, Engel F, Sickendiek U (Hg.) (2007–2013) Das Handbuch der Beratung. 3 Bände. Tübingen: dgvt.
Raible W (2015) Beistand bis zuletzt: Erfahrungen und Hilfen bei der Begleitung sterbender Menschen. Freiburg i.Br.: Herder.

Rogers CR (2002) Entwicklung der Persönlichkeit: Psychotherapie aus der Sicht eines Therapeuten. Stuttgart: Klett.
von Schlippe A, Schweitzer J (2003) Lehrbuch der systemischen Therapie und Beratung. Göttingen: Vandenhoeck & Ruprecht.

Jochen Sautermeister

Beten/Gebet

Beten (Gebet) ist in allen Religionen und darüber hinaus eine grundlegende Form, wie Menschen sich ihrer Stellung im Gesamt der Wirklichkeit bewusst sind und sich an eine umgreifende höhere →Macht wenden. Im Gegensatz zur objektivierenden Rede über →Gott (z.B. als Theologie und Religionsphilosophie) wendet sich der →Glaubende im Gebet dem hörenden Gott zu, ruft ihn als ein Du an und spricht unmittelbar zu ihm. Für das theologische Verständnis ist das Beten wesentlich mit einem Akt des Hörens verbunden, der in der Lektüre heiliger Schriften, im →Meditieren tieferer Wahrheit oder auch im Bewusstsein, dass Gott gegenwärtig ist, geschieht. Dass ein Hören solcher Art möglich wird, setzt „Andacht" im grundsätzlichen Sinn von Schweigen, Sich-frei-Machen von Geschäftigkeit und Loslassen voraus. Die Tradition sprach von „Sammlung" und Leerwerden für Gottes Gegenwart.

Beten kann als Aktivität des einzelnen Individuums oder gemeinschaftlich erfolgen. Religiöse Traditionen halten hierfür →Rituale und festliegende Gebetstexte bereit, so im →Judentum und im →Christentum die Psalmen. Beten wird dabei häufig als dankendes Antworten auf von Gott erfahrene Heilsinitiativen und als Ausdruck der Freundschaft mit Gott verstanden. Vor allem rituelle Gebete beinhalten zu einem erheblichen Teil Lob und Preis Gottes, die ein Bekenntnis zu dessen Liebe und Barmherzigkeit sind, und werden dann oft in Verbindung mit →Musik, Choreographie und Ornamentik sowie Gestik (→Gesten) mit kulturell feststehender Bedeutung rezitiert oder inszeniert. Das Beten des Einzelnen – vor allem dort, wo es spontan erfolgt – dürfte am häufigsten die Form der Bitte annehmen und Bezug auf erlebte Not und Unwägbarkeiten bzw. Befürchtungen haben. Von ähnlicher Eindringlichkeit und Authentizität ist der Typus des →Klagens, bei dem subjektives Unverständnis über gemachte →Erfahrungen und Beobachtungen sowie grundlegende →Zweifel einen legitimen Platz haben. Klagendes Beten widersetzt sich der Versuchung billiger Vertröstung (→Trost) und erinnert unerbittlich daran, dass selbst das erlösend geglaubte Kreuz letztlich ein Skandal bleibt.

Grundsätzlich versteht sich das Beten in allen seinen Formen als ein freies und immer nur →symbolisches Beziehungsgeschehen zwischen dem einzelnen Menschen und seinem angeredeten Gott. Da diese Freiheit nicht verfügbar ist, bestehen typische Möglichkeiten, die das Beten gefährden können: Dazu gehören insbesondere die Projektion eines →Gottesbildes, das Gott auf eine bestimmte Vorstellung, die eigenen →Bedürfnisse des Beters zu erfüllen, festlegen möchte; der Versuch, mit eigener Leistung die Erhörung der eigenen Wünsche zu erzwingen; die Entleerung und Verselbstständigung von Form und Ritus zu Lasten des wirklichkeitsbezogenen Inhalts und des eigenen Mitvollzugs (in biblischer Polemik: das „Plappern wie die Heiden"). Dass die Betenden vorweg zur eigenen Aktivität schon immer angesprochen und vom Heilswillen Gottes betroffen sind und auf Erhörung hoffen können, ist die Zusage, die der christliche →Glaube mit der Rede vom Kommen des Geistes und dem Erfülltsein von diesem verknüpft.

In der Konfrontation mit Krankheit, Sterbenmüssen, Nicht-mehr-verändern-Können der eigenen Lebenssituation und dem Hereinbrechen unvorhergesehener →Schicksalsschläge kann die Authentizität des Betens gleichermaßen von innen bedroht werden wie von außen durch Begleiter, die in der Absicht zu trösten auf fromme Floskeln und eingespielte Routinen zurückgreifen. Das Beten selbst ist nach alter Erfahrung immer schon auf Hilfe angewiesen (Ps 70,2) und gelingt nicht sicher.

Brümmer V (1985) Was tun wir, wenn wir beten? Eine philosophische Untersuchung. Marburg: Elwert.

Peng-Keller S (2014) Geistbestimmtes Leben. Spiritualität. Zürich: TVZ.
Peng-Keller S (2010) Einführung in die Theologie der Spiritualität. Darmstadt: WBG.
Pesch OH (1970) Sprechender Glaube. Entwurf einer Theologie des Gebetes. Mainz: Matthias-Grünewald.
Rosenberger M (2012) Im Geheimnis geborgen. Eine Einführung in die Theologie des Gebets. Würzburg: Echter.
Welte B (1978) Religionsphilosophie. Freiburg i.Br.: Herder.

Konrad Hilpert

Bibel

Unter der Bezeichnung Bibel werden die Schriften verstanden, die zusammen als Altes (Erstes) und Neues (Zweites) Testament (AT, NT) die Heilige Schrift des →Christentums bilden. Für Christen haben sie normativen Anspruch.

Der Containerbegriff Bibel geht auf das griechische Neutrum *biblíon* oder *býblos* (= Papyrusrolle, -staude, -bast) zurück. Seit dem 5. Jh. n.Chr. gilt der Plural *ta biblia* (= Buchrollen, beschriebene Blätter, Schriften, daher auch „Buch der Bücher") als Sammelbezeichnung für die zwei Teile der Bibel: die 45 Schriften des AT (Die fünf Bücher des Mose, die Geschichtsbücher, die Weisheitsbücher und die Psalmen, die Bücher der Propheten) und die 27 Schriften des NT (die vier Evangelien, die Apostelgeschichte, die Briefe des Paulus, die Pastoralbriefe, die Katholischen Briefe und die Offenbarung bzw. Apokalypse).

Das AT ist größtenteils auf Hebräisch, in Einzelteilen auf Griechisch oder Aramäisch verfasst, das NT ausschließlich auf Griechisch. Die (etwa ab 250 n.Chr.) ins Griechische erfolgte Übersetzung des AT wird „Septuaginta" genannt. Aus ihr erfolgten sämtliche Übersetzungen ins Lateinische und in andere Sprachen. Die Revision des alttestamentlichen Textes durch den lateinischen Kirchenvater Hieronymus († 420 n.Chr.) heißt „Vulgata". Die wenigsten Bücher sind aus einem Guss geschrieben. Sie sind über Jahrhunderte hinweg angewachsen: wie literarische Kathedralen.

Die Bibel ist wahrscheinlich das am meisten verbreitete, in fast alle Sprachen und unzählige Dialekte übersetzte Buch der Welt. Sie ist eigentlich kein Buch, sondern eine Bibliothek: Sie hält das jahrhundertelange menschliche Suchen des Gesprächs mit →Gott fest. Es sind Geschichten von Heil und Unheil, von „trial and error", von emotionaler Zuwendung und Nähe (vgl. Exodus 36,1; 1 Könige 18). Gott bleibt der →Transzendente, Jenseitige und →Geheimnisvolle. Aber er wendet sich den Menschen zu, er handelt immer wieder in der Geschichte (Offenbarung). Anders als antike Religionen ist das Christentum keine Erscheinungs-, sondern eine Verheißungsreligion.

Die Grundbotschaft ist eindeutig: Gott ist treu. Er steht zu seinen Verheißungen. Er ist an der Seite der Menschen zu finden, vor allem auf der Seite der Schwachen, der Benachteiligten, der Ausgestoßenen, der Marginalisierten, der →Leidenden und der Kranken. Für sie ergreift er Partei – einzigartig und unüberbietbar in Jesus von Nazareth, der mit seinem Tun und in seiner Predigt deutlich macht, dass Gottesbeziehung in erster Linie mit →Nächstenliebe zu tun hat und nicht ein ethisches Programm propagiert oder ewige Wahrheiten speichert (→Compassion). Fremde, Witwen, Waisen und Kranke stehen im Fokus – ob ihnen begegnet, geholfen wird, ist entscheidend beim Weltgericht (vgl. Matthäus 25).

Wer die Bibel liest, kann darin nicht nur →Glaubenshilfe erfahren, sondern auch Lebenshilfe. →Trost und Zuversicht erleben Menschen, die in der Bibel auf Geschichten stoßen, die zu Lebenswenden führten. Die →Begegnung mit Jesus kann heilend sein, auch wenn sie nicht immer zur körperlichen →Heilung führt. Sehr deutlich macht Jesus, dass Krankheit keine Bestrafung für eigene Sünden oder die früherer Generationen ist – eine immer noch weit verbreitete Einstellung. Die Psalmen bringen vielfältige Stimmungen ins Wort. Sie verniedlichen nicht: Ärger, Zorn, Wut, Grausamkeit, Brutalität kommen genauso zur Sprache wie Freude und →Hoffnung. Ihre Motivation besteht darin, dass →Klage einen Adressaten findet: Gott hört zu, ich kann mein Leid einem Du anvertrauen! Das fördert Kräfte zutage: um Reserven aufzuspüren und Gelassenheit einzuüben.

Der Theologe Eugen Biser (1918–2014) hat das Konzept einer therapeutischen Theologie vorgelegt und nachdrücklich auf Jesus als Helfer, Heiler und Arzt hingewiesen – eine in der Tradition der Kirchen lange vernachlässigte Dimension. (Hoffnungs-)Bilder wurden durch Begriffe verdrängt. Demgegenüber plädiert Biser für die Wiederentdeckung der therapeutischen Kraft des Christentums. Gutes oder frommes Zureden reicht nicht, erst recht nicht bei →chronisch Kranken. →Empathie, Berührung, Anwesenheit sind keine medizinischen „Faktoren", die eine chemische Reaktion auslösen wie ein Medikament. Zu erleben, wie Jesus Menschen begegnet ist und sich ihnen zuwendete – ob es dabei zu einer Heilung kommt oder nicht –, kann „Wunder" wirken: die Bibel als „Theotherapie" (Biser 1985, 1999).

Das Christentum ist die einzige Religion, die es in ihrer Auferstehungsbotschaft mit dem Tod aufgenommen hat. Das öffnet eine Perspektive. Die Bibel hilft, am Leiden nicht zu zerbrechen. Abschaffen kann sie es nicht. So kann die Bibel „Brot für die →Seele" werden, besonders in →Grenzsituationen des Lebens. Insofern trägt sie bei Kranken und Sterbenden dazu bei, spirituelle →Resilienz zu entwickeln (vgl. Batlogg 2019: 48–54): Widerstandskräfte freizusetzen, mich als suchender (= glaubender) Mensch auf den Weg zu machen, Verwundungen nicht „weg-" oder „gesundzubeten", der Krankheit ins Auge zu schauen, sie anzunehmen und damit umgehen zu lernen. Die eigenen Wunden und Verletzungen mit den Wunden Jesu in Verbindung bringen zu können, entlastet (vgl. Batlogg 2019: 150–160).

Rahner K (1984) Buch Gottes und Buch der Menschen. In: Rahner K (Hg.) Schriften zur Theologie, Bd. 16. Zürich: Benziger. 278–291.
Biser E (1985) Theologie als Therapie. Zur Wiedergewinnung einer verlorenen Dimension. Heidelberg: Fischer.
Biser E (1997) Aufriss einer therapeutischen Theologie. Geist und Leben 70:199–209.
Oosterhuis H (2018) Alles für alle. Ein Glaubensbuch für das 21. Jahrhundert. Ostfildern: Patmos.
Batlogg AR (2019) Durchkreuzt. Mein Leben mit der Diagnose Krebs. Innsbruck: Tyrolia.

Andreas R. Batlogg sj

Bindung

Die Bindungstheorie, entwickelt von John Bowlby in den 40er und 50er Jahren des letzten Jahrhunderts, hat einen großen Einfluss auf heutige psychotherapeutische Konzepte gewonnen und ist mittlerweile sogar in vielen populärwissenschaftlichen Ratgebern als Grundkonzept von Beziehungen in der Kindesentwicklung (→Kind) zu finden. In den vergangenen Jahren konnte die Bedeutung von Bindungserfahrungen in der frühen Kindheit für die spätere sozio-emotionale Entwicklung wissenschaftlich bestätigt werden (Grossmann & Grossmann).

Im Bindungskonzept wird ein fundamentales menschliches →Bedürfnis nach Nähe, Zärtlichkeit und tiefer emotionaler Beziehung abgebildet. Dem Menschen ist ein Bedürfnis angeboren, Nähe zum Mitmenschen aufzubauen.

Bindungsverhalten ist während der frühen Kindheit erkennbar: Weinen und Rufen als Bindungssignal lösen Fürsorge und Zuwendung bei der (Haupt-)Bindungsperson, meist der Mutter, aus. Ohne Bindungssignal könnte das Kind nicht überleben. Entscheidend ist, dass Kleinkinder in Situationen von Disstress bei ihrer Hauptbindungsperson, meist der Mutter, Beruhigung finden können. So kann das Stresssystem (→System) wieder heruntergeregelt werden.

Die →Erfahrungen dieser frühkindlichen Beziehungsqualität werden beim →Kind „internalisiert". So entsteht ein mentales Verhaltensmuster, „Bindungsrepräsentanz", für Situationen von Disstress, in denen die frühen Interaktionserfahrungen im Bindungsverhalten sichtbar werden. Optimal sind Bindungspersonen, die „feinfühlig" reagieren: „Feinfühligkeit" bedeutet, die Signale des Kindes wahrzunehmen, sie richtig zu interpretieren und prompt und angemessen zu reagieren (Ainsworth 1974). Die Hauptbindungsperson dient dann als „secure base". Werden Bindungsbedürfnisse des Kindes immer wieder abgewiesen („Distanzierung") oder in übertriebener Weise aufgegriffen und verstärkt („Affektansteckung"), so entsteht ein unsicheres Bindungsverhalten und damit auch ein unsicheres Bindungs-(verhaltens)muster.

In einem Testverfahren mit Kleinkindern (Ainsworth et al. 1978) konnten vier Bindungsstile klassifiziert werden: Sicher gebundene Kinder suchen in beängstigenden Situationen Schutz und Hilfe und lassen sich beruhigen. Unsicher-distanziert gebundene Kinder zeigen in beängstigenden Situationen kein oder nur wenig Bindungsverhalten, sondern wirken vermeintlich angstfrei. Innerlich ist der Stresslevel nachweisbar hoch. Unsicher-ambivalent gebundene Kinder sind in Stresssituationen außerordentlich ängstlich, klammern und lassen sich nur schwer beruhigen. Desorganisiert gebundene Kinder zeigen in Stresssituationen ein dysreguliertes Bindungsverhalten. Die jeweils erworbenen Bindungsmuster bleiben als wichtiger Teil der Verhaltensausstattung ein Leben lang erhalten. Vor allem in Situationen starker Belastung wie z.B. Krankheit oder Angst sind sie erkennbar. Bindungserfahrungen der frühen Kindheit haben Auswirkungen auf das Bindungsverhalten im weiteren Leben.

Im Erwachsenenbindungsinterview (AAI, entwickelt von George et al. 1985) ließen sich vier Erwachsenenbindungsstile erkennen: sicher-autonom, unsicher-distanzierend oder bindungsabwehrend, unsicher-präokkupiert und unverarbeitend-desorganisiert. Es besteht ein grundlegendes Bedürfnis, sich an →Personen zu binden, die als „sicherer Hafen" zur Verfügung stehen. Bindungsbeziehungen im Erwachsenenalter ähneln, wie die Ergebnisse des AAI zeigen, den Bindungsbeziehungen der Kindheit (Sydow 2002). Sie sind ebenso vom Wunsch nach Nähe, Sicherheit in Krisensituationen und Unterstützung im Erleben von neuen, unbekannten Situationen geprägt.

Interessanterweise konnte nachgewiesen werden, dass sich Bindungsmuster trans-generational übertragen (Behringer et al. 2012). Bereits John Bowlby hat betont, dass sich Bindungsverhalten in Zeiten größter Abhängigkeit – in der frühen Kindheit und im hohen →Alter – am ehesten zeigt. In der →existenziell bedrohlichsten Trennungs- und Gefahrensituation unseres Lebens, in der Phase des Sterbens, ist das Bindungssystem des Patienten, aber auch das der Angehörigen extrem aktiviert. Aus dem Erkennen der Bindungsmuster (Petersen & Köhler 2005) können Optionen der geeigneten Begleitung abgeleitet werden: Ein „feinfühliger" Umgang als Verhaltensgrundlage für das Angebot einer „sicheren Bindungsbeziehung" ermöglicht einen verständnisvollen Zugang zum Verhalten von Patient und Angehörigen (Hloucal & Petersen 2017) und kann das existenzielle Drama des Sterbeprozesses erleichtern.

Ainsworth MD, Blehar MC, Waters E, Wall SN (1978) Patterns of attachment: a psychological study of the strange situation. Oxford: Lawrence Erlbaum.
George C, Kaplan N, Main M (1985) The Attachment Interview for Adults. Unveröffentlichtes Manuskript. Berkeley: University of California.
Grossmann K, Grossmann KE (2008) Bindungen – das Gefüge psychischer Sicherheit. Stuttgart: Klett-Cotta.
Hloucal TM, Petersen Y (2017) Feinfühligkeit als ein bindungsorientiertes Interventionskonzept in Palliative Care. In: Frick E, Vogel RT (Hg.) Den Abschied vom Leben verstehen. Stuttgart: Kohlhammer. 13–29.
Petersen Y, Köhler L (2006) Application of attachment theory for psychological support in palliative medicine during the terminal phase. Gerontology 52:111–123.

Yvonne Petersen

Biografie, spirituelle

Der Biografie-Arbeit kommt in der Begleitung von →Menschen große Bedeutung zu, insbesondere in Krisen- und Krankheitsphasen. Eine eigene Dimension ist die Reflexion der spirituellen Biografie (Lorenz 2016). Sie in die therapeutische Arbeit einzubeziehen, steht am Anfang.

Das Erzählen und Aufschreiben spiritueller Biografien ist beheimatet in allen Religionen. Das Augenmerk richtet sich dabei auf „große" Gestalten: Religionsgründer, große Reformgestalten, Heilige, besonders verehrte Persönlichkeiten, auch sogenannte „Ketzer". Dass der Einzelne sein Leben unter dieser Perspektive betrachtet, ist im →Christlichen besonders bei Menschen zuhause, die sich für einen „geistlichen Weg" entscheiden; in Form von „geistlicher Begleitung" wird es auch breiter angeboten.

Der „spiritual turn" in jüngerer Zeit mit den Spezifika der spirituellen Wanderschaft und Suche nach persönlicher →Erfahrung in Offenheit für eine Vielzahl an spirituell-religiösen Angeboten bringt neue Formen der Konstruktion eigener spiritueller Identität hervor. Neben der primären (nicht-) religiösen Sozialisation – die zunehmend bereits „Patchwork-Gestalt" hat – gewinnen andere Orientierungsangebote an Bedeutung: Versatzstücke aus verschiedenen Traditionen werden mit den persönlichen Erfahrungen abgeglichen und in einer Art „Lebens-Weg-Navigation" (Rötting 2018) zu einer persönlichen Spiritualität zusammengeführt. Das autobiografische Erzählen der Wege zeigt die Individualität und Pluralität spiritueller Biografie heute (→Erinnerung). Für den und die Einzelne führt es zur Vielschichtigkeit einer „spirituellen Identität", immer neu auf der Suche nach Kohärenz, Stimmigkeit, →Sinn. Nach C. G. Jung trägt das Fehlen von spirituellen Erfahrungen auch zu einem Mangel an Sinn bei (Jung 1932/1963: 359–362; §§ 501–509). Für den spirituellen Weg sind spirituelle Erfahrungen prägende Kernepisoden.

Zur Einordnung persönlicher spiritueller und religiöser Prozesse in Entwicklungsphasen von der →Kindheit bis ins →Alter können (psychologische) Modelle – häufig Stufenmodelle – und (wenige) empirische Studien helfen (Bucher 2016). (Religions-)pädagogisch fokussiert sich der Blick in der 3. Person-Perspektive auf Kindheit und Jugend. Ein Desiderat ist besonders die Erforschung geschlechtsspezifischer Zusammenhänge (→Gender).

Krisen, Krankheit, Sterben sind besonders sensible Phasen: Die Frage nach Ressourcen und →Bedürfnissen, nach einer Sinndimension, einem Faden für das Leben evoziert die Suche nach einer spirituellen Biografie. Der offene Spiritualitätsbegriff ist hier hilfreich. Es kann sein, dass Religion und Spiritualität aus der Implizitheit des →Existenziellen erst in Krisensituationen zu einer Explizitheit kommen, und zwar nicht nur über die Sinnfrage, sondern über die Sehnsucht und das →Geheimnis jedes Menschen, dem er erzählend in immer neuen Anläufen auf die Spur kommen möchte. Die Krankheits- und Krisensituationen machen das Prozesshafte des spirituellen Weges deutlich (Utsch 2016). Es zeigen sich Etappen mit allen Risiken und Gefährdungen. Spirituelle Biografie formt sich im engen Konnex mit der biopsychosozialen Biografie. Religiöse/spirituelle Erlebnisse, →Glaubenssätze u.ä. können Belastung oder Ressource sein. Ringen und spirituelle Krisen sind Chance zum Wachstum, können aber auch in die Verzweiflung oder Verbitterung führen. Empirische Forschung zur Differenzierung gibt es bisher kaum. Im Konzept des posttraumatischen Wachstums (→Trauma) ist die Entwicklung des spirituellen Bewusstseins ein wesentlicher Bereich.

Ein Anliegen von Spiritual Care ist es, mit der Ambivalenz zwischen hilfreichen und problematischen Aspekten spiritueller Orientierung und Krisen umzugehen und die Chancen zur Reifung zu unterstützen. Der Fokus auf die spirituelle Biografie kann helfen, den Kohärenzsinn zu stärken, denn Narrationen unterliegen dem Wunsch nach Konsistenz und Evidenz. Die spirituelle Perspektive kann dabei auch zur Anwältin des Fragmentarischen werden, all dessen, was sich nicht einfach „einordnen" lässt. Sie ermutigt, die eigene „Lebensbilanz" nicht vorschnell zu schließen, vielmehr Fragen offen zu halten, auch als →Klage und Anklage an →Gott. Im Horizont dessen, was uns übersteigt, ganz anders ist und uns die Selbstmächtigkeit nimmt, ergeben sich meist mehr Fragen als Antworten. Dies zuzulassen ist ein Punkt der Krisis. Tut sich auf den Wegen des spirituellen Ringens →Vertrauen auf, kann dieses Kohärenz vermitteln. Für die Berücksichtigung der spirituellen Biografie von Menschen aus →familienorientierten Gesellschaften ist die kollektive Denkweise zu beachten. Es eröffnet sich ein Forschungsfeld für die Verschränkungen von individuellem und kollektivem religiösen und spirituellen Coping im Laufe eines Lebens (→Resilienz, Krankheitsverarbeitung).

Menschen in helfenden Berufen haben oft eine hohe Motivation für ihren Beruf; die Berufswahl selbst kann existenziell-spirituell reflektiert werden (Beruf und Berufung). Umgekehrt werden die Wege der Patientinnen und Patienten zur – auch spirituellen – Herausforderung für die Begleitenden, mit der Möglichkeit zu Reifung, aber auch zu spirituellen Krisen. Aufgabe ist es, auch die „spirituelle Trockenheit" der spirituell Begleitenden in den Blick zu nehmen, als eine „normale" Phase der spirituellen Biografie, die Unterstützung braucht (Büssing et al. 2017). Für die Begleitung am Lebensende kommt den Sterbenarrativen und Sterbeerzählungen große Bedeutung zu (Peng-Keller & Mauz 2018). Auszubauen ist eine multiprofessionelle Zusammenarbeit. Aufgabe der Theologie und Religionswissenschaft ist es, das Wissen um spirituelle Prozesse und ihre Begleitung, welches die Religionen in vielfältigen spirituellen Traditionen gespeichert haben, für säkulare Kontexte zu erschließen und zu „demokratisieren". Im Dialog mit Psychologie, den empirischen Erkenntnissen der Gesundheitswissenschaften und der Berufspraxis können (praktische) Anregungen für Helfende und für weitere Forschung formuliert werden.

Bucher AA (2016) Stufe um Stufe? Modelle der spirituellen Entwicklung. In: Hofmann L, Heise P (Hg) Spiritualität und spirituelle Krisen: Handbuch zu Theorie, Forschung und Praxis. Stuttgart: Schattauer. 81–92.

Büssing A, Baumann K, Jacobs C, Frick. E (2017) Spiritual dryness in Catholic priests: Internal resources as possible buffers. Psychology of Religion and Spirituality 9:46–55.

Jung CG (1932/1963) Über die Beziehung der Psychotherapie zur Seelsorge. In: Jung CG. Zur Psychologie westlicher und östlicher Religion (GW 11). Zürich: Rascher & Cie. 355–376.

Peng-Keller S; Mauz A (Hg.) (2018) Sterbenarrative. Hermeneutische Erkundungen des Erzählens am Lebensende. Berlin: De Gruyter.

Rötting M (2018) Spirituelle Identität als Lebens-Weg-Navigation. Spiritual Care 7:159–168. Utsch M (2016) Glaubenskrisen – Veränderungen und Neuorientierungen auf einem religiösen Weg. In: Hofmann L, Heise P (Hg.) Spiritualität und spirituelle Krisen: Handbuch zu Theorie, Forschung und Praxis. Stuttgart: Schattauer. 156–167

Lydia Maidl

Burnout

Arbeit als bezahlte Berufstätigkeit, Haushalts- und Erziehungsarbeit oder Ehrenamt stellt einen zentralen Bereich menschlichen Lebens dar und ist für Selbstverwirklichung und seelische Stabilität essenziell. Von daher sind längere unfreiwillige Arbeitslosigkeit und Ausschluss von als sinnvoll erlebten und existenzsichernden Beschäftigungen für die psychische →Gesundheit bedrohlich und mit einem erheblichen Risiko für psychische und psychosomatische Erkrankungen sowie soziale Krisen assoziiert. Daran hat sich seit den Zeiten der klassischen Studien zu diesem Thema (Jahoda 1933) wenig geändert.

Andererseits können ungünstige Arbeitsbedingungen – objektiv oder subjektiv als solche erlebt – ihrerseits die →Lebensqualität mindern und zur Entstehung und Aufrechterhaltung psychischer Störungen beitragen. Faktoren wie Verteilung der Arbeitszeit, physikalische Arbeitsbedingungen, aber auch Führungsstil und Betriebsklima sind hier maßgeblich. Schädlich wirkt sich Über-, aber auch Unterforderung aus; wichtig ist die Passung der persönlichen Fähigkeiten, Ressourcen und Vorlieben mit den Anforderungen des Arbeitsplatzes (Bamberg et al. 2012). Im Wechselspiel von Persönlichkeit mit ihren Schwächen und Verletzlichkeiten einerseits und ungünstigen Faktoren des konkreten Arbeitsplatzes andererseits, können spezifische Belastungs- und Krisensituationen entstehen wie Mobbing, arbeitsplatzbezogene Ängste oder Workalkoholismus.

Die stärkste Aufmerksamkeit hat in diesem Zusammenhang das sogenannte Burnout-Syndrom gefunden. Der Begriff wurde ursprünglich von dem US-amerikanischen Psychoanalytiker Herbert Freudenberger eingeführt; er beschrieb damit eine Trias aus emotionaler Erschöpfung, zynischer Einstellung gegenüber Patienten oder Klienten sowie negativer Wahrnehmung der eigenen Arbeitsleistung und Leistungsfähigkeit bei Angehörigen sozialer Berufe (→Pflege, →Lehrer) (Freudenberger 1974). Später weitete sich die Definition aus auf Zustände psychophysischer und emotionaler Erschöpfung als

Folge lang dauernder Belastungen im Arbeitsleben. Burnout stellt dabei keine Diagnose im klinischen Sinne dar. In den verbreiteten Klassifikationen ICD und DSM wird Burnout nur als Zusatzkategorie („Probleme mit Bezug auf Schwierigkeiten bei der Lebensbewältigung") erwähnt. Erschöpfungsgefühle, abnehmende Freude an und Motivation zur Arbeit, nachlassende Leistungsfähigkeit, innere Kündigung und negative Veränderungen im Umgangsstil mit Kollegen und Kunden bzw. Klienten/Patienten sind Warnzeichen. Mittleres Lebensalter, langjährige Tätigkeit an belasteten Arbeitsplätzen, ungünstige Strukturen der Arbeitsorganisation, aber auch Persönlichkeitseigenschaften und belastende Faktoren in anderen Lebensbereichen, insbesondere im Bereich Beziehung und →Familie stellen Risikofaktoren dar. Kündigung des Arbeitsverhältnisses, beruflicher Abstieg und Arbeitslosigkeit mit ihren sozialen Folgen sind eine mögliche Konsequenz. Das Risiko, an →Depressionen zu erkranken, nimmt zu; wobei sich zwischen depressiven Krankheitsepisoden und Burnout-Situationen Wechselwirkungen im Sinne eines Teufelskreises ergeben können. Auch psychosomatische Symptombildungen, Missbrauch und Abhängigkeit von Alkohol, Nikotin oder psychotropen Medikamenten gehört zu den häufigeren Komplikationen (Nil et al. 2010).

Interessanterweise kann auch das sogenannte Boreout (also die Folge übermäßiger Langeweile bei der Arbeit) zu vergleichbaren Folgen führen (Rothlin & Werder 2007).

Verlässliche Zahlen über die Häufigkeit von Burnout und Boreout liegen nicht vor, ein tatsächlicher Anstieg entsprechender Phänomene ist nicht nachgewiesen. Veränderungen in der Arbeitswelt, insbesondere die Erwartung ständiger Verfügbarkeit bei vielen Arbeitnehmern mit der Aufhebung der Grenze zwischen Arbeit und Privatleben, machen eine erhöhte Prävalenz jedoch plausibel. Zur Prophylaxe von Burnout können arbeitspsychologisch fundierte Zuweisungen zu Arbeitsplätzen und Aufgaben, gute Unternehmenskultur und die Etablierung von Frühwarnsystemen beitragen. Droht ein Burnout oder ist er bereits eingetreten, kommen Wechsel des Arbeitsplatzes, spezifische Hilfen und →Beratungen im Sinne von Coaching sowie →Psychotherapie, ggf. auch stationär, in Frage.

Bamberg E, Mohr G, Busch C (2012) Arbeitspsychologie. Göttingen: Hogrefe.
Freudenberger HJ (1974) Staff Burn-Out. Journal of Social Issues 30:159–165.
Jahod M, Lazarsfeld F, Zeisel H (1933/1975) Die Arbeitslosen von Marienthal. Frankfurt a.M.: Suhrkamp.
Nil R, Jacobshagen N, Schächinger H, Baumann P, Höck P, Hättenschwiler H, Ramseier F, Seifritz E, Holsboer-Trachsler E (2010) Burnout – eine Standortbestimmung. Schweizer Archiv für Neurologie und Psychiatrie 161:72–77.
Rothlin P, Werder PR (2007) Diagnose Boreout – Warum Unterforderung krankmacht. Heidelberg: Redline Wirtschaft.

Wolfgang Weig

Christentum

Christentum bezeichnet die Gesamtheit der heute und in der Vergangenheit lebenden Gläubigen sowie der von diesen gebildeten Gemeinschaften, Gruppierungen, →Institutionen und geübten Praktiken. Sie alle beriefen und berufen sich für ihr Selbstverständnis, ihre Lebensformen, ihre Riten, ihre Frömmigkeitsformen und kulturellen Ausgestaltungen des →Glaubens auf Jesus von Nazareth, dessen Verkündigung und auf das anfanghaft schon im Neuen Testament dokumentierte Bekenntnis, dass er der *Christus* (= der Gesalbte, gr. Äquivalent für hebr. *Messias*) sei. Wichtigstes Dokument des Christentums ist die →Bibel des Alten und Neuen Testaments. „Christentum" ist vom Ursprung her weder eine Selbstbezeichnung noch der Name für ein exakt umschreibbares soziales Phänomen, sondern unterscheidet bestimmte Deutungen vom →Menschen und seiner Situiertheit in der Welt sowie seines Verhältnisses zu →Gott von anders akzentuierten Deutungen (zunächst →Judentum und „Heidentum"); zugleich kennzeichnet „Christentum" grundlegende Gemeinsamkeiten der tatsächlich immer nur in verschiedenen Konfessionen, Gruppierungen und epochal-geschichtlichen Ausprägungen existierenden christlichen

Religionen. Die Frage nach dem Gemeinsamen und für alle Verbindlichen ist im Kontext der Globalisierung dringlicher geworden, insofern dieses auch die →Präsenz und Wahrnehmbarkeit unterschiedlichster religiöser Manifestationen betrifft, genauso wie angesichts von Gewaltphänomenen, die mit religiöser Selbstbehauptung und der Notwendigkeit begründet werden, überkommene Einflussräume und religiös legitimierte Sitten zu verteidigen.

Die beschreibend äußerlich bleibende Redeweise vom Christentum kann leicht verdecken, dass die primären Adressaten der Botschaft Jesu (bzw. in deren Fortsetzung die der Kirchen) die Einzelnen in ihrer Fähigkeit sind, sich auf die Botschaft von der Nähe Gottes einzulassen und ihr Leben entsprechend auszurichten („Umkehr", „Nachfolge"). →Glauben ist einerseits ein Handeln des Einzelnen in seiner ursprünglichen Freiheit; andererseits wird es in gemeinsamen Formen ausgedrückt, gefeiert und bekräftigt und so vermittelt, tradiert und generiert. Infolgedessen ist Glauben nie völlig frei von Anfechtung und muss sich unter den wechselnden Bedingungen des Lebens und der →biografischen →Erfahrungen immer von neuem bewähren. Subjektives Überzeugtsein und das Wagnis von →Vertrauen aufgrund der Botschaft und derer, die sie verkörpern, haben aber auch eine inhaltliche Dimension, die die Glaubenden mit anderen Menschen und Überzeugungsgruppen teilen und als bestätigt und wahr oder wenigstens als plausibel und vor dem Vorwurf, bloß erfunden und vernunftwidrig behauptet zu werden, geschützt erleben wollen. Deshalb benötigt der Glaube auch die Anstrengung des Begriffs und die kritische Überprüfung in Gestalt einer philosophischen und wissensbasierten reflexiven Verantwortung, der Theologie.

Dabei spielt eine wichtige Rolle, dass der christliche Glaube selbst Bekenntnisse, Erzählungen, →Symbole und Bilder des Glaubens (z.B. das Gastmahl) unter das Kriterium der eigenen Praxis stellt. Erst im gelebten Ethos der Lebensführung, des gemeinschaftlichen Handelns und des Sicheinsetzens für eine menschengerechtere Gestaltung der gemeinsamen „Welt" gelangt die innere Überzeugung zur Übereinstimmung von Wort und Tat und kann so gelebter Ausdruck des Glaubens werden. Die christliche Überlieferung hat über die Jahrhunderte hinweg neben den →moralischen Erzählungen, den Weisheitsreflexionen, den Sprichwörtern und den Tugend- und Lasterkatalogen auch zahlreiche Regeln des Dürfens, Sollens und Nichtsollens herausgebildet, die die grundsätzlichen Impulse des Stifters – →Nächstenliebe, →Sorge für die Armen und Unterprivilegierten, Teilen verfügbarer Ressourcen, Dienst an denen, die auf Hilfe angewiesen sind, Respekt vor den →Kindern und Durchsetzungsschwachen, Friedfertigkeit und →Empathie gegenüber denen, über die die Risiken des Daseins hereingebrochen sind – unter den jeweils gegebenen Bedingungen des Erkennens und der politischen und wirtschaftlichen Möglichkeiten der umgebenen Kultur konkretisieren wollen.

Am historischen Beginn des Christentums liegt eine Entscheidung von kaum zu überschätzender Tragweite, nämlich die Öffnung der christlichen Gemeinden für Nichtjuden. Sie war der Ausgangspunkt für jene Praxis der Verkündigung, die zur weltweiten Präsenz des Christentums geführt hat. Deutlicher als in der Kirchengeschichte, in der die Universalität nicht selten auch in Verbindung mit Zwangsmaßnahmen herzustellen versucht wurde, wird heute von den christlichen Kirchen anerkannt, dass Globalität nur unter den Bedingungen der Anerkennung der Glaubens- und Religionsfreiheit des Einzelnen als Menschenrecht einerseits und des Bemühens um Inkulturation in die verschiedenen Kulturen, Traditionen und Milieus andererseits legitim sein kann.

Ähnlich wie das Christentum der Zukunft hinnehmen muss, dass es nichteuropäische „Christentümer" gibt, die das bisher vertraute Bild verändern werden, muss es auch Stellung beziehen zu der Tatsache, dass es ihm in seiner bisherigen Geschichte nicht gelungen ist, entsprechend seinem eigenen →missionarischen Zielverständnis (Mt 28,19 f.; Apg 1,8) zur Religion aller Menschen zu werden. Die Wahrscheinlichkeit spricht dafür, dass das Christentum auch in Zukunft eine Religion unter anderen bleiben wird, wenn auch die derzeit größte und weltweit am meisten verbreitete. Die Einsicht in diesen Sachverhalt nötigt es, angesichts einer zunehmend stärker vernetzten

Welt mit vielen Problemen, die von einzelnen Staaten und Politiken nicht gelöst werden können, die Möglichkeiten des Dialogs und der Kooperation mit den Gläubigen anderer Religionen auszuloten – mit der Absicht, Konflikte aus dem Weg zu räumen, mehr friedliches Zusammenleben zu ermöglichen und für die als notwendig erkannten Lösungswege moralische Bereitschaft zu wecken. Voraussetzung dafür ist die gute Kenntnis der Anderen und das Wissen um das Gemeinsame und das Andersartige.

Die Sorge für die Kranken, ihre →Pflege und ihre Begleitung in Krankheit und Sterben (→Seelsorge, christliche), müssen als konstitutionelle Herausforderungen jedes menschlichen Daseins gesehen werden. Die damit verbundenen Grundbefindlichkeiten sind klassische Felder der von den Impulsen des Christentums motivierten Formen der Zuwendung und des Kümmerns um andere, die darin zu Nächsten (→Nächstenliebe) werden. Die Entwicklung zur immer weiteren Spezialisierung und →Professionalisierung der medizinischen Dienstleistungen und die Tendenz zu ihrer Gewährung nach ökonomischen Kriterien wird nur korrigierbar sein durch ein überzeugendes Angebot von →Personen mit spiritueller →Kompetenz und eine breite multidisziplinäre Kooperation, in deren Zentrum der kranke bzw. sterbende Mensch in der Ganzheitlichkeit seiner →Bedürfnisse steht.

Antes P (2004) Das Christentum. Eine Einführung. München: dtv.
Biser E (1998) Einweisung ins Christentum. Düsseldorf: Patmos.
Gabriel K (2002) Christentum zwischen Tradition und Moderne. Freiburg i.Br.: Herder.
Graf FW (2004) Die Wiederkehr der Götter. Religion in der modernen Kultur. München: C.H. Beck.
Joas H (2004) Braucht der Mensch Religion? Über Erfahrungen der Selbsttranszendenz. Freiburg i.Br.: Herder.
Rahner K (1976) Grundkurs des Glaubens. Einführung in den Begriff des Christentums. Freiburg i.Br.: Herder.
Ratzinger J (1968) Einführung in das Christentum. München: Kösel.
Werbick J (1992) Vom entscheidend und unterscheidend Christlichen. Düsseldorf: Patmos.

Konrad Hilpert

Chronizität, chronisch

„Chronizität" kommt aus dem Griechischen (*chronos* – die Zeit), beziehungsweise aus dem Mittellateinischen (*chronicus* – lang andauernd) und wurde bereits im 16. Jh. von Paracelsus und seit dem späten 18. Jh. als medizinischer Terminus verwendet. Ganz allgemein meint „chronisch", dass etwas 1. überdauernd, endlos, beständig und 2. nicht mehr zu beheben, hartnäckig, zäh ist (Strauß et al. 1997). In Anlehnung an die griechische Mythologie, in welcher Chronos, der Gott der Zeit (Sohn von Himmel und Erde), unbarmherzig seine Kinder tötet, kann gemutmaßt werden, dass dem Begriff „chronisch" wohl etwas Bedrohliches angehaftet hat. Umgangssprachlich zeigt sich dies z.B. in Ausdrücken wie „ein chronisches Übel".

Den größten Einfluss hat der Begriff der Chronizität im Gesundheitsbereich in Bezug auf die Art eines Krankheitsverlaufs. Hier ist „chronisch" abzugrenzen von „akut". Diese Unterscheidung geht bereits auf antike Versuche der Unterscheidungen verschiedener Erkrankungen zurück, die heilbar (akut) oder nicht heilbar (chronisch) waren und entsprechend mit dem ausbleibenden Erfolg einer medizinischen Behandlung einhergingen. Eine umfassende Definition existiert nicht, im weitesten Sinne ist eine chronische Erkrankung definiert als eine (körperliche oder psychische) Erkrankung, die sich in der Regel langsam entwickelt bzw. länger andauert und nur schwer heilbar ist. Oft wird davon ausgegangen, dass es keinen klaren Ausgangspunkt einer chronischen Erkrankung und keine rein kausalen Therapiemöglichkeiten gibt. „Als chronische Krankheiten werden lang andauernde Krankheiten bezeichnet, die nicht vollständig geheilt werden können und eine andauernde oder wiederkehrend erhöhte Inanspruchnahme von Leistungen des Gesundheitssystems (→ System) nach sich ziehen" (Robert Koch-Institut 2014: 1). Dazu zählen neben psychischen Erkrankungen wie z.B. Schizophrenien oder Persönlichkeitsstörungen, Entwicklungsstörungen und Suchterkrankungen (→Sucht) auch körperliche Erkrankungen z.B. →Herz-Kreislauf-Erkrankungen (koronare Herzkrankheiten, Schlaganfall), Diabetes, →Krebs, chronische Atemwegserkrankungen, aber auch neurologische Erkrankungen (Multiple Sklerose, Amyotrophe Lateralsklerose) und andere.

Zwei Aspekte sind für den Bereich der chronischen Erkrankungen von großer Bedeutung: Chronische Erkrankungen erfassen alle Lebensbereiche eines →Menschen, das heißt: die körperlichen und psychischen Belange, die Funktionsfähigkeit sowie die soziale Rolle eines Menschen (vgl. gesundheitsbezogene →Lebensqualität). Die →Krankheitsverarbeitung (auch *Coping* genannt) spielt hierbei eine große Rolle (vgl. Richter & Hurrelmann 2016).

Chronische Erkrankungen haben Einfluss auf die Teilhabe eines Menschen am gesellschaftlichen Leben (wie in der internationalen Klassifikation der Funktionsfähigkeit, Behinderung und →Gesundheit [ICF] beschrieben: DIMDI 2005). Dies ist in Deutschland im sogenannten Bundesteilhabegesetz (Kapitel 9) niedergeschrieben, worin die Erbringung von Leistungen zur medizinischen Rehabilitation definiert sind, um →„Behinderungen einschließlich chronischer Krankheiten abzuwenden, zu beseitigen, zu mindern, auszugleichen, eine Verschlimmerung zu verhüten". Dies hat auch Auswirkungen auf die Erwerbsfähigkeit und den Bezug von Sozialleistungen.

Im Bereich von Spiritual Care kann die Krankheitsverarbeitung im Sinne einer Akzeptanz und somit einer verbesserten Compliance für erforderliche Behandlungen gefördert werden, indem →Hoffnung vermittelt und Unterstützung bei der Identitätsfindung zum Leben mit einer chronischen Erkrankung (statt Leben als chronisch kranker Mensch) gegeben werden kann. Den spirituellen →Bedürfnissen ist in vielen Bereichen wie z.B. der Palliativmedizin sowie dem chronischen Schmerz mit der Erweiterung des bio-psycho-sozialen Modells um die spirituelle Komponente Folge geleistet worden. Vor allem im Bereich der internistisch-chronischen Erkrankungen hat dies jedoch noch wenig Beachtung gefunden (Büssing et al. 2012, Peng-Keller 2017).

Büssing A, Janko A, Kopf A, Lux E, Frick E (2012) Zusammenhänge zwischen psychosozialen und spirituellen Bedürfnissen und Bewertung von Krankheit bei Patienten mit chronischen Erkrankungen. Spiritual Care 1:57–73.

Deutsches Institut für Medizinische Dokumentation und Information (DIMDI) (2019) ICF – Internationale Klassifikation der Funktionsfähigkeit, Behinderung und Gesundheit. (Zitierdatum 07.10.2019), abrufbar unter: https://www.dimdi.de/dynamic/de/klassifikationen/icf/

Peng-Keller S (2017) Spiritual Pain. Annäherung an einen Schlüsselbegriff interprofessioneller Spiritual Care. Spiritual Care 6:295–02.

Richter M, Hurrelmann K (Hg.) (2016) Soziologie von Gesundheit und Krankheit. Wiesbaden: Springer VS.

Robert Koch-Institut (Hg.) (2014) Chronisches Kranksein. Faktenblatt zu GEDA 2012: Ergebnisse der Studie „Gesundheit in Deutschland aktuell 2012" Berlin: RKI (Stand 25.10.2014), abrufbar unter: www.rki.de/geda

Strauß G, Kämper H, Nortmeyer I, Schnerrer R, Vietze O (1997) Deutsches Fremdwörterbuch. Bd 3. Berlin: De Gruyter.

Arbeitsgruppe krankheitserfahrungen.de. Systematische Sammlung chronischer Erkrankungen. (Stand 30.03.2020), abrufbar unter: www.krankheitserfahrungen.de

Sandra Adami

Compassion

Das englische Wort *compassion* (von lateinisch *compassio*, „Mitleiden", „Mitempfinden", „Mitleidenschaft", griechisch *sympatheia*) steht für eine innere Anteilnahme und empathische Resonanz hinsichtlich einer leidvollen Situation eines anderen →Menschen, um sich emotional und kognitiv in diesen einzufühlen und ihn zu verstehen. Im Unterschied zu einer Identifikation mit dem →Leid des Anderen, die aufgrund persönlicher Betroffenheit nicht mehr die nötige Distanz einzunehmen erlaubt, bedeutet Compassion eine solidarische, handlungsorientierte Ansprechbarkeit und Mitmenschlichkeit. In der Haltung der Compassion drücken sich die Bereitschaft und das Bestreben aus, fremdes Leid wahrzunehmen, hinzuschauen, sich aktiv von der Not eines Menschen anrühren zu lassen und diese möglichst aktiv zu beheben.

Der Begriff „Compassion" im Sinne eines Projektkonzepts sozialen →Lernens hat eine stärkere soziale und politische Bedeutungskomponente als die Begriffe „Mitleid", „Mitgefühl" oder →„Empathie". Es geht um solidarische Lernprozesse, die auf Kooperation, Engagement und Anwaltschaft für hilfsbedürftige Menschen in ganz unterschiedlichen Not- und Bedarfslagen wie etwa Armut, Krankheit, Pflegebedürftigkeit, Einsamkeit, Arbeitslosigkeit, Obdachlosigkeit, Verwahrlosung oder Vernachlässigung ausgerichtet sind. Ein „Ethos der Compassion" setzt die grundsätzliche Gleichheit und →Würde aller Menschen voraus und anerkennt „die Autorität der Leidenden, vorweg der ungerecht und unschuldig Leidenden" (Metz et al. 2000). Aufgrund der →Erfahrung menschlicher Begrenztheit und Ohnmacht, nicht immer tatkräftig helfen zu können, verbinden sich mit Compassion die Erinnerung an fremdes Leid und die Leidtragenden sowie die Haltung der →Hoffnung, die auf religiös-spirituelle Hintergrundannahmen und Sinnressourcen einer grundsätzlichen Selbst- und Lebensbejahung verweist, die sich auf andere Menschen hin geöffnet hat und sich in der eigenen →Existenz als verdankt weiß.

Ohne die Erfahrung, in der eigenen Begrenzung, Verletzbarkeit (→Vulnerabilität) und Hilfsbedürftigkeit selbst angenommen, anerkannt sowie geliebt zu sein und Unterstützung erhalten zu haben, vermag man selbst nicht empathisch und anwaltschaftlich zu handeln. Die Haltung der Compassion lässt sich daher auch als Ausdruck einer reflektierten und bewusst eingeübten Mitmenschlichkeit verstehen, mit der man sich in der existenziellen Vulnerabilität mit den Leidenden solidarisch weiß. Insofern ist Mitgefühl, das Mitleiden an konkret erlebter Negativität und die daraus erwachsene →Sorge für andere eine wichtige Motivation für moralisches Handeln sowie ein zentrales Element ethischer Theorien, insbesondere von Mitleidsethiken und Care-Ethiken.

Wenn allerdings das helfende Handeln – meist nicht bewusst – dazu dienen soll, die eigene Bedürftigkeit und Hilfslosigkeit zu bewältigen, besteht die Gefahr, dass der Hilfsbedürftige für die eigene Bedürfniserfüllung seitens des Helfers instrumentalisiert und nicht in seiner Eigenständigkeit wahrgenommen wird. Von der Motivlage des „hilflosen Helfers" (Wolfgang Schmidbauer) ist Compassion bzw. Empathie zu unterscheiden. Die sorgende Haltung der Empathie lässt sich daher auch als die Fähigkeit umschreiben, sich mit Maß einzufühlen (griech. Metriopathie; vgl. Hebräerbrief 5,2). Damit wird zum einen ausgedrückt, dass man nicht im Leid des anderen völlig aufgehen und dadurch den Selbstbezug verlieren soll. Zum anderen verweist es darauf, dass Mitgefühl und solidarisches Engagement nicht übergriffig geschehen und die Betreffenden nicht übergehen dürfen. Im Unterschied zu einem entmündigenden Paternalismus geht es vielmehr um eine Fürsorge, die den anderen in seiner →Würde achtet und ihn in seiner je möglichen Fähigkeit zur Selbstbestimmung respektiert. Achtsames Zuhören, um zu erfassen und zu verstehen, was der Andere benötigt (→Empathie), bedingungslose Wertschätzung des Notleidenden (Akzeptanz) und echte, authentische Präsenz in der →Begegnung (Kongruenz) sind dabei zentrale personenzentrierte Haltungen, um hilfreich helfen zu können. Gerade angesichts schwerer Krankheit, Sterben und Tod, aber auch von →Versöhnung, →Abschied, →Trauer, →Trost und →Hoffnung wie im Kontext von Spiritual Care bedarf es der →heilsamen Begegnung und Auseinandersetzung mit den eigenen lebensgeschichtlichen Verwundungen und existenziellen Begrenzungen, um eine hilfreiche Beziehung anbieten und empathisch-solidarisch agieren zu können.

Breithaupt F (2009) Kulturen der Empathie. Frankfurt a.M.: Suhrkamp.
Leget C, Gastmans C, Verkerk M (2011) Care, compassion and recognition: an ethical discussion. Leuven: Peeters.
Metz JB, Kuld L, Weisbrod A (2000) Compassion: Weltprogramm des Christentums. Freiburg i.Br.: Herder.
Puchalski CM (2006) Spiritual care: compassion and service to others. In: Puchalsky CM (Hg.) A time for listening and caring: spirituality and the care of the chronically ill and dying. Oxford: Oxford University Press. 39–54.
Müller W (1991) Empathie: Der Seele eine Stimme geben. Mainz: Matthias-Grünewald.

Jochen Sautermeister

Dankbarkeit

Dankbarkeit meint einerseits ein →Gefühl der Freude über etwas, das wir bekommen haben, das uns gut gelungen ist oder vor dem wir verschont wurden. Andererseits bezeichnet Dankbarkeit auch eine Einstellung oder Charakterhaltung. Als solche zählt Dankbarkeit in zahlreichen →Moral- und Tugendlehren zu den Voraussetzungen eines guten Lebens und gilt als Ideal für die Erziehung zu einer vortrefflichen Persönlichkeit. Sie wird in vielen Kulturen den →Kindern als eine der ersten moralischen Regeln überhaupt beigebracht. Abgesehen von ihrer sozialen Funktion, in Beziehungen aller Art die Adressaten freundlich zu stimmen und für ihre Anstrengungen gleichsam emotional zu belohnen, besteht der moralische Kern von Dankbarkeit in der Registrierung und Äußerung der →Erfahrung des Beschenktseins gegenüber dessen Urheber; dieser kann eine →Person, eine →Institution, eine umfassende Größe wie das →Schicksal bzw. übermenschliche Kräfte oder ein waltendes →transzendentes personales Gegenüber (→„Gott") sein. Anders als in Schuldner-Gläubiger-Verhältnissen, wo der Grundsatz der Tauschgerechtigkeit von ebenbürtigen Gütern gilt, ist Dankbarkeit weder Gegenleistung für etwas noch Gegenstand einer Pflicht im engeren Sinne. Vielmehr stellt sie eine freiwillige Reaktion der Anerkennung und Wertschätzung auf eine Erfahrung von etwas Nichtselbstverständlichem, aber als wohltuend Erlebten dar, die je nachdem intersubjektiv, sozial-öffentlich oder →symbolisch zum Ausdruck gebracht wird. Dankbarkeit ist dementsprechend weder vorschreibbar noch von der Leistungsseite her einforderbar. Dahingehende Ansprüche geraten vielmehr schnell zu sublimen Formen des Abhängigkeitsgefühls bzw. Überlegenheitsdemonstration.

Schwerkranke, →Kinder, →Alte und Menschen mit Handicaps (→Behinderung) befinden sich aufgrund ihrer Einschränkung und je nach Setting der Versorgung innerhalb einer →Institution in einer besonders asymmetrischen Lage. Ihre Unterstützung, →Pflege, menschliche Betreuung und Begleitung ist zunächst und wesentlich die

Pflicht der speziellen Einrichtung und aller darin Arbeitenden. Sich für diese Dienste erkenntlich zu zeigen, kann den Umgang miteinander zweifellos leichter, angenehmer und menschlich bereichernder machen. Ein eigentlicher Grund für geschuldete Dankbarkeit besteht aber nur, insofern die Angehörigen des Pflegepersonals in ihrem emotionalen, sozialen und physischen Einsatz über das hinausgehen, was zu ihren beruflichen Pflichten gehört. Wo hierbei die Grenze zwischen professioneller Pflichterfüllung und einer persönlichen Engagiertheit, die gute Pflege und Begleitung auszeichnen, exakt verläuft, hängt auch vom Gesundheitssystem sowie von den rechtlichen, ökonomischen und gesellschaftlichen Rahmenbedingungen ab. Ein nicht unbedeutender Faktor könnten aber auch die spirituellen Ressourcen sein, aus denen die Angehörigen der →Gesundheitsberufe ihre Motivation schöpfen und aus denen die Pflegebedürftigen ihr Dasein, ihre →Biografie und das erlebte Hineingenommen-Werden in helfende Beziehungen als „verdankte" verstehen können. Der Blick auf den Pflegebedürftigen als Angewiesenen und Bittsteller, als jemand, der immer und für alles dankbar zu sein hat, was er an Hilfe gewährt bekommt, ist unangemessen und läuft dem Wunsch nach Selbstbestimmtheit entgegen.

Seifert J (Hg.) (1992) Danken und Dankbarkeit – eine universale Dimension des Menschseins. Heidelberg: Winter

Konrad Hilpert

Demenz

Beschreibungen über den Zustand, der heute Demenz genannt wird, finden sich bruchstückhaft bereits in den Anfängen schriftlicher Aufzeichnungen. Das lateinische Wort „*dementia*" („*de-mens*" = schwindender Geist, Verstand) wurde zwar verwendet, doch es war lediglich einer unter vielen Begriffen zur Beschreibung der Abnahme kognitiver Fähigkeiten. Zudem wurden →Menschen mit diesen Auffälligkeiten kaum behandelt, da den „psychischen Begleitphänomenen des höheren →Alters" (Karenberg & Förstl 2003: 28) in der Antike noch wenig Interesse beigemessen wurde. Im Mittelalter und in der frühen Neuzeit kristallisierte sich langsam ein „vage fassbares und von anderen psychischen Störungen halbwegs abgrenzbares Krankheitsbild" (Karenberg & Förstl 2003: 28) heraus. Das heute gültige Demenz-Konzept entwickelte sich mit einigen Vorläufern etwa ab dem Jahr 1850. Einer der Wegbereiter war Philippe Pinel, der das Werk des schottischen Wissenschaftlers William Cullen 1785 ins Französische übertrug und dabei durchgängig den Ausdruck *„amentia"* durch *„démence"* ersetzte, wodurch er letztlich diesem Begriff „zur Durchsetzung in der medizinischen Terminologie verhalf" (Karenberg & Förstl 2003: 29) und ihn als eigenes Krankheitsbild klassifizierte. Esquirol, Pinels Schüler, nahm die Überlegungen auf und führte sie, mit deutlich nachhaltigerer Wirkung, fort.

Aufgrund der verbesserten biologisch-labortechnischen Möglichkeiten kam es in neuerer Zeit zu großen Fortschritten auf dem Gebiet der Hirnerkrankungen. Exemplarisch seien hier Arnold Pick, Otto Binswanger und Alois Alzheimer erwähnt, die eine Vielzahl von Hirnveränderungen beschrieben. Aufgrund dieser und weiterer Forschungen in den Folgejahren fand eine Abgrenzung vom normalen Alterungsprozess und den verschiedenen Hirnerkrankungen statt. Heute finden sich die verschiedenen Demenzformen in der internationalen Klassifikation für psychische Störungen (ICD-10) und im amerikanischen Klassifikationsschema DSM-V. Kurzdefinition: „Der Begriff ‚Demenz' beschreibt ein erworbenes Syndrom von chronischer und fortschreitender Verminderung kognitiver Leistungen, die zu funktionell relevanten Einbußen der Alltagsaktivität führt" (Gasser & Maetzler 2017: 36). Für die Diagnose müssen die Symptome mindestens sechs Monate bestehen.

Demenzen gehören medizinisch und gesellschaftlich zu den großen Herausforderungen unserer Zeit. Die WHO gibt in ihren Leitlinien zur Demenz (2019) für das Jahr 2015 eine Anzahl von 50 Millionen

Menschen mit Demenz an. Bei weiter steigender Lebenserwartung ist ein exponentieller Anstieg zu erwarten: Prognostiziert wird eine Zahl von 82 Millionen Betroffenen weltweit im Jahr 2030 bzw. 152 Millionen im Jahr 2050.

Wenn ein Mensch an einer Demenz erkrankt, betrifft das das gesamte →Familien- und Bezugssystem (→System). Darum nimmt die Therapie verschiedene Zielgruppen in den Blick: den Menschen mit Demenz und die An- und Zugehörigen. Für die Betroffenen werden Pharmakotherapien angeboten, die den Prozess hinauszögern sollen. Ergänzend empfehlen sich nicht-medikamentöse Therapien und →Interventionen. Die An- und Zugehörigen profitieren von Psychoedukation, →Pflegeberatung, Angehörigengruppen und Hilfestellungen zur →Resilienzförderung. Beiden Gruppen gemein ist Spiritualität als Ressource. Bei Menschen mit Demenz kann sie hinsichtlich der Identitätsbildung und Aufrechterhaltung zentral sein und tröstend wirken. Die Berücksichtigung spiritueller →Bedürfnisse löst ein →Gefühl von Sicherheit und Vertrautheit aus. Sie schenkt „Verbundenheit zum eigenen Lebens(weg), zu anderen Menschen und unter Umständen zu einem →transzendenten Wesen" (Kotulek 2018: 23). Auch für die Angehörigen kann Spiritualität zu einer Coping-Strategie werden. Die Berücksichtigung dieser Bedürfnisse kann bei der →Sinndeutung, →Selbstsorge und Stärkung des eigenen Selbstwerts unterstützen und Kraft, Zuversicht und →Trost spenden. Das unterstützt nicht nur die An- und Zugehörigen, sondern hat auch positive Auswirkungen auf die Beziehung zum Menschen mit Demenz und dessen →Lebensqualität.

Die positive Wirkung einer Berücksichtigung von Spiritualität bei Menschen mit Demenz und ihren An- und Zugehörigen ist in diversen Studien beschrieben. Allem Handeln grundgelegt ist eine Haltung, die zuallererst den Menschen hinter der Erkrankung sieht. Jeder Einzelne hat einen unergründbaren Mehrwert, den Erhard Weiher (2014: 47) →„Geheimnis" nennt. Dieses Geheimnis anzuerkennen und zu würdigen ist Aufgabe einer (spirituellen) Begleitung. Dadurch kann ein „Raum" entstehen, in dem das Faktum der demenziellen

Veränderung zurücktritt und die menschliche →Begegnung im Vordergrund steht. Für die An- und Zugehörigen gilt Entsprechendes. Sie haben häufig nur noch den Betroffenen mit seinen Bedürfnissen im Blick und erlauben sich keine eigenen mehr. Eine Haltung im Sinne von Spiritual Care würdigt auch hier das je individuelle Geheimnis und gibt damit dem Einzelnen als Individuum mit seinen eigenen Wünschen und Bedürfnissen Raum.

Gasser T, Maetzler W (2017) Molekulargenetik und Neurobiologie neurodegenerativer Demenzen. In: Wallesch C-W, Förstl H (Hg.) Demenzen. Stuttgart: Thieme. 36–51.
Karenberg A, Förstl H (2003) Geschichte der Demenzen und der Antidementiva. In: Förstl H (Hg.) Antidementiva. München: Urban & Fischer. 5–52.
Kotulek M (2018) Menschen mit Demenz spirituell begleiten. Ostfildern: Schwabenverlag.
Weiher E (2014) Das Geheimnis des Lebens berühren. Spiritualität bei Krankheit, Sterben, Tod. Eine Grammatik für Helfende. Stuttgart: Kohlhammer.
World Health Organization (2019) Risk reduction of cognitive decline and dementia. WHO guidelines. (Zitierdatum 02.08.2019), abrufbar unter https://apps.who.int/iris/bitstream/handle/10665/312180/9789241550543-eng.pdf?ua=1

Maria Kotulek

Demoralisierung

Begrifflich bedeutet Demoralisierung „Entmutigung", „Zermürbung", „Niedergedrücktheit". Bezeichnet wird damit ein emotionaler Zustand, in dem keine positiven Perspektiven mehr gesehen werden können, Bewältigungsmechanismen versagen und keine →Hoffnung mehr gespürt wird. Demoralisierung tritt auf bei Menschen in lang andauernden, ausweglosen Situationen, bei Inhaftierten, Opfern von Gewalttaten oder schweren →Schicksalsschlägen, vor allem aber bei Schwerkranken, die am Ende ihres Lebens stehen. So wird der Begriff auch vorwiegend in der Palliativmedizin verwendet. Diskutiert wird, ob Demoralisierung eine Krankheit bzw. Störung ist oder eine normale, nachvollziehbare Reaktion auf eine schwere, unabänderliche Stresssituation, eine →Grenzsituation im Angesicht des unweigerlichen Sterben-Müssens.

In den Diagnose-Handbüchern der Psychiatrie – wie dem ICD-10 oder dem DSM-V – kommt der Begriff nicht vor, wohl aber bei den Diagnosekriterien für psychosomatische Forschung (DCPR). Dort wird er insbesondere bezogen auf medizinisch schwer Erkrankte. Im deutschen Sprachraum ist das Phänomen der Demoralisierung bisher kaum wissenschaftlich bearbeitet worden; verfügbare Artikel kommen aus dem angloamerikanischen Bereich.

Zuerst beschrieben und dann definiert wurde das Demoralisierungs-Syndrom 1967 bzw. 1974 vom amerikanischen Psychiater Frank (1981) als „durch inneren oder äußeren Stress verursachter Coping-Verlust", der durch die vier Symptome Hilflosigkeit, Hoffnungslosigkeit, Konfusion und eigene Inkompetenz gekennzeichnet ist und Betroffene ihrer Tatkraft und ihres Mutes beraubt. Es kursiert auch die Bezeichnung „Giving up-given up-syndrome". Clarke und Kollegen (2000) berücksichtigten zusätzlich noch explizit den Pessimismus und das →Gefühl, keine Optionen für eine bessere Gestaltung der Zukunft zu haben, den Verlust der Coping-Fähigkeit und jedweder Motivation sowie die soziale Isolation. 2001 postulierten Kissane et al. die fünf Kriterien Bedeutungsverlust, Dysphorie, Entmutigung, Hoffnungslosigkeit und Versagensgefühl.

Das Demoralisierungs-Syndrom entwickelt sich als Prozess mit zunehmender Einengung des Blickfeldes. Eine standardisierte Definition als Störung oder Krankheit gibt es für das Phänomen des Demoralisierungserlebens allerdings nicht.

Abgegrenzt werden muss Demoralisierung von einer →Depression bzw. Erkrankungen aus dem depressiven Formenkreis und von einer Anpassungsstörung (stress-bezogene, zeitlich begrenzte, vorübergehende „Fehl-Reaktion" auf ein schwieriges Lebensereignis, die sich wieder zurückbildet, sobald die Stressoren nicht mehr vorliegen). Die genannten Syndrome sind oft schwer voneinander abgrenzbar. Wichtig ist, sich bewusst zu machen, dass eine unheilbare Krankheit und eine Depressionskrankheit nicht zwangsläufig zusammengehören. Eine Depression ist eine umschriebene psychiatrische Erkrankung, auch eine Anpassungsstörung ist in den psychiatrischen Diagnosehandbüchern beschrieben und gilt als krankhaft.

Man darf bei allem Verständnis für depressive Symptome, deren Ursache nachvollziehbar erscheint, eine Depression bei Schwerkranken nicht übersehen, andererseits eine situationsadäquate Traurigkeit und Niedergestimmtheit bei schweren Verlusterfahrungen und →existenzieller Bedrohung durch eine unheilbare Krankheit auch nicht pathologisieren. Im Gegensatz zur Depression spricht das Demoralisierungssyndrom auf eine antidepressive pharmakologische Therapie nicht an. Die Auslösesituation ist immer klar, was bei der Depression nicht immer der Fall ist, und die Fähigkeit, sich in der Gegenwart zu freuen, bleibt beim Demoralisierungssyndrom bestehen. Bei der Depression herrscht andauernd Apathie oder Anhedonie vor, Depressive sind darin nicht auslenkbar. Demoralisierte Patienten sprechen an auf die Vermittlung von Hoffnung, auf therapeutischen Optimismus, auf eine empathische Arzt-Patient-Beziehung und supportive oder narrative →Psychotherapie, bei der sie ihr Leben erzählen können, das dadurch Gehör findet und beachtet wird. (→Krankheitsverarbeitung)

Dem Demoralisierungssyndrom kann am besten begegnet werden durch soziale Unterstützung, durch die Ermöglichung, Ängste, Verzweiflung, Hoffnungslosigkeit zu äußern oder soweit möglich auch durch gemeinsame Entscheidungsfindung bei Therapieoptionen (*shared decision making*). So kann der erlebte Kontroll- und Kompetenzverlust gemildert werden. Beim Demoralisierungs-Syndrom ist Spiritual Care und die damit gegebene Anregung zur Besinnung auf persönliche →Sinngebung ganz besonders indiziert.

Clarke DM, Mackinnon AJ, Smith GC, McKenzie DP, Herrman HE (2000) Dimensions of psychopathology in the medically ill. A latent trait analysis. Psychosomatics 41:418–425.

Clarke DM, Kissane DW, Trauer T, Smith GC (2005) Demoralization, anhedonia and grief in patients with severe physical illness. World Psychiatry 4:96-105.
Frank JD (1981) Die Heiler. Wirkungsweisen psychotherapeutischer Beeinflussung. Stuttgart: Klett Cotta.
Griffith JL, Gaby L (2005) Brief psychotherapy at the bedside: countering demoralization from medical illness. Psychosomatics 46:109-116.
Kissane DW, Clarke DM, Street AF (2001) Demoralization syndrome – a relevant psychiatric diagnosis for palliative care. Journal of Palliative Care 17:12-21.
O'Keeffe N, Ranjith G (2007) Depression, demoralisation or adjustment disorder? Understanding emotional distress in the severely medically ill. Clinical Medicine 7:78-81.
Stotz-Ingenlath G, Frick E, Mumm F (2009) Depressive Störungen. In: Heußner P et al. (Hg.) Psychoonkologie. München: Zuckschwerdt. 125-130.

Gabriele Stotz-Ingenlath und Eckhard Frick sj

Depression

Der Begriff Depression kommt vom lateinischen Wort *deprimere* = herunterdrücken. Unter Depression versteht man eine Krankheit, die mit seelischem und körperlich spürbarem „Bedrücktsein" einhergeht, sich auf alle Lebensbereiche erstreckt, die Alltagsbewältigung beeinträchtigt und auch die Umgebung in Mitleidenschaft zieht. Im Ausmaß der Beschwerden unterscheidet sich eine Depression deutlich von einer →Trauerreaktion, einer kurzfristigen Stimmungsschwankung, einem Erschöpfungszustand oder einer schwermütig-sehnsuchtsvollen Gemütsverfassung.

Sie ist die weltweit häufigste psychische Erkrankung und kann alle Altersgruppen betreffen. Depressive Störungen treten in Phasen auf, die behandelt werden können und ohne Restsymptome ausheilen; allerdings besteht das Risiko einer erneuten Episode: Die häufigste Verlaufsform ist eine rezidivierende depressive Störung. In der Geschichte wechselten sich Auffassungen von einer körperlichen versus einer psychischen Genese dieses spezifisch menschlichen Seelenzustands immer wieder ab.

In der Antike hieß die Depression „Melancholie". Der Arzt Hippokrates (um 400 v.Chr.) sah ihre Ursache nach der damaligen Vier-Säfte-Lehre in einem Überwiegen der schwarzen (*melas*) Galle (*chole*). Der Philosoph Aristoteles bemerkte einen Zusammenhang zwischen melancholischer Konstitution und künstlerischem Schaffen. *„Acedia"*, eine träge Untätigkeit und ziellose Selbstvernachlässigung, galt im Mittelalter als Sünde. In der Renaissance glaubte man, dass Melancholie vor allem geistig tätige Menschen befalle – wie Dürer es in seinem Kupferstich Melencolia →symbolreich illustriert. In der Folgezeit sah man einen depressiven Zustand oft als selbstverschuldet an. Die Betroffenen nicht als schuldig, sondern als krank zu erklären und dadurch auch zu entlasten, geht auf die Psychiatrie des 19. Jahrhunderts zurück.

Symptome (Anzeichen) einer Depression betreffen Gedanken, →Gefühle und den Körper, also das gesamte Ich. Es kommt zu Aufmerksamkeits- und Gedächtnisstörungen, zu Interesse- und Freudlosigkeit, Entscheidungsunsicherheit, zu existenziellen →Schuld- und Versagensgefühlen, Verarmungs- oder Krankheitsängsten, zu →Hoffnungslosigkeit und daraus resultierenden Todeswünschen oder gar Suizidgedanken. Der Antrieb ist vermindert oder blockiert. Oft bestehen auch innere Getriebenheit, abgründige Angst und Unruhe sowie körperbezogene Beschwerden wie Schlafstörungen, Schwindel, Kopfschmerzen, →Herz-, Verdauungs- oder Rückenprobleme, für die aber keine körperliche Ursache gefunden wird. Die Betroffenen ziehen sich sozial zurück, kennen sich selber nicht mehr, und auch ihre Umgebung versteht oft nicht, dass sie auf guten Zuspruch und Ermahnungen nicht reagieren können. Elan, Ziele, Lebensfreude und Ausstrahlung sind dahin, Lebenswille und innere Kraftquellen sind nicht mehr spürbar.

Zur Entstehung einer Depression kommt es, wenn äußere auslösende Ereignisse und Belastungen auf eine innere Veranlagung und Empfindlichkeit treffen. Durch länger andauernden Stress, z.B. durch Überforderung, durch Ängste, Verluste oder Trauer, aber auch durch Lichtmangel, Verschiebungen im Tagesrhythmus, durch hormonelle oder medikamentöse Einflüsse kommt es zu einer Auslenkung des Gleichgewichts im Hirnstoffwechsel, unter anderem zum Beispiel zu einem relativen Mangel der Überträgerstoffe Noradrenalin und Serotonin im Spalt zwischen miteinander in Verbindung stehenden Nervenzellen. Die Weiterleitung des elektrischen Impulses zwischen den Nervenzellen wird dadurch erschwert und blockiert.

Therapeutisch sollte deshalb sowohl an den physiologischen Komponenten durch körperlich wirksame Methoden wie z.B. die Gabe von antidepressiv wirksamen Medikamenten angesetzt werden, als auch an den auslösenden Situationen durch →Psychotherapie, die sich als Hilfe zur Selbsthilfe versteht. Wichtig ist, dass die Betroffenen über ihre Krankheit gut informiert sind, mit ihrer Symptomatik gezielt umzugehen lernen, Rückfällen durch schützende Verhaltensweisen vorbeugen und Frühwarnzeichen erkennen können.

Spiritual Care geht es um die spirituelle Dimension beim Erleben eines depressiven Zustands. Bei jeder auffällig schwerwiegenden, anhaltenden spirituellen Krise, bei der auch die Alltagsbewältigung nicht mehr gelingt, sollte ein krankhaft depressiver Zustand mit in Erwägung gezogen und Betroffenen die Abklärung und eine möglicherweise notwendige Behandlung nahegelegt werden. Bei einer Depression sind die Selbstachtung, der Lebenswille und die persönliche →Sinngebung eines Menschen stark beeinträchtigt. Das Resonanzloswerden auf die Mit- und Umwelt wird sehr leidvoll erlebt. So geht es bei der Begleitung depressiver Menschen durch Spiritual Care um Beistand und ein Mit-Aushalten von existenziellem Leiden am Tiefpunkt des Lebens, ein Bestärken in der Hoffnung und in den Bemühungen um Selbstwirksamkeit sowie um ein geduldiges Abwarten der →Heilung – auch und gerade im Wissen um die biologische Bedingtheit des Zustandsbildes.

Literatur: Gängige Lehrbücher der Psychiatrie

Gabriele Stotz-Ingenlath

Emisch/etisch

Diese beiden Kunstwörter wurden von Pike (1967/1999) in Anlehnung an die linguistischen Begriffe „phonemisch" und „phonetisch" geprägt. In der Sprachwissenschaft nennt man „Phonem" einen Laut mit einer bestimmten linguistischen Funktion, zum Beispiel ein „r", auch wenn dieser je nach Region ganz unterschiedlich ausgesprochen wird, etwa als Zungen- oder Rachen-R oder als kaum hörbarer Seufz-Laut. Im Deutschen ist die phonetische Unterscheidung zwischen Zungen- und Rachen-R unerheblich. Wer aber Italienisch oder Spanisch lernen will, muss das Zungen-R ggf. üben. Pike zufolge betrachtet die etische Perspektive (nicht zu verwechseln mit →„ethisch") ein Verhalten oder eine Kultur genauso von außen, wie die Phonetik Lautvariationen im Sprachenvergleich erfasst, unabhängig davon, ob jede dieser Varianten innerhalb einer bestimmten Sprache ein Bedeutungsträger ist. Im Gegensatz hierzu beschränkt sich die emische Perspektive auf eine einzige Kultur oder ein bestimmtes Verhalten, in Analogie zur Beschreibung eines Phonems im Kontext einer bestimmten Sprache.

Tabelle: Differenzierung zwischen emischen und etischen Blickweisen nach Pike (1967/1999)

	emisch	etisch
Kulturbetrachtung	spezifisch	komparativ (vergleichend)
theoretische Konstruktion	keine, sondern Entdeckung	durch den Forscher
Standpunkt, Kriterien	systemintern	extern, kulturübergreifend, universalierend
Verschiedenheit (Differenz)	unterschiedliche Verhaltensweisen innerhalb des Systems	durch absolute instrumentelle Messung festgestellt

„Religion" und „Spiritualität" werden im Diskurs konstruiert, teilweise durch Abgrenzung gegenüber dem, was begrifflich ausgeschlossen wird (Neubert 2016). „Spiritualität" ist in emischer Perspektive heute häufig eine „attraktive Selbstbezeichnung" für viele „Menschen auf der Straße" (Streib & Keller 2015). Sollte Spiritualität indes als etisches Konzept verabschiedet werden (so Streib & Hood 2011: 448f.)?

MacDonald et al. (2015) möchten die Frage, ob Spiritualität ein emisches oder ein etisches Konstrukt sei, durch transkulturelle und →transreligiöse Vergleiche klären. Ihre Antwort ist widersprüchlich: Einerseits bescheinigen sie einigen der besprochenen Instrumente zur Messung von Spiritualität gute psychometrische Eigenschaften. Dies liefert empirische Argumente für Spiritualität als etisches Konstrukt. Andererseits bleibt das Problem erheblicher Kulturabhängigkeit, was für die vorwiegend emische Betrachtungsweise spricht.

Der jüdische Religionswissenschaftler Huss (2014) nuanciert sowohl die Tendenz, Spiritualität etisch zu verstehen, als auch die westliche Sicht auf Religion als universale Kategorie. Er spricht sich dafür aus, sowohl „Religion" als auch „Spiritualität" als kulturabhängige, im Diskurs konstruierte Begriffe zu verstehen.

Fazit: Spiritual Care und damit die klinische Praxis insgesamt stehen im Dilemma zwischen etischer und emischer Betrachtungsweise:

> Spiritual Care umfasst kommunikative →Kompetenzen, die sich nicht auf eine beobachtende Dritte-Person-Perspektive beschränken lassen, weder in der →Begegnung mit kranken Menschen noch mit Kollegen aus dem eigenen Beruf oder mit anderen →Gesundheitsberufen. Spiritual Care ist nie ein ausschließlich unter Fachleuten geführter Diskurs, sondern auch ein Dialog mit Patienten und Angehörigen. Insofern kommt ein exklusiv etisches Modell für Spiritual Care nicht in Frage, sondern eine „Demokratisierung" von Begriffsbildung, Forschung, Handlungsplanung, die stets die emische Perspektive einschließt.

Dies führt zum „Emic-Etic-Dilemma", das in den Kulturwissenschaften schon seit langem reflektiert wird (Eckensberger 2015). „Spiritualität ist genau – und ausschließlich – das, was der Patient dafür hält"

(Roser 2011: 47): Dieser radikal-emische Standpunkt ist deswegen unverzichtbar, weil er den Patienten vor „Kolonialismus" jeder Art schützt (durch Medizin, Religion, Wissenschaft, →Familie usw.). Jedoch entsteht dadurch ein Dilemma, dass es über die individuell-emische Patientensicht hinaus etische Forschungskategorien (medizinisch, theologisch, soziologisch usw.) gibt. Auch die Religionen (Glaubensgemeinschaften) mit ihren Traditionen und sozialen Strukturen sind universalisierende, etische →Institutionen. Die Kulturwissenschaften lösen das Emic-Etic-Dilemma nicht durch Ausblenden entweder des etischen oder des emischen Pols. Auch Spiritual Care als Forschungs- und Praxisgebiet „im Werden" (Peng-Keller 2017) muss sich dieses Dilemmas bewusst sein. →Ethnomedizin

Eckensberger LH (2015) Integrating the emic (indigenous) with the etic (universal)—A case of squaring the circle or for adopting a culture inclusive action theory perspective. Journal for the Theory of Social Behaviour 45:108–140.

Huss B (2014) Spirituality: The emergence of a new cultural category and its challenge to the religious and the secular. Journal of Contemporary Religion 29:47–60.

MacDonald DA, Friedman HL, Brewczynski J, Holland D, Salagame KKK, Mohan KK, Gubrij ZO, Cheong HW (2015) Spirituality as a scientific construct: Testing its universality across cultures and languages. (Zitierdatum 20.03.2020), abrufbar: https://journals.plos.org/plosone/article?id=10.1371/journal.phone.0117701

Neubert F (2016) Die Unterscheidung von „Religion" und „Nicht-Religion". In: Die diskursive Konstitution von Religion. Wiesbaden: Springer Fachmedien. 109–152.

Peng-Keller S (2017) „Spiritual Care" im Werden. Zur Konzeption eines neuen interdisziplinären Forschungs-und Praxisgebiets. Spiritual Care 6:187–193.

Pike KL (1967/1999) Language in relation to a unified theory of the structure of human behavior. In: McCutcheon RT (Hg.) The insider/outsider problem in the study of religion: a reader. London: Continuum. 28–36.

Roser T (2011) Innovation Spiritual Care: Eine praktisch-theologische Perspektive. In: Frick E, Roser T (Hg.) Spiritualität und Medizin. Gemeinsame Sorge für den kranken Menschen. Stuttgart: Kohlhammer. 45–55.

Streib H, Hood RW (2011) „Spirituality" as privatized experience oriented religion: Empirical and conceptual perspectives. Implicit Religion 14:433–453.

Streib H, Keller B (2015) Was ist „Spiritualität"? Konzeptionelle und empirische Perspektiven auf ein neues Phänomen im religiösen Feld. In: Streib H, Keller B (Hg.) Was bedeutet Spiritualität? Göttingen: Vandenhoeck & Ruprecht. 19–38.

Eckhard Frick sj

Empathie

Empathie (deutsch: Einfühlungsvermögen) ist eine besondere Form des sozialen Verstehens. Der Begriff hat eine bewegte Geschichte: Was die deutsche Philosophie mit „Einfühlung" bezeichnete, wurde in der US-amerikanischen Psychologie mit *empathy* übersetzt und kehrte durch die Ausbreitung der dortigen Gesprächspsychotherapie als „Empathie" in den deutschen Sprachraum zurück.

Inhaltlich ist Empathie zunächst von bloßem Mitgefühl zu unterscheiden, bei dem man genau wie eine andere →Person fühlt. Auch Sympathie trifft die Sache nicht, denn dort ist das entscheidende Merkmal die positive Resonanz und Wertschätzung, die zwischen →Menschen entstehen kann. Näher kommt man der Empathie, wenn man sich vor Augen hält, dass man in →Begegnungen und im sozialen Miteinander stets darauf aus ist, die Perspektive eines Gegenübers zu erfassen. Diese Erkenntnis seiner Interessen und Wertungen, Empfindungen und Lebensumstände kann je nach Art einer Begegnung verschieden hoch und mehr oder weniger differenziert sein. Ein Mindestmaß solchen Verstehens brauchen wir aber immer, um die Lage und Haltung einer anderen Person zu sichten. So erfährt man, wie es ihr geht, und kann auf dieser Basis mir ihr kooperieren oder auch strategisch handeln.

Das Besondere am empathischen Verstehen ist, dass dabei die emotionale Vorstellungskraft eines Menschen zum Zuge kommt, und zwar auf spezifische Weise: Es werden das in einer Begegnung sichtbare Erleben eines Anderen und seine damit verbundenen →Gefühle nicht nur kognitiv, sondern auch als eingefühlte Vorstellung übernommen. Dabei bleibt bewusst, dass es eine Differenz zwischen dem eigenen Erleben und dem eingefühlten Erleben der wahrgenommenen Person gibt. Man bildet zwar, um besonders angemessen zu verstehen, das Erleben des anderen auch emotional in sich ab. Dabei hält man aber das Bewusstsein der Differenz in sich aufrecht, wird also nicht emotional angesteckt oder überschwemmt. Dieses ist notwendig, um selbst oder im weiteren Gespräch überlegen und erarbeiten zu können, was genau das andere Erleben bedeutet und wie daraufhin →sinnvoll zu handeln wäre.

Damit wird klar, wie bedeutsam Empathie ist. Das trifft vor allem auf Lebensbereiche und →Institutionen zu, in denen sich die Wahrnehmung sehr persönlicher →Bedürfnisse und Empfindungen mit klugem und gekonntem Handeln verbinden muss. Diese Form subjektgerechter →Professionalität kann gerade auch im Rahmen der →Gesundheitsberufe – ob →Pflege, Medizin oder Spiritual Care – erwartet werden. Dort zeigen sich Menschen besonders verletzlich. (→Vulnerabilität) Angesichts ihrer Krankheit oder Krise, der daraufhin notwendigen →therapeutischen Prozesse und institutionellen Erfordernisse, entwickeln Betroffene ein meist auch für sie selbst nicht alltägliches Erleben und Gestimmtsein. Sie wissen oft nicht, wie sie ihre Gefühle – ob Angst, Schmerz, →Hoffnung oder Widerstand – verstehen, benennen oder gar in ein größeres Ganzes einordnen können. Oder es geht um leicht verständliche Bedürfnisse →biografischer, leiblicher, sozialer oder spiritueller Art, die aber nicht gesehen oder gestillt werden und deshalb das Erleben der Betroffenen beschäftigen.

Hier führt eine von Empathie getragene Kommunikation weiter: Sie kann sich, ohne dass Sinn und Bedeutung schon klar wären, erlebensbezogen auf das Suchen und Tasten dieser Menschen einlassen. Auf Basis eingefühlter Nähe lässt sich dann mittels greifbarer →Erfahrungen und Ideen gemeinsam finden, welcher Sinn denkbar ist und was die nächsten Schritte sozialer Fürsorge sind.

Es liegt auf der Hand, dass in einem solchen Prozess Qualitäten entstehen, die von den Beteiligten als positiv und aufbauend erlebt werden. Das empathische Eingehen auf den anderen schafft zum Beispiel das Bewusstsein zwischenmenschlicher Nähe. Es kommt womöglich zur Erfahrung, in emotional bewegenden Situationen nicht allein zu sein, sondern diese teilen zu können und ihren Sinn besser zu erkennen. Damit wiederum verbinden sich Erfahrungen von Zugehörigkeit, Anerkennung und Mitwirkung, die für die Selbstwerdung von Menschen zentral sind. In unübersichtlichen Institutionen und routinemäßigen Abläufen drohen sie aber unter die Räder zu kommen. So sehr Empathie hier gegensteuern und für eine personengerechte Praxis sorgen kann, so sehr ist sie auch selbst auf kritische Reflexion angewiesen.

Es geschieht nicht von allein, dass Empathie zu etwas menschlich Gutem führt. Man kann emotional überfordert werden oder mit empathischem Gespür sein Gegenüber praktisch ausnutzen, aber auch durchschauen, um voyeuristisch in sein Inneres vorzudringen. Dabei wären doch Zurückhaltung und Respekt vor seiner Intimität geboten. Jedenfalls bedarf es eines wachsenden Bewusstseins für Fairness und Diskretion, je persönlicher sich Begegnungen gestalten. Das ist gerade in →Institutionen wichtig, die im Sinne des Spiritual Care Erkenntnisse zur psychischen und spirituellen Lage abhängiger Personen austauschen. Auch haben solche Institutionen zu beachten und →Sorge zu tragen, dass ihrem Personal, das nah am Menschen arbeiten soll, genügend Zeit für persönliche Begegnungen bleibt. Es hat Anspruch darauf, in der Empathie geschult zu werden, Supervision zu erhalten und sich notfalls gegen allzu belastende Situationen abzugrenzen.

Altmann T, Roth M (2014) Mit Empathie arbeiten – gewaltfrei kommunizieren. Praxistraining für Pflege, Soziale Arbeit und Erziehung, Stuttgart: Kohlhammer.
Breithaupt F (2017) Die dunklen Seiten der Empathie. Berlin: Suhrkamp TB.
Schmitt H (2011) Empathie – Begriff und Wirklichkeit. Religionsunterricht an höheren Schulen 54:147–154.
Schmitt H (2003) Empathie und Wertkommunikation. Theorie des Einfühlungsvermögens in theologisch-ethischer Perspektive. Freiburg i.Br.: Herder.
Smetkamp S (2019) Theorien der Empathie zur Einführung. Hamburg: Junius.

Hanspeter Schmitt

Empowerment

Empowerment meint im wörtlichen Sinne „Bemächtigung". Ursprünglich stammt dieser Begriff aus der US-amerikanischen Bürgerrechtsbewegung: Unter dem Slogan des *black empowerment* trat die marginalisierte „schwarze" Bevölkerungsgruppe an, ihre Machtlosigkeit zu überwinden und politisch handlungsfähig zu werden. Schnell hat sich der Empowerment-Gedanke auf den Bereich der →Sozialen Arbeit insgesamt ausgebreitet. Dabei geht es nicht mehr nur um die Erringung politischer →Macht, sondern ganz allgemein um das Erringen eigener Alltagskompetenz. Genauer: um die Fähigkeit, die eigene Lebensführung selbstständig zu gestalten und zu verantworten. Das stellt Professionelle vor manche Herausforderung. Anstatt die eigenen, fachlich vielleicht sogar sehr fundierten Vorstellungen über eine gelingende Alltagsbewältigung den „Hilfebedürftigen" vorzuschreiben, verlangt Empowerment von ihnen in dieser Hinsicht weitgehende Zurückhaltung. Vielmehr sind sie gefordert, den Hilfebedürftigen Möglichkeitsräume zu eröffnen, innerhalb derer diese selbst über etwaige Hilfe- und Unterstützungsbedarfe entscheiden können – nach Maßgabe eben ihrer eigenen Vorstellungen eines gelingenden guten Lebens. Zugespitzt formuliert: Empowerment steht für das Bemühen, dazu zu befähigen, dass „Hilfebedürftige" möglichst selbst ständig darüber entscheiden, wie sie berufliche oder ehrenamtliche Unterstützungsangebote in ihre alltägliche Lebensführung einbinden (→Professionalisierung).

Auf den ersten Blick mag solches Empowerment in der Lebensphase schwerer Erkrankung oder des Sterbens seltsam anmuten: Selbstständigkeit in äußerster Abhängigkeit und Lebensbedrohung? Aber dem Empowerment geht es ja nicht um eine Hyperaktivierung des →abschiedlich Lebenden mit dem irrealen Ziel, das nahende Lebensende nochmals abzuwenden. Vielmehr zielt es auf die Fähigkeit, solche Lebensphasen weder als bloßes →Schicksal passiv zu erdulden, noch als durchorganisierte „Machsal" perfekt zu managen, sondern als „Gestaltsal" anzunehmen und mit einem möglichst hohen

Maß an subjektivem Wohlbefinden durchzuleben. Zu diesem Wohlbefinden gehört es zweifellos, in dieser Lebensphase nicht bloßes Objekt fremder Behandlung zu sein, sondern sich auch dann noch als Subjekt des eigenen Lebens erfahren – so fragmentarisch auch immer das möglich ist. Subjekt seines Gestaltsals zu sein hat vielerlei Facetten; über Entscheidungen bezüglich bestimmter →therapeutischer und →pflegerischer Behandlungswünsche hinaus umfasst es vor allem das Vermögen, etwa im Gespräch mit Angehörigen, Freunden oder professionellen Wegbegleiter/-innen das Leben nochmals Revue passieren zu lassen, letzte, unerledigte Dinge zu regeln oder einfach nur Abschied zu nehmen. In allen diesen Facetten eröffnet sich die Möglichkeit, wirklich den *„eigenen* Tod" (Rainer Maria Rilke) zu sterben, der aus dem eigenen Leben reifen kann. Darin besteht der Möglichkeitsraum, der durch ehrenamtliche und berufliche Begleitung respektiert, aufrechterhalten oder erst erschlossen werden will (→Sorge).

Empowerment ist ein Konzept der Moderne. In gewisser Weise verfügt es aber über eine biblische Wurzel. Warum verschweigen, dass die Phase des Sterbens gerade für Gläubige oftmals überschattet ist von der quälenden Frage des „Warum" eines schweren →Leidens, eines schmerzvollen Sterbens, der „Ödnis des Todes" (Karl Rahner)? Zum Subjektsein des eigenen Gestaltsals gehört hier auch die bittere →Klage über das eigene Widerfahrnis, die sich bis zur empörten Anklage gegen →Gott steigern mag (→Theodizee). Hier weisen uns die vielgescholtenen Freunde des *Hiob* einen wichtigen Weg: Bevor sie ihm weismachen wollen, dass dessen Leiden doch schon irgendeinen →Sinn macht – dass er also nicht seinem Gott zürnen soll – bevor sie sich also in allerlei Mutmaßungen über die Rechtmäßigkeit des Schicksals ihres Freundes verstricken und ihn damit mundtot zu machen beabsichtigen, schweigen sie ausweislich der biblischen Erzählung mit Hiob – ganze biblische sieben Tage, also eine kleine Ewigkeit lang. In diesem Schweigen eröffnen sie für Hiob einen überlebenswichtigen Raum für dessen verzweifeltes Ringen mit sich und seinem

Gott – sicherlich nicht aus taktischen, sondern aus zutiefst solidarischen, mit-leidenden Gründen. Dieses Schweigen dient der Wiedergewinnung des Selbstwertgefühls inmitten vielfacher Angst und Ohnmachtserfahrung. Das ist Empowerment in der Situation äußerster Anfechtung, die ein erlittenes Lebensschicksal zur Ohnmacht anwachsen lassen kann. Man muss nicht gläubig sein, um den Sinngehalt solch *beredten* Schweigens zu erfassen (→Compassion).

Miller T, Pankofer S (Hg.) (2000) Empowerment konkret. Handlungsentwürfe und Reflexionen aus der psychosozialen Praxis. Stuttgart: Lucius & Lucius.
Lob-Hüdepohl A (2019) Gelassen. Gestalten. Moraltheologische Erkundungen zum „Advance Care Planning". In: Höfling W, Otten T, in der Schmitten J (Hg.) Advance Care Planning/Behandlung im Voraus Planen: Konzept einer patientenzentrierten Gesundheitsversorgung. Baden-Baden: Nomos. 109–129.
Seckinger M (2018) Empowerment. In: Otto H-U, Thiersch H, Treptow R, Ziegler H (Hg.) Handbuch Soziale Arbeit. Tübingen: Ernst Reinhardt. 307–314.

Andreas Lob-Hüdepohl

Endlichkeit

Endlichkeit assoziiert Vergänglichkeit, Begrenztheit, Flüchtigkeit, Kurz- und Schnelllebigkeit und nicht zuletzt: Zeitlichkeit und Sterblichkeit. Die Reflexion auf Endlichkeit und Tod findet sich in der Geschichte der Philosophie von Sokrates bis hin zum deutschen Idealismus. Unser biologischer Tod ist unausweichlich. Denn wir bestehen aus Billionen von Zellen, die altern, bis unser gesamter →Körper schließlich daran stirbt.

Das Wissen um die Begrenztheit natürlicher Lebensgrundlagen und Ressourcen ist alt; relativ neu ist die Einsicht in die Begrenztheit der Gesamtheit natürlicher Lebensgrundlagen als globales Phänomen – zugleich als Bedrohung für die Menschheit (vgl. dazu bereits Meadows et al. 1972; Gruhl 1976).

Endlichkeit —— 79

Die kulturellen und ökonomischen Strategien im Umgang mit der grundlegenden Begrenztheit und Knappheit natürlicher Lebensgrundlagen zielen auf ein notwendiges Herbeiführen eines sozialen Wandels, eines umfassenden Transformationsprozesses, welcher den Unendlichkeitswahn unterbricht und stärker der Nachhaltigkeit dient und exzessiven Konsum kritisiert. Die ökologische Wachstumskritik provoziert einen Lebensstilwandel im Blick auf eine notwendige weltweite (Verteilungs-)Gerechtigkeit mit entsprechenden politischen Aushandlungsprozessen. Damit wirkt die ökologische Krise gewissermaßen als Katalysator für die →Erfahrung der Endlichkeit – und einen entsprechenden Umgang mit dieser. Zugleich wird so auch die Kostbarkeit und Einmaligkeit des endlichen Lebens bewusst(er) – und die damit verbundene →ethische Verantwortung für ein solidarisches Leben.

Somit ist Endlichkeit nicht nur in der individuellen Lebensperspektive eine →existenzielle Frage und Herausforderung, die mit der radikalen Lebensbegrenzung zugleich Sehnsucht nach Entgrenzung wecken und als Möglichkeitsbedingung für →Transzendenz-Erfahrung gesehen werden kann.

Für Wesen wie uns ist Sterblichkeit nicht einfach nur eine objektive Tatsache, sondern ein subjektiver Abgrund, eine offene Wunde in unserem phänomenalen Selbstmodell. Wir haben einen tiefen, in uns selbst eingebauten existenziellen Konflikt, und wir scheinen die ersten Lebewesen auf diesem Planeten zu sein, die diese Tatsache bewusst erleben (Metzinger 2009: 294).

Die Endlichkeit kränkt unsere Allmachtphantasien und stellt unsere Unendlichkeitsvorstellungen in Frage.

Die →Hoffnung auf eine (zumindest zeitweise) „Transzendierung der eigenen Endlichkeit" motiviert viele unserer alltäglichen Handlungen und Aktivitäten: vom politischen und sozialen Engagement, der Kindererziehung bis hin zu Rekordeinträgen in Sport-Ranglisten und Blogbeiträgen im Internet.

Das Sterben beginnt gewissermaßen mit dem Leben; zur Fülle des Lebens mit seinen Gegensätzen gehören unweigerlich Tod und

Endlichkeit. Das →Palliative Care-Konzept definiert Sterbenlassen als letzten Akt eines menschenwürdigen Lebens; freilich ist die Einschätzung, wann konkret das Sterben beginnt, in der Regel komplex und auch ethisch herausfordernd. Jedenfalls kann der „Mut zur Endlichkeit" dazu beitragen, im Erleben und Begleiten von Menschen mit einer unabänderlichen Krankheit, im →Leid und bei schweren Verlusterleben neu zu verstehen, was es heißt „endlich leben zu lernen".

„Es gibt Zeiten, in denen es im Interesse der Gesundheit liegt zu sterben. Es ist nicht gesund, das Sterben hinauszuziehen" (Husebo & Klaschik 2000: 47). In dieser Lebenshaltung haben Cicely Saunders mit der Gründung des St. Christopher's Hospice in London (1967) und die Internationale →Hospizbewegung dazu beigetragen, dass das Leben an seinen Grenzen wahrgenommen und gewürdigt wird und „Sterben zum Leben gehört". Elisabeth Kübler-Ross' „Interviews mit Sterbenden" (1968, in deutscher Übersetzung 1972) wie auch der deutsche Dokumentarfilm „Noch 16 Tage" von Reinhold Iblacker SJ und Siegfried Braun (1971) hatten zunächst noch starke Empörung darüber ausgelöst, so eindringlich mit der Endlichkeit des menschlichen Lebens zu konfrontieren. Doch gerade in schwerer Krankheit, mit fortschreitendem →Alter(n) und schließlich im Sterben kann der Mensch lernen, sich zu ergeben, sich nicht mehr durch sich selber rechtfertigen zu müssen. Das schließt nicht aus, dass es Zeiten des Protestes und der →Klage gegen die zugemutete Endlichkeit gibt. Doch wer weiß, dass er/sie ein endliches Wesen ist und sich immer schon verdankt, wird wohl eher fähig sein, das Zeitliche zu segnen und schließlich „abzudanken".

> „Unsere Tage zu zählen, lehre uns! Dann gewinnen wir ein weises Herz."
> (Ps 90,12)

Der Mensch ist ein endliches Wesen; er kann nur wissen, wer er ist, wenn er seine Grenzen achtet. Zu entwickeln ist eine Grenzkompetenz, die in den Spannungsfeldern und Polaritäten des Lebens aushält und so auch die eigene Bedürftigkeit und Angewiesenheit anerkennt. „Gegen den Totalitätsterror die gelungene Halbheit loben"

(Steffensky 2007: 21) – eine solche Anerkennung und Würdigung des Fragmentarischen kann Momente spiritueller →Begegnung schaffen. Der →Glaube darf die Widersprüche des Lebens nicht verleugnen, vielmehr muss er sie retten. So kann das Leben als Fragment in aller Endlichkeit gewürdigt und gefeiert werden.

Paulus nennt das Fragmentarische „Stückwerk" (1 Kor 12). Stückwerk ist unser Wissen, Stückwerk bleibt unser Leben. Diese Sicht ist ermutigend und befreiend: Ich muss nicht vollkommen sein, kann mit der eigenen Brüchigkeit, meinen Schwächen und Halbheiten leben. Ich bin Fragment, das im noch Unvollendeten etwas vom Ganzen ahnen lässt.

Spiritual Care besitzt im Umgang mit Endlichkeit auch eine organisationale Relevanz, unter anderem als ermutigendes Plädoyer für die Entwicklung einer →Abschiedskultur auf unterschiedlichen Ebenen: Überall, wo es Abschiede gibt, braucht es entsprechend Raum und Zeit und Prozesse für →Trauer, damit Menschen in ihren Funktionen lebendig bleiben und trotz schmerzhafter Abschiede engagiert leben und arbeiten können (Kinast 2019). Indem eine solche Abschiedskultur gepflegt und eine Kunst der Resignation eingeübt wird, wo Menschen sich mit →Dank und ohne Ressentiment verabschieden können, gelingt auch das Beginnen und Fortführen leichter und unbeschwerter.

Gruhl H (1976) Ein Planet wird geplündert. Frankfurt a.M.: Fischer.
Husebo S, Klaschik E (2000). Palliativmedizin. Praktische Einführung in Schmerztherapie, Ethik und Kommunikation. Berlin: Springer.
Kinast R (2019) Abschiedskultur in Unternehmen. Leidfaden 8(3):16–20.
Kübler-Ross E (1972) Interviews mit Sterbenden. Stuttgart: Kreuz.
Meadows D, Meadows DH, Zahn E, Milling P (1992) Die Grenzen des Wachstums. Bericht des Club of Rome zur Lage der Menschheit. München: DVA
Metzinger T (2009) Der Ego-Tunnel. Vom Mythos des Selbst zur Ethik des Bewusstseins. Berlin: Berlin Verlag.
Steffensky F (2007) Mut zur Endlichkeit. Sterben in einer Gesellschaft der Sieger. Stuttgart: Radius.

Christian Metz

Erfahrung

„Erfahrung" meint das ganzheitliche Wissen, das aus einer im Affekt verankerten Erkenntnis besteht und gleichzeitig eine motivationale Komponente hat, die zukünftiges Verhalten steuert. Die Etymologie des deutschen Wortes zeigt dies: Wer reist, also „ausfährt", erlebt Neues, das ihn in seinem Wesen berührt und damit verändert. Wer von einer Reise zurückkehrt, ist „erfahren". Diese Bedeutung übertragen wir auch auf andere Erlebnisse, die sowohl eine kognitive als auch eine affektiv-motivationale Komponente haben. Den Satz des Pythagoras haben wir vielleicht verstanden und ihn uns damit kognitiv angeeignet. Dass eine Herdplatte heiß ist und daher nicht berührt werden sollte, das haben wir erfahren. Wir werden uns hüten – die motivationale Komponente – je wieder unsere Hand darauf zu legen. Aristoteles war einer der ersten, der diesen Begriff auf die systematische Aneignung von Wissen durch wiederholte sinnlich-interaktive Auseinandersetzung mit der Welt anwandte.

Daraus entwickelte sich im Laufe der Geistesgeschichte unsere Konzeption von Wissenschaft, als eine systematisierte, vor Irrtum durch Methodik gesicherte Erfahrung unserer Welt. Waren zunächst nur unsere Sinnesorgane das Medium dieser Welt-Erfahrung, so kamen im Laufe der Zeit Instrumente hinzu, die unsere Sinne schärfen und ihre Defizite ausgleichen. Teleskope können weit entfernte Objekte sichtbar machen, Mikroskope winzig kleine Gegenstände, Kameras unterschiedlicher Art können die Spektralweite der Strahlung erweitern, Hilfsinstrumente das Innere unseres →Körpers sichtbar machen etc. Die moderne Naturwissenschaft ist im Grunde ein gigantischer Ausbau unserer möglichen Welt-Erfahrung und hat uns daher eine immense Bereicherung unseres Wissens verschafft, das in unserem globalen Gedächtnis, in virtuellen und traditionellen Bibliotheken und in unseren Ausbildungsinstitutionen gespeichert ist und von dort weitervermittelt wird. Das Subjekt der wissenschaftlichen Erfahrung ist die menschliche Gemeinschaft, die ganze Menschheit.

Nun gibt es aber auch eine „innere" Erfahrung, eine, die nur über das Bewusstsein vermittelt wird. In diesem Sinne sagen wir etwa, einer habe erfahren, was es heißt, verliebt zu sein, oder jemand habe →Leid erfahren. Diese Erfahrung kommt durch eine gewisse Reflexion des Bewusstseins auf seine eigenen Inhalte zustande. Interessanterweise stand am Beginn der europäischen Wissenschaftstradition im Mittelalter ein Erfahrungsbegriff, der sowohl die äußere Sinnes-Erfahrung als auch die innere Erfahrung umfasste. So war Roger Bacon (gest. 1298) der Auffassung, dass es beider Formen der Erfahrung bedürfe, um eine umfassende Erfahrungswissenschaft begründen zu können. Er verwendete für systematische Erfahrung den Begriff „experimentum" und „experientia – Erfahrung" bzw. das Verb „experiri – erfahren" für den Erfahrungs-Vorgang. Mit „innerer Erfahrung" meinte er dabei eine Erfahrung, wie sie mystische Schriftsteller seiner Zeit beschrieben haben, etwa die franziskanischen →Mystiker oder der Kartäuser Hugo de Balma und eine Generation später Meister Eckhart. Der Begriff der „Erfahrungserkenntnis Gottes – notitia experimentalis Dei" war von Hugo de Balma propagiert worden. Psychologisch gesprochen meinte er die Fähigkeit des Bewusstseins, in reiner Rezeptivität, ohne Denken, →präsent zu sein und gleichzeitig strebend das Sein selbst aufzunehmen. In moderner Sprechweise könnten wir dafür den Begriff der →Achtsamkeit bereithalten. Anders als von diesen Autoren konzipiert, hat jedoch die Theologie diese innere Erfahrung als Modalität der Erkenntnis nicht weiter systematisiert, so dass sie eher im Untergrund und immer wieder sporadisch in großen Gestalten der Ordensgründer und ihrer Bewegungen weiterlebte. Aus →Erinnerung entsteht nämlich für die Menschen Erfahrung; denn viele Erinnerungen an denselben „[...] Gegenstand bewirken das Vermögen einer Erfahrung, und es scheint die Erfahrung der Wissenschaft und Kunst fast ähnlich zu sein" (Seidl 1978/Aristoteles: 980b28–981a2).

Man kann darüber nachdenken, ob nicht der Begriff einer säkularisierten Spiritualität der legitime Erbe dieser Tradition ist. Hier tritt nun auch die Relevanz für Spiritual Care zu Tage. Denn Spiritualität in diesem Sinne meint immer eine aus eigener innerer Erfahrung gespeiste Bezogenheit auf eine Wirklichkeit, die über das eigene Ich hinaus reicht (→Frömmigkeit). Interessanterweise ist auf diesem Weg die innere Erfahrung wieder Thema geworden im Bereich der Wissenschaft. Dies verweist wiederum auf eine Erweiterung unseres Wissenschaftskonzeptes. War die Tradition der Naturwissenschaft über Jahrhunderte davon geprägt, das Subjektive, die eigene persönliche Erfahrung auszuschalten, so hat sich in der jüngerer Zeit ohnedies gezeigt, dass reine Objektivität nicht möglich ist. Mit dem Programm, innere Erfahrung zum Schlüssel einer neuen Form von Philosophie zu machen, war Franz Brentano bereits 1866 angetreten und wurde damit zum Mitbegründer der modernen Psychologie. Während sich diese im letzten Jahrhundert vor allem dem naturwissenschaftlichen Paradigma der Verobjektivierung und Betrachtung von außen verschrieben hat, kommt nun immer deutlicher zum Vorschein, dass auch innere Erfahrung – Narrative, persönliche Geschichte und Rekonstruktion des eigenen Lebens – und damit auch Spiritualität von Bedeutung für das Verstehen des Menschen sind.

Methodisch zeigt sich dies an einer Komplementarität von quantitativen, von außen betrachtenden, und qualitativen, von innen her rekonstruierenden Verfahren. Damit wird die innere Erfahrung nicht nur Forschungsobjekt, sondern auch Forschungsmethode. Gleichzeitig führt ein gesteigertes Interesse am Buddhismus dazu, dass die hier vorhandenen Erkenntnisse, die allesamt aus innerer Erfahrung herrühren, kritisch hinterfragt und mit unserer Wissenschaft in Berührung gebracht werden. Symptomatisch hierfür ist die explosionsartige Zunahme des Interesses an Achtsamkeit in der letzten Dekade.

Docket KH, Dudley-Grant GR, Bankart CP (Hg.) (2003) Psychology and Buddhism: from individual to global community. New York: Kluwer Academic/Plenum Publishers.
Ritter WH (2007) Erfahrung. In: Gräb W, Weyel B (Hg.) Handbuch Praktische Theologie. Gütersloh: Gütersloher Verlagshaus. 52–63.
Seidl H (Hg.) (1978) Aristoteles' Metaphysik. Hamburg: Meiner.

Walach H (2009) Innere Erfahrung – eine wissenschaftstheoretische Spurensuche.
In: Yousefi HR, Dick C (Hg.) Das Wagnis des Neuen. Kontexte und Restriktionen der Wissenschaft. Festschrift für Klaus Fischer zum 60. Geburtstag.
Nordhausen: Traugott Bautz. 415–436.

Walach H (2010) Notitia experimentalis Dei – experiential knowledge of God: Hugh of Balma's mystical epistemology of inner experience – a hermeneutic reconstruction. Salzburg: Institut für Anglistik.

Walach H (2011) Spiritualität: Warum wir die Aufklärung weiterführen müssen.
Klein Jasedow: Drachen Verlag.

Harald Walach

Erinnerung

Sich erinnern zu können gehört zu den besonderen Eigenschaften des →Menschen. Merkmale wie Identität oder →Personalität sind untrennbar mit der Fähigkeit zur Erinnerung verbunden. Nur über das Erinnern ergeben sich diejenigen Merkmale und →Erfahrungen, die sich zu einer individuellen Lebensgeschichte und damit zu einer unverwechselbaren Person formen. Die Erlebnisse und Ereignisse, die uns formen, werden als Erinnerungen Teil unserer Persönlichkeit: Es ist nicht einfach die erlebte Geschichte, die uns prägt, sondern in erster Linie die erinnerte Geschichte, die uns ausmacht. Sie erzählen wir, wenn wir gefragt werden, wer wir sind, sie vergegenwärtigen wir uns auch, wenn wir durch schwere Krankheit, →Alter oder Hinfälligkeit bedroht sind.

Mit dieser Beobachtung ist zweierlei verbunden: Zum einen ist die Erinnerung nicht einfach identisch mit dem Erlebten oder den Ereignissen, die das eigene Leben geprägt haben. Erinnerung ist selektiv und vor allem konstruierend. Die eigene →Biografie ist als erinnertes Erleben immer eine je individuelle Konstruktion, eine erzählte Geschichte. Zum anderen ist Erinnerung als eine solche Konstruktion ein reflexiver Akt, in dem wir uns mehr oder weniger zu dem verhalten, was wir erlebt haben. Sich nachdenkend auf sich selbst zu beziehen, das eigene Leben zum Gegenstand der Reflexion zu machen, es zu bewerten, zu akzentuieren und es als solches erzählen zu können, macht die Sonderstellung des Menschen aus. Zu diesem reflexiven Charakter gehört es auch, dass die Erinnerung sich ablösen kann von dem tatsächlich gelebten Leben: „Erinnerung vergoldet" ist die Formulierung des Volksmunds für dieses Phänomen.

Was für das eigene Leben gilt, gilt ebenso für das Verhältnis zu anderen. Einen anderen Menschen wahrzunehmen und ihn als Person zu achten bedeutet immer auch, sich nicht nur von den Eindrücken des Augenblicks leiten zu lassen, sondern über die Erinnerung vorangegangener Erfahrungen eine Stetigkeit der Beziehung zu ihm zu begründen. Auch hier ist die Erinnerung nicht mit der tatsächlich erlebten gemeinsamen Geschichte identisch; so sehr sich Erinnerung an Erfahrungen orientiert, so wenig sind beide Elemente deckungsgleich: Beziehungen zu anderen unterliegen ebenso der Konstruktion und der Gestaltung wie die eigene Biografie.

Führt man sich dies vor Augen, so wird deutlich: Unser Leben ist in seiner Beziehung zu sich selbst und zu anderen immer erinnertes Leben. Jenseits unmittelbarer Eindrücke der Gegenwart entsteht die eigene Biografie, entstehen aber auch vertiefte →Bindungen zu anderen nur durch Erinnerung. Auch hier gilt: Diese Erinnerung kann durchaus abgelöst sein von den Möglichkeiten unmittelbarer sinnlicher →Begegnung. Erinnerung ermöglicht eine Beziehung zu anderen, die über die Erfahrung der Gleichzeitigkeit hinausgeht. In der Erinnerung sind auch diejenigen Elemente des Lebens oder einer Beziehung →präsent, die sich in der Erlebnisgegenwart nicht mehr einholen lassen. Erinnerung überdauert den Tod, sie ermöglicht eine Beziehung zu anderen, auch wenn diese schon verstorben sind. Die Erinnerung ist dabei maßgeblich dafür verantwortlich, dass Lebende eine Verbindung auch zu Persönlichkeiten haben können, die bereits verstorben sind. In der Erinnerung sind auch die präsent, die das eigene Leben zwar geprägt haben, zu denen jetzt aber keine unmittelbare Begegnung möglich ist. Da Erinnerung und eigene Personalität so eng miteinander verbunden sind, kann eine Erinnerung an Verstorbene sogar bleibend ein prägender Faktor eigener Identität sein.

In dieser Kraft der Erinnerung liegt zugleich ihre Ambivalenz: Das erinnerte Leben kann das gegenwärtige so umschlingen, dass die Zukunft nur noch im Licht der Vergangenheit erscheint. Erinnerung muss daher das Vergessen immer bei sich führen, damit Raum für Neues entstehen kann. Die Balance zu wahren zwischen dem notwendigen, personbildenden Erinnern und den darin eingeschlossenen Erinnerungen sowie dem Vergessen und der Ausrichtung auf Neues stellt eine zentrale Aufgabe der Lebensführung dar – individuell wie kollektiv, insofern Erinnerung auch ein zentrales Merkmal der Kultur darstellt.

Es kann nicht erstaunen, dass das Motiv der Erinnerung in der Religion eine ganz zentrale Rolle spielt. So basieren die Offenbarungsreligionen ganz wesentlich auf der Erinnerung, die über heilige Texte vermittelt wird. Im →Christentum ist es die Erinnerung an den Auferstandenen, die den →Glauben an Jesus Christus als dem Sohn →Gottes begründet. Dabei korrespondieren die neutestamentliche Einsetzung des Herrenmahls als zentraler Ort der Erinnerung – „das tut zu meinem Gedächtnis" (1 Kor 11,25) – und die Zusicherung, dass Gott sich dauerhaft derer erinnert, die an ihn glauben: „Freut euch, dass eure Namen im Himmel geschrieben sind" (Lk 10,20). Da in Gott Vergangenheit, Gegenwart und Zukunft zusammenfallen, findet sich, so die christliche Überzeugung, bei ihm eine Erinnerung, die nicht verblasst, die bleiben kann, ohne die Möglichkeit des Neuen zu negieren.

Assmann J (2018) Das kulturelle Gedächtnis. Schrift, Erinnerung und politische Identität in frühen Hochkulturen. München: C.H. Beck

Schröter J (1997) Erinnerung an Jesu Worte. Studien zur Rezeption der Logienüberlieferung in Markus, Q und Thomas. Neukirchen-Vluyn: Neukirchener Verlag

Pannenberg W (2006) Was ist der Mensch? Die Anthropologie der Gegenwart im Lichte der Theologie. Göttingen: Vandenhoeck & Ruprecht.

Reiner Anselm

Esoterik, esoterisch

Das griechische Adjektiv *esoterikos* („nach innen gerichtet") bezeichnete in der Antike philosophische Lehren, die nur Eingeweihten mitgeteilt wurden (→Geheimnis). Seit der Neuzeit wird Esoterik als eine Denkform für höhere Erkenntnisgewinnung verstanden, die auf „wesentliches" und „absolutes" Wissen abzielt (von Stuckrad 2004). Vier Merkmale esoterischer Erkenntnis sind charakteristisch (Faivre 2001): 1. unsichtbare, nicht-kausale, sondern analoge Beziehungen zwischen Kosmischem und Irdischem; 2. eine energetisch durchströmte, beseelte Natur; 3. →meditative Verfahren als Brücken zwischen der materiellen und spirituellen Welt; 4. evolutionäre Entwicklung des menschlichen Bewusstseins bis zur höchsten Erkenntnis der eigenen Göttlichkeit.

Esoterische Weltanschauungen sind weit verbreitet, ihre Angebote zu einem Teil der Alltagskultur geworden. Nüchterne Zahlen der „Allgemeinen Bevölkerungsumfrage der Sozialwissenschaften" (Allbus) bestätigen den Trend zum Irrationalen. Mehr als die Hälfte der Befragten ist aufgeschlossen gegenüber Anthroposophie und Theosophie, jeder vierte Befragte ist offen gegenüber Wunder- und Geistheilern, und 40 Prozent äußern Sympathie für Astrologie oder New Age. Umfragen zufolge halten drei Viertel der Deutschen alternativ-→therapeutische Angebote für wirksam, auch wenn man ihre Effekte wissenschaftlich nicht erklären kann. Religionswissenschaftlerinnen beobachten auf dem florierenden Markt spiritueller Gesundheitsangebote eine weit verbreitete Suche nach →Sinn und →existenzieller Orientierung (Klinkhammer & Tolksdorf 2015).

Zu unterscheiden ist dabei →System- von Gebrauchs-Esoterik. Während die Anhängerzahlen esoterischer →Glaubenssysteme wie Rosenkreuzer, Templer, Theosophen, Anthroposophen oder Spiritisten überschaubar sind, ist ein „Esoterik-Boom" auf dem Gesundheitsmarkt kommerzieller Anbieter zu verzeichnen. Astrologie, Tarot, Ayurveda, Reiki, Qigong, Homöopathie, →Yoga – weltanschaulich begründete Methoden sind in der alternativen Gesundheitsversorgung immer beliebter.

Der Boom alternativer Heilmethoden ist nichts Neues. Schon Anfang des letzten Jahrhunderts gab es in Deutschland mehr nicht-ärztliche Naturheiler als Ärzte. Dieser Trend hat aber in den letzten Jahren weiter zugenommen, weil immer mehr Schulmediziner ergänzend andere Verfahren anbieten. In den vergangenen zehn Jahren soll sich die Anzahl der Ärzte, die als Zusatzbezeichnung „Homöopathie" oder „Naturheilkunde" führen, verdoppelt haben.

Laut der Weltgesundheitsorganisation steigt die Zahl der Nutzer von Angeboten alternativer Medizin und Naturheilkunde in den westlichen Industrienationen stetig an. So haben 70 Prozent der Kanadier, 49 Prozent der Franzosen und 42 Prozent der US-Amerikaner schon mindestens ein Mal in ihrem Leben →Erfahrungen mit alternativen →Heilungsmethoden gemacht. Kinesiologie, Elektroakupunktur, Bach-Blütentherapie oder Heiledelsteine – die Verfahren sind vielfältig und vermischen wissenschaftliche Erkenntnisse mit esoterischen Weisheiten.

→Soziologen bezeichnen dieses Feld alternativer Krankenbehandlung und Gesundheitsvorsorge als „holistisches Milieu" (Höllinger & Tripold 2012). Damit beschreiben sie die wachsende Nachfrage von Menschen, die umfassend alternativ-therapeutisch und spirituell →beraten, behandelt und geheilt werden wollen. Nach einer repräsentativen Befragung in Österreich haben 56 Prozent der Befragten mindestens eine Erfahrung mit einer ganzheitlichen Praxis, 27 Prozent mit drei oder mehr Praktiken. Das Feld dieser Pilotstudie wurde bewusst weit abgesteckt und reichte von Yoga und Meditation über Homöopathie, →Familienaufstellung und Akupunktur bis hin zu Reiki, Astrologie und Schamanismus. In einem aktuellen Fachbuch über →Rituale in der →Psychotherapie werden vier Hauptströmungen für spirituelle Heilmethoden vorgestellt, die mittlerweile herkömmliche →psychotherapeutische Ansätze ergänzen: schamanische, buddhistische, Quantenheilungs- und hawaiianische Heilrituale (Brentrup & Kupitz 2015). →Christliche →Heilungsansätze fehlen gänzlich.

Die mangelnde professionelle Bearbeitung der existenziellen Fragen hat in der Psychotherapie zu einem ausufernden psycho-spirituellen Lebenshilfemarkt mit zum Teil fragwürdigen, teilweise sogar gefährlichen Angeboten beigetragen. Es boomen asiatische Bewusstseinsübungen, magische Rituale sowie esoterische Praktiken. Mittels schamanischer Trancetechniken sollen beispielsweise in therapeutischen Sitzungen Informationen aus der unsichtbaren Welt der Ahnen und Geister zugänglich sein und die Heilung erleichtern. Besucherinnen von Esoterik-Messen wurden in einer psychologischen Studie auf ihre Erwartungen und Motive hin befragt. Die Angebote und Produkte der Messe wurden als subjektives Hilfsmittel zur Lebensbewältigung beschrieben. Dabei konnte die Psychologin zwar kurzfristige positive Wirkungen feststellen, konstatierte aber in der Mehrzahl der Fälle schädigende Effekte bis hin zur Selbstaufgabe (Barth 2012).

Ob Aura-Reiniger, Reiki-Therapeut, schamanischer Berater, Engel-Dolmetscherin oder ganzheitlicher Astrologe: Spirituelle Einzelanbieter haben den klassischen neu-religiösen Gruppen den Rang abgelaufen. Leider fehlen verlässliche empirische Daten über ihre Verbreitung. Hero (2008) hat aber allein in Nordrhein-Westfalen über 1000 esoterische Lebenshilfe-Angebote gefunden, die pro Jahr von 90 000 Menschen konsultiert werden.

Weil heute auf dem Markt alternativer Lebenshilfe spirituelles oder geistiges Heilen weit verbreitet ist und vielfach angewendet wird, stellt dieses Phänomen eine besondere Herausforderung für die wissenschaftliche Psychotherapie dar. Im Jahr 2014 hat Österreichs Gesundheitsministerium esoterische, spirituelle und religiöse Methoden in der Psychotherapie als Verstoß gegen die Berufsethik bewertet und per Richtlinie ihren Mitgliedern verboten, spirituelle Methoden in den Behandlungen zu verwenden. Andererseits weisen englischsprachige Studien eine hohe Wirksamkeit von spirituellen →Interventionen bei bestimmten Patientengruppen und Störungsbildern nach. Transparenz der weltanschaulichen Vorentscheidungen und klare berufsethische Grenzen können eine Vermischung zwischen Heilbehandlung und Heilsversprechen vermeiden helfen (Utsch et al. 2017).

Barth C (2012) Esoterik – die Suche nach dem Selbst. Sozialpsychologische Studien zu einer Form moderner Religiosität. Bielefeld: transcript.
Brentrup M, Kupitz G (2015) Rituale und Spiritualität in der Psychotherapie. Göttingen: Vandenhoeck & Ruprecht.
Faivre A (2001) Esoterik im Überblick. Geheime Geschichte des abendländischen Denkens. Freiburg i.Br.: Herder.
Hero M, Krech V, Zander H (Hg.) (2008) Religiöse Vielfalt in Nordrhein-Westfalen. Empirische Befunde und Perspektiven der Globalisierung vor Ort. Paderborn: Ferdinand Schöningh.
Höllinger F, Tripold T (2012) Ganzheitliches Leben. Das holistische Milieu zwischen neuer Spiritualität und postmoderner Wellness-Kultur. Bielefeld: transcript.
Klinkhammer G, Tolksdorf E (Hg.) (2015) Somatisierung des Religiösen. Empirische Studien zum rezenten Heilungs- und Therapiemarkt. Bremen: Universität Bremen, Institut für Religionswissenschaft und Religionspädagogik.
Utsch M, Anderssen-Reuster U, Frick E, Gross W, Murken S, Schouler-Ocak M, Stotz-Ingenlath G (2017) Empfehlungen zum Umgang mit Religiosität und Spiritualität in Psychiatrie und Psychotherapie. Spiritual Care 6:141–146.
von Stuckrad K (2004) Was ist Esoterik? Kleine Geschichte des geheimen Wissens. München: C.H. Beck.

Michael Utsch

Ethnomedizin

Ethnomedizin (griechisch *ethnos* = Volk; lateinisch *ars medicina*, ärztliche Kunst), ist ein Begriff, der bedeutungsmäßig der im 19. Jahrhundert aufgekommenen Bezeichnung „Volksmedizin", der im Volk von alters her überlieferten Heilkunde, entspricht. Er entstand aus dem Interesse von Ärzten an der Medizin kolonisierter Völker (die als primitive Medizin bezeichnet wurde) und der einheimischen Volksmedizin. Der Begriff Ethnomedizin hat in Deutschland weite Verbreitung gefunden, obwohl Herkunft und theoretischer Status keineswegs endgültig geklärt sind. Nach der Grundvermutung der medizinbezogenen Kulturforschung sind die Auffassungen über Gesundheit und Krankheit in jeder Kultur unterschiedlich. Was im Gesundheitsverhalten eines Kulturraums normal scheint, kann in einem anderen (obgleich geografisch nahen) Kulturraum völlig unverständlich sein. Daher liegt die Hauptaufgabe heutiger Kulturforscher darin, die Entstehung, Entwicklung und Geschichte von Auffassungen über Gesundheit und Krankheit in Zusammenhang mit anderen kulturspezifischen Faktoren zu untersuchen.

Mit Ethnomedizinforschung haben sich hauptsächlich Ethnologen in Zusammenarbeit mit Botanikern, Pharmazeuten, Ärzten und Vertretern anderer Nachbardisziplinen beschäftigt. Die Ethnomedizinforschung war nie an einen bestimmten Wissenschaftszweig gebunden und ist im Prinzip nie aus dem Rahmen der Eigeninitiative ausgebrochen. Ethnomedizinforscher konzentrieren sich auf die Untersuchung volkstümlicher oder traditioneller Erklärungen für die Entstehung von Krankheiten und ihrer Bekämpfungsmethoden.

Zum Sammeln von entsprechendem Material wurden schon im 19. Jahrhundert Leitfäden verwendet und zahlreiche Feldforschungsarbeiten durchgeführt. Darüber hinaus findet sich Vergleichsmaterial in früher populärer Kalenderliteratur, in an das einfache Volk gerichteten Publikationen sowie in medizinwissenschaftlichen Auseinandersetzungen und Schriftstücken, die das Gedankengut ihrer Zeit widerspiegeln. Die ethnografische Ethnomedizinforschung war ursprünglich vor allem textbasiert. Im 20. Jahrhundert wurde auch mit dem Sammeln des entsprechenden empirischen Materials begonnen, wobei die Rolle und der Hintergrund des →Heilers, seine Heiltechniken und Beziehungen mit der Gemeinschaft im Zentrum des Interesses standen. Vor allem richtete sich das Interesse der Forscher auf die Tätigkeit verschiedener Volksheiler, später aber auch auf die →Erfahrungen ihrer Patienten, was mittlerweile zur Untersuchung von Patientennarrativen geführt hat.

Traditionelle Ethnomedizin kann in zwei Sphären eingeteilt werden: die häusliche und die berufliche. Die erstgenannte wird zu Hause angewandt und beruht auf den gesundheits- und krankheitsbezogenen Kenntnissen und Erfahrungen der →Familienmitglieder, aber auch der Nachbarn und der weiteren Gemeinschaft. Es handelt sich vor allem um mündliche Überlieferung, doch diese Überlieferung ist auch für verschiedene Quellen offen, die nicht direkt mit der entsprechenden Tradition oder dem →Glaubenssystem verbunden sind. Traditionelle Ethnomedizin ist sowohl durch Apotheker, Ärzte, Pfarrer als auch durch Adelige beeinflusst worden. Es ist zu vermuten, dass auch Wanderkaufleute, Seemänner und Söldner von ihren Reisen verschiedene Wundermittel mitbrachten. Da die Gesundheit das wichtigste Kapital für den in ärmlichen Bedingungen lebenden Menschen war, waren alle „neuen und wirksameren" Hilfsmittel willkommen und wurden je nach Möglichkeit und Bedarf auch in häuslicher Behandlung eingesetzt.

Vertreter der beruflichen Ethnomedizin sind Spezialisten im entsprechenden Fachgebiet – Heiler, Volksmediziner oder Hexen. Verschiedene Berufsheiler wie Heiler von Gelenkkrankheiten, Beschwörer, Aderlasser und Schröpfer, Gliedeinrichter, aber auch Experten für Liebesmagie (→Magie) und Quacksalber hat es schon immer reichlich gegeben, besonders in ärmeren Gebieten. Die Heiltechniken der Ethnomedizin umfassten manuelle Therapien, die Behandlung mit Heilpflanzen und Kräuterauszügen, aber auch die Verwendung von Zaubersprüchen und längeren Beschwörungen. Allgemein ist es typisch für die Ethnomedizin, dass verschiedene Methoden gleichzeitig verwendet wurden, weil man glaubte, dass die Wirkung der Heilmittel sich dadurch verstärkt.

Ethnomedizin ist oft mit Alternativ- oder Komplementärmedizin gleichgesetzt und der legalisierten Medizinwissenschaft oder Biomedizin entgegengesetzt worden. Obwohl eine klare Abgrenzung zwischen Ethno- und Alternativmedizin schwierig ist, wird Ethnomedizin durch ihre Begründung in einer bestimmten religiösen Weltanschauung charakterisiert. Dass Ethnomedizin und Volksglaube eng miteinander verbunden sind, wird beispielsweise durch Legenden über Krankheiten und Heiler bezeugt, die in Krankheit unter Verwendung verschiedener Mittel möglich ist. Geschichten über Volksmediziner enthalten sowohl Warnungen als auch Beschreibungen über das Können und die außerordentlichen Fähigkeiten des entsprechenden Spezialisten.

Anders als Ethnomedizin ist Alternativmedizin nicht mit dem einheimischen bzw. traditionellen Glaubenssystem verbunden. Alternative, oft schnell wechselnde Behandlungstrends, Medikamente und Behandlungsmethoden sind vor allem Anleihen bei Behandlungsarten einer anderen Kultur und eines anderen Überlieferungsumfelds, wie es für das Zeitalter typisch ist. Alternativ- oder Komplementärmedizin hat mit den Vorlieben des Einzelnen und mit situationsabhängigen Entscheidungen, aber auch mit der Weltanschauung zu tun. Obwohl alternative oder parallel zu medizinischer Behandlung verwendete komplementäre Behandlungsmethoden bei einigen Krankheiten sehr wichtig für den Patienten sein können, haben alternative Behandlungsmethoden in sozialer Hinsicht eine geringe Bedeutung. Andererseits bittet aber so mancher Volksheiler die Patienten, eine offizielle Diagnose vom Hausarzt zur Behandlung mitzubringen. Sie erklären diese Forderung damit, dass man durch Bündeln beidseitiger Anstrengungen das beste Ergebnis hinsichtlich der Heilung des Patienten erreicht.

Nach Prinz (1984) macht Ethnomedizin keinen wertenden Unterschied zwischen den einzelnen Heilkunden, insbesondere nicht in Hinblick auf deren Effizienz im naturwissenschaftlichen Sinn, sondern betrachtet alle als kulturgebundene, organisch gewachsene →Systeme, mit denen in einer Gesellschaft die Probleme in Bezug auf Gesundheit, Krankheit, Heilung und Krankheitsverhütung adäquat gelöst werden sollen.

Egal wo der Schauplatz der ethnografischen Beobachtung sich befindet, die Ethnomediziner:

1. fungieren als Vermittler oder Dolmetscher zwischen den Kulturen des Gesundheitspersonals und ihres Klientels sowie zwischen nationalen Gesundheitssystemen und kommunalen Einrichtungen;
2. fördern die kulturelle Kompetenz in der Ausbildung von Medizinern und →Pflegepersonal;
3. wirken den vereinfachten Doktrinen der neuen „Medizin für ethnische Minderheiten" entgegen, die sich durch stereotypische, statische Ansichten zur Identität und Missachtung des sozialen und ökonomischen Kontextes von Gesundheit und Krankheit auszeichnet (Helman 2006). →emisch/etisch

Greifeld K (Hg.) (2003) Ritual und Heilung: Eine Einführung in die Medizinethnologie. Berlin: Reimer.
Helman C (2006) Why medical anthropology matters? Anthropology Today 22 (Suppl 1):3–4.
Kleinman A (1981) Patients and healers in the context of culture. An exploration of the borderland between anthropology, medicine, and psychiatry. Berkeley CA: University of California Press.
Lux T (Hg.) (2003) Kulturelle Dimensionen der Medizin. Ethnomedizin – Medizinethnologie – Medical Anthropology. Berlin: Reimer.
Prinz A (1984) Die Ethnomedizin. Definition und Abgrenzung eines interdisziplinären Konzeptes. Monatliche Mitteilungen der Anthroposophischen Gesellschaft Wien. 114:37–50.

Piret Paal

Exerzitien, spirituelle (Geistliche Übungen)

Die *Ejercicios Espirituales* gehen auf den baskischen →Mystiker Ignatius von Loyola zurück, der auch das gleichnamige Büchlein verfasste. Zuvor von mehreren regionalen Inquisitionsgerichten belangt, war es ihm wichtig, für den Text eine offizielle kirchliche Anerkennung zu erhalten (1548). Originell am Text der Spirituellen Exerzitien sind weder dessen sprachliche Form noch konkrete Methoden des →Betens und →Meditierens, wofür Ignatius viele Anleihen bei der

Tradition macht. Ähnlich wie ein Kochbuch sind die Spirituellen Exerzitien so lange unlesbar, bis die Spirituellen Exerzitien „gemacht", d.h. ihre „Rezepte" in die Tat umgesetzt werden. Deshalb meint „Spirituelle Exerzitien" im Folgenden zweierlei, zum einen: den Text des Exerzitien-Büchleins (nach der üblichen Nummern-Zählung zitiert), zum anderen und vor allem: den Exerzitien-Prozess in der Praxis. Ignatius selbst verstand sich weder als Erfinder noch als Erstautor der Spirituellen Exerzitien. Vielmehr wollte er, von seiner eigenen mystischen →Erfahrung ausgehend, die Spirituellen Exerzitien „geben". Damit löste er in den auf ihn folgenden Jahrhunderten eine breite und vielfältige Erfahrungs-Weitergabe aus, nicht nur innerhalb des von ihm gegründeten Jesuitenordens, sondern bei ungezählten Frauen und Männern, die sich von der Spiritualität der Spirituellen Exerzitien ansprechen ließen und lassen.

Ignatius vergleicht die Spirituellen Exerzitien mit sportlichen Übungen (Umhergehen, Wandern, Laufen, Spirituelle Exerzitien Nr. 1). Der Begriff „spirituell" (*espiritual*) lebt von dieser Leib-Seele-Harmonie, bisweilen auch von der durch das Miteinander von →Leib und →Seele im →Menschen entstehenden Spannung. Deshalb gehören Elemente von Leib-Arbeit (→Yoga, Eutonie, Feldenkrais u.a.) zum Programm vieler Exerzitien-Kurse. Die Mühen und Anstrengungen des sportlichen Trainings, die Niederlagen, die Motivationsprobleme und inneren Widerstände, die physische und psychische Erschöpfung, aber auch die Freude an der Bewegung, am Mitmachen, vielleicht am Erfolg: all dies verbindet Spirituelle Exerzitien und Sport (*ejercicios corporales*). Auch der Begriff *mociones* (Bewegungen, Regungen) ist noch nahe an der sportlichen Vorstellungswelt. Ignatius bezeichnet mit diesem Oberbegriff die inneren Bewegungen (Emotionen) von →Trost und Trostlosigkeit. Spirituelle Exerzitien dienen nicht der Maximierung des Trost-Erlebens im Sinne eines „Wellbeing"-Programms. Wiederum hilft der Vergleich mit der sportlichen Anstrengung, die einerseits zu Glücksgefühlen und Flow-Erleben, andererseits zu Erschöpfung, Schmerz und Unbehagen führen kann. Sowohl Erfahrungen von Trost als auch von Trostlosigkeit bedürfen der Unterscheidung der Geister, um herauszufinden, welche inneren Tendenzen mehr zu →Gott hinführen oder mehr von Gott entfernen. Die spirituelle Unterscheidung im Längsschnitt, d.h. innerhalb eines u.U. längeren Prozesses, relativiert momentane Stimmungen des „High"- oder „Down"-Seins.

Ignatius war überzeugt: Wer sich auf die Spirituellen Exerzitien einlässt, der ist auch im übrigen Leben fähig, die Spuren Gottes zu entdecken und andere bei diesem Entdecken zu begleiten.

Spiritualität als „spirituelle →Kompetenz" ähnelt der Sportlichkeit einer Verkaufsperson im Sport-Fachhandel, die selbst sportlich ist, so erscheint und damit die sportliche Kompetenz des Unternehmens verkörpert. Im Unterschied zur Sportlichkeit ist spirituelle Kompetenz jedoch nicht am äußeren Habitus, am Bewegungsmuster usw. abzulesen. Dass jemand Sport treibt, prägt sein Erscheinungsbild. Die persönliche spirituelle Praxis hingegen ist hochindividuell und von außen schwer einzuschätzen (Steinforth 2013).

Ignatius nennt ein wichtiges Kriterium für die Einschätzung der spirituellen Praxis, nämlich die bereits erwähnten „Bewegungen der Seele" (*mociones*): Wenn Trost und Trostlosigkeit und andere emotionale Regungen fehlen, so solle man den Exerzitanten fragen, wann und wie er die Übungen tatsächlich macht (Spirituelle Exerzitien Nr. 6).

Tagesrhythmus, Dauer und Inhalte der Übungen werden im persönlichen Gespräch zwischen dem Exerzitanten und der →Person, die sie begleitet, besprochen: Am wichtigsten sind für Ignatius Ereignisse aus dem Leben Jesu, andere Texte aus (beiden Teilen) der →Bibel sowie Betrachtungen, die das Engagement der Jesus-Nachfolge beinhalten. Ähnlich wie das sportliche Training können auch die Spirituellen Exerzitien in einem Kontrast zum übrigen Leben stehen, was die Zeitgestaltung und das Zeiterleben angeht. So gehen die Spirituellen Exerzitien für sehr aktive, vielleicht unter Zeit- und Leistungsdruck stehende, Menschen mit einer abrupten Entschleunigung, einer Entdeckung der Langsamkeit, ja: der Langeweile einher. Während sonst die Tage nicht genug Zeit für die vielfältigen Aufgaben zu haben scheinen, wird jetzt eine einzige Meditation schier endlos lang. Auch das Schlafbedürfnis kann zunehmen. Umgekehrt erleben Menschen, deren Alltag wenig Struktur aufweist, plötzlich das Anfordernde eines Rhythmus im Wechsel von Ruhe, Bewegung und inhaltlicher Fokussierung. Wie auch immer das Leben außerhalb der Spirituellen Exerzitien aussehen mag: Im Prozess der Spirituellen Exerzitien geht es nicht um Tun, Wissen oder Informationsverarbeitung, sondern um die Übung der Gegenwart. „Denn nicht das viele Wissen sättigt und befriedigt die Seele, sondern das Innerlich-die-Dinge-Verspüren-und-Schmecken" (Spirituelle Exerzitien Nr. 2).

Spirituelle →Exerzitien leben sowohl von der „Abgeschiedenheit" (Spirituelle Exerzitien Nr. 20) als auch vom Lebensbezug. Abgeschiedenheit in zeitlicher und räumlicher Hinsicht kann z.B. bedeuten, sich für eine Woche oder sogar einen Monat in ein besonderes Exerzitien-Haus zurückzuziehen („retreat"), um sich ganz dem →Gebet und der →Meditation zu widmen. Spirituelle Exerzitien „im Alltag" (Spirituelle Exerzitien Nr. 19) tragen der Tatsache Rechnung, dass viele aktive Menschen durch berufliche und →familiäre Verpflichtungen nur schwer eine längere spirituelle Auszeit nehmen können. Außerdem verwirklicht diese Spielart „im Alltag" die andere Dimension von Spirituellen Exerzitien neben der Abgeschiedenheit, nämlich den Lebensbezug. Ignatius ging es nicht darum, eine fromme Parallelwelt zu schaffen, sondern Gott in allen Dingen zu suchen und zu finden, also auch in unserer säkularisierten, durch Technik und Ökonomie bestimmten Lebenswelt.

Die moderne Klinik oder Pflegeeinrichtung ist nicht deshalb ein spiritueller Ort, weil es dort möglicherweise eine Kapelle und →Seelsorge gibt oder weil die Einrichtung eine kirchliche Trägerschaft hat. Vielmehr sind Gesundheitseinrichtungen deshalb spirituell, weil es dort spirituell suchende Menschen und sogar Spirituelle Exerzitien im Erfahrungskontext der Krankheit gibt. Weil spirituelle Haltungen und Überzeugungen auch in Therapieziel-Entscheidungen einfließen, können Spirituelle Exerzitien den Raum für das Entstehen einer Patientenverfügung bieten (Frick 2016).

Die Spirituellen Exerzitien haben im Lauf von fünf Jahrhunderten zahlreiche kulturelle und methodische Ausprägungen erlebt. Für die Berücksichtigung der spirituellen Suche heutiger Menschen und deren Lebensbezug sind gegenwärtig besonders wichtig: die kontemplative Spielart der Spirituellen Exerzitien (Jalics 2006/2014), Spirituelle Exerzitien auf der Straße (Herwartz 2011), der Zen-Weg (Bauberger 2010), der Zugang über das klassische Psychodrama (Frick & Fühles 2009).

Bauberger S (2010) Der Weg zum Herzgrund. Zen und ignatianische Spiritualität (Ignatianische Impulse Bd. 42). Würzburg: Echter.
Frick E (2016) Spirituelle Anamnese und Patientenverfügung. Interview mit Ulla-Mariam Hoffmann und Heide Krantz. Spiritual Care 5:43–46.
Frick E, Fühles M (2009) Schöpferisch im Spiel vor Gott. Bibliodrama und Exerzitien. Würzburg: Echter.
Herwartz C (2011) Brennende Gegenwart. Exerzitien auf der Straße (Ignatianische Impulse Bd. 51). Würzburg: Echter.
Jalics F (2006/2014) Der kontemplative Weg (Ignatianische Impulse Bd. 14). Würzburg: Echter.
Steinforth T (2013) Wie kommt die Spiritualität in die Organisation? Förderung spiritueller Kompetenz von Mitarbeitern und Führungskräften. Spiritual Care 2 (3):8–20.

Eckhard Frick sj

Existenz / Existieren

Der Begriff Existenz geht auf das spätlateinische Wort *ex(s)istentia* zurück, hergeleitet vom Verb *exístere* („entstehen" oder „hervortreten"). *Existentia* bedeutet Dasein oder Vorhandensein, was sich auf die Welt der Dinge, das Leben im Allgemeinen oder menschliches Dasein im Konkreten beziehen kann. Umgangssprachlich meint Existenz oft die Gesamtheit des Lebensvollzugs, aber auch einzelne Lebensbereiche, etwa die berufliche oder finanzielle Existenz eines →Menschen.

Seit der Antike stellt man *existentia* den Begriff *essentia* (Essenz/Wesen) gegenüber. *Essentia* zielt auf den Kern der Dinge, also was etwas seinem Wesen nach ist. Nach Thomas von Aquin sind alle Geschöpfe aus beidem, Wesen und Existenz, zusammengesetzt. Darum lässt sich Existenz weder zufriedenstellend auf Materie noch auf Form zurückführen, sie verweist vielmehr auf eine eigene ontologische Dimension. So kann etwas seinem Wesen nach existieren (etwa die →Seele), ohne dass ihm eine materielle Form zukommen muss.

Existenzdenker wie Nietzsche, Kierkegaard, Sartre, de Beauvoir u.a. machten die Existenz-Frage wieder zum philosophischen Problem. Die Frage nach der Existenz verweist auf die Frage nach dem Menschen selbst und wie er in der Welt sein kann. Sie wird so zur existenziellen Frage, der Denker muss sich mit sich selbst abgeben. Kierkegaards Existenz-Analysen gelten vielen als Ausgangspunkt modernen Existenzdenkens und finden sich bei zahlreichen Vertretern aufgenommen und weitergedacht.

Existenz als Möglichkeit

Bezogen auf die menschliche Existenz fallen *essentia* und *existentia* nicht einfach zusammen. Vielmehr muss sich der Mensch erst wesentlich werden. Existenz ist hier als Tätigkeit verstanden (*existere*), als Prozess des Hervortretens und Zu-Eigen-Machens. Existenzdenker unterscheiden daher zwischen eigentlicher und uneigentlicher Existenz, etwa, wenn Heidegger (1963: 12) das „eigens ergriffene Dasein" vom „Man-Selbst" des „alltäglichen Daseins" abhebt. Um im eigentlichen Sinne zu existieren, muss ich aus dem Schlummer meiner Existenzvergessenheit erwachen und mir als einzelner Mensch zu Bewusstsein kommen. Karl Jaspers (1962) hat diesen Vorgang als „Existenzerweckung" beschrieben.

Existenz als Aufgabe

Derart zu Bewusstsein gekommen, finden wir uns vor die Widersprüchlichkeit menschlicher Existenz gestellt, in der wir uns bewahrheiten und bewähren müssen. Somit ist uns unsere Existenz immer schon als Aufgabe anheimgestellt: Wir sind beauftragt, gar „verdammt" (Sartre), wir selbst zu werden, ob wir wollen oder nicht. D.h., die Existenz-Aufgabe, ob nun als Auftrag (Kierkegaard) oder Verdammnis (Sartre) verstanden, verweist uns an die Dimension der →Transzendenz, von der wir uns als Existenz gegeben sind.

Existenz als Selbstvollzug

Sich zu sich selbst in seiner Gesetztheit zu verhalten, macht für Kierkegaard erst eigentliches Existieren aus. Dieser existenzielle Selbstbezug findet sich auch bei Jaspers (1962: 118): „Existenz ist das Selbst, das sich zu sich selbst verhält, und darin sich auf die Macht bezogen weiß, durch die es gesetzt ist." Das meint, Existenz ist wesentlich Selbstvollzug, doch erst im Übergriff auf ihre unendliche Bestimmung „gründet" sich Existenz „transparent" in jener →Macht, die sie gesetzt hat (Kierkegaard 1954: 10). D.h., eigentliches Existieren ist fundamental eingebunden in die spirituelle Dimension des Menschen, von der wir uns empfangen und an der wir uns erhellen.

Existenz-Erhellung

Individuelle Existenz steht daher im Spannungsfeld möglicher Existenzentwürfe. Wir können uns in unserem Dasein ergreifen oder versäumen, unsere Existenzaufgabe annehmen oder ihr ausweichen. Glaubt man der Kritik der Existenzdenker, hat der Mensch viele Ausflüchte ersonnen, um der Beschwerlichkeit eigenen Existierens aus dem Weg zu gehen. Dagegen finden wir uns im Versuch, wesentlich zu existieren, immer auch vor die großen Lebensfragen gestellt, machen →Erfahrungen von Angst, →Zweifel und Verzweiflung, Tod und Scheitern. Für Jaspers sind es gerade diese menschlichen →„Grenzsituationen", in denen sich Existenz am dringlichsten zur Frage stellt, aber auch erwecken und erhellen kann. Erst im Durchgang durch die Tiefen und →leidvollen Momente gelebter Existenz erhellen sich ihr Wesen und →Sinn (Furchert 2012).

Existenz als Mit-Sein

Erhellt sich dem Menschen seine Existenz nur im eigenen Vollzug, bedarf sie doch der „Bestätigung" durch einen anderen Menschen, macht Martin Buber (1982: 164) in seinem dialogischen Ansatz deutlich. Nach ihm tritt das Wesen des Menschen erst in der „lebendigen Beziehung" zu einem anderen hervor. Dieses existenzielle „Mit-Sein" ist besonders in den helfenden Berufen von Bedeutung. Es geht über bloße medizinische oder →therapeutische „Versorgung" hinaus und hat den Menschen in seinem ganzen Dasein im Blick. Spiritual Care und existenzielle →Sorge sind darum wechselseitig aufeinander bezogen. Im Umgang mit Schwerkranken erleben wir, wie die Konfrontation mit der eigenen Sterblichkeit den Kranken in der Gesamtheit seiner Existenz erschüttert, seinen Lebensentwurf in Frage stellt, aber auch zu neuen Daseinsentwürfen aufruft. Existenzielle Begleitung ist darum immer auch geistige Geburtshilfe: Wir geben dem Suchenden nicht vorschnell Antwort, sondern begleiten ihn auf seinem Weg mit, bis sich ihm die Antwort selbst erschließt.

D.h., von existenziellen Dingen können wir nicht sprechen wie der Arzt vom Blinddarm. Vielmehr geschieht existenzielle Kommunikation in der Sphäre des „übertragenen Wortes" (Kierkegaard), ihr Medium ist nicht das Erklären, sondern das Verstehen (Jaspers). Sie nutzt indirekte Sprachmittel wie Bilder, →Symbole oder →Rituale und hat selbst im Miteinander-Schweigen noch ihren Ort. Auch unser wissenschaftlicher Zugang zur Existenz des Menschen muss sich diese Grenze allgemeiner Erklärbarkeit bewusst halten, indem sie das Wissen um die existenziellen Dinge mit dem Verständnis seiner Erhellung im individuellen Selbstvollzug zusammensetzt.

Buber M (1982). Das Problem des Menschen. Heidelberg: Lambert Schneider.

Furchert A (2012) Das Leiden fassen. Freiburg i.Br.: Alber.
Heidegger M (1963) Sein und Zeit. Tübingen: Niemeyer.
Jaspers K (1962) Der philosophische Glaube angesichts der Offenbarung. München: Piper.
Kierkegaard S (1954). Die Krankheit zum Tode (GW, 24 Abt.). Düsseldorf: Diederichs.
Kierkegaard S (1959) Abschließende Unwissenschaftliche Nachschrift zu den Philosophischen Brocken II (GW, 16 Abt.). Düsseldorf: Diederichs.

Almut Furchert

Familie

Der Kreis der Familie kann weit oder eng gefasst werden. Die Familie der antiken Gesellschaft umfasste die gesamte Hausgemeinschaft (griechisch *oikos*) unabhängig vom jeweiligen Verwandtschaftsgrad. Erst in der Neuzeit bildete sich das Verständnis von Familie als der bürgerlichen Kleinfamilie heraus, bestehend aus dem Ehepaar und dessen →Kindern. Im Verlauf des 20. Jahrhunderts versteht sich Familie als Verantwortungsgemeinschaft zweier zusammenlebender Generationen. Dazu zählen Patchwork-Familien (Zweigenerationenhaushalt ohne biologische Verwandtschaftsgrade) ebenso wie das Zusammenleben von erwachsenen Kindern mit ihren „alten" Eltern. Heute wird auch die Wahlfamilie eines Mehrgenerationenhauses oder einer bewusst gestalteten Nachbarschaft zu den familiären Lebensformen gezählt. Deshalb spricht man etwa auch von →pflegenden Angehörigen (Verwandtschaft) und Zugehörigen (Freundinnen und Freunden, Nachbarschaft usw.). Und das durchaus mit Bedacht: Denn ein wesentliches Merkmal von Familien beziehungsweise familiären Lebensformen ist die verbindliche, auf Dauer gestellte (allerdings nicht notwendigerweise unbegrenzte) Übernahme von (wechselseitiger) Verantwortung für die Lebensführung ihrer Mitglieder – ob formell oder informell, ob materiell oder ideell.

Familiäre Beziehungen weisen in der Regel eine hohe Beziehungsdichte auf – ob das die Betroffenen wünschen oder nicht. Oftmals folgen sie der Logik enger Lebensbeziehungen, die die Familienmitglieder durch regen Kontakt, durch die Vertraulichkeit der Gespräche oder durch verlässliche, emotional stark unterlegte Unterstützungsleistungen verbinden (→Bindung). Gerade in der Situation wachsender →Pflegebedürftigkeit und insbesondere in der Phase des Sterbens können solche dichten Lebensbeziehungen nur unzulänglich ersetzt werden. Sie stiften für die Betroffenen ein hohes Maß an Geborgenheit und emotionaler Nähe. Es sind keinesfalls nur ökonomische Gründe, dass in Deutschland über 70% der Bedürftigen von ihren An- und Zugehörigen gepflegt werden. Gerade solche häusliche Pflege ist Beziehungspflege im emphatischen Sinn: Die Unterstützung alltäglicher Verrichtungen wie Körperpflege, Essen und Trinken, Mobilität oder Bewirtschaftung des Haushalts erfolgt inmitten jener Lebensbeziehungen, deren Reichhaltigkeit oftmals über Jahrzehnte gewachsen ist.

Allerdings sind solch enge Hilfebeziehungen keine Selbstverständlichkeit. Sie bedürfen immer wieder selbst der fachlichen, aber auch der sozioemotiven Unterstützung durch ehrenamtliche wie professionelle Begleitung. Schon unter gewöhnlichen Bedingungen können familiäre Beziehungen zu Formen entfremdeter Unterstützung erkalten: einerseits emotionale Distanz, andererseits noch Beistand aus Routine oder aus →Schuldgefühl. Mitunter entwickeln sich familiäre Lebensformen sogar zu einer Form befremdeten Zusammenlebens, das allein aus ökonomischer Notwendigkeit den gemeinsamen Haushalt aufrechterhält. Solche Entfremdungen spiegeln keinesfalls automatisch ein schuldhaftes Versagen der Beteiligten. Im Gegenteil, gerade in den Situationen schwerster Pflegebedürftigkeit oder des Sterbens signalisieren sie lediglich eine Auszehrung oder Überforderung, die pflegenden An- und Zugehörigen nach einer langen Zeit ihres aufopferungsvollen Dienstes für Pflegebedürftige widerfährt. Umso bedeutsamer sind all jene Unterstützungen, die die Pflegebedürftigen wie An- und Zugehörige etwa durch das nachbarschaftliche Netz von *caring communities* wirksam entlasten.

Familien werden bei schwerer Erkrankung oder im Sterben ihrer pflegebedürftigen An- und Zugehörigen oftmals selbst zu Adressatinnen beruflicher oder ehrenamtlicher Begleitung. Sterben ist ein soziales Beziehungsereignis. Es stirbt nicht nur der später Tote. Sondern es ersterben enge Beziehungen, die die Hinterbliebenen mit den Gestorbenen über deren Tod hinaus verbinden. →Trauer erfüllt sie und droht sie zu lähmen. „In der Tat wunderte mich", räumt *Aurelius Augustinus* freimütig seine Ohnmacht über den Verlust eines engen Freundes ein,

> dass andere Sterbliche noch am Leben waren, weil der, den ich wie einen Unsterblichen geliebt hatte, gestorben war, und mehr noch wunderte mich, daß ich, sein zweites Ich, noch leben konnte, obwohl er tot war.

Solche Trauer ist die Antwort auf den entweder kurz bevorstehenden oder gerade zuvor erlittenen Verlust eines nahestehenden →Menschen. Auch Trauer kann verschiedene Formen und Stadien annehmen. Bestenfalls ringt sie sich zur Fähigkeit durch, den Verstorbenen loszulassen, weil er zumindest durch die Kraft der →Erinnerung lebendig bleibt. Auch Trauer ist beziehungsreich; sie lebt in und aus Familien. Ob Verwandtschaft, Freundschaft oder die Gemeinschaft eines Mehrgenerationenhauses, familiäre Lebensformen sind zwar selbst hoch verletzlich, erweisen sich aber in aller Regel als eine essenzielle Quelle von Stabilität und Zuversicht.

Augustinus Aurelius (1989) Bekenntnisse (übers. v. Kurt Flasch). Stuttgart: Reclam.
Kast V (2018) Trauern. Phasen und Chancen des psychischen Prozesses. Freiburg i.Br.: Kreuz.
Lüscher K, Liegle L (2003) Generationenbeziehungen in Familie und Gesellschaft. Konstanz: UVK Verlagsgesellschaft.

Andreas Lob-Hüdepohl

Frömmigkeit

Frömmigkeit (etymologisch von althochdeutsch *fruma*: Nutzen, wohl vermittelt über mittelhochdeutsch *vrümeckeit*: Tüchtigkeit, Tapferkeit) bezeichnet in einer *ersten* Bedeutung eine individuelle Lebenseinstellung, für die typisch ist, dass sie einerseits Distanz herstellt zu Alltagsroutinen, Beschäftigtsein und Ich-Zentriertheit, und andererseits Platz lässt für einen größeren Lebenszusammenhang, von dem man selbst ein Teil ist. Diesen größeren Zusammenhang kann man rational nicht erschöpfend erkennen, sondern sich ihm nur erahnend, meditierend und tastend nähern. Trotz seiner grundsätzlichen Nichtfassbarkeit (in der Sprache der Theologie und Religionsphilosophie: →Transzendenz, →Geheimnis, Bildlosigkeit, auch das Heilige) hat er in Religionsgeschichte und Ethnologie zahllose Ausprägungen gefunden und konkrete Gestalten gehabt. Anthropologische Basis hierfür ist die Erfahrung, im Sprechen, Vorstellen und Handeln über sich selbst hinauswachsen zu können, und die Gewißheit, selbst sterben zu müssen.

Entsprechend sind die wichtigen Sujets der Frömmigkeit: Anerkenntnis, Verehrung, die Bitte um Hilfe in der Not, Versöhnung, das Gelingen der Übergänge im Lebenslauf, Demut, Einverständnis, Vertrauen oder →Klage. Anlässe zu spirituellen Aufbrüchen sind häufig existenzielle Erfahrungen wie Krankheit, Gebrechlichkeit, Geburt, Erfahrung von Liebe, der Verlust nahestehender Menschen, heftige Konflikte sowie kulturell etablierte Rhythmen und Markierungen im gemeinsam erlebten Ablauf der Zeit. Phänomenologisch setzen spirituelle Suchbewegungen dann ein, wenn sich der Mensch als unverdient beschenkt erfahren hat oder das Leben sich nicht an die eigenen Pläne hält.

In einer *zweiten* Bedeutung bezeichnet Frömmigkeit deshalb auch die Gesamtheit der Formen, in denen solche Lebenseinstellungen leibhaftigen und kulturellen Ausdruck gefunden haben, insbesondere also Rituale, gottesdienstliche Feiern, Gebete (→Beten), →Gesten und Rituale (→Krankensalbung) sowie jahreszeitliches religiöses (und bisweilen auch darin integriertes archaisches) Brauchtum.

Im historischen Einflussbereich des Christentums deckten sich diese beiden Bedeutungen von „Frömmigkeit" lange Zeit weitgehend mit dem aus der Geisttheologie der paulinischen Briefe heraus entwickelten Begriff der *Spiritualität* (abgeleitet vom lateinischen *spiritus* als Bezeichnung für den Geist Gottes als Tröster, Beistand und tragende Kraft) für eine geisterfüllte Lebensführung in der Nachfolge Christi. Weil das Leben nach den sog. Evangelischen Räten und in einer regulierten Gemeinschaft traditionell als die „vollkommene" Verwirklichung christlicher Lebensgestaltung gegolten hat, war das Wortfeld „spirituell, Spiritualität" faktisch reserviert für die Theologie der mönchisch-asketischen Lebensform, die Anleitung zu Gebet, Meditation und Kontemplation (→Mystik) und für die Wege der Mystagogie. Auf der Erfahrungsbasis jahrhundertelanger Stile und Praxen der Frömmigkeit gab es auch hier eine enorme Bandbreite von unterschiedlich akzentuierten Spiritualitäten. Durch Erziehung, Bildungsarbeit und Seelsorge und in jüngerer Zeit auch durch Formen der Kombination oder Akkulturation (etwa in der Begegnung mit dem Buddhismus) bekamen und bekommen sie Resonanz auch bei vielen Nicht-Religiösen (also Nicht-Ordensleute, „Laien", Volksfrömmigkeit, geistliche Bewegungen).

Der Begriff von Spiritualität aber, der der Spiritual Care als einem integralen Teil von →Palliative Care zugrunde liegt, anerkennt die spirituelle Dimension als unreduzierbar eigenständig und anthropologisch notwendig neben der physischen, der sozialen und der psychischen. Spiritualität wird im Kontext von Spiritual Care nicht als konfessionell oder religiös gebunden verstanden und soll sich der Konzeption nach an den spirituellen Bedürfnissen des Patienten bzw. der Patientin ausrichten. Deren Wahrnehmung und Berücksichtigung im Zuge der Sorge für die Schwerkranken und Sterbenden ist Aufgabe aller →Gesundheitsberufe im palliativen Team, naheliegender Weise aber besonders der Seelsorgenden. Insofern kommt diesen eine anwaltschaftliche Rolle zu.

Frühwald W (2008) Das Gedächtnis der Frömmigkeit. Religion, Kirche und Literatur in Deutschland vom Barock bis zur Gegenwart. Frankfurt a.M./Leipzig: Verlag der Weltreligionen

Frick E /Roser T (Hg.) (2009) Spiritualität und Medizin. Gemeinsame Sorge für den kranken Menschen. Stuttgart: Kohlhammer

Peng-Keller S (2010) Einführung in die Theologie der Spiritualität. Darmstadt: wbg

Nauer D (2015) Spiritual Care statt Seelsorge. Stuttgart: Kohlhammer

Roser T (²2017) Spiritual Care. Ethische, organisatorische und spirituelle Aspekte der Krankenhausseelsorge. Ein praktisch-theologischer Zugang. Stuttgart: Kohlhammer.

Konrad Hilpert

Gabe

„Gabe" ist die abstrakte Bezeichnung für die menschliche Grunderfahrung, dass Dinge, Verhältnisse, Beziehungen und Interaktionen, die lebensnotwendig sind oder guttun, sich als „gegeben" oder geschenkt erweisen. Insbesondere das eigene Dasein (→Existenz) kann in einem grundsätzlichen Sinn von niemandem selbst gemacht oder erworben werden, sondern ist immer schon empfangen, erhalten oder verdankt. Ebenso ist es unveräußerlich. Darin unterscheidet sich die Gabe vom Tausch, bei dem es wesentlich um die Äquivalenz zwischen einem Gut und einem Preis geht. Bereits der Versuch, etwas, was als Gabe empfangen wird, kaufen zu wollen, würde den Gabecharakter zerstören.

Die Theologie deutet die →Erfahrung unverdienter Gabe und Zuwendung als Gnade und grenzt sie ab von Reziprozitätsverhältnissen, in denen mit einer Gegenleistung gerechnet wird. Moderne Wirtschaftssysteme (→System) funktionieren fast in allen Bereichen, zunehmend auch in Gesundheitswesen, Bildung, Kunst, Freizeit und Unterhaltung, nach der Logik von Tausch, Markt und Setzung eines Rahmens durch Recht. Für die Logik des Gebens, Schenkens, Spendens und Empfangens scheint dabei weder Platz noch Bedarf zu sein. Tatsächlich jedoch spielt diese auch weiterhin eine basale Rolle in den Beziehungen im Nahbereich. Außerdem kann auch die durchrationalisierte Gesellschaft nicht ohne sie auskommen, wenn es um Probleme geht, die →existenzieller Natur sind (→chronische Krankheit, schwerste Erkrankungen, Verlust nahestehender →Personen, Trennungen, psychische Störungen, →Trauer), wenn unerwartet neue Problemgruppen auf den Plan treten (z.B. Flüchtende), bei Katastrophen, beim Umgang mit Randgruppen, aber auch im Rahmen zivilgesellschaftlichen Engagements und bei Initiativen, die auf der Einsicht und der Stiftungsbereitschaft Einzelner beruhen. Das Phänomen der Gabe, seine große Bedeutung für Kultur und Gesellschaft sowie seine Ambivalenzen sind seit Jahrzehnten Thema intensiver Debatten in Philosophie, Sozialwissenschaften und Psychoanalyse.

In Situationen und Konstellationen der Eingeschränktheit und Abhängigkeit im Zusammenhang schwerer Erkrankung oder altersbedingter Gebrechlichkeit kann das Phänomen Gabe in mehrfacher Hinsicht eine zentrale Rolle spielen. Generell kann schon die erlangte Behandlung als Gabe empfunden werden, vor allem dann, wenn Schmerzen gelindert werden, →Heilungsprozesse unterstützt werden und Zuwendung, →Compassion sowie →Sorge erfahren werden. (→Nächstenliebe) Auch die behandlungsbedingte Interaktion zwischen Patienten und einzelnen Akteuren des medizinischen Personals ist eine Situation, in deren Kontext Gaben – materielle wie Geld oder Sachwerte oder immaterielle wie Anerkennung, Gehör, →Dankbarkeit, Lob und Bewunderung – geschenkt bzw. entgegengenommen werden. Schließlich kann die erlebte Situation aber auch Anlass sein, sich in einem grundlegenden (man könnte auch sagen: spirituellen) →Sinn zu vergewissern, dass man sein Leben „umsonst" bekommen und was man im Verlauf seiner →Biografie an guten Gaben erhalten hat. Dass derartige Lebensbilanzen nicht in jedem Fall positiv oder wenigstens ausgeglichen ausfallen, sondern auch schmerzhaft Misslungenes, unbewältigte Konflikte, →Schuld oder auch einen Überschuss an →Leiderfahrung zutage treten lassen und dann auch zu Vorwürfen an den zuteilenden →Gott oder an das →Schicksal führen können, darf nicht verschwiegen oder verdrängt werden. Weil der

Akt des Gebens und die Interpretation der Gabe durch den Empfangenden immer auf verschiedene Personen verteilt sind, verbirgt sich in jeder Gabe ein Potenzial von Missverständnissen, Konflikten und Ambivalenzen: Fürsorge und Zuwendung, die gewährt werden, können auch verdeckte Formen der Ausübung von →Macht oder des Abhängigmachens sein. Und ebenso können Gaben Versuche beinhalten, den Empfänger verpflichten zu wollen und Anrecht auf eine bevorzugte Behandlung haben zu wollen.

Därmann I (2010) Theorien der Gabe zur Einführung. Hamburg: Junius.
Hoffmann V (2013) Skizzen zu einer Theologie der Gabe. Rechtfertigung – Opfer – Eucharistie – Gottes- und Nächstenliebe. Freiburg i.Br.: Herder.
Ricoeur P (2006) Wege der Anerkennung. Erkennen, Wiedererkennen, Anerkanntsein. Frankfurt a.M.: Suhrkamp.
Lintner MM (2006) Eine Ethik des Schenkens. Von einer anthropologischen zu einer theologisch-ethischen Deutung der Gabe. Wien: Lit.
Wolf K (2006) Philosophie der Gabe. Meditationen über die Liebe in der französischen Gegenwartsphilosophie. Stuttgart: Kohlhammer.

Konrad Hilpert

Gefühl

Die Phänomene, die mit dem Begriff „Gefühl" bezeichnet werden, sind vielfältig. Weder in der Alltagssprache noch in der Wissenschaft gibt es eine einheitliche Bestimmung dessen, was mit Gefühl beschrieben werden soll. In der neuzeitlich-westlichen Tradition hat es sich eingebürgert, unter Gefühl etwas zu verstehen, das untrennbar mit einer →leib-körperlichen →Erfahrung verbunden und damit immer an einen partikularen Ort und eine bestimmte →Person gebunden ist. Dagegen ist die vom Gefühl abgegrenzte Vernunft dadurch gekennzeichnet, dass ihre Einsichten und Urteile auch unabhängig von einer bestimmten Konstellation und einem konkreten Träger der Vernunft gültig sind. Während also das Gefühl für Individualität und Subjektivität steht, repräsentiert die Vernunft das Kollektive und die

Objektivität. Emotionale Unmittelbarkeit auf der einen, reflektierte Distanznahme auf der anderen Seite sind weitere Abgrenzungen, die mit der neuzeitlichen Unterscheidung von Gefühl und Vernunft verbunden werden. Dabei lag gerade in der deutschen Tradition der Akzent in Theologie und Philosophie lange auf der Vernunft, wohingegen der vielfältige Bereich des Gefühls nur als das „Andere der Vernunft" und damit in der Regel pejorativ thematisiert wurde.

Eine solche Abgrenzung, die oft auch mit einer Abwertung des Leiblichen verbunden werden konnte, ist allerdings unsachgemäß, zumindest stark verkürzend. Denn bei näherem Hinsehen zeigt sich, dass Gefühle stets eine Kombination von unmittelbar-sinnlichen und reflexiv-distanzierenden Elementen darstellen. Zwar haben Gefühle eine sinnlich-leibliche Komponente, sind aber von bloßen Empfindungen – das direkte Schmerzempfinden etwa, wenn ich mir in den Finger geschnitten habe – dadurch unterschieden, dass sie auch einen intentionalen und repräsentierenden Charakter haben. Gefühle beziehen sich auf etwas, sie bringen etwas zum Ausdruck. So kann das angesprochene Schmerzempfinden eine Reaktion auf eine körperliche Verletzung sein. Als Gefühl richtet sich der Schmerz aber zugleich auf die damit verbundenen Folgerungen, etwa auf die Notwendigkeit, eine geplante Essenseinladung aufgrund der Verletzung absagen zu müssen.

Ähnlich verhält es sich, wenn man das Gefühl nicht mit Empfinden, sondern mit Stimmungen in Verbindung bringt. Eine Stimmung ist ungegenständlich und diffus, ein Gefühl wird daraus erst, wenn die Stimmung mit einem Ziel und einer bestimmten (Handlungs)Vorstellung verbunden wird. Ein Beispiel dafür ist die schlechte Stimmung, in die manche Menschen geraten, wenn der Blutzuckerspiegel zu stark absinkt. Diese Stimmung in ein Gefühl, nämlich des Hungers, zu überführen, ist bereits ein reflexiver Akt.

Was hier an einfachen Beispielen deutlich wird, lässt sich ohne Weiteres auch auf komplexere Situationen, etwa bei einer schweren oder lebensbedrohlichen Erkrankung übertragen: Das Empfinden von Schmerz und die schwankenden Stimmungen im Angesicht der körperlichen Einschränkung verdichten sich in den Gefühlen von Schmerz und Angst (→Leid), deren körperliche Dimension nur einen Teilbereich darstellt. Ein Verständnis von Krankheit, das diese Dimension zum alleinigen Kriterium machen würde, wäre deshalb defizitär – wie es umgekehrt allerdings auch verkürzend wäre, auf die unmittelbare, körperliche Seite zu verzichten. Dementsprechend ist ein Verständnis des →Menschen, das nur das rationale Vernunftwesen herausstellt, ebenso unsachgemäß wie eine Auffassung, die das Eigentliche des Menschen in seiner triebhaften Sinnlichkeit erblickt.

In ihrer Mittelstellung zwischen Sinnlichkeit und Rationalität kommt den Gefühlen für die Lebensführung eine hervorgehobene Bedeutung zu. Gefühle motivieren zum Handeln. Sie sind es auch, die uns vor aller →ethischen Erwägung eine Situation als eine solche wahrnehmen lassen, in der unser Handeln erforderlich ist. Bestimmt man mit Friedrich Schleiermacher Religion primär als ein Gefühl, dann wird deutlich, warum in der Tradition des →Christentums immer wieder davon gesprochen worden ist, dass die Werke der Christen unmittelbar aus dem →Glauben folgen. Das gilt in besonderem Maße für das Gefühl der →Nächstenliebe, das einen Eindruck, der uns beim Anblick des Anderen ergreift, unmittelbar in eine Handlung übersetzt. Wenn in diesen Fällen von Mitgefühl (→Empathie, →Compassion) gesprochen wird, dann bringt das die Eigenart eines solchen aus der Wahrnehmung des Anderen heraus motivierten Handelns zum Ausdruck. Teilen kann man mit dem Anderen nur das Gefühl; der zugrundeliegende Sinneseindruck bleibt, selbst wenn es sich um einen ähnlichen Sachverhalt handelt, mein individueller Eindruck. Ich empfinde nur meinen Schmerz, selbst wenn es ein Nachempfinden der Situation eines anderen ist.

In dieser unhintergehbaren Individualität und seiner starken Motivationskraft liegt zugleich die Problematik des Gefühls: Nur wenn es zu einer reflexiven Vergewisserung kommt, kann genügend Vorsorge getroffen werden, dass Mitgefühl nicht in eine dominierende oder gar bedrängende Übertragung des eigenen Gefühls auf einen anderen darstellt.

Barth, Zarnow C (2015) Theologie der Gefühle. Berlin: De Gruyter.
Landwehr A (2002): Art. Gefühl, moral sense. In: Düwell M, Hübenthal C, Werner MH (Hg.) Handbuch Ethik. Stuttgart: JB Metzler. 360–365.
Merker B (Hg.) (2009) Leben mit Gefühlen. Emotionen, Werte und ihre Kritik. Paderborn: Mentis.

Reiner Anselm

Geheimnis

Im Kontext naturwissenschaftlicher und medizinischer Logik kann „Geheimnis" leicht als Verlegenheitsbegriff erscheinen. Erst recht, weil er in Theologie und Religionsphilosophie als zentraler Begriff verwendet wird. Seit dem 15. Jh. wird Geheimnis als „zum Heim gehörig" gebildet. Das bedeutet: nur dem bekannt und vertraut, mit dem jemand das Heim teilt. Martin Luther wählt „Geheimnis" als Äquivalent für „Mysterion", also für die heiligen Inhalte der christlichen Religion. Ab dem 17. Jh. wird „Geheimnis" vor allem auf den sozialen und politischen Kontext bezogen: was niemand wissen darf außer dem Geheimnisträger oder was als „secretum" dem Geheimsekretär anvertraut ist. Dem entspricht in →ethischer Perspektive die „Vertraulichkeit", die sich in der Pflicht zur Verschwiegenheit z.B. →therapeutischer Berufe wiederfindet. In der Theologie der Neuzeit (Kasper et al. 1995) wurde das Mysterium als *secretum* in intellektualistischer Verkürzung ausgelegt. Danach übersteigt die theologische Wahrheit prinzipiell das Erkenntnisvermögen des →Menschen. Sie ist nur deshalb wissbar und sagbar, weil sie von →Gott geoffenbart ist. Als solche soll sie nach biblischem Verständnis jedoch gerade öffentlich gemacht werden.

Dem gegenüber sind die Geheimlehren von Okkultismus, Spiritismus und einigen →esoterischen Richtungen nur Eingeweihten und Erleuchteten vorbehalten und dürfen nicht weiterverbreitet werden. Im Zuge der Aufklärung und des Aufkommens der objektivierenden Wissenschaften wurde (und wird) alles Geheimnisvolle zwischen Himmel und Erde als Rätsel verstanden. Danach soll alles Unerklärliche als zwar vorläufig nicht geklärt, aber prinzipiell als Rätsel gelöst werden können. Jedes „Mysterium" gilt dann als reine Spekulation. Damit gehen das Alltags-, das naturwissenschaftliche und das religiöse Verständnis notwendig auf unterschiedlichen Spuren.

In spiritueller Perspektive gilt es jedoch, einen Zwischenraum zwischen „prinzipiell erklärbar, weil absolut diesseitig" und „dem Verstand entzogen, weil absolut jenseitig" zu postulieren, will man sowohl dem – negativ gesprochen – Unbestimmbaren und der Unverfügbarkeit, als auch dem – im positiven Sinn – unausschöpfbaren Gehalt und der Bedeutungstiefe menschlicher und welthafter Daseinserfahrung gerecht werden. So taugt das Wort Geheimnis als →Symbolbegriff sehr wohl im Zusammenhang mit der →existenziellen Dimension von →Gesundheit und Krankheit.

1. In einer ersten, anthropologischen Perspektive ist Geheimnis auf den Kern der menschlichen →Person zu beziehen. Der Mensch ist Person mit Lebenserfahrung und -leistung, die sein Ureigenstes sind, deren tiefste Bedeutung aber auch ihm selbst nicht voll erschlossen ist. Für die Helfer im Gesundheitswesen (→Gesundheitsberufe) gilt es also, jedem Menschen, ob gesund oder krank, mehr oder weniger bewusstseinsmächtig, sterbend oder gerade verstorben, den unschätzbaren Reichtum seiner Person zu →glauben und ihm in dieser Perspektive zu begegnen (→Begegnung). Patienten und Angehörige lassen die Helfer an dem Geheimnis ihrer Person und ihrer Identitäts- und Lebensgeschichte auf narrative Weise teilnehmen.

2. In einer zweiten, existenziellen Perspektive steht Geheimnis für die Unergründlichkeit und zugleich →Sinnhaftigkeit menschlicher und welthafter Existenz. Menschen nehmen die positive Verheißung von „Sinn" als Geheimnis – bewusst oder nicht bewusst – in Anspruch, ohne völlig kontrollieren zu können, wie sich „Sinn" in ihrem Leben konkret ereignet.

3. Basierend auf diesem Existenzverständnis kann man in einer dritten, spirituellen Perspektive auch so unheimliche Widerfahrnisse wie →Schicksal, Sterben, Tod und →Trauer außer in ihrer Faktizität als Geheimnis begreifen. So hat Spiritual Care als Intention, Sterbende so

zu begleiten, dass ihr Weg nicht vom →Sinn des Lebens weg, sondern viel mehr auf unaustauschbare Weise tiefer hineinführt. Dann kann der spirituelle Begleiter einen Sterbenden (in einem intensiven Begleit-Prozess) z.B. fragen, ob er sich vorstellen kann, dem Geheimnis auch dieser Lebenszeit zu →vertrauen und es bewohnen zu lernen (Weiher 2008). Diese Sichtweise macht auch für die therapeutischen Behandler und Begleiter Sinn: Sie dürfen Kranke, Sterbende und gerade Verstorbene (!) dem Lebensgeheimnis anvertrauen, das sich zu allen Zeiten vollzieht und dem sie in ihrem Beruf ständig begegnen. Sie müssen dann nicht mit aller →Macht gegen das Unabwendbare kämpfen, sondern können Menschen und alles Unauflösbare an ihrem Schicksal dem „Geheimnis des Lebens" übergeben.

4. In religiöser Perspektive bedeutet Geheimnis, was Religionen und Glaubenssysteme nur symbolisch vermitteln können: ein →transzendentes Mysterium, dem sich alles Leben verdankt und von dem Dasein und Schicksal ihren letzten Sinn bekommen (→Gabe). Nach christlichem Verständnis hat der Mensch zwar keine Macht über den Urgrund allen Daseins, wohl aber Anteil daran, weil das absolute Geheimnis uns ins Vertrauen zieht (Jüngel 1977). So ist es in der Wirklichkeitserfahrung konkret →präsent als deren innerste Qualität und „Melodie". In dieser Theologie (z.B. Rahner 1964; Jüngel 1977) treffen die oben beschriebenen anthropologischen, existenziellen und spirituellen Sichtweisen auf eine weiterführende Interpretation. Sie erfahren in diesem Jenseitshorizont eine Begründung und Vertiefung.

Anders als der schnell als überfordernd oder sogar anmaßend empfundene Begriff „Ganzheit" ist Geheimnis eine Leitidee, die nicht integralistisch und für den totalen Zugriff auf den Menschen missbraucht werden kann. Der Symbolbegriff Geheimnis bekommt seine Bedeutung im Kontext von Gesundheit und Krankheit, wenn man auch dem Unverfügbaren und Geheimnisvollen am Daseinkönnen einen Namen geben und diese Dimension würdigen will und ihr letztlich einen Sinn zutraut. Zugleich entlastet er sowohl die von Krankheit und Sterben primär wie die als Helfer mittelbar Betroffenen von Allmachts- wie von Ohnmachtsvorstellungen. Gerade die Behandler können all ihre Bemühungen um die Erhaltung des Lebens, aber auch ihre Konfrontation mit →Leid und Tod als →Begegnung mit dem Geheimnis des Lebens sehen. Sie berühren in ihrem Beruf das Geheimnis des Menschen und seiner →Existenz und werden davon berührt. Diese Sicht kann bei allen Begegnungen mit dem Sinnlosen über das Funktionelle hinaus den Professionen ein „→Herz" und in ihrem Beruf spirituellen Sinn geben.

Jüngel E (1977) Gott als Geheimnis der Welt. Tübingen: Mohr Siebeck.
Kasper W, Baumgartner K, Bürkle H, Ganzer K, Kertelge K, Korff W, Walter P (Hg.) (1995) Lexikon für Theologie und Kirche. Bd. 4 (1995) Art. Freiburg: Herder. 355–356.
Rahner K (1964) Über den Begriff des Geheimnisses in der katholischen Theologie. In: Rahner K (Hg.) Schriften zur Theologie Bd IV. Einsiedeln: Benziger. 51–99.
Weiher E (2008) Das Geheimnis des Lebens berühren. Spiritualität bei Krankheit, Sterben, Tod. Stuttgart: Kohlhammer.

Erhard Weiher

Gender

Das englische Wort „gender" geht zurück auf lateinisch „genere natus", wörtlich „aus einem Geschlecht (Sippe, →Familie) geboren". Das deutsche Wort „Geschlecht" lehnt sich daran an und bedeutete ursprünglich Herkunft bzw. Zugehörigkeit zu einer bestimmten Familie oder Gruppe. Gender ist im Deutschen ein Anglizismus und wird meist mit „soziales Geschlecht" übersetzt im Unterschied zu „sex" als dem „biologischen Geschlecht".

Der Begriff Gender erhielt vor allem in den Sozialwissenschaften und in der feministischen Forschung Bedeutung. Die gesellschaftliche Geschlechterrolle bzw. die sozialen Geschlechtsmerkmale als das, was in einer Kultur als typisch für ein bestimmtes Geschlecht angesehen wird (z.B. Kleidung, Beruf), bildeten die Basis für Kritik und Eintreten für Gendergerechtigkeit. Immer neu wurde das Verhältnis von Sex und Gender diskutiert, von einer strikten Entgegensetzung von „Sex" (→körperliche Geschlechtsmerkmale) und Gender (Kultur) bis hin zur Ablehnung der Trennung, insofern auch das biologische Geschlecht eine kulturelle Interpretation des Körperlichen beinhalte (Judith Butler). Die Genderperspektive bringt wesentliche Differenzierungen in das Nachdenken über „den" →Menschen ein. Sie zeigt Zusammenhänge mit herrschenden und traditionellen →Machtverhältnissen auf. Geschlecht gehört zu den zentralen Diversitätsmerkmalen.

Gender und Gesundheit(swesen)

Gender-Unterschiede finden sich in allen relevanten →gesundheitsbezogenen Parametern wie Lebenserwartung, gesundheitliche Risikofaktoren, Wahrnehmung und Kommunikation über Symptome, u.a. (Public Health Forum 2019/2). Gender ist eine Kategorie für Gesundheitsforschung und -förderung (z.B. bei der Erforschung von Krankheiten, Arzneimitteln und Therapien). Mit dem Präventionsgesetz 2015 (D) wurde festgelegt, dass geschlechtsspezifische Besonderheiten zu berücksichtigen sind. Die Genderperspektive ist auch berufspolitisch präsent, z.B. unter dem Aspekt der Zuschreibung des „Caring" als traditionell weiblich und im kritischen Blick auf die Interaktionen verschiedener Professionen.

Gender und Spiritual Care

Die Zusammenhänge von Religion/Spiritualität und Gender bringen für Spiritual Care zusätzlich zu den genannten Themenfeldern spezifische gesundheitsrelevante Fragestellungen.

Gender-Unterschiede bei spirituellen →Bedürfnissen
Studien zeigen signifikante Gender-Unterschiede in der Äußerung spiritueller Bedürfnisse, insbesondere bei religiösen (→Gebet, religiöse Zeremonien, Lektüre heiliger Schriften) und →existenziellen Bedürfnissen (Vergebung, →Sinnfindung, Lösung von offenen Angelegenheiten, Reflexion des eigenen Lebens, Gespräch über ein Leben

nach dem Tod), Frauen äußerten diese deutlich öfter als Männer, und zwar in allen erhobenen Altersgruppen und unabhängig vom Gesundheitszustand (Büssing et al. 2018).

Religion und Spiritualität – eine genderspezifische Ressource?
Dass Mädchen und Frauen in der westlichen Welt einen höheren Bezug zu Religion und Spiritualität haben als Männer, zeigt sich auch gesundheitlich. Beispielsweise äußern bei →krebskranken Jugendlichen Mädchen mehr →Hoffnung und spirituelles Wohlbefinden als gleichaltrige Jungen (Hendrick-Ferguson 2006). Auch genderspezifische Unterschiede in der Lebenserwartung beruhen wahrscheinlich primär auf nicht-biologischen Faktoren, sondern u.a. auf den salutogenen Wirkungen von Religion und Spiritualität, von denen Frauen stärker zu profitieren scheinen als Männer. Erklärungsansätze dafür sind, dass Frauen mehr von den günstigen Wirkungen von Religion und Spiritualität überzeugt sind und Religiosität bei ihnen stärker psychosoziale Ressourcen und ein konsequenteres Gesundheitsverhalten aktiviert. Auch reagieren sie physisch intensiver auf religiösspirituelle Einflüsse (Hefti 2012).

Gender-Differenzen in der Spiritual Care-Kompetenz
In der selbst eingeschätzten Spiritual Care-Kompetenz gibt es nach einer ersten Studie in deutschsprachigen Kliniken keine signifikanten geschlechtsassoziierten Unterschiede, jedoch altersassoziierte Unterschiede (Frick et al. 2019).

Einfluss von Religion und Spiritualität auf geschlechtsspezifische Krankheiten und Belastungen
In verschiedenen Religionen gibt es geschlechtsspezifische →Rituale, die teils von gravierender Wirkung auf Gesundheit und Wohlergehen von Menschen sind, wie z.B. die Beschneidung von Frauen. Wertungen von geschlechtsspezifischen biologischen Prozessen (bes. Menstruation) und sexuellen Vollzügen (Intimverkehr) als unrein und entsprechende Reinigungsrituale können in Krankheit und Krise

zur Belastung werden, z.B. in Form eines Reinigungszwanges bei Patientinnen, die unter einer posttraumatischen Belastungsstörung (→Trauma) infolge einer Vergewaltigung →leiden (Kizilhan 2010). Für die Untersuchung von Einflussfaktoren dafür, dass die Pubertät einen Wendepunkt im Gesundheitsgeschehen der Geschlechter markiert (junge Frauen weisen nach der Pubertät signifikant häufiger gesundheitliche Beschwerden auf, während es vorausgehend umgekehrt ist), sollten auch die durch Religion und Spiritualität geprägten →symbolischen Gender-Repräsentationen (z.B. Eva, Hexe, Mythen der Unreinheit) in ihrer schwächenden oder stärkenden Wirkung auf Gesundheit und Selbstwert einbezogen werden.

Für Spiritual Care zeigt sich als Aufgabe und Chance, die salutogene Ressource Religion und Spiritualität offen für alle Geschlechter und zugleich sensibel für geschlechtsspezifische Belastungen und Potenziale einzubringen.

Büssing A, Rodrigues Recchia D, Koenig H, Baumann K, Frick E (2018) Factor structure of the Spiritual Needs Questionnaire (SpNQ) in persons with chronic diseases, elderly and healthy individuals. Religions. doi.org/10.3390/rel9010013 [Epub].
Frick E, Theiss M, Rodrigues Recchia D, Büssing A (2019) Validierung einer deutschsprachigen Skala zur Messung der Spiritual Care Kompetenz. Spiritual Care 8:193-207.
Hefti R (2012) Unterschiede in der Lebenserwartung von Frauen und Männern – welche Rolle spielt die Religiosität? Spiritual Care 2(2):35–47.
Hendricks-Ferguson V (2006) Relationships of age and gender to hope and spiritual well-being among adolescents with cancer. Journal of Pediatric Oncology Nursing 23:189–199.
Kizilhan JI (2010) Trauma und Reinigungszwang. Interaktion von Trauma, Reinigungszwang und religiöser Gebundenheit bei traumatisierten Flüchtlingen – eine vergleichende Studie. Verhaltenstherapie & Verhaltensmedizin 31: 307–322.
Public Health Forum 103 (2019) Geschlecht und Gesundheit 27:93–165.

Lydia Maidl

Gesten

Gesten (von lateinisch *gerere*: sich verhalten und *gestus*: Haltung, Gebärden eines Schauspielers oder Redners) sind →körperliche Ausdrucksformen durch Arme, Hände und Kopfhaltung. Ähnlich wie Mimik (Gesichtsausdruck), Körperhaltung, Bewegungen durch den Raum und Gebärden (Sequenzen von Gesten) können sie Zuwendung oder Abwendung, Nähe oder Distanz ausdrücken und sind insofern Bestandteile eines allgemeinen oder auch gruppenspezifischen Codes, mit dem Menschen in Kombination mit oder auch ohne mündliche Rede miteinander kommunizieren können.

Gesten kommen in der Alltagskommunikation vor und haben hinweisende oder unterstreichende oder koordinierende oder eine innere Einstellung →leibhaftig verdichtende (Kuss, sexuelle Umarmung) oder aber eine ausführlichere sprachliche Mitteilung zeichenhaft abkürzende Funktion. In Theater, →Musik, Tanz, Choreographie und Liturgie sind Gesten →ritualisiert und streng normiert, so dass sie von den professionellen Akteuren eigens erlernt bzw. einstudiert werden müssen und von den Adressaten nur angemessen verstanden werden können, wenn diese auch die →Kompetenz haben, sie zu verstehen. Ihre Beherrschung gilt deshalb als Kunst.

Unter den verschiedenen Gesten nehmen die taktilen (Berührungen) einen besonderen Stellenwert ein, weil sie im Spannungsfeld von größter Nähe und respektvoller Distanz vollzogen werden und deshalb äußerst fragil sind: Sie müssen nach der einen Seite hin vor Übergriffigkeit geschützt werden und nach der anderen hin vor bloßer Inszeniertheit und unverbindlicher Mehrdeutigkeit. Im Falle Schwerkranker und Sterbender kommt hinzu, dass die Situation der medizinischen Behandlung, der →Pflege bzw. der psychosozialen und der →seelsorglichen Begleitung unvermeidlich asymmetrisch ist, so dass Gesten genauso wie gesprochene Sprache verunglücken können, wenn die auf Hilfe angewiesene →Person mit schematischer Routine behandelt oder mit →institutionell vorgehaltenen Ritualen „abgespeist" wird. Auch rituell normierte und aus →Erfahrung bewährte Gesten wie Handauflegung, Kreuzzeichen, Segnungen, Salbungen, →Sakramentenspendung (→Krankensalbung) sollten im Augenblick und in der→existenziellen Situation, in der sie vollzogen werden, authentischer Ausdruck mitmenschlicher und rollenspezifischer Zuwendung und Zeichen der Stärkung sein können.

Besonderes Gewicht kommt Gesten und Mimik in Lebensphasen und Situationen zu, in denen Mitteilungen über mündliche Sprache nicht oder nicht mehr möglich sind, wohl aber noch, vielleicht auch nur fragmentarisch, körpersprachlich kommuniziert werden können. Dafür, dass dies gelingen kann, ist entscheidend, dass Pflegende, Begleitende oder Angehörige die Fähigkeit und den Willen haben, aus der Kenntnis der erlebten Persönlichkeit und dem Wissen um ihre Lebensführung nonverbal Mitgeteiltes zu verstehen. (→Lernen)

Sequeira R (1987) Gottesdienst als menschliche Ausdruckshandlung. In: Meyer HB, auf der Maur H, Fischer B, Häußling AA, Kleinheyer B (Hg.) Gottesdienst der Kirche. Handbuch der Liturgiewissenschaft Bd. 3. Regensburg: Pustet. 3:7–39.
Bieritz K (2004) Liturgik. Berlin: De Gruyter.

Konrad Hilpert

Gesundheitsberufe

Gesundheitsberufe umfassen ein weites Feld; sie reichen von →pflegerischen über →therapeutische und assistive bis zu medizinisch-technischen Berufen. Gelegentlich werden auch ärztliche Tätigkeiten einbezogen. Im Zentrum steht die präventive, kurative und rehabilitative Arbeit mit Patientinnen und Patienten und – fallbezogen – ihren Angehörigen. Auch der →palliative Handlungsbereich zählt definitionsgemäß zu den Gesundheitsberufen. Denn →Gesundheit besteht keinesfalls allein im störungsfreien Ablauf somatischer (→Körper) oder psychischer Prozesse. Ursprünglich bedeutet „gesund" geschwind, kraftvoll, rüstig. Der Arzt und Philosoph Karl Jaspers versteht unter „Gesundheit" die Fähigkeit eines →Menschen, die →Grenzsituationen seines Lebens produktiv bewältigen zu können – Grenzsituationen, die nicht nur physiologische Funktionsabläufe stören, sondern alle Dimensionen des Menschseins betreffen. Solche Grenzsituationen können Menschen zerbrechen, aber auch wachsen lassen. Gesundheit ist also das Vermögen, sich in den bedrohlichen und spannungsreichen Lebenssituationen zu behaupten und darin sein Menschsein zu gestalten. Deshalb nennt der Theologe Karl Barth Gesundheit kurz und bündig „Kraft zum Menschsein". Solche Kraft zum Menschsein zu erlangen ist Inhalt der →Hoffnung der meisten schwer erkrankten und sterbenden Menschen und Gegenstand des Beistands anderer bis in die terminale Phase des Sterbeprozesses hinein.

Bei aller Verschiedenheit sind Gesundheitsberufe in besonderer Weise personen- bzw. patientenzentriert. Das nötigt sie zu einer engen Abstimmung untereinander, zum Ineinandergreifen ihrer je unterschiedlichen Fachlichkeit. In der palliativen Begleitung schwer erkrankter und sterbender Menschen wird dieses Ineinandergreifen von medizinischer, pflegerischer, psychosozialer und spiritueller Arbeit besonders ansichtig. Sodann sind alle Gesundheitsberufe im engen Sinne des Wortes *Sorgearbeit*. →Sorge ist ein Beziehungsbegriff. Er verbindet das Bekümmertsein einer →Person über den (etwa krankheitsbedingt) „besorgniserregenden" Zustand einer anderen Person mit der Aufforderung, für diese andere Person Verantwortung zu übernehmen und die besorgniserregende Gefährdung durch das eigene professionelle Handeln abzuwenden oder wenigstens zu mildern. Sorge dient dem Umsorgten und verschwistert sich mit ihm. Die sog. *Care-Ethik* spricht deshalb vom Dreiklang aus Aufmerksamkeit (*attentiveness*), Verantwortungsübernahme (*responsibility*) und fachlich geschulter Hilfe (*competence*). Sie ergänzt diesen Dreiklang durch das Re-Agieren des Umsorgten.

In jeder Sorgearbeit wirken Professionelle mit den umsorgten Patientinnen und Patienten oder Klientinnen und Klienten zusammen – und beschränkt sich deren Mitwirkung auch nur auf die verbale oder nonverbale Rückmeldung, ob die angebotene Unterstützung als angemessen oder als unangemessen empfunden wird. Das unterstreicht, dass medizinisch-pflegerische Gesundheitsberufe ebenso über eine basale psychosoziale und spirituelle Grundkompetenz verfügen können müssen. Zumindest müssen sie in ihrer Arbeit sensibel sein für die psychosoziale und spirituelle →Bedürftigkeit ihrer Patientinnen und Patienten, auch wenn sie diesbezüglich selbst nicht erschöpfend sprachfähig sein sollten.

Gesundheitsberufe stehen in einer doppelt gewendeten Sorgeverantwortung. An erster Stelle steht natürlich ihre Sorge gegenüber den umsorgten Personen. Allerdings darf darüber nicht die Sorge um sich selbst vernachlässigt werden. Gerade im Kontext palliativer Sorgearbeit sehen sich viele Berufstätige mitunter großen Belastungen ausgesetzt, die ihre eigene psychische und auch spirituelle Verfassung betreffen. Die Begleitung von Menschen in extremen Grenzsituationen ihres Lebens lässt niemanden unberührt. Auf die Dauer drohen Ausbrennen oder Überforderung. Dies kann zu Verkrampfungen führen, in denen die Sorge als *Caring* in ein *Worrying* umkippt. Darunter wäre ein Ausmaß an Sorge zu verstehen, das krampfhaft jede einzelne Maßnahme, jeden einzelnen Schritt einer minutiösen Planung und Kontrolle unterwerfen will – getrieben von der übermächtigen Sorge, nur keinen Fehler zu machen, mehr noch, nur kein einziges Risiko einzugehen. Eine rechtverstandene →Selbstsorge für Gesundheitsberufe bestünde in der Einübung einer professionellen Grundhaltung ernsthafter Gelassenheit. Ernsthaft ist solche Gelassenheit, weil sie empfindlich ist für die Bedürftigkeit und Verletzbarkeit der Patientinnen und Patienten, die sich der fachkundigen Sorge der Professionellen anvertrauen. Gelassen ist solche Ernsthaftigkeit, weil sie um das letztlich Unplanbare und bleibend Fragmentarische aller sorgenden Beziehungsarbeit weiß. Professionell ist solche ernsthafte Gelassenheit, wenn sie diesen Umstand nicht als Einladung zur Nachlässigkeit oder gar Vernachlässigung des Sorgebedürftigen missversteht. →Erschöpfung, Burnout

Gesundheitsberufe.de. (2020) Beruf, Bildung und Karriere in der Gesundheitswirtschaft (online). (Zitierdatum 11.02.2020), abrufbar unter:
    https://gesundheitsberufe.de/berufsbilder
Tronto, JC (1993) Moral boundaries: a political argument for an ethic of care.
    New York: Routledge

Andreas Lob-Hüdepohl

Gesundheit, seelische

Seelische Gesundheit ist positiv definiert im Sinne eines intakten „psychischen Apparats" in objektiver Hinsicht und empfundener Lebenszufriedenheit auf der subjektiven Seite. Seelische Gesundheit ist also nicht gleichzusetzen mit der Abwesenheit seelischer Störungen oder psychischer Krankheiten alleine, es besteht vielmehr ein dimensionaler Zusammenhang. Vorliegende Störungen und definierte Krankheiten bedrohen die seelische Gesundheit zwar, können in einer geglückten Bewältigung aber überwunden werden; andererseits bedeutet auch die Abwesenheit diagnostizierbarer Störungen noch keine volle Gesundheit analog zu der Aussage „Friede ist mehr als die Abwesenheit von Krieg".

Die Befassung mit der seelischen Gesundheit und die →Sorge um sie spielten schon in der antiken Philosophie und Medizin eine bedeutsame Rolle. In der →christlich geprägten Welt im Europa des Mittelalters und der frühen Neuzeit rückte die seelische Gesundheit in die Nähe des Seelenheils und wurde auch spirituell verstanden. Erst in der Aufklärung kam es zu einer stärkeren Differenzierung und einer Unterscheidung →körperlicher, seelischer und spiritueller Gesundheit; damit war die Abkehr von dem vorher ganzheitlichen Menschenbild und Gesundheitsbegriff programmiert. Die Medizin des 19. und 20. Jahrhunderts mit ihrer zeitweilig einseitigen naturwissenschaftlichen Ausrichtung vernachlässigte Aspekte der Gesundheit in Theorie und Praxis zugunsten eines Reparaturmodells von Körper und Psyche des Menschen mit einer einseitigen Sicht von Störungen und Defiziten. Anregungen zu einer Wiederbelebung gesundheitsorientierter Ansätze gab es in der Lebensreformbewegung des frühen 20. Jahrhunderts; verstärkt wurden sie wieder seit den 1970er Jahren aufgegriffen unter Stichworten wie *mental health* oder „Salutogenese", die den älteren Terminus der Psychohygiene ersetzen (Linden & Weig 2009).

Versucht man seelische Gesundheit zu operationalisieren, so kommen Beiträge namhafter Vertreter der Philosophie, Psychologie und der Sozialwissenschaften in den Blick. Größere Verbreitung haben die Definitionsversuche von Sigmund Freud (Gesundheit als Genuss- und Leistungsfähigkeit bzw. Liebes- und Arbeitsfähigkeit), Erich Fromm (Gewinnung der Identität und Überwindung der Selbstentfremdung), Viktor E. Frankl (Die Frage nach dem →Sinn) und Aaron Antonovsky (Kohärenz, Verstehbarkeit, Handhabbarkeit, Sinnhaftigkeit) gewonnen (Becker & Minsel 1982).

Für die wesentlichen Dimensionen, die sich auch in empirischen Studien als Prädiktoren für seelische Funktionsfähigkeit (objektiv) und Lebenszufriedenheit (subjektiv) bewähren, scheint uns der Dreiklang der Bewältigung der drei großen Lebensthemen Glaube, Arbeit und Liebe die beste Beschreibung zu sein. →Glaube meint dabei die Klärung der Fragen nach dem Sinn des Lebens und die Fähigkeit zur Wahrnehmung der spirituellen Dimension, Arbeit umfasst die Fähigkeit zur praktischen Bewältigung des Lebens und Ausfüllung der sozialen Rolle, einschließlich der Berufstätigkeit, aber nicht beschränkt auf diese, Liebe schließlich die Fähigkeit zu tragfähigen und tiefen, zwischenmenschlichen Beziehungen, einschließlich solcher mit dem Charakter der Intimität. Gesundheitspsychologische Studien beschäftigen sich vor allem mit der Frage von Einflussfaktoren auf die seelische Gesundheit, sie zeigen enge Wechselwirkungen zwischen den Dimensionen der körperlichen, der seelischen und der sozialen Gesundheit auf. Einflüsse der Genetik, der Lebensgeschichte sowie der soziokulturellen und sozioökonomischen Rahmenbedingungen werden deutlich und machen die Gesundheitspsychologie zu einer multidisziplinären Aufgabe. Besonderes Augenmerk wurde dabei auch auf die Frage gelegt, wie weit eine stabile seelische Gesundheit, begünstigt durch →vertrauensvolle Beziehungen in der →Kindheit und den Aufbau eines stabilen Selbstwertempfindens sowie angemessener Strategien und Ressourcen zur Bewältigung von Lebensanforderungen, auch die Gefahr vermindern kann, unter belastenden Lebensereignissen zusammenzubrechen bzw. an definierten psychischen Störungen zu erkranken. Diese erhöhte Belastbarkeit bzw. teilweise Immunität gegenüber Krankheiten wird als →„Resilienz" bezeichnet. Stabile seelische Gesundheit erweist sich als ein resilienzfördernder Faktor, allerdings nicht als absolut sicherer Schutz (Knoll et al. 2005).

Ausgehend von dem auf Antonovsky zurückgehenden Konzept der Salutogenese wurde versucht, Strategien und Methoden zu entwickeln, die seelische Gesundheit stärken und wiederherstellen können. Diese Ansätze und Verfahren werden gelegentlich als „Salutotherapie" bezeichnet. Sie verstehen sich als Ergänzung zu den klassischen Behandlungsansätzen in der Medizin und der →Psychotherapie und kommen in der Prävention, der komplexen Behandlung vor allem →chronisch verlaufender Erkrankungen, in der Krisenintervention und in der Rehabilitation zum Einsatz. Bewährt haben sich Verfahren zur Verbesserung des Wohlbefindens, der Resilienz, der Flexibilität und der Reflexion über wichtige Aspekte des eigenen Lebens im Sinne der „Weisheitstherapie", körperorientierte Therapieansätze und sportliche Betätigung sowie Kreativtherapien im Bereich von →Musik, bildender Kunst, Tanz und Literatur. Für die Lebensbereiche Arbeit, Alltagsbewältigung sowie zwischenmenschliche Beziehungen und →Sexualität wurden psycho-edukativ orientierte Programme entwickelt.

Im Kanon der bewährten salutotherapeutischen Ansätze findet sich aber auch unverzichtbar der Bereich „Sinnfindung und Spiritualität" (Linden & Weig 2009). Hier ergibt sich die Verbindung mit dem Ansatz von Spiritual Care: In der Verbindung von gesundheits- und religionspsychologischen Ansätzen wurde der Einfluss von Spiritualität, Religiosität und religiösen Praktiken wie →Beten und →Meditation, auf →Krankheitsbewältigung, Resilienzförderung und Verbesserung der →Lebensqualität vielfältig aufgezeigt. Dabei haben sich auch deutliche Unterschiede hinsichtlich von Religiositätsstilen gezeigt, so dass im Hinblick auf den Ansatz der Salutotherapie eine positive (offene, sich geborgen wissende, freundliche) Glaubenshaltung von eine eher schädlichen (rigiden, „fundamentalistischen") unterschieden werden kann (Bucher 2007).

Becker P, Minsel B (1986) Psychologie der seelischen Gesundheit. 2 Bände. Göttingen: Hogrefe.
Bucher AA (2007) Psychologie der Spiritualität. Handbuch. Weinheim: Beltz.
Knoll N, Scholz U, Rieckmann N (Hg.) (2005) Einführung in die Gesundheitspsychologie. München: Ernst Reinhardt.
Linden M, Weig W (Hg.) (2009) Salutotherapie in Prävention und Rehabilitation. Köln: Deutscher Ärzte-Verlag.

Wolfgang Weig

Glaube(n)

Etymologie: althochdeutsch *gilouben (8. Jh.)*, altenglisch *gelēfan, gelīefan*, (mit anderem Präfix) *belȳfan, belēfan*, englisch *to believe*, ist ein Präfixverb mit Ablaut zu lieb im Sinne von „liebhalten, lieb nennen". Wohl schon vorchristlich war es Bezeichnung für das →vertrauensvolle Verhältnis zwischen →Menschen, sowie zwischen Mensch und →Gott. Aus „jemandem vertrauen in Bezug auf die Wahrheit seiner Aussage" (englisches Synonym *faith*) entwickelt sich „etwas für wahr halten", dann auch „für möglich halten, vermuten, meinen". Die wortgeschichtlich deutlich werdenden Aspekte von „Glauben" sind *belief*: eher kognitive Überzeugungen und Inhalte, und *faith*: eher emotionale Vertrauensbeziehung, z.B. im Adjektiv gläubig. Für die abrahamitischen Religionen →Judentum, →Christentum, →Islam ist der vertrauensvolle Glaube Abrahams ein gemeinsames Fundament:

> Er führte ihn hinaus und sprach: Sieh doch zum Himmel hinauf, und zähl die Sterne, wenn du sie zählen kannst. Und er sprach zu ihm: So zahlreich

werden deine Nachkommen sein. Abram glaubte dem Herrn, und der Herr rechnete es ihm als Gerechtigkeit an (Gen 15,6f).

Im Entstehen und in der Entwicklung des spirituellen Copings können sowohl die *belief*- als auch die *faith*-Aspekte des Glaubens in die Krise geraten: „Gläubige" Menschen beginnen, an ihrem →Kinder-Glauben zu zweifeln, können nicht mehr →beten. Andere entdecken →Gebet, →Klage, →Zweifel als Bestandteile ihres Copings. Die *„faith"*-Dimension des Glaubens kann sich in der →Bindung an Gott oder wichtigen Bezugspersonen manifestieren, entweder in der Kontinuität eines bereits vor der Erkrankung bestehenden tragfähigen Glaubens oder kompensatorisch zum Ausgleich einer Bindungs-Unsicherheit. Ferner können apersonale, nicht auf eine spirituelle Bindungsfigur gerichtete spirituelle Überzeugungen an die Stelle der fehlenden oder als nicht haltgebend erlebten Bindungsfigur treten (Kunsmann-Leutiger et al. 2018). Die häufige Ausblendung des Glaubensbezuges in der Spiritual Care-Diskussion (Walter 1997) steht im Gegensatz zu empirischen Befunden über den Glauben an Gott (oder eine gottähnliche Wirklichkeit) und über vielfältige Formen des Gebets in säkular geprägten Gesellschaften (Büssing 2017). Charakteristisch für diese säkulare Prägung ist die →scham-besetzte Zurückhaltung gegenüber einem expliziten →Transzendenz-Bezug des →Glaubens. Diese Scheu kann durchaus Ausdruck einer tiefen Ehrfurcht sein: „Gott" wird nicht im Gebet angesprochen, sondern mit „höheres Wesen", „etwas Höheres" o.ä. umschrieben („Etwasismus": Boeve 2012; Halík 2014: S8).

Erfahrungsgemäß ist die Formulierung: „Würden Sie sich im weitesten Sinne des Wortes als gläubigen Menschen bezeichnen?" ein für viele Menschen passender „Türöffner" im Rahmen der spirituellen →Anamnese. Im Adjektiv „gläubig" schwingen Aspekte der Sehnsucht nach spiritueller Orientierung mit, auch bei religiös nicht gebundenen →Personen. Wer kranke Menschen in ihrer spirituellen Suche begleitet, tut gut daran, Glauben und →Zweifel, kognitive Überzeugungen *(belief)* und das Ringen um Vertrauen *(faith)* in der jeweiligen Gestalt und in der „Mischung" wahrzunehmen, ohne den

Glauben des anderen Menschen als richtig oder falsch, begründet oder unbegründet zu bewerten. Wenn zwischen kranken Menschen und →Therapeutinnen und Therapeuten ein interpersonaler Glauben (Malkwitz 2003) wächst, dann können auch Fremdheiten und Unvollkommenheiten im Glauben des anderen ausgehalten werden. Der Glauben, wie auch immer formuliert, wird ebenso sprachfähig wie die ihm innewohnende Entwicklungsdynamik.

Boeve L (2012) Unterbrechung und Identität in der pluralistischen Welt von heute und das offene christliche Narrativ. In: Kunz R, Kohli-Reichenbach C (Hg.) Spiritualität im Diskurs – Spiritualitätsforschung in theologischer Perspektive. Zürich: TVZ. 159–177.

Büssing A (2017) Empirische Zugänge zum Beten im Horizont von Krankheit und Gesundheit. In: Peng-Keller S (Hg.) Gebet Resonanzereignis. Annäherungen im Horizont von Spiritual Care. Göttingen: Vandenhock & Ruprecht. 151–181.

Halík T (2014) Spiritualität als Tiefendimension des Religiösen. Spiritual Care 3: S1–S10.

Kunsmann-Leutiger E, Loetz C, Frick E, Petersen Y, Müller JJ (2018) Attachment style and spiritual coping in palliative patients. Journal of Hospice & Palliative Nursing 20:385–391.

Malkwitz L (2003) 'Ich möchte an Sie glauben können!': Das Phänomen ‚Religiosität' in der psychoanalytischen Praxis. Forum der Psychoanalyse 19:343–361.

Walter T (1997) The ideology and organization of spiritual care: three approaches. Palliative Medicine 11:21–30.

Eckhard Frick sj

Gott

In der jüngeren Literatur zu Spiritual Care kommt das Wort „Gott" eher selten vor, obwohl „Gott" in der spirituellen Praxis vieler →Menschen eine zentrale Rolle spielt. In sprachlicher Hinsicht fällt eine genauere Bestimmung schwer. Ist „Gott" als Begriff oder als Name zu verstehen? Wer „Gott" als Begriff versteht, sieht sich mit dem Paradox konfrontiert, eine unbegreifliche Wirklichkeit begrifflich zu fassen und sie damit gerade zu verfehlen. Deshalb schlug Anselm von Canterbury vor, „Gott" in doppelter Weise zu bestimmen: als Wirklichkeit, über die hinaus nichts Größeres gedacht werden kann und die zugleich größer ist als alles, was gedacht werden kann (Anselm 2005). Wer „Gott" als Eigenname versteht, steht vor der Herausforderung, zu erläutern, worauf dieser bezogen ist: Auf einen bestimmten Gott unter vielen Göttern? Und wenn nur auf einen einzigen: Was lässt sich von dieser Wirklichkeit aussagen? Nach Karl Rahner widerspiegelt gerade die schwer fassbare Gestalt des Wortes, was damit gemeint ist: „das ‚Schweigende', das immer da ist und doch immer übersehen, überhört und – weil es alles im Einen und Ganzen sagt – als →Sinnloses übergangen werden kann" (Rahner 1984: 56). Neben Begriff und Eigennamen gibt es, wie Ingolf U. Dalferth bemerkt, noch eine dritte Möglichkeit, „Gott" zu bestimmen: als Index-Wort. „Zeigewörter", zu denen auch die Personalpronomina (ich, du, er...) gehören, haben nicht eine beschreibende, sondern eine orientierende und lokalisierende Funktion. Als Index-Wort verstanden, kann „Gott" dazu dienen, sich in einem Beziehungsgeflecht zu verorten, das ohne dieses Wort gar nicht thematisierbar wäre. So wie wir nicht „ich" oder „du" sagen können, ohne uns in einem Beziehungsraum zu lokalisieren, können wir in diesem Sinne nicht „Gott" sagen, ohne uns selbst zu involvieren.

> Man kann Gott nicht wirklich denken, ohne dabei auch sich selbst in bestimmter Weise zu denken, und umgekehrt. Denn was wäre denn anders, wenn man wüsste, dass und was Gott ist? Wer darauf nicht antwortet: alles, und sich deshalb genötigt sieht, alles neu zu durchdenken, der hat noch nicht begonnen, Gott zu denken (Dalferth 1999: 104).

Die sprachphilosophische Einsicht, dass die Bedeutung eines Worts sich aus seinem Gebrauch ergibt, gilt für „Gott" in besonderer Weise. Seinen Sitz im Leben hat dieses Wort zunächst in Gebetsvollzügen. Die Anrufung Gottes eröffnet das →Gebet. „Gott" anzurufen, bedeutet, in Kontakt zu treten, sich einer Beziehung zu öffnen. Wo nicht über oder von „Gott", sondern zu ihm gesprochen wird, reichert sich das Wort metaphorisch an. „Gott" wird als „Licht" und „Lebensgrund" gepriesen, als „Quelle der Freude" und „Ort der Sicherheit".

Zum religionsübergreifenden metaphorischen Sprachschatz gehört auch, Gott als pneumatische Wirklichkeit zu preisen, als Geistkraft, Wind, Atem (lateinisch: *spiritus*). Damit wird auf die Erfahrbarkeit der göttlichen Wirklichkeit verwiesen. „Gott" erweist sich als dynamische Kraft, die den Menschen durchströmt wie der Atem und ihn erneuert und beflügelt (Peng-Keller 2018). Dieser metaphorischen Matrix entstammt auch das Wort *spiritualitas*, das als „Spiritualität" in die modernen Sprachen und in den Begriff „Spiritual Care" eingegangen ist (Peng-Keller 2019). Der in der Rede von „Spiritualität" anklingende Gottesbezug wird in der jüngeren Spiritual Care-Diskussion oft systematisch ausgeblendet (Walter 1997). Diese mehr oder weniger bewusste Ausklammerung steht in Spannung zum empirischen Befund, dass auch in säkular geprägten Gesellschaften sowohl der →Glaube an Gott (oder eine gottähnliche Wirklichkeit) als auch vielfältige Formen des →Gebets verbreitet sind (Büssing 2017). Die Scheu, in säkularen Settings von und zu Gott zu sprechen, dürfte dabei nicht allein Ausdruck eines gesellschaftlichen Tabus darstellen, sondern auch auf die religiös tradierte Überzeugung zurückzuführen sein, dass der Name an der →Heiligkeit Gottes partizipiert. Zusammen mit Patientinnen und Patienten von und zu Gott zu sprechen, ist in säkularen →Institutionen in der Regel der →seelsorglichen Spiritual Care vorbehalten.

Kontrovers diskutiert wird die Frage, ob es gerechtfertigt sein kann, dass auch →Gesundheitsfachpersonen (in ihrer professionellen Rolle) zusammen mit Patienten →beten (Peng-Keller 2017). Die Frage nach den Möglichkeiten und Grenzen gemeinsamen Gott-Nennens ist insofern eine Schlüsselfrage der aktuellen Spiritual Care Diskussion, als dabei das Verhältnis zwischen →Professionalität und Transprofessionalität ebenso ausgelotet wird wie jenes zwischen Neutralität und Parteilichkeit. Professionelle, die mit Patienten beten, betreten damit nicht nur einen transprofessionellen Raum, sondern verorten sich selbst dadurch innerhalb jenes Beziehungsfelds, das durch „Gott" eröffnet wird.

Anselm von Canterbury (2005) Proslogion/Anrede. Übersetzung, Anmerkungen und Nachwort von R Theis. Stuttgart: Reclam.

Büssing A (2017) Empirische Zugänge zum Beten im Horizont von Krankheit und Gesundheit. In: Peng-Keller S (Hg). Gebet als Resonanzereignis. Annäherungen im Horizont von Spiritual Care. Göttingen: Vandenhoeck & Ruprecht 151–181.

Dalferth IU (1999) Inbegriff oder Index? Zur philosophischen Hermeneutik von ‚Gott'. In: Gestrich C (Hg.) Gott der Philosophen – Gott der Theologen. Zum Gesprächsstand nach der analytischen Wende. Beiheft 199 zur Berliner Theologischen Zeitschrift 16:89–140.

Peng-Keller S (2019) Genealogies of 'spirituality'. An historical analysis of a travelling term. Journal for the Study of Spirituality 9:86–98.

Peng-Keller S (2018) Geistbestimmtes Leben. Zürich: TVZ.

Peng-Keller S (2017) Gebet als Resonanzereignis. Konzeptionelle und ethische Annäherungen im Hinblick auf interprofessionelle Spiritual Care. In: Peng-Keller S (Hg) Gebet als Resonanzereignis. Annäherungen im Horizont von Spiritual Care. Göttingen: Vandenhoeck & Ruprecht 9–25.

Rahner K (1984) Grundkurs des Glaubens. Einführung in den Begriff des Christentums. Freiburg i.Br.: Herder.

Walter T (1997) The ideology and organization of spiritual care. Three approaches. Palliative Medicine 11:21–30.

Simon Peng-Keller

Gottesbild

Gott, der im →Gebet angesprochen wird, begrifflich jedoch nicht zu fassen ist, wird in äußeren Bildern (Gemälde, Skulpturen usw.) und in inneren dargestellt. Das Bilderverbot („Ihr sollt euch keine Götzen machen, euch weder ein Gottesbild noch ein Steinmal aufstellen und in eurem Land keine Steine mit Bildwerken aufrichten, um euch vor ihnen niederzuwerfen; denn ich bin der Herr, euer Gott", Lev 26,1) wird traditionell im Judentum und im Islam eingehalten. Im Christentum bestehen bilderkritische und bilderfreundliche Strömungen nebeneinander.

Tabelle: Gottesbilder

1	Äußeres Gottesbild	Inneres Gottesbild
2	Objektives Gottesbild	Subjektives Gottesbild
3	Bewusstes Gottesbild	Unbewusstes Gottesbild
4	Gesundes Gottesbild	Krankhaftes Gottesbild
5	Orthodoxes (rechtgläubiges) Gottesbild	Häretisches (irrgläubiges) Gottesbild
6	Statisches Gottesbild	Dynamisches Gottesbild
7	Kindliches Gottesbild	Erwachsenes Gottesbild
8	Aktiv gestaltetes Gottesbild	Passiv empfangenes Gottesbild

Während äußere, z.B. künstlerische Gottesdarstellungen objektivierbar und empirisch beschreibbar sind, tragen innere, seelische Gottesbilder (s. Tab.) subjektive Züge (2). Allerdings muss auch der Maler oder Bildhauer von seinen (inneren) Vorstellungen ausgehen. Bevor er ein äußeres Bild skizziert, entwirft, „bildet sich" in seinem Inneren eine Bildidee, die er dann auf das Medium (Papier, Leinwand, den Stein usw.) aufbringt.

Ein kleiner Teil unserer Gottesbilder ist bewusst oder wenigstens bewusstseinsnah (3), zum Beispiel stereotype Vorstellungen von Gott als einem bärtigen alten Mann, von Jesus als einem langhaarigen, freundlichen jüngeren Mann in Sandalen. Der größere Teil unserer Gottesbilder bleibt unbewusst, kann uns durch Träume und Gebet zugänglicher werden. In der Begleitung kann die Frage auftauchen, ob bestimmte Gottesbilder krankhaft (4) oder nicht rechtgläubig (5) sind. Wer andere Menschen begleitet, zum Beispiel in Medizin, Psychotherapie, Seelsorge oder Pflege, sollte die Gottesbilder der Begleiteten nicht kritisieren, normalisieren oder korrigieren, sondern sich mit Wertungen zurückhalten. Gewisse Gottesbilder wirken starr, unveränderlich, statisch (6). Dies können kollektive Stereotype wie der „liebe" Gott oder der strafende Gott sein oder auch verfestigte, emotional aufgeladene Gotteskomplexe aus der Biografie eines Menschen. Für die Entwicklung eines Menschen in →Psychotherapie oder Begleitung kommt viel darauf an, dass ein Prozess in Gang kommen kann, eine dynamische Entwicklung des Gottesbildes. Allerdings wird dieser Prozess kaum nach den Vorstellungen und persönlichen Gottesbildern der Begleiterin oder des Therapeuten ablaufen.

Kindliche Gottesbilder (7) können statisch und fixiert sein, sodass sie in der Begleitung regressiv oder unreif wirken. Auch hier kommt es darauf an, möglichst unbefangen und ohne vorschnelle Wertungen mit den Gottesbildern umzugehen: Zum menschlichen Wachstum gehört es, dass die Gottesbilder sich entwickeln können, dass aber die erste Liebe und Begeisterung ebenso verfügbar bleiben wie frühe Enttäuschungen und Verletzungen.

Gottesbilder im Dialog zwischen Theologie und Psychoanalyse

Der Psychoanalytiker Tilmann Moser (2017) berichtet über seine eigene Entwicklung von der Gottesvergiftung hin zu einem „erträglichen" Gott. Er bietet seinen Patienten einen leeren Thron an, sodass sie zu Gott sprechen und auf den Thron ihre Gottesbilder „projizieren" können. Er wundert sich über seine eigene Wandlung: „Wenn man mich früher gefragt hätte, würde ich es lange Jahre in meinem Beruf für unwahrscheinlich, wenn nicht gar für absurd gehalten haben, eines Tages therapeutische Ermutigung, ja Unterricht im Gebet zu leisten" (113). Auch Carl Gustav Jung beschäftigte sich während seiner Berufstätigkeit als Arzt und Psychotherapeut mit dem Gottesbild. Dazu gehört auch die Spannung zwischen einem theologischen und einem psychotherapeutischen Zugang zum Gottesbild. In der Auseinandersetzung mit dem jüdischen Religionsphilosophen Martin Buber geht Jung davon aus, dass das Gottesbild weitgehend unbewusst ist (siehe oben 3). Als empirischer Wissenschaftler, so Jung, könne er nicht zwischen dem subjektiven Gottesbild und dem objektiv-metaphysischen (2) unterscheiden. Das Gottesbild falle mit einem besonderen Inhalt des Unbewussten zusammen, den er das Selbst nennt. Das kleine empirische Ich als Zentrum unserer bewussten Lebensgestaltung ist ein Leben lang auf das große Selbst bezogen. Jung hielt immer daran fest, dass wir Selbst und Gott nicht identifizieren dürfen. Wegen dieses Vorbehalts, den man in der Theologie das →Geheimnis nennt, spricht Jung vom Gottes*bild*.

Prozesshafter Umgang mit Gottesbildern

Unsere Gottesbilder konstellieren, psychologisch gesprochen, die Ich-Selbst-Achse. Spirituell gesprochen, drückt sich in den Gottesbildern unser →Transzendenzbezug aus. Im Schlaf und Traum können innere Bilder nicht gesteuert werden, oder jedenfalls viel weniger als im Wachbewusstsein. Dem Ausdruck „Bild" haftet oft der Klang des aktiven Handelns an. Besonders im Traum, aber auch im Verlauf der spirituellen →Biografie, gibt es zwar Gottesbilder, die ich aktiv gestalte, herstelle. Darüber hinaus werden Gottesbilder aber auch (passiv) durch Beziehungserfahrungen, v.a. durch →Bindungsmuster geprägt. In der →Krankheitsverarbeitung können Gottesbilder sehr unterschiedlicher emotionaler Tönung auftauchen: strafend, prüfend, belohnend, sadistisch, unterstützend, tröstend usw. In der Begleitung kommt es darauf an, Räume für einen Entwicklungsprozess zu schaffen. Dazu kann auch die Annahme von →Klage, →Aggression und von Fragen (→Theodizee) gehören, auf die die begleitende Person keine Antwort weiß.

Moser T (2017) Raum für die Neuerfahrung Gottes. Spiritual Care 6:111-113.

Eckhard Frick sj

Grenzsituation

Die Grenzsituationen sind eines der zentralen Motive in der Existenzphilosophie des Philosophen und Psychiaters Karl Jaspers. Sie stehen für Ereignisse im Leben jedes →Menschen, in denen er von einem Leben in der Allgemeinheit zur →„Existenz" kommt, der Lebensweise, in der er er selbst ist, individuell und unvergleichbar. Die Grenzsituationen sind klar von alltäglichen Situationen unterschieden, in welchen jeder Mensch immer ist. Situation ist dabei eine „Einschränkung oder [ein] Spielraum" (Jaspers 1932: 202), und zwar sowohl real als auch gedanklich, d.h. sowohl die physischen Umstände in der Umgebung als auch die Meinungen und Ideen der →Personen ergeben eine Situation. In der Menge bilden Situationen die gesamte faktische Wirklichkeit eines Menschen, die er als Teil davon selber nie komplett erfassen kann.

Meistens kann der Mensch Situationen durch sein Handeln verändern oder sie sogar verlassen und sich in eine andere begeben. Ist dies nicht mehr möglich, spricht Karl Jaspers von einer Grenzsituation. Grenzsituationen zeichnen sich dadurch aus, dass sie unabwendbar und endgültig sind. Einmal eingetreten, kann man sie nicht mehr verändern und auch nicht mehr verlassen. „Sie sind wie eine Wand, an die wir stoßen, an der wir scheitern. Sie sind durch uns nicht zu verändern, sondern nur zur Klarheit zu bringen" (Jaspers 1932: 203). Doch eine Wand grenzt etwas ab, und in den Grenzsituationen wird der Mensch auf das Dahinterliegende aufmerksam gemacht. Karl Jaspers bezeichnet dieses Jenseitige als die →Transzendenz. Zwischen der Welt, in der wir das Scheitern erleben, und der Transzendenz ist die Existenz, die Sphäre, in der der einzelne Mensch er selbst ist. Die Grenzsituationen werfen den Menschen auf sich selbst zurück, und keine gesellschaftlichen oder wissenschaftlichen Motive helfen ihm hier. Er kann die Situation nicht verändern, sondern nur für sich annehmen oder ablehnen.

Die Grenzsituationen vereinzeln den Menschen und eröffnen einen Weg zum je eigenen Selbst. Somit eröffnen diese zunächst schrecklichen →Erfahrungen, wie etwa Tod und →Leiden (s.u.), aber auch Möglichkeiten für jeden, der in der Lage ist, diese anzunehmen und →sinnvoll in sein Leben zu integrieren. Im Annehmen der Grenzsituation als endgültig und unveränderlich wird dem Menschen die Grenze klar, und er erreicht die Existenz. Im Verdecken der Grenzsituation, z.B. indem man ihr ausweicht oder sie leugnet, verfehlt der Mensch sich selbst. Wichtig ist für Jaspers, dass ein Mensch, der in der Existenz sein möchte, immer im Verhältnis zur Transzendenz bleiben muss, also eine Balance halten muss. Gelingt dies nicht, verfehlt er sich.

Insgesamt beschreibt Karl Jaspers fünf Grenzsituationen:

1. Geschichtlichkeit: Sie ist die erste Grenzsituation, die gewissermaßen den Rahmen für alle anderen Situationen – Grenzsituationen sowie normale – bildet. Die Geschichtlichkeit ist das „Dass" der Mensch geboren wurde, genauso wie das „Wo", das „Wie" und das „Wann". Der Mensch kann weder Herkunft noch Zeitpunkt seiner Geburt bestimmen, am wenigsten jedoch, dass er geboren wurde. Er wird in das Leben „geworfen". Diese Geworfenheit anzunehmen ist der Weg zum Selbst in der Geschichtlichkeit.

2. Kampf: Jaspers betrachtet Kampf als etwas Unvermeidliches. Er nennt drei Stufen des Kampfs: zunächst den gewaltsamen Kampf ums Dasein, dann den gewaltfreien Kampf im Geiste, den er „Agon" nennt und in dem es um Rang geht, anschließend den liebenden Kampf, der zwischen zwei Menschen in der Existenz stattfindet und in dem sie miteinander jeweils zu sich zu kommen versuchen.

3. →Schuld: Für Karl Jaspers ist die Unterlassung einer Handlung ebenfalls eine Handlung. Da der Mensch immer als Handelnder in Situationen steht, ist es unabwendbar, dass er schuldig wird. Schafft der Mensch es, Verantwortung zu übernehmen für seine Handlungen bzw. für das Unterlassen von Handlungen, findet er sich selbst.

4. Tod: Jaspers unterscheidet beim Tod den Tod einer nahestehenden Person und den eigenen Tod. Da der eigene Tod nicht erfahren werden kann, ist der Tod enger Vertrauter die intensivste Erfahrung des Todes. Stirbt eine sehr vertraute Person, kann gerade ihr Tod noch einmal verdeutlichen, wie wichtig diese →Beziehung war. Nimmt man den Tod dieser Person an, so kann man in der Traurigkeit glücklich sein, weil sie die Wirklichkeit der →Bindung zu dieser Person unterstreicht. Der eigene Tod, der nicht erfahren werden kann, stellt einen Anspruch an das Leben jedes Menschen. In dem Wissen, dass er irgendwann nicht mehr sein wird, will er sein eigenes Leben führen. Wenn der Mensch aus Angst vor dem Tod in die rein faktische Welt flieht, sich ausschließlich um weltliche Dinge sorgt und den Tod zu verdrängen sucht, oder wenn er ins Jenseits flieht und das weltliche Leben als unwichtig im Angesicht des Todes betrachtet, verfehlt er sich. Gerade das rechte Verhältnis beider Seiten macht den gelungenen Umgang mit dem Tod aus. Ein gelungener Umgang mit dem Tod ist ein tapferer.

5. Leiden: →Leiden ist allen Grenzsituationen inhärent. Der gewaltvolle Kampf, Schuld, der Tod des Nächsten und die Tatsache, dass man ungefragt ins Leben geworfen wurde, erzeugen Leiden. Besonders interessant für Spiritual Care ist hier: Wer Leiden zu verdecken oder zu leugnen versucht, leidet noch mehr, als er es ohnehin müsste. Da in jeder Grenzsituation gelitten wird, ist das Ablehnen oder Verdecken einer Grenzsituation nicht nur das Verfehlen des Selbst, sondern eine Ursache von vermehrtem Leiden. Angenommenes Leiden kann sogar als sinnvoll erfahren werden, weil es eine Äußerung der Existenz ist. Wer anerkennt, dass Leiden Teil des Lebens ist, erfährt im Leiden sich selbst und kann sich seiner vergewissern.

Jaspers K (1932) Philosophie II. Berlin: Springer.

Marie Türcke

Haltungen, ethische / Tugenden

Im Unterschied zu einzelnen Handlungen meint „ethische Haltungen" die ethisch lobenswerten Charaktereigenschaften oder Qualitäten der Person, die ihr Handeln in vielen verschiedenartigen Situationen prägen. Zu den Merkmalen von Haltungen gehört, dass sie weder nur einmalig noch bloß gelegentlich wirksam sind, sondern über die einzelnen Handlungen einer Person hinweg eine Konstante bilden, so dass diese von anderen als verlässlich empfunden werden kann. Ein anderes Merkmal besteht darin, dass sie anders als die Eigenschaften und Fähigkeiten, die in einem Menschen schon von seiner naturalen Konstitution her vorhanden sind, erst erlernt und durch Übung so angeeignet werden müssen, dass sie zu festen Haltungen (lateinisch habitus) werden können. Sie wirken darauf hin, dass sie im Handeln der betreffenden Person zum Ausdruck bzw. in einzelnen

Handlungen zur Anwendung gebracht und aktualisiert werden. Insofern sind sie nicht Sets von ganz bestimmten Handlungen, die normative Standards erfüllen, sondern – das ist ein weiteres Merkmal – Dispositionen, die ihren Träger dazu drängen, das, was er tut, auf eine bestimmte, moralisch geschätzte Weise zu tun. Haltungen sind so auch Qualitäten, durch die das vielfältige Handeln einer bestimmten Person Zusammenhalt oder Kohärenz und Konsequenz und damit Profil erhält.

Dass ethische Haltungen im Gegensatz zu den konstitutionellen Anlagen, Fähigkeiten und Eigenschaften erst erworben und wie das Beherrschen einer Sprache oder einer Sportdisziplin vom jeweiligen Subjekt erst erlernt, bestätigt und trainiert werden müssen (→Exerzitien), wird auch in ihrer Bezeichnung zum Ausdruck gebracht: Der ursprünglich aus der Körpersprache stammende und bildlich verwendete, heute hoch im Kurs stehende Begriff der „Haltung" markiert das Festhalten an einer geäußerten Gesinnung oder Einstellung und Widerständigkeit gegenüber Anpassung und Konformität mit anonymen Trends. Der antiquiert klingende und in Pädagogik und Politikwissenschaft wegen seiner immanenten Konventionalität und des Missbrauchs einiger seiner Konkretionen zeitweise stark kritisierte Begriff der „Tugend" (etymologisch von taugen) benennt eine erworbene Tauglichkeit. Die griechischen und lateinischen Entsprechungen arete bzw. virtus heben auf die „Bestheit" bzw. „Stärke" im Sinn von moralischer Exzellenz ab. Das Gegenteil davon, also Schlechtigkeit, Bosheit, moralische Verdorbenheit, wird im Griechischen mit *kakia* und im Lateinischen mit *vitium* benannt; im Deutschen gibt es hierfür das Wort „Laster". In der pluralistischen und individualisierten Gesellschaft werden heute in öffentlichen Debatten idealisierte Haltungen, besonders wenn sie gemeinwohlbezogen sind, vielfach unter die etwas vageren Kategorie der →Werte subsummiert bzw. postuliert.

Die Rede von Haltungen im Zusammenhang moralisch guten Handelns (→Moral/Ethik) zielt auf die Formung der Persönlichkeit, nicht so sehr auf die Richtigkeit und Gutheit bestimmter Handlungen.

Tugendideale sind deshalb im Vergleich zu gesetzlichen Vorschriften allgemein und unbestimmt; sie begnügen sich mit Appellieren und Attraktion, es sei denn, sie werden durch konkrete Vorbild-Personen anschaulich gemacht.

Die Antwort auf die zugrunde liegende Frage, wer jemand sein und wie er bzw. sie leben will, fällt je nach Menschenbild, Gesellschaftsordnung, Standeszugehörigkeit, Berufsfeld, Religion und Kultur unterschiedlich aus. Deshalb gibt es verschiedene Tugendideale, Tugendsysteme und auch Laster-Lehren. In der antiken und christlichen Tradition war das bedeutendste und theoretisch elaborierteste Tugendsystem mit allgemeinem Geltungsanspruch das der sog. Kardinaltugenden (von lateinisch *cardo* Türangel) Klugheit, Gerechtigkeit, Tapferkeit, Mäßigkeit, das seit dem frühen Mittelalter durch die sog. theologischen Tugenden →Glaube, →Hoffnung und Liebe (→Nächstenliebe) aus 1 Kor 13,13 ergänzt wurde.

Im Bereich der Gesundheitsethik wurde die Wichtigkeit bestimmter ethischer Haltungen traditionell vor allem und fast ausschließlich im Hinblick auf die Berufstätigkeit des Arztes betont. Der Fokus auf die Rolle des Arztes wurde jedoch seit der Mitte des 20. Jahrhunderts schrittweise erweitert: zunächst durch die Einbeziehung des ärztlichen Tuns in das Arzt-Patienten-Verhältnis (nicht nur Gewissenhaftigkeit von Diagnostik und Heilbehandlung, sondern auch Respekt, →Empathie, Diskretion bzw. von Seiten des Patienten: Kooperationsbereitschaft, *compliance*, →Dankbarkeit und →Vertrauen), dann durch das Aufkommen eigener Pflegeberufe (nicht nur selbstloses Dienen, sondern auch Fairness, Akzeptanz sowie Anwaltschaftlichkeit für den Patienten), schließlich auch durch die vielfältigen Bemühungen, im Rahmen der Organisation eines Krankenhauses und im Verbund einer Trägerinstitution Kranken, Gebrechlichen, Kindern mit chronischen Krankheiten oder Menschen mit einer Behinderung trotz der asymmetrischen Ausgangskonstellation das Gefühl, in ihrer →Würde geachtet zu werden, und ein Maximum an Heilungschancen (Fürsorge, Nichtschaden, Gerechtigkeit im Partizipieren) und Respektierung ihrer →Autonomie zu sichern (Akzeptanz, Patientenzentrierung, Ausrichtung auf Ganzheitlichkeit, Wahrhaftigkeit und →Hoffnung). So ist die Verständigung über die notwendigen ethischen Haltungen sowie deren Generierung und→Implementierung zu einem zentralen Anliegen von Aus- und Weiterbildung aller →Gesundheitsberufe, von Richtlinien der entsprechenden Professionen und ihrer Organisationen, von Leitbildern der Einrichtungen und ihrer Träger sowie der organisierten Beratungskultur in Gestalt von ständigen Kommissionen und ad-hoc-Konsilen geworden.

Foot Ph (1997): Die Wirklichkeit des Guten. Frankfurt a.M.: Suhrkamp
Borchers D (2001): Die neue Tugendethik – Schritt zurück im Zorn?
 Paderborn: mentis.
Maio G (2012): Mittelpunkt Mensch: Ethik in der Medizin. Stuttgart: Schattauer.
Halbig C (2013): Der Begriff der Tugend und die Grenzen der Tugendethik.
 Frankfurt a.M.: Suhrkamp.

Konrad Hilpert

Heilung, heilen

Das deutsche Adjektiv „heil" bedeutet: ganz, gesund, unversehrt, gerettet, das Substantiv „Heil": Glück, Zufall, Rettung. Heilung kann entweder transitiv gebraucht werden (gesundmachen, althochdeutsch *heilen*) und wird dann im Perfekt mit „haben" konstruiert: „Der Arzt hat den Patienten durch ein Medikament von seiner Krankheit geheilt" oder intransitiv (gesundwerden, althochdeutsch *heilen*), konstruiert mit „sein": Der Muskelriss ist geheilt, es heilt, die Wunde heilt. Von heilen ist das englische *to heal* abgeleitet, verwandt mit *whole* (ganz) und mit *health* (→Gesundheit). Eine andere englische Übersetzung für heilen ist *to cure*, abgeleitet von der romanischen Wurzel (lateinisch *curare*: sich kümmern um). *to cure* kann die Bedeutung →„Seelsorge" haben (*cure of souls*). Die Hauptbedeutung von *to cure* ist jedoch: erfolgreiche medizinische Behandlung, Beseitigung einer Erkrankung.

Aus dem Facettenreichtum von heilen und Heilung ergeben sich unterschiedliche Erwartungen kranker →Menschen und unterschiedliche Therapieziele. Wenn im Folgenden vom „Arzt" die Rede ist, so sind damit alle helfenden Berufe gemeint. Wer krank ist, wird sich primär die Problemlösung durch einen kompetenten Arzt im Sinne von *to cure* wünschen (Beseitigung der Symptome und Ursachen einer Erkrankung, völlige Wiederherstellung der Gesundheit). Aber auch bei der technisch-rationalen Problemlösung gibt es einen Teil der Heilung, der dem Willen von Arzt und Patient entzogen ist: „Es heilen" oder nach der Formulierung des Chirurgen Ambroise Paré: *Je le pansai, Dieu le guarît* (Ich hab's verbunden, →Gott hat's geheilt). Während *to cure* der zur Krankheit passende Begriff ist, gehört *to heal* zum Leiden der ganzen →Person bzw. zu deren Wunsch nach Ganzbleiben/Wieder-ganz-Werden (Hutchinson et al. 2011).

Der Archetyp der Heilung im Sinne von *to cure* wird meist als bewusste Beziehung eines machtlosen Patienten und zu einem kompetenten Arzt verstanden (Linie *a* in Abb.). Der Arzt ist der Experte, der Patient der unwissende Kranke. Beide sind von ihrem gemeinsamen Unbewussten abgeschnitten, d.h. von der gemeinsamen Ressource der Heilung (*b*):

Dem Arzt ist die eigene destruktive, die →Macht missbrauchende und die eigene verwundete Seite unbewusst (*c*). Der Patient weiß weder von seinem „inneren Heiler" noch von seinem „inneren Saboteur". Beide, Arzt und Patient, projizieren eigene unbewusste Anteile auf den anderen: Der Patient sieht Heilungsressourcen, aber auch Heilungshindernisse nur außen, im Arzt (*e*). Der Arzt nimmt das Kranke, Verwundete, aber auch das Destruktive und Traumatisierende nicht bei sich selbst, sondern nur im Patienten wahr (*f*). Der Heilungsarchetyp ist also in doppelter Weise gespalten: Intrapersonal durch das Abgeschnittensein vom Unbewussten und interpersonal dadurch, dass einer nur krank, schwach, ohnmächtig, der andere nur gesund, stark, kompetenter Experte ist. Heilung geschieht durch Überwindung dieser doppelten Spaltung. Gewiss geschehen viele Heilungen im Sinne von *to cure* durch ärztliche →Macht, z.B. durch ein wirksames Medikament. Aber damit „es heilt", muss etwas Weiteres dazukommen, nämlich der Kontakt mit dem Unbewussten. Besonders bei →chronischen Verläufen und in der →palliativen Situation kommt es darauf an, dass eigene Heilungsressourcen beim Patienten mobilisiert und destruktive Heilungswiderstände aufgelöst werden. Arzt und Patient sitzen gleichsam auf einer Wippe und sind miteinander verbunden: Wenn der eine „unten" ist, kann der andere nach „oben". Wenn der Arzt mit der eigenen Tiefendimension in Kontakt kommt: mit den Grenzen der →therapeutischen Macht im Sinne von *to cure*, mit der eigenen Bedürftigkeit und Verletzlichkeit, dann kann der Innere Heiler des Patienten „auftauchen".

Abbildung 1: Archetyp der Heilung (modifiziert nach Frick 2015)

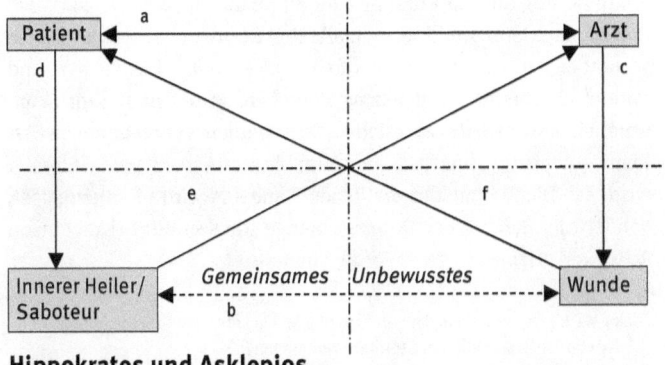

Hippokrates und Asklepios

Die hippokratische Wende zur empirischen Medizin markiert zugleich den Beginn der 2500 Jahre alten Trennung zwischen Gesundheit/Medizin einerseits und Religion/Spiritualität andererseits. Im →Symbol der Doppelschlange zeigt sich nicht nur die Trennung zwischen dem Hippokrates- und dem Asklepios-Aspekt der Heilkunde, historisch zwischen der wissenschaftlichen und der Tempelmedizin und aktuell zwischen dem *to cure* und dem *to heal*. Auch heutige Patienten haben beide Erwartungen, und heutige Ärzte müssen beiden Erwartungen gerecht werden. Was dies konkret heißt, lässt sich an

Virgina Satir angelehnt beschreiben: Vom Standpunkt des Arztes aus gesehen ist der Andere der Patient, der Kontext die Krankheit. Nach Satir blenden die meisten Kommunikationen eines der Felder aus. Wird *Selbst* ausgeblendet (beschwichtigendes „*Placating*"), z.B. beim Überengagement zu Beginn einer beruflichen Laufbahn, so drohen Selbstentwertung, übergroßes Pflichtgefühl und Vernachlässigung eigener →Bedürfnisse. Beim Ausblenden des/der *Anderen* kommt es hingegen zum „*Blaming*" des Patienten oder auch des Teams oder der Vorgesetzten. Sowohl Placating als auch Blaming gehen mit hohem emotionalem Engagement einher. Möglicherweise als Schutz vor emotionaler Überforderung kommt es daher zur Ausblendung von *Selbst* und *Anderem* („*superreasonable*"), d.h. der eigenen Personalität und der des Patienten. Die Folge ist eine einseitig hippokratische Fokussierung auf die Krankheit im Sinne des *to cure*. Versagt auch diese Fokussierung und werden alle drei Segmente ausgeblendet, so kommt es zum „irrelevanten" (*distracting*) Modus. Die für Arzt und Patient gleichermaßen heilsame Vorgehensweise nennt Satir „kongruent": Sowohl *Selbst* als auch *Anderer* werden wahrgenommen (Asklepios-Aspekt), ohne dass der Hippokrates-Aspekt vernachlässigt wird. Die Dichotomie des ärztlichen Handelns wird nicht aufgelöst, sondern im Symbol der Doppelschlange transzendiert (Hutchinson & Brawer 2011) →Pflege, →Sorge, Therapie.

Frick E (2015) Psychosomatische Anthropologie. Ein Lern- und Arbeitsbuch für Unterricht und Studium. Stuttgart: Kohlhammer.

Hutchinson TA, Brawer JR (2011) The challenge of medical dichotomies and the congruent physician-patient relationship in medicine. In: Hutchinson TA (Hg.) Whole person care. New York: Springer. 31–43.

Hutchinson TA, Mount BM, Kearney M (2011) The healing journey. In: Hutchinson TA (Hg.) Whole person care. New York: Springer. 23–30.

Eckhard Frick sj

Herz

Herz bezeichnet das zentrale Organ des →Menschen, dessen unumkehrbarer Ausfall dem Leben ein Ende setzt. Von seinem Funktionieren hängen Lebenkönnen und →Gesundheit maßgeblich ab. Sein Tätigsein, das „Zucken" bzw. rhythmische „Schwingen", ist in vielen indogermanischen Sprachen zur Wurzel der Bezeichnung (griechisch *kardia*, lateinisch *cor*) geworden. Es beginnt bereits im Blastozystenstadium und erlischt erst mit dem Tod. →Chronische Herz-Kreislauf-Krankheiten gehören statistisch zu den häufigsten Todesursachen. Ihre Behandlung ist Gegenstand präventiver, symptombezogener, kurativer und intensivmedizinischer Bemühungen.

Das Herz gehört neben Niere, Auge und Mund, heute auch Gehirn, zu den am stärksten mit →Symbolkraft aufgeladenen menschlichen Organen, was in sprachlichen Metaphern, in Kunst, Mythologie, →Glaube und Volkskultur reichen Niederschlag findet. In der Antike (z.B. bei Aristoteles) galt das Herz als Ursprung der Organe und der Entwicklung des Körpers, im Mittelalter (z.B. bei Augustinus und Hildegard v. Bingen) als Wohnstätte der →Seele, als Inbegriff der Persönlichkeit, als Kraft des Denkens, Fühlens und Wollens. Auch wenn die dazu führenden physiologischen Vorstellungen und Erklärungen jeweils weit auseinandergingen, war ihnen die Überzeugung gemeinsam, dass es das Herz ist, das die vielen Teile des menschlichen Körpers eine Einheit und organische Ganzheit sein lässt. Zugleich galt es als Repräsentant der individuellen →Person, die gelebt und gewirkt hat, was sich über lange Zeit in der in vornehmen →Familien gepflegten Sitte einer eigenen, vom übrigen Leichnam abgetrennten Bestattung des Herzens sichtbar ausgedrückt hat. Auch in der biblischen Tradition spielt das Herz eine wichtige Rolle als empfängliches und zugleich dynamisches Zentralorgan, in dem die typisch menschlichen Gemütsregungen ihre Quelle und ihren Sitz haben, also insbesondere Freude, Güte, →Trauer und Zerschlagenheit, aber auch Barmherzigkeit und Mitgefühl. Das Herz gilt auch als Ort des Verstehens, Überlegens und Sich-Entschließens. Das hörende Herz umfasst nach altorientalischer Auffassung auch das Wissen um Gut und Böse. Im Hebräischen gibt es noch kein Äquivalent für den Abstraktbegriff „Gewissen"; die Funktionen des Gewissens werden in den Texten (z.B. 2 Sam 24,10) jedoch so eindeutig umschrieben, dass spätere Übersetzer ins Griechische, Lateinische und in moderne Fremdsprachen für Herz einfach das jeweilige Wort für Gewissen einsetzen konnten. Das Herz gilt nämlich als das →moralische Entscheidungszentrum, in dem „Gedanken, Worte und Werke" erwogen, geplant und in die Tat umgesetzt werden.

Im Alltagsleben sowie in Kunst und Dichtung ist das Herz eines der wichtigsten Symbole der Liebe. Im Spektrum der Bedeutungen wird es vor allem zur Betonung der Leidenschaftlichkeit, der Spontaneität des Fühlens und der Entstehung einer →Bindung gebraucht. Bindung umschließt sowohl →Erfahrungen des Beglücktseins wie solche des Verwundetseins (→Vulnerabilität) und von Konflikten. In der bildhaften Ausdeutung der in der Passionsgeschichte nach dem Evangelisten Johannes erwähnten Öffnung der Seite des Gekreuzigten seit der Antike, in der Verehrung des Herzens als Ort der Vereinigung mit →Gott in der →Mystik des Hoch- und Spätmittelalters und in Gestalt der von Frankreich ausgehenden Verehrung des Herzens Jesu und des Herzens Marias waren sie für viele Generationen frommer →Christen eine gefühlsbetonte, aber zugleich anschauliche und nachvollziehbare Hilfe zur spirituellen Konzeptionalisierung ihrer eigenen →biografischen und metaphysischen Befindlichkeit.

In der modernen, sich weitgehend als Naturwissenschaft verstehenden Medizin hat sich der Blick auf das Herz als biologisch-physiologische Funktionseinheit und auf die körperlichen Symptome seiner Störung konzentriert. Trotzdem ist das Herz weiterhin und im Kontrast dazu ein sehr ausdrucksstarkes Symbol für die Verletzlichkeit als einer konstitutionellen Befindlichkeit des Menschen geblieben, die in der Gefährdung durch Krankheit und Tod, durch das →Endlichkeitsbewusstsein und die permanente Fragilität von existenziellem Ernst ist und jederzeit konkret erfahren werden kann.

Hoystad OM (2006) Kulturgeschichte des Herzens. Von der Antike bis zur
  Gegenwart. Köln: Böhlau.
Geerlings W, Mügge A (Hg.) (2006) Das Herz. Organ und Metapher. Paderborn:
  Ferdinand Schöningh.
Hilpert K (2014) Die Macht des Herzens. Münchener Theologische Zeitschrift
  65:37–54.

Konrad Hilpert

Hinduismus

Der Begriff Hinduismus leitet sich ab vom Fluss Indus. Das Land jenseits dieses Flusses bezeichneten die Araber als Hindustan. Im 19. Jahrhundert wurden die religiösen Traditionen, die ihren Ursprung im indischen Subkontinent haben und – im Unterschied zu Jainismus, Buddhismus und Sikhismus – die Vedische Offenbarung als autoritativ anerkennen, unter der Bezeichnung Hinduismus zusammengefasst. Der Veda, dessen älteste Teile mindestens 3500 Jahre alt sind, umfasst ein großes Spektrum an Schriften: Hymnensammlungen, Opferritualtexte (Brahmanas) und →mystisch-philosophische Texte (Upanishaden). Diese Texte wurden von der →Priesterkaste (Brahmanen) tradiert und im →Ritual verwendet. Noch heute werden die Söhne der drei oberen Kasten (Priester, Krieger und Bauern/Händler) in den Veda initiiert, wo sie das *Savitṛ Gāyatrī Mantra* (Rigveda 3, 62,10) lernen („Lasst uns den Glanz des Sonnengottes meditieren! Möge er unseren Geist erleuchten!"). Die wichtigsten späteren und bis heute aktuellen Traditionen des Hinduismus sind der Vishnuismus, der Shivaismus und der Shaktismus (Verehrung weiblicher →Gottheiten) mit je eigenen Literaturen und Kultformen. Die verbreitetste Frömmigkeitsform ist die Gottesliebe (*bhakti*), die vor allem auch in rituellen Gottesdiensten (privat oder im Tempel begangen) ausgeübt wird. Die verschiedenen Göttergestalten sind Formen, die das Eine →Göttliche annimmt, um die →Menschen zu sich und damit zum eigenen wahren Wesen des Menschen, seinem „Selbst" (*ātman*), zu führen.

Verbindende Elemente aller indischen Traditionen sind die Karmavorstellung und der →Glaube an Wiedergeburt. Karma bedeutet wörtlich „Handlung" und bezeichnet den Tun-Ergehens-Zusammenhang, der sich über aufeinanderfolgende Verkörperungen hinzieht. Was ein Mensch denkt, spricht und tut, prägt sich in seiner →Seele ein und formt künftiges →Schicksal. Entsprechend ist alles, was einem Menschen geschieht, →Gesundheit oder Krankheit, von früherem Karma bestimmt. Und alles, was er aktuell denkt, spricht und tut, wird sich im zukünftigen Leben auswirken. Der entscheidende Bezug, der die Kette des Karmas durchtrennt, ist jedoch der zum Göttlichen:

> In der Todesstunde mit völlig konzentriertem Denken, geeint durch anbetende Hingabe mittels der Yoga-Kraft, indem er die Lebensenergie zwischen den Augenbrauen vollkommen zusammenzieht, geht er zu diesem Höchsten göttlichen Geist,

sagt Krishna, eine Inkarnation des Gottes Vishnu, in der Bhagavadgītā (8,10, Übersetzung Michael von Brück) vom gotthingegebenen Menschen. Religiöse Praxis (→*yoga*) zielt darauf, den Geist auf Gott hin zu sammeln, Gott in allem zu erkennen und Befreiung (*mokṣa*) von den Fesseln des Karmas zu erlangen. In Gott erkennt der Mensch sein eigenes innerstes Wesen als von derselben Natur wie Gott. Die Bhagavadgītā lehrt dazu die Wege des selbstlosen Tuns (*karmayoga*), der Erkenntnis (*jñānayoga*) und der Gottesliebe (*bhaktiyoga*). Menschen, die diese Gotteserfahrung verwirklicht haben, gelten als →Heilige und fungieren häufig als Gurus (→Lehrer). Der Guru (männlich oder weiblich) spielt für die →Glaubenspraxis eines Hindu oft eine sehr große Rolle. Die →seelsorgliche Begleitung von Hindus bzw. Menschen, die einer hinduistischen Lebenseinstellung nahestehen, wird gut daran tun, den kranken oder sterbenden Menschen auf das spirituelle Ideal der göttlichen Natur des Selbst und die Gnade Gottes bzw. des Gurus/der Gurvī zu verweisen, die ihn/sie auf ihrem Weg helfen und begleiten können.

Halbfass W (2000) Karma und Wiedergeburt im indischen Denken. München: Diederichs.

Malinar (2009) Hinduismus. Göttingen: Vandenhoeck & Ruprecht.
Schlensog S (2006) Der Hinduismus. Glaube, Geschichte. München: Ethos.
von Brück M (2007) Bhagavad Gītā. Der Gesang des Erhabenen. Frankfurt a.M.: Verlag der Weltreligionen.
von Stietencron H (2017) Der Hinduismus. München: C.H. Beck.

Christian Hackbarth-Johnson

Hoffnung

Die Etymologie ist unsicher, vielleicht besteht eine Verwandtschaft mit hüpfen (vor Erwartung aufspringen). Verhoffen (in der Jägersprache über das Wild) bedeutet: stehenbleiben, um zu sichern, sich unruhig umsehen, stutzig werden, und unverhofft: unerwartet, unvermutet, plötzlich, überraschend (15. Jh.). Hoffnung meint demnach: mit Zuversicht erwarten, zuversichtlich →glauben, →Vertrauen in die Zukunft haben.

Die Hoffnung eines kranken →Menschen oder allgemeiner einer →Person A bezüglich eines erhofften Inhalts (p) beinhaltet: 1) A hofft, dass p; 2) A ist unsicher, ob p geschehen wird; 3) A meint, dass p möglich; 4) A wünscht, dass p; 5) A urteilt, dass p in bestimmter Hinsicht gut ist (Nunn 2005). Aus 1) und 2) ergibt sich, dass die Wahrscheinlichkeit von p zwischen 0 und 1 liegt, dass also p weder unmöglich noch 100%ig sicher ist. In diesem Bereich ($0<p<1$) bewegen sich auch ärztliche Prognosen, seien diese subjektive Schätzungen (z.B. aus Anlass der Surprise-Frage: „Wären Sie überrascht, wenn der Patient in den nächsten 12 Monaten stürbe?" Gerlach et al. 2019), oder empirisch gestützte Vorhersagen der Überlebenswahrscheinlichkeit. Das Hoffnungs-p wird dadurch zu einem wichtigen Element der Arzt-Patient-Beziehung wie im folgenden Beispiel: Patientin (nach der operativen Entfernung eines Hirntumors) zum Arzt: „Welche Chancen habe ich? Ich will eine schonungslose Aufklärung!" Arzt (weiß, dass das p ihres 5-Jahre-Überlebens viel näher an 0 als an 1 ist, sieht die Angst in ihren Augen): Überlegt. Patientin: „Was sagt denn die Statistik?"

Arzt: „Die Statistik machen Sie. Wenn Sie diese Krankheit gut bewältigen, helfen Sie nicht nur sich, sondern auch den anderen."

Kleine Hoffnungen und große Hoffnungen

Hoffnungen, die auf ein bestimmtes Objekt gerichtet sind (ich hoffe, dass p) können so stark und erstrebenswert werden, dass sie den seelischen Raum völlig ausfüllen, z.B. die Hoffnung auf Schmerzfreiheit, wieder normal ausscheiden, wieder schlafen zu können. Und doch ist selbst einem kranken Menschen der absolute (objektfreie) Sprachgebrauch „ich hoffe" möglich, wenn die einzelnen p's, so drängend sie sein mögen, transzendiert werden. Die absolute, die große Hoffnung wächst „auf den Ruinen jedes menschlichen Hoffens" (Marcel 1947/1949: 57). Hoffnungsfähigkeit wird lebenslang, von früher →Kindheit an erlernt (Snyder et al. 2005). Bereits der Säugling lernt, dass sein Weinen nicht aussichtslos ist, wenn die →Bindungspersonen prompt, verlässlich, angemessen und damit tröstlich auf ihn eingehen. Ähnlich wie der Disstress des Babys hat auch die Not des kranken →Menschen, ja sogar des Sterbenden, eine Bindungsdimension. Es geht um kleine Hoffnungen, um die kleinen p's →therapeutischer Zuwendung, die aber transzendiert werden durch die Zusage der →Präsenz, auch angesichts des →Zweifels und der →Sinnlosigkeit (Hloucal & Petersen 2017).

Kranke Menschen sprechen häufiger von kleinen Hoffnungen als von der großen Hoffnung. Allerdings geht es in der spirituellen Suche nicht nur um Sinnfindung durch Erreichen einzelner erhoffter/gewünschter Ziele, sondern eher um Bewältigung des Verfehlens solcher Ziele und um das Transzendieren einzelner Hoffnungsobjekte. Über die große Hoffnung wird häufig →symbolisch gesprochen, in Bildern und Vergleichen, wozu auch kleine Hoffnungsobjekte gehören können. Folglich kann es durchaus implizit um die große Hoffnung gehen, wenn ausdrücklich nur von kleinen Hoffnungen die Rede ist.

Frick E (2016) Die kleinen Hoffnungen und die große Hoffnung. In: Maio G (Hg.) Die Kunst des Hoffens. Kranksein zwischen Erschütterung und Neuorientierung. Freiburg i.Br.: Herder. 308–323.

Gerlach C, Goebel S, Weber S, Weber M, Sleeman KE (2019) Space for intuition – the 'Surprise'-Question in haemato-oncology: Qualitative analysis of experiences and perceptions of haematooncologists. Palliative Medicine 33: 531–540.

Hloucal T-M, Petersen Y (2017) Feinfühligkeit als ein bindungsorientiertes Interventionskonzept in Palliative Care. In: Frick E, Vogel RT (Hg.) Den Abschied vom Leben verstehen. Stuttgart: Kohlhammer. 13–29.

Marcel G (1947/1949) Homo viator: Philosophie der Hoffnung. Düsseldorf: Bastion.

Nunn BV (2005) Getting clear what hope is. In: Elliot JA (Hg.) Interdisciplinary perspectives on hope. New York: Nova Science Publishers. 63–77.

Snyder CR, Cheavens JS, Michael ST (2005) Hope theory: History and elaborated model. In: Elliot JA (Hg.) Interdisciplinary perspectives on hope. New York: Nova Science Publishers. 101–118.

Eckhard Frick sj

Hospiz

„Hospitium" ist ein lateinischer Begriff, der in seinem ursprünglichen Verständnis einen gastlichen Ort beschreibt, an dem man ausruhen, sich stärken, gesunden oder auch sterben kann. Entlang der Pilgerrouten, auf denen →Menschen durch die Jahrhunderte auf dem Weg waren, um →Versöhnung, →Heilung und Frieden in ihrem Leben zu finden, wurden von religiösen Gemeinschaften Schutz- und Ruheplätze angeboten. Bis heute gibt es diese Pilgerherbergen, die jedoch mit dem aktuellen Begriff nur den Gedanken des Schutzraumes und der Fürsorge gemeinsam haben. Um 1900 waren es die Sisters of Charity, die in Dublin und London Hospize für arme →chronisch Kranke und Sterbende einrichteten. Im Londoner Hospiz St. Joseph schließlich verband nach dem Zweiten Weltkrieg die Sozialarbeiterin, Krankenschwester und Ärztin Cicely Saunders beste Fürsorge mit den Erkenntnissen der modernen Medizin, insbesondere der Schmerzforschung. Saunders gründete 1967 das erste moderne Hospiz, St. Chris-

topher's Hospice, das bis heute ein internationales Lehr- und Forschungszentrum darstellt. Der deutsche Begriff „Hospiz" beschreibt und verfolgt dieselben Strategien wie →Palliative Care", die von der →WHO als →Sorge um die psychische, körperliche, soziale und spirituell →Lebensqualität von Schwerkranken und ihren Zugehörigen definiert wurde (WHO 2019). Hospize setzen sich also heute für schwerstkranke, sterbende Menschen und deren Zugehörige sowie →trauernde Menschen ein. International setzt sich durch, dass „hospice care" sich auf die letzten Lebensmonate bezieht, während „palliative care" eigentlich bei der Diagnosestellung beginnen sollte (Kelley & Morrison 2015). Freilich erfahren beide Begriffe durch die jeweils nationale Ausgestaltung länderspezifische Konnotationen und Interpretationen; innerhalb Deutschlands geht das noch weiter, da es in den Bundesländern zusätzlich Unterschiede in der Umsetzung gibt, auch wenn bundesweit beide Begriffe gemeinsam benutzt werden.

Der Deutsche Hospiz- und Palliativverband versteht sich als Interessenvertretung und Netzwerk einer Bürgerbewegung.

> Die Grundposition muss lauten, das Leben in seiner Gesamtheit und das Sterben als einen Teil des Lebens zu begreifen und ein Leben – und somit auch ein Sterben – in Würde zu ermöglichen. Dazu gehören größtmögliche →Autonomie bis zuletzt, Schmerzfreiheit und gleichzeitig Geborgenheit in vertrauter Umgebung und im Kreis der Familie und Freunde, professionelle palliativmedizinische und -pflegerische Betreuung sowie verlässliche psychosoziale wie spirituelle Begleitung (Deutscher Hospiz- und PalliativVerband 2019).

Die Herausforderungen Schwerstkranker und ihrer Zugehörigen betreffen physische, psychische, soziale und spirituelle Aspekte, die sich gegenseitig noch verstärken können. Eine umfassende Betreuung sollte deswegen auf die Expertise verschiedener Berufsgruppen zurückgreifen können. Besondere Berücksichtigung soll die Unterstützung für die →Familie, die Angehörigen und Freunde finden, da es im Blick auf das menschliche Leben im Sterben vor allem um das →Abschiednehmen geht. Darüber hinaus geht es um eine enge Zusammenarbeit von Basis- und Spezialversorgung, um eine Absonderung in die →Professionalität und Spezialisierung zu verhindern.

In Deutschland bestehen derzeit 1500 ambulante Hospizdienste. Die Zahl der Ehrenamtlichen wird auf 120 000 geschätzt. Ehrenamtliche Hospizhelferinnen sind ein großer Schatz, da sie eine alltägliche Lebenswelt mit sich bringen, die sich in →achtsamer Mitmenschlichkeit einbringt – nicht als kostengünstiger Ersatz für fachliche und regelmäßige Leistungen. Darin liegt für Patienten und ihre Angehörigen eine wesentliche Hilfe in der letzten Lebensphase. Es sendet ein Signal: „In dieser Gesellschaft bin ich anderen etwas wert – nicht nur wenn ich dafür bezahlen kann." Dieses →Hoffnungselement sollte nicht unterschätzt werden, es geht weit über die konkrete Hilfestellung hinaus. Diese offene Zuwendung ist ein Wesenselement von Spiritual Care, bei der es nicht um Vermittlung von Expertenwissen geht, sondern vor allem um Haltung, Solidarität, achtsames Hören und um wertschätzendes Mitgefühl.

Deutscher Hospiz- und PalliativVerband (2019) Am Ende zählt der Mensch (online). (Zitierdatum 08.10.2019), abrufbar unter https://www.dhpv.de/index.html

Heller A, Pleschberger S, Fink M, Gronemeyer R (2012) Geschichte der Hospizbewegung in Deutschland. Ludwigsburg: Der Hospiz Verlag.

Kelley AS, Morrison RS (2015) Palliative care for the seriously ill. New England Journal of Medicine 373:747–755.

King's College London, Florence Nightingale Faculty of Nursing, Midwifery & Palliative Care (2016) Florence Nightingale & CicelySaunders (online). (Zitierdatum 01.10.2019), abrufbar unter:
https://www.kcl.ac.uk/nmpc/about-us/history

Müller-Busch HC (2014) Die Anfänge – Cicely Saunders. In: Wasner M, Pankofer S (Hg.) Soziale Arbeit in Palliative Care. Ein Handbuch für Studium und Praxis. Stuttgart: Kohlhammer. 35–39.

Müller M (2007) Dem Sterben Leben geben – Die Begleitung sterbender und trauernder Menschen als spiritueller Weg. München: Random House.

Du Boulay S (1984) Cicely Saunders. The founder of the modern hospice movement. London: Hodder & Stoughton.

World Health Organization (2019) Palliative Care (online). (Zitierdatum 01.10.2019), abrufbar unter https://www.who.int/ncds/management/palliative-care/introduction/en/

Josef Raischl

Immanent – transzendent

In der Tradition des Soziologen Niklas Luhmann (1987) werden gesellschaftliche Teilsysteme durch binäre Codes differenziert, die jeweils zwischen einem markierten und einem unmarkierten Bereich unterscheiden. So heißt die Leitdifferenzierung der Wissenschaft wahr/falsch, der Wirtschaft zahlen/nicht zahlen, des Rechts recht/unrecht, der Medizin krank/gesund und der Religion immanent/transzendent. Immanent (von lat. *immanēre*: bleiben) können wir den abgegrenzten Bereich des Bestimm-, Mess- und (in der Medizin:) Behandelbaren nennen, also unsere Welt, so wie wir sie zu kennen meinen. Transzendenz (von lateinisch *transcéndere*: überschreiten) meint hingegen alles, was jenseits der Grenzen der Immanenz liegt, was sich weder bestimmen noch feststellen oder messen lässt (Abb. 2). Transzendenz bezieht sich auf Dinge außerhalb des Gewöhnlichen, Unmittelbaren, Alltäglichen, die zwar keine Objekte der Wissenschaft sind, als *„sacred moments"* jedoch erfahrbar sind (Lomax & Pargament 2011; Riedner 2013).

Abbildung 2: immanent/transzendent als binärer Code des funktionalen Teilsystems Religion

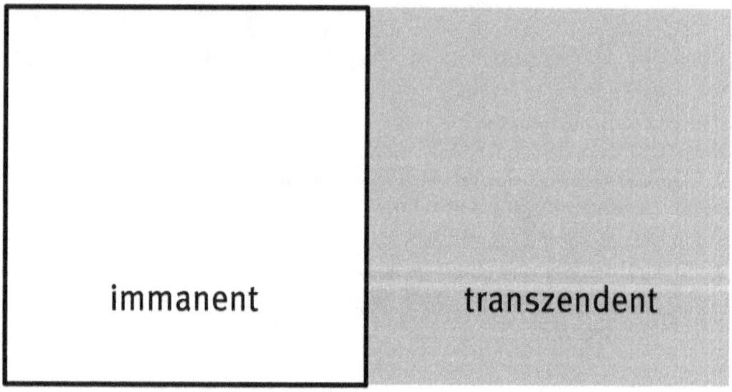

Luhmann zufolge geschieht die Unterscheidung zwischen einem Funktions-→System und einer Umwelt unmittelbar im Vollzugszusammenhang (Beobachtung 1. Ordnung): Wir sondern aus unserer (immanenten) Welt aus, was nicht dazugehört, was also transzendent ist, so wie wir im Rechtssystem das Kriminelle ausgrenzen, oder ins Kunstmuseum nur hängen, was (nach Maßgabe der Kuratorin) als Kunst gilt. Die in der Beobachtung 1. Ordnung vorgenommene Codierung ist „blind" für das jeweils Ausgeschiedene, Unbestimmte. Erst die Beobachtung 2. Ordnung problematisiert dies, reflektiert, dass mit der anfänglichen Codierung Wirklichkeit konstruiert wird, dass eine Leitdifferenzierung gilt. Was nun in der Codierung (Beobachtung 1. Ordnung) als unmarkiert und unbestimmbar ausgesondert wurde, kann gleichwohl ins Innere eines Teilsystems zurückgeholt werden („Re-entry"). In der Rechtsgeschichte war es lange Zeit üblich (und ist es heute noch in einigen Ländern), das Unrecht dadurch auszusondern, dass man die Missetäter tötete. Hingegen geschieht in Gefängnissen Re-entry: Hinter Gittern, Zellentüren, Mauern und Stacheldraht wird ein- und ausgeschlossen, was unrecht ist. Gleichzeitig gibt es in Gefängnissen Besucherzonen und →Begegnungsräume, die „rechtschaffener" Besuch, Anwälte, →Seelsorgende usw. nach entsprechenden Grenz-Kontrollen wieder verlassen können. Re-entry formuliert die Beobachtung 2. Ordnung innerhalb des bestimmbaren Raumes, in diesem Fall mitten im Rechtsstaat.

Religiöse Gebäude (Tempel, Synagogen, Kirchen, Moscheen) und →Institutionen gehören zur Immanenz, wiederholen jedoch durch Re-entry die religiöse Codierung immanent/transzendent innerhalb der Immanenz (Abb.). Dies geschieht durch Markierungen von Grenzen innerhalb dieser Institutionen, z.B. in den Unterscheidungen außen/innen, profan/→sakral, Laien/Klerus usw., durch Stufen, Schranken, Portale, durch den zurückzulegenden Weg zwischen Eingang und dem Ziel oder Mittelpunkt. All diese räumlichen Differenzierungen sind immanent und feststellbar, wiederholen innerhalb der Immanenz die Unterscheidung immanent/transzendent.

Abbildung 3: Religiöse Gebäude und Institutionen wiederholen innerhalb der Institution die Leitcodierung immanent/transzendent

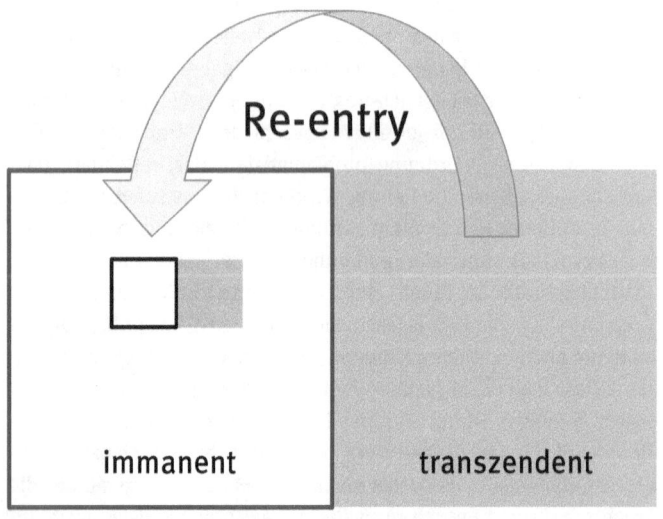

Religiöse Gebäude, Institutionen, Texte und Handlungen greifen also den Transzendenzbezug und damit das Unbestimmte der Transzendenz als bestimmbare, lokalisierbare, in der Immanenz auffindbare Einrichtungen auf. Armin Nassehi (2011: 40) sieht hier eine Möglichkeit, die spirituelle Begleitung von der spezifisch religiösen Begleitung zu unterscheiden:

> Wenn es stimmt, dass das Besondere der religiösen Kommunikation ihr Potenzial ist, sich indirekt zu äußern, das Unsichtbare gerade in seiner Unsichtbarkeit sichtbar zu machen, Unbestimmtheit mit Bestimmtheit vertreten zu können und immanent einen transzendenten Standpunkt einnehmen zu können, ohne die Differenz selbst einzuziehen, dann ist Spiritualität jene Form, die auf noch weniger Bestimmtheit setzt und sich ganz auf die Authentizität des Sprechers verlässt.

So gesehen, ist die Unbestimmtheit eines „demokratisierten" und der Subjektivität des Patienten überlassenen Spiritualitätsbegriffs ein Vorteil für Spiritual Care in Pflege, Medizin und anderen →Gesundheitsberufen. Auch die im Auftrag von Kirchen und anderen Religionsgemeinschaften handelnde Seelsorge kann so (durch Authentizität der Sprechenden) in einen spirituellen Dialog mit Patienten und Patientinnen treten, die „mit Kirche nichts am Hut haben".

Aus theologischer Sicht (Thomas 2006; Karle 2010, 2018) stellt die systemtheoretische Betrachtung von immanent und transzendent eine Außenperspektive dar, sodass →Gott letztlich als transzendenter „Beobachter" der Welt erscheint. Dies macht eine innertheologische Reflexion dringend notwendig, um zu klären, wie Menschwerdung Gottes, Offenbarung, →Mission und spirituelle →Erfahrung in der funktional differenzierten Gesellschaft zu denken sind.

Karle I (2010) Perspektiven der Krankenhausseelsorge. Eine Auseinandersetzung mit dem Konzept des Spiritual Care. Wege zum Menschen 62:537–555.

Karle I (2018) Chancen und Risiken differenter Systemlogiken im Krankenhaus: Perspektiven einer Kooperation von Seelsorge und Spiritual Care. Spiritual Care 7:57–67.

Lomax JW, Pargament KI (2011) Seeking 'sacred moments' in psychotherapy and in life. Psyche en Geloof 22:79–90.

Luhmann N (1987) „Distinctions directrices". In: Soziologische Aufklärung 4: Beiträge zur funktionalen Differenzierung der Gesellschaft. Wiesbaden: VS Verlag für Sozialwissenschaften. 13–31.

Nassehi A (2011) Spiritualität. Ein soziologischer Versuch. In: Frick E, Roser T (Hg.) Spiritualität und Medizin. Gemeinsame Sorge für den kranken Menschen. Stuttgart: Kohlhammer. 35–44.

Riedner C (2013) „Sacred Moments" bei der Sterbebegleitung. Spiritual Care 2(1):55–58.

Thomas G (2006) Kommunikation des Evangeliums – oder: Offenbarung als Re-entry. In: Thomas G, Schüle A (Hg.) Niklas Luhmann und die Theologie. Darmstadt: Wissenschaftliche Buchgesellschaft. 15–32.

Eckhard Frick sj

Implementieren

Implementieren (von lateinisch *implere* – anfüllen, erfüllen) bezeichnet den Prozess, in dem Ideen, Anweisungen oder Regelungen aus einem (meist stärker theoretischen) Bereich in einen anderen (meist handlungsorientierten) Bereich umgesetzt werden.

Eine genuine Implementationsforschung ist, insbesondere im deutschsprachigen Raum, wenig ausgeprägt und bezieht sich vornehmlich auf Fragen der politischen Nutzung wissenschaftlichen Wissens. Für den Bereich der Medizin ist in diesem Zusammenhang bislang insbesondere die Differenz von medizinisch-wissenschaftlichem und professionell-ärztlichem Wissen thematisch geworden. Auch über das Verhältnis von →Pflegeberufen und wissenschaftlichem Wissen gibt es wenig Forschung.

In der Medizin hat die Implementierung wissenschaftlichen Wissens dank der professionellen Doppelverortung von Ärzten in medizinischer Wissenschaft und Krankenbehandlung immer schon und in unterschiedlichen Ausprägungen (jüngst als sog. *evidence based medicine*) eine Rolle gespielt. Im Zuge von Qualitätsdiskussionen, die den gesamten Gesundheitsbereich betreffen, hat sich diese Frage nach der optimalen Anwendung verfügbaren Wissens für die Praxis auf alle →Gesundheitsberufe ausgeweitet und stellt sich für die unterschiedlichen Professionen in je eigenständiger Weise.

Allgemein kann man grob drei verschiedene Fassungen des Problems des Implementierens unterscheiden:

Mit dem Begriff des Transfers verbunden ist erstens die Vorstellung, dass wissenschaftliches Wissen möglichst direkt und ohne Verzerrung auf handlungspraktische Ebene überführt wird. Dabei wird von einem Sender-Empfänger-Modell ausgegangen, bei dem nicht gelingende Übertragung insbesondere auf Rationalitätsdefizite seitens des Empfängers zurückgeführt wird. Dieses Konzept ist veraltet.

Zweitens gibt es die Vorstellung von Implementieren als Transformation, d.h. wissenschaftliches Wissen wird im Prozess der praktischen Aneignung verändert, um sich den Anforderungen der Praxis anzupassen. Diese Perspektive berücksichtigt in stärkerem Maße als die Transfer-Idee die Eigenlogik praktischen Wissens, anstatt diese einfach als defizitär gegenüber wissenschaftlichen Wissensformen anzusehen.

Das dritte Konzept radikalisiert die Einsicht in die Eigenlogik jedweden Wissens, indem es unter Implementieren immer schon die Emergenz einer ganz eigenen, dritten Form von Wissen versteht. Wissen wird dann weder von einer auf die andere Seite übertragen, noch passt sich eine Wissensform der anderen an; vielmehr entsteht aus dem Zusammentreffen zweier Wissensformen etwas für beide Seiten Neues.

Egal, ob man unter Implementieren nun die Wissenstransformation von einer in die andere Form oder die Emergenz einer dritten Form von Wissen versteht, sind zwei systematische Ermöglichungs- bzw. Limitationsbedingungen zu beachten. Es bedarf einerseits Individuen, die sich der spezifischen Eigenarten unterschiedlicher Wissensformen bewusst sind und diese Differenz produktiv zu handhaben vermögen. Andererseits bedarf es auch eines veränderungsbereiten organisatorischen Kontexts, um die auf individueller Ebene implementierten Neuerungen überhaupt wirksam werden zu lassen. (→Lernen)

Diese allgemeinen Betrachtungen zur Frage des Implementierens gelten selbstverständlich auch im Bereich von Spiritual Care; hinzu kommt hier jedoch noch ein weiterer Aspekt, nämlich der der interdisziplinären bzw. interprofessionellen Zusammenarbeit. Diese Konstellation stellt einerseits besondere Herausforderungen für die Frage nach der Möglichkeit und den Bedingungen für das Implementieren, da potenziell jeweils ganz unterschiedliche Disziplinen relevant sind. Wenn für die Behandlung hochkomplexer Patientenfälle nicht mehr nur Medizinisches, sondern auch Pflegewissenschaftliches, Theologisches und Psychologisches relevant ist – und zwar in gewissem Maße für alle beteiligten Berufsgruppen –, stellt sich das Problem des Implementierens verschärft. Auf der anderen Seite kann man jedoch das Konzept von Spiritual Care selbst geradezu als eine

Antwort auf die Problemstellung verstehen. Spiritual Care als Konzept und die davon abgeleiteten handlungspraktischen Formen sind gewissermaßen Übersetzer, Implementierungsagenten, die die Anschlussfähigkeit ganz unterschiedlicher Wissensinhalte und Wissensformate aneinander wahrscheinlicher machen, auf →Organisationsebene wie individuell.

So paradox es klingt: Indem Spiritual Care ganz offensiv mit der Pluralität von Wissen rechnet, und zwar nicht als einem zu heilenden Missstand, sondern als Realität, mit der produktiv umzugehen ist, ist in dem Konzept zumindest potenziell die Möglichkeit gelingenden Implementierens angelegt. Empirische Forschung auf diesem Gebiet beschreibt die Form der interdisziplinären Zusammenarbeit auf dem Gebiet der Palliativmedizin als Co-Kreation von Wissen. Der ganzheitliche Blick auf den jeweiligen Patienten, verstanden als ganze →Person mit biologischen, psychologischen, sozialen und spirituellen →Bedürfnissen, leitet im Gelingensfall die Abstimmung ganz unterschiedlicher Fachleute unter Einbezug unterschiedlichster Wissensformen. Im Rahmen derart konkretisierten Anwendungsbezugs, oft unter der Bedingung hochgradiger Unsicherheit, scheint die wechselseitige Anschlussfähigkeit unterschiedlichster Wissensformen und inhalte höher als in anderen medizinischen Kontexten.

Dewe B (2006) Transfer, Transformation oder Relationierung von Wissen. Theoretische Überlegungen zur berufsbezogenen Wissensforschung. In: Schaeffer D (Hg.) Wissenstransfer in der Pflege. Ergebnisse eines Expertenworkshops, Bielefeld: Institut für Pflegewissenschaft an der Universität Bielefeld. 15–27.

Schmitz C, Atzeni G, Berchtold P (2017) Challenges in interprofessionalism in Swiss health care: the practice of successful interprofessional collaboration as experienced by professionals. Swiss Medical Weekly. doi.org/10.4414/smw.2017.14525 [Epub].

Gina Atzeni

Institution

Unter Institutionen (von lateinisch *institutum* = das Erschaffene, das Unternehmen, die Anordnung) versteht man, insbesondere in den Sozialwissenschaften, kulturell geformte, auf Dauer gestellte Zusammenhänge von relativ ritualisierten und reflexionsarmen Handlungsmustern. Die Übertretung der institutionell vorgesehenen Verhaltensweisen ist dabei i.d.R. mehr oder minder formal sanktioniert. Institutionen sind ein entscheidender Aspekt in der Beantwortung der Frage, wie soziale Ordnung möglich ist. Sie stellen gesellschaftliche Erwartungssicherheit her, indem sie bestimmte (individuelle) Praxen wahrscheinlicher machen als andere. Entsprechend dieser sehr weiten Definition variiert sehr stark, was jeweils genau unter Institution verstanden wird.

In der Literatur lassen sich dabei in grober Unterscheidung zwei Bewertungen von Institutionen finden.

Die eher positive Lesart betont die gesellschaftliche Ordnungsfunktion, individuelle Orientierungsleistung und die sozial integrative Kraft von Institutionen. Insbesondere in der Lesart philosophischer Anthropologie, die vom →Menschen als instinktarmem Wesen ausgeht, wird die Bedeutung von Institutionen als Korrektiv dieses Mangels interpretiert. Institutionen werden hier als ermöglichende, stützende und schützende Struktur, mithin als für den Menschen erst eigentlich lebensermöglichend verstanden.

Die negative Lesart hingegen rückt ins Zentrum, dass die den Institutionen inhärente Herrschaftslogik den Einzelnen einschränkt, bevormundet und entfremdet. Dem Individuum steht damit eine undurchdringliche Struktur mit Zwangscharakter unversöhnlich und unbezwingbar gegenüber.

Die Gemeinsamkeit dieser beiden Blickwinkel ist die strukturgebende Ordnungsleistung.

In der Polarität des Begriffs liegt seine Bedeutung für die Auseinandersetzung mit Themen wie Krankheit, →Leid und Sterben, weil darin systematisch das Spannungsverhältnis von Fürsorge und Freiheit angesprochen ist, das im Kontext von →Sorge oftmals angelegt ist.

Besonders drastisch wird dieses Dilemma im Ansatz der sog. totalen Institution verhandelt. Der US-amerikanische Soziologe Erving Goffman spricht von sog. totalen Institutionen, wenn er beispielsweise Gefängnisse, Kasernen, Arbeitslager, Internate, Klöster, aber eben auch bestimmte Einrichtungen der Krankenbehandlung und -fürsorge im Blick hat. Psychiatrische Anstalten, Sanatorien oder Altersheime etwa fallen für ihn unter diese Kategorie. Von →Organisationen unterscheiden sich diese totalen Institutionen insofern, als sie als „soziale Zwitter" verstanden werden. In ihnen spielt sich einerseits das alltägliche Leben (→Wohnen, Essen, Schlafen, Freizeit etc.) ab, andererseits wird jedoch auch ein bestimmter klassischer Organisationszweck erfüllt (beispielsweise Züchtigung, →Heilung, Ausbildung, Arbeit). Während in der sozialen Welt üblicherweise verschiedene Lebenssphären getrennt voneinander vorkommen, so die Ausbildung einer →Familien-Rolle beispielsweise in Abgrenzung zu der Rolle als Arbeitnehmer, Schüler oder Patient zu sehen ist, fallen in totalen Institutionen alle Rollen eines Individuums gewissermaßen in der Rolle des Insassen zusammen. D.h. totale Institutionen zeichnen sich dadurch aus, dass sie totalen Zugriff auf bzw. Kontrolle über das gesamte Leben und nicht lediglich einzelne Lebensbereiche ausüben. Weit jenseits der mit ihm verbundenen Schlagworte wie Demütigung oder Entmenschlichung kann der systematische Aspekt des Konzepts interessante Reflexionsmöglichkeiten für die Arbeit mit Kranken und Sterbenden in Kontexten wie Pflegeheimen, →Hospizen oder Palliativstationen bieten, die sich häufig mit dem Spannungsfeld von Fürsorge und Bevormundung, Recht auf Versorgung und →Autonomieanspruch befassen muss.

Bedenkenswert ist, dass man gerade im Bereich der Sorge um Schwerkranke und Sterbende im Hinblick auf die Frage der Institution zwei geradezu gegensätzliche und doch komplementäre Bewegungen beobachten kann. Einerseits erfolgt im Zuge der →Palliativ- und Hospizbewegung zweifelsohne eine enorme Aufwertung des

→leidenden und sterbenden Menschen in seiner Subjektivität und Einzigartigkeit. Zugleich wird diese Aufwertung – und es wäre gar nicht anders möglich – →organisatorisch gestützt und zielt, nicht zuletzt in der Idee von Spiritual Care auf eine Totalinklusion des Individuums. Wenn auch mit dem Fokus auf den jeweils Einzelnen und sein Wohlergehen, kann die ganzheitliche Betrachtungsweise von biologischen, psychischen, sozialen und spirituellen Aspekten des menschlichen Lebens auch eine Überforderung darstellen.

Inwiefern hier gerade der Spiritualitätsbegriff bzw. die eher offene oder eher konfessionell geprägte Auslegung des Begriffs eine Rolle spielen, ist eine Frage in der Auseinandersetzung mit den zumindest potenziell totalisierenden Potenzialen von Einrichtungen und wird kontrovers diskutiert. →Organisation, →System

Gehlen A (1961) Mensch und Institutionen. In: Gehlen A (Hg.) Anthropologische Forschung. Zur Selbstbegegnung und Selbstentdeckung des Menschen. Reinbek: Rowohlt. 69–77.

Goffman E (1973) Asyle: Über die soziale Situation psychiatrischer Patienten und anderer Insassen. Frankfurt a.M.: Suhrkamp.

Kohli Reichenbach C (2014) Spiritualität im Care Bereich. Begriffsklärungen zu Palliative Care, Spiritual Care und Spiritualität. In: Noth I (Hg.) Palliative und Spiritual Care. Aktuelle Perspektiven in Medizin und Theologie. Zürich: Theologischer Verlag. 11–22.

Gina Atzeni

Intervention

Interventionen (von lateinisch *intervenire*: dazwischenkommen, dazwischentreten) dienen dazu, aktiv in ein Geschehen oder eine Situation einzugreifen, um ein bestimmtes Ziel zu erreichen. Daher lässt sich der Sprachgebrauch von Interventionen nahezu auf alle Handlungsfelder übertragen. Neben den medizinisch-therapeutischen und (sozial-)pädagogischen Bereichen ist häufig auch von Interventionen im Kontext von Militär und Friedensarbeit oder von →Organisationen die Rede. Interventionen sind immer zielorientierte Maßnahmen, die mit spezifischen Handlungsimpulsen einhergehen, die ganz unterschiedlich moduliert sein können, z.B. Schutz der Zivilbevölkerung, Befreiung einer Geisel oder Schlichten eines Konflikts. In medizinischen, pflegerischen, psychotherapeutischen und psychosozialen Kontexten geht es vor allem darum, physische, psychische oder psychosoziale Zustände, die unerwünscht, unerträglich oder dysfunktional sind, zu verbessern oder gar zu beseitigen und bestenfalls präventiv dafür zu sorgen, dass diese überhaupt nicht auftreten. In der Medizin können Interventionen medikamentös, chirurgisch-operativ oder mithilfe von Apparaturen erfolgen. Interventionen können im Rahmen umfassenderer präventiver, therapeutischer, kurativer oder palliativer Maßnahmen stattfinden oder einzeln eingesetzt werden. Im psychotherapeutischen und psychosozialen Bereich lassen sich je nach theoretischen Ansatz verschiedene Interventionen unterscheiden, etwa systemische, verhaltenstherapeutische, tiefenpsychologische, körperpsychotherapeutische, gestalttherapeutische, sozialarbeiterische u.a.m.

Im Handlungsfeld von Spiritual Care wird neben den physischen, psychischen und sozialen Aspekten insbesondere auf die spirituelle Dimension geachtet, so dass hier auch Interventionen aus →Seelsorge und Spiritual Care zur Anwendung kommen. Angesichts schwerwiegender Diagnosen wie einer lebensbedrohlichen Erkrankung oder des nahenden Todes stellen sich psychosoziale, existenzielle und spirituelle Fragen, die einerseits die anthropologische Fragilität, →Verletzbarkeit und →Endlichkeit des Lebens existenziell erlebbar machen und andererseits aus der konkreten Biografie des Betreffenden (→Biografie, spirituelle) mit dem Fragmentarischen und Verdankten seines Lebens erwachsen. Grundsätzlich orientieren sich die Interventionen dabei an dem Patienten bzw. dem kranken oder sterbenden Menschen. Neben dieser Personenzentrierung geht es maßgeblich um Ressourcenförderung unter Berücksichtigung der relevanten sozialen Umwelt und Beziehungen einerseits sowie der existenziellen und spirituellen Dimension andererseits. Die Interventionen richten sich in der Regel an der aktuellen Befindlichkeit der Person aus und sollen der Verbesserung der Lebensqualität und ihrer Entlastung sowie möglichst auch der Entlastung der Angehörigen dienen. Interventionen lassen sich somit auch als ein Beitrag zur Förderung von →Resilienz und als Ausdruck der Anerkennung der →Würde verstehen.

Im Bereich von Seelsorge und Spiritual Care kann bereits die Realisierung bestimmter Grundhaltungen in der Interaktion und Beziehungsgestaltungen die Qualität einer Intervention haben. Dazu zählen insbesondere mitfühlende →Präsenz (→Empathie, →Compassion), tiefes und achtsames Zuhören, Demut angesichts der Endlichkeit menschlicher Existenz und der Lebensgeschichte von Menschen, Freundlichkeit und Respekt, Mitmenschlichkeit, Aufrichtigkeit und Ehrlichkeit, Wissen um die eigene Begrenztheit sowie eine authentische innere Haltung der Hoffnung, die sich aus religiösen oder spirituellen Sinnressourcen speist.

Wenngleich Interventionen darauf abzielen, die Lebensqualität des Patienten zu verbessern, ist darauf zu achten, dass sie nicht mit Machbarkeitsillusionen oder normativen Vorstellungen und idealisierten Erwartungen an ein gutes bzw. versöhntes Sterben einhergehen, die die Betroffenen, die Angehörigen oder helfenden Personen unter Druck setzen. Vielmehr sollten die Interventionen in eine spirituelle und konzeptionelle Haltung des Gestaltens, Aushaltens und Empfangens im Umgang mit Krankheit, Sterben und Tod eingebettet sein.

Antonovsky A (1997) Salutogenese: Zur Entmystifizierung von Gesundheit.
    Tübingen: dgvt-Verlag.
Baird P (2015) Spiritual Care Intervention. In: Ferrell BR (Hg.) Spiritual, religious, and cultural aspects of care. Oxford: Oxford University Press. 29-46.
Perkins HS (2016) A guide to psychosocial and spiritual care at the end of life.
    New York: Springer.
Raible W (2015) Beistand bis zuletzt: Erfahrungen und Hilfen bei der Begleitung sterbender Menschen, Freiburg: Herder.
Roser T (^{2}2017) Spiritual Care: Der Beitrag von Seelsorge zum Gesundheitswesen.
    Stuttgart: Kohlhammer.

Jochen Sautermeister

Islam

„Islam" ist der Name einer monotheistischen Religion, die in ihrer heutigen Form im 7. Jahrhundert durch die Vermittlung und Verkündigung des Propheten Muhammad entstand. Er versteht sich nicht als eine neue Religion, sondern als Wiederherstellung des ursprünglichen →Gott-→Mensch-Verhältnisses, das durch verschiedene nachfolgende Religionen im Laufe der Jahrtausende viele und entscheidende Veränderungen erfahren hat.

Linguistisch stammt der Begriff aus der Wortwurzel „s-l-m" und bezeichnet im Arabischen u.a. Ergebenheit (*al istislam* u.a.), Frieden-Schließen (*as-salm*) oder →Versöhnung, Friede (*as-silm, as-salam*) (Zaidan 2011). „Islam" lässt sich beschreiben als die bewusste Hingabe an Gott und Ergebenheit ihm gegenüber. In diesem allgemeineren Sinn waren alle Propheten, von Adam bis zu Jesus Christus, sozusagen „Muslime ihrer Zeit" und werden auch im Islam als Propheten anerkannt und verehrt. In einem spezifischeren Sinn und auch in seiner heutigen umgangssprachlichen Bedeutung meint Islam die bewusste Hingabe und Ergebenheit Gott gegenüber, wie sie im *Qur'an* und in der *Sunna*, dem Vorbild des Propheten Muhammad und seiner Lebensweise übermittelt wird. Durch diese starken Bezüge zum Alltagsleben beeinflusst der Islam das Leben der Muslime in vielfältiger Weise, ist aber als Weltreligion auch ausreichend flexibel, um in allen Kulturen Fuß zu fassen und mit ihnen eine enge Verbindung einzugehen.

Zentral ist im Islam die Auffassung des *Touhid*, der Einheit und Einzigartigkeit Gottes, dem die gesamte Schöpfung unterworfen ist. Diese Unterwerfung wird allerdings getragen von seiner wichtigsten Eigenschaft, seiner Barmherzigkeit, die alle Dinge umfasst (*Qur'an 7: 157*), also auch seine strafenden Seiten. Krankheit, →Leiden und Tod sind aus dieser Perspektive Prüfung, Sündenvergebung oder Folge des eigenen Handelns (z.B. bei →Suchterkrankungen), der Aspekt der Strafe fehlt jedoch. Auf der anderen Seite ist der Mensch verpflichtet, mit der Schöpfung sorgsam umzugehen, da er nur ihr Nutznießer ist. Das gilt auch für seine →Gesundheit, so dass er im Fall einer Erkrankung alles tun muss, diese wieder zu gewinnen. Dabei sind die Medizin und der Arzt nur Werkzeuge Gottes, denn „...wenn ich krank bin, so heilt Er mich" (Qur'an 26: 80). Gottes Wirken ist auch hier erste Ursache.

Die Hingabe an Gott und seinen Willen hat unter den Muslimen die Eigenschaft des „sabr" stark befördert. Dieser Begriff bezeichnet sowohl ein stetes und beharrliches Bemühen um die Bewältigung einer schwierigen Lage als auch ein geduldiges Ausharren und Ertragen von Situationen, in denen alle menschliche Anstrengung und →Macht ihr Ende gefunden haben, z.B. bei einer infausten Erkrankung. Doch Gott hat aus seiner Barmherzigkeit den Menschen gleichzeitig zugesichert, keiner →Seele mehr aufzuerlegen, als sie zu tragen vermag (Qur'an 2: 286; 7: 42). Für Muslime bedeutet diese Zusage Gottes einen ungeheuren →Trost und große Stärkung in schwierigen Situationen.

Der beschriebene theologische bzw. religionsrechtliche Rahmen sollte allerdings nicht den Blick auf die Tatsache verstellen, dass Muslime den Umgang mit Krankheit und Verlust im Umfeld ihrer kulturellen Prägung sehr individuell leben und ausfüllen. So wird z.B. Suizidalität sehr häufig auch von Gelehrten als Ausdruck mangelnder →Glaubensstärke verstanden und stark tabuisiert, da nur Gott Leben geben und nehmen darf (→Gabe). Auch bedeutet der fehlende Aspekt der Strafe aus theologischer Sicht nicht, dass z.B. ein →depressiver Patient seine Erkrankung nicht doch als Strafe für einen unzureichenden religiösen Lebenswandel interpretiert. So bleibt die Bewältigung von Krankheit, Leid und Tod letztlich eine ganz persönliche Angelegenheit und wird durch die religiösen Vorschriften allenfalls modelliert. Hieraus erwachsen sowohl Möglichkeiten als auch Probleme für eine →Islamische Seelsorge.

Zaidan A (2011) Al-'aqiidah. Einführung in die limaa-Inhalte. Wien: IBIZ.

Ibrahim Rüschoff

Judentum

Der Begriff Judentum (griechisch *iudaismós*) taucht als solcher erstmals in den Schriften griechisch sprechender Juden aus dem ersten Jahrhundert n.Chr. als Bezeichnung für die Religion des jüdischen Volkes auf. Die hebräische Entsprechung des Begriffs Judentum ist: *Jahadut* und meint sowohl die Religion des jüdischen Volkes als auch die →Glaubens- und Volksgemeinschaft der Juden. Die Bezeichnung *Jahadut* wird in der hebräischen Literatur erst seit dem Mittelalter benutzt. Hebräische Texte aus der Antike und Spätantike kennen diese Bezeichnung nicht. Dort wird statt von Juden oder vom Judentum von den „Nachkommen Israels", bzw. vom „Volk Israel" gesprochen, und wenn von Judentum als Religion des jüdischen Volkes die Rede ist, wird von der geoffenbarten „Lehre", also von der *Torah* gesprochen.

Sowohl der Name des Stammes *Juda* als auch der Name des Königreiches *Jehuda* werden als etymologische Wurzeln der Bezeichnung *Jude(n)* und der Bezeichnung ihrer ethnisch-nationalen und →ethisch-religiösen Entität, also für den Begriff Judentum angesehen.

Seit der talmudischen Zeit versuchten Gelehrte und Denker aller Epochen, das Wesen oder die Essenz des Judentums zu definieren. Die wohl bekannteste „Kurzdefinition" schreibt der Talmud Rabbi Hillel (um 30 v.Chr. bis 9 n.Chr.) zu. Ein Nichtjude, der zum Judentum konvertieren wollte, fragte Hillel, ob er ihm in der kurzen Zeit, in der er auf nur einem Bein stehen könne, die Lehre des Judentums erklären könne. Hillel antwortet: „Was dir nicht lieb ist, das tue auch deinem Nächsten nicht. Das ist die ganze Torah. Alles andere ist nur die Erläuterung: geh und lerne sie" (Babylonischer Talmud, Traktat Schabbat, 31a).

Im Mittelalter wuchs im Judentum (nicht anders als in den beiden anderen geoffenbarten Religionen) das →Bedürfnis, systematisch Glaubensgrundsätze abzufassen und damit auch die Unterschiede zu den anderen Religionen zu formulieren. Gerade die Gegensätze zwischen Judentum und →Christentum spielten schon seit dem ersten Jahrhundert eine nicht zu unterschätzende und kohäsionsfördernde Rolle für die Entwicklung der jüdischen Gemeinschaft. Um das Jahr 1200 n.Chr. verfasst Maimonides die 13 Glaubensartikel, mit denen sich gläubige Juden bis heute identifizieren, auch wenn sie einige dieser Grundsätze sehr unterschiedlich auslegen.

Aber weder dogmatische Glaubensgrundsätze noch die Formulierung eines ihm zugrundeliegenden Wesens oder einer in ihm liegenden Essenz können das Judentum zutreffend und umfassend definieren. Zu sehr ist es eine lebendige, individuell gestaltete und sich stets fortentwickelnde und verändernde Entität.

Mordechai Kaplan (1957) nennt das Judentum eine *religiöse Zivilisation*. Auch wenn für ihn Religion der Anteil des Lebens ist, der diesem →Sinn und Bedeutung verleiht, sieht er in der Religion nur einen von vielen Aspekten, die eine Zivilisation ausmachen. Das jüdische Volk hat seine eigene Religion, seine eigene Kunst, Feste, →Musik und Sprachen, seine Küche, seine eigenen Riten, sein eigenes Brauchtum und seine eigene Geschichte. Torah, Religion, Riten und Kultur sichern das kreative Überleben des jüdischen Volkes und geben denen, die sich zum jüdischen Volk zählen, einen emotionalen, aber nicht zwangsläufig religiösen Geborgenheitsraum. Diesen Geborgenheitsraum Judentum kann man auch als spirituelle Heimat bezeichnen, auf die Juden sich beziehen, wenn sie ihre Identität konstituieren und nach der sie sich sehnen, wenn sie sich →existenziell bedroht fühlen.

Judentum als spirituelle Heimat, Lebensentwurf oder Lebensstil

Als spirituelle Heimat ist das Judentum für Juden eine wertvolle Ressource positiver emotionaler →Erfahrungen und elementarer →Gefühle von Sicherheit, Zugehörigkeit, Geborgenheit, Sinn, Vertrautheit, Anerkennung, Verstehen und Verstanden-Werden. Im Judentum hat diese spirituelle Heimat ein ganz besonderes Gewicht, war das jüdische Volk doch seit der Vertreibung aus seiner geografischen Heimat durch die Römer immerzu äußeren Bedrohungen, Verfolgungen und Ausgrenzungen ausgesetzt.

Die Besonderheiten und Eigenheiten, die das Judentum von anderen Religionen, Kulturen und Völkern unterscheiden, haben eine enorme identitäts- und heimatstiftende Kraft. Eine dieser Eigenheiten ist die hohe Wertschätzung diesseitigen Lebens und →körperlicher Unversehrtheit, die sich theologisch aus den Geboten der Torah, aber historisch und anthropologisch auch durch die ständige existenzielle Bedrohung erklären lässt. So wie das Judentum als spirituelle Heimat dem jüdischen Volk den Geborgenheitsraum gab, in dem es Jahrtausende überlebte, ist es ist auch für den Einzelnen eine wertvolle spirituelle Ressource in existenzieller Not.

Dass das Festhalten des Lebens in jüdischen Lebensentwürfen das bestimmende spirituelle Fundament sein kann und ausdrücklich nicht der →Glaube an die Vollendung der →Seele im Jenseits, müssen manche aus der nichtjüdischen Welt erst →lernen, wenn sie Juden am Lebensende spirituell begleiten wollen.

Agus JB (1959) The evolution of Jewish thought. London: Abelard-Schuman.
Kaplan M (1957) Judaism as a civilization. New York: The Reconstructionist Press.
Rosenthal GS, Homolka W (2014) Das Judentum hat viele Gesichter. Berlin: Hentrich & Hentrich.
Scholem G (1976) On Jews and Judaism in crisis: selected essays. New York: Schocken Books.
Ydit M (1984) Kurze Judentumkunde. Neustadt a.d. Weinstraße: Jüdische Kultusgemeinde der Rheinpfalz.

Stephan M. Probst

Kausalattribution

Unter Kausalattribution versteht man die Ursachenzuschreibung nicht nur des eigenen oder fremden Handelns und Verhaltens, sondern auch die Begründung für Ereignisse, welche momentan geschehen oder in der Vergangenheit geschehen sind, also beispielsweise die subjektive Erklärung dafür, dass man studieren konnte oder dass man an Multipler Sklerose leidet. Im engeren Sinne unterscheidet man eine internale Kausalattribution, bei welcher eine →Person die Ursache eines Ereignisses sich selbst zuschreibt, und eine externale Kausalattribution, wenn die Ursache eines Ereignisses bei anderen Personen, Umwelteinflüssen oder Faktoren gesehen wird. Die externale Kausalattribution kann weiter differenziert werden in eine „soziale externale Kausalattribution", bei welcher die Ursache für das Entstehen (von Prozessen) bei anderen Personen oder Gruppen gesehen wird, und einer „fatalistischen externalen Kausalattribution", die Faktoren wie →Schicksal, Zufall, Glück und Unglück als Verursacher betrachtet. Die Art und Weise, wie Ereignisse und Zustände begründet werden, ist häufig abhängig vom religiösen →Glauben und hat einen nachhaltigen Einfluss auf die Lebensgestaltung, das individuelle Moral- und Wertesystem (→Moral, →System, →Werte), die Akzeptanz von sozialen Rahmenbedingungen und persönlichen Schicksalsschlägen und spezifisch auf die Interaktion des Betreffenden mit seiner sozialen Umwelt. Beispiele hierfür sind:

- Zufall, d.h. für Ereignisse oder das Zusammentreffen mehrerer Ereignisse gibt es keine kausale Erklärung
- Karma (sanskr. „Wirken, Tat" *karman*), d.h. jede physische oder psychische Handlung hat eine Ursache und eine Folge
- Mit →Schicksal, Los, Kismet (arab. *qisma*), wird der Ablauf von Ereignissen im Leben des →Menschen bezeichnet, welche als von göttlichen Mächten vorherbestimmt (geschickt) oder von Zufällen bewirkt wahrgenommen und interpretiert werden, mithin also der Entscheidungsfreiheit des Menschen entzogen ist
- Strafe
- Prüfung.

Hiermit eng verknüpft ist die Einstellung religiöser Menschen zu einer Höheren →Macht (→Gott, Götter), was im Umgang mit Krankheit und Leiden und der diesbezüglich eher aktiven oder passiven Rolle des Betroffenen von essenzieller Bedeutung ist: Hat sich ein Schöpfer nach dem Schöpfungsakt zurückgezogen und überlässt den Menschen seinem Schicksal, oder greift er noch bestimmend ein (Gottes Wille), oder greift er noch unterstützend ein, dahingehend, dass man ihn im →Gebet erreichen kann?

Gibt es also eine Vorherbestimmtheit, welche absolut ist (wie der sog. doppelte Prädeterminismus von Calvin) und den Menschen ggf. fatalistisch werden lässt, oder erklärt sich das Individuum seine Welt im Sinne eines relativen (sog. einfachen) Prädeterminismus, welcher mehr oder weniger Handlungs-/Willensfreiheit und Selbst-Bestimmtheit zulässt, es dem Menschen also ermöglicht, sein Schicksal mitzugestalten (Voluntarismus)? Bei →Begegnungen mit Menschen im Allgemeinen, aber eben auch bei der →therapeutischen und betreuenden Arbeit mit Kranken oder Sterbenden stellen sich Fragen, welche im Kontext der Arbeit mit Menschen, die nicht in der abendländischen Kultur aufgewachsenen sind (z.B. Migranten), noch um die Dimension der nicht-abendländischen Sozialisation erweitert werden müssen:

- Wie interpretiert der „Andere" seine momentane Situation, Lebensereignisse und Zustände, wie sogenannte positive Lebensumstände, wie „Glück", „Reichtum", körperliche und psychische →„Gesundheit", und negative, wie Krankheit, Krieg, Verfolgung, Leiden, Flucht, Tod?
- Werden diese interpretiert als Zufall oder Strafe oder Prüfung oder Karma etc.?
- Welche →ethisch/moralischen →Werte hat der Betroffene, hat er diese für sich diskursiv reflektiert und sind diese aus seinen Kausalattributionen herleitbar oder sind diese ein Bauch-/Leber-/Kopf-Gefühl?
- Daraus abgeleitet: Wie ist seine Einstellung zu Hierarchien, sein Verhältnis zu Autoritäten und „Untergeordneten"? Wie ist seine Erwartungshaltung gegenüber einem →Seelsorger, →Sozialarbeiter, wie gegenüber einem Arzt? Welches Rollenverständnis hat er bezüglich der Beziehung Arzt – Patient?

Handlungsfreiräume

Eng mit den Kausalattributionen verknüpft ist das Konzept der Handlungsfreiräume und der hiermit verbundenen Kontrollattributionen, d.h. inwieweit ist das Individuum Herr oder Frau einer spezifischen Situation oder des eigenen Lebens im Generellen, inwieweit ist das Individuum selbstbestimmt? Kultur ist sicher eines der umfassendsten „Faktoren-Konglomerate", das auf unser tägliches Leben einwirkt bzw. mit diesem in Wechselwirkung steht. Und somit muss es nicht verwundern, dass beispielsweise nach einem Prozess der Akkulturation sich (nicht nur) bei Migranten Kontrollattributionen und Kausalattributionen eines Individuums (aber auch einer sozialen Gruppe) beispielsweise bezüglich der eigenen Situation und bezüglich von Krankheit und Gesundheit ändern. Dies wirft u.a. folgende Frage auf: Welche Handlungsfreiräume nimmt der Migrant oder der Kranke wahr? Diese Handlungsfreiräume entsprechen unterschiedlichen Vorstellungen der individuellen Beziehung/Interaktion zu bzw. mit Gott/einer höheren Macht oder mit den Umgebungsbedingungen oder zu/mit niemand/nichts: Das Konzept der Selbstbestimmtheit betont die Eigenverantwortung und aktive Rolle des Individuums bei der Lösung eines Problems oder der Meisterung einer Krisensituation, wobei die Kraft für das (richtige) Handeln ggf. gottgegeben sein kann.

Das Konzept der Delegation überträgt die Verantwortung und Lösung des Problems auf Gott oder eine höhere Macht, das Individuum nimmt eine eher abwartende, passive Haltung ein. Im Rahmen des Konzeptes der Kooperation werden beide Protagonisten als aktive Partner wahrgenommen.

Die drei Handlungsfreiheitsvarianten lassen sich in sogenannte Coping-Stile (Bewältigungsstile) übersetzen, welche unterschiedliche Auswirkungen auf die psychische Gesundheit des Betroffenen haben. Die Konzepte der Selbstbestimmung und Kooperation korrelieren mit einer höheren psychologischen →Kompetenz und das Konzept von Delegation mit einer niedrigeren.
→Krankheitsverarbeitung

Berry JW (1990) Psychology of acculturation. Understanding individuals moving across cultures. In: Brisin JW (Hg) Applied crosscultural psychology. London: Sage. 232–253.

Fiori KL, Brown EE, Cortina KS, Antonucci TC (2006) Locus of control as a mediator of the relationship between religiosity and life satisfaction: Age, race, and gender differences. Mental Health, Religion & Culture 9:239–263.

Lefcourt HM (1998) Locus of control and coping with life's events. In: Staub E (Hg.) Personality. Basic aspects and current research. Englewood Cliffs: Prentice Hall. 200–235.

Wohlfart E, Özbek T, Heinz A (2005) Von kultureller Antizipation zu transkulturellem Verstehen. In: Assion H-J (Hg.) Migration und seelische Gesundheit. Berlin: Springer. 157–166.

Peter Kaiser

Kind

Das Wort „Kind" geht auf das substantivierte 2. Partizip eines germanischen Verbstammes mit der Bedeutung „geboren, erzeugt" zurück. Laut Duden ist ein Kind ein „Mensch, der sich noch im Lebensabschnitt der Kindheit befindet [...], noch kein Jugendlicher ist; noch nicht erwachsener →Mensch", oder eine „von jemandem →leiblich abstammende Person". Hierzu gehören auch noch ungeborene Kinder. Säuglinge und Kleinkinder, Kinder von 7 bis 11 und Adoleszente sind in ihrer Entwicklung und ihren →Bedürfnissen verschiedene Untergruppen mit besonderen Charakteristika. Kinder galten bis in das 20. Jahrhundert hinein als Besitz der Eltern. Es war ein langer Weg der sukzessiven Anerkennung von Kindern als →Personen, bis die Generalversammlung der Vereinten Nationen 1989 in der UN-Kinderrechtskonvention festschrieb, dass allen Kindern (definiert als →Menschen bis zum 18. Lebensjahr) Menschenrechte und jeweils besondere Rechte als Kinder zustehen.

Kindliche Spiritualität unterscheidet sich von den intellektuell geprägten Konzeptionen Erwachsener. Kinder sind oft noch näher am paradiesischen Zustand der Unschuld und des Urvertrauens: „Traditionelle Ansätze, gemäß derer sich Kinder auf einer vorreligiösen oder magischen Ebene befinden, unterschätzten deren →spirituelle Kompetenzen" (Oerter & Montana 2008: 615).

Jesus Christus hat die, die ihm nachfolgen, aufgefordert, das Reich →Gottes anzunehmen wie ein Kind und hat damit der kindlichen Spiritualität eine hohe, ja vorbildhafte Stellung eingeräumt. Erwachsene, die ein Kind spirituell begleiten, erleben oft, dass das Kind über einen unmittelbareren Zugang zum →Göttlichen verfügt als der Erwachsene selber. In den Kleinkindjahren wollen Kinder alles wissen, auch das Unbegreifliche: „Wo ist Gott, was passiert, wenn ich sterbe, wer hat die Welt gemacht?" Allmählich entwickelt sich dann eine reflektiertere Ausrichtung an →Glaubenskonzepten und →Ritualen. In der Pubertät wird vieles, was zunächst vertrauensvoll übernommen worden war, in Frage gestellt und verworfen; eigene Überzeugungen werden gesucht. Letztlich mündet diese Phase in eine Annahme als universal verstandener →ethischer und →moralischer Prinzipien und in ein reflektiertes Gottesbild.

Wenn gefragt wird, was das Besondere an Spiritual Care für Kinder ist, dann kann zunächst bedacht werden, dass das →Leid und der Tod von Kindern die Menschen, die sich um sie kümmern, emotional und in ihrer eigenen Spiritualität besonders stark berührt. Elaine Champagne (2016: 282) berichtet aus ihrer →Erfahrung mit der Begleitung kranker und sterbender Kinder: „Alles scheint sich so zu ereignen, als würden die Kinder in sich eine →Sinnkonzentration kumulieren, die noch ‚sensibler' macht, was mit der Krankheit auf dem Spiel steht." Kinder tragen ein Versprechen auf die Zukunft in sich; wenn sie sterben, scheint die Welt stehen zu bleiben. So sind die Caregiver bei Krankheit und Tod eines Kindes in der eigenen Spiritualität ebenso wie in der Begleitung der An- und Zugehörigen in besonderer Weise herausgefordert (→Familie).

Der Tod [und das Leid – Anm. d. A.] von Kindern stellt an die menschliche Ethik, aber auch an die Theologie die schwersten Fragen. Die spirituelle Begleitung hat keinerlei Antwort, die sie vorschlagen könnte. Aber sie bleibt mit dem anderen, dem Angehörigen, dem Kind in diesem trostlosen, manchmal nicht auszuhaltenden Raum, an diesem Nicht-Ort, der es der leidenden Person möglich macht, weiter zu gehen, weiter zu leben – nicht nur in ihrem Leid, sondern auch in ihrem Geist (Champagne 2016: 289).

Kinder haben besondere Eigenschaften und Bedürfnisse, die bei Spiritual Care für Kinder berücksichtigt werden müssen. Rationalität, Selbst-Distanzierung und intellektuelle Auseinandersetzungen mit Sinn- und Glaubensfragen stehen bei der Begleitung zurück, während kindliche Erfahrungen von Unmittelbarkeit stärker im Vordergrund stehen. Weitere Stichworte, die die Besonderheit von Spiritual Care für Kinder charakterisieren, sind →Verletzlichkeit, Abhängigkeit und neben dem Bedürfnis nach Schutz auch ein Bedürfnis nach Freiraum, nach Möglichkeiten des Entdeckens, des Spielens und Erkundens der Welt.

Je nach Alter des Kindes kann es sein, dass nicht verbal über Spiritualität kommuniziert werden kann. Hier ist es dann wichtig zu erspüren, was das Kind mit seinem →Körper ausdrückt und adäquat und einfühlsam – oft ebenfalls über den Körper zu reagieren. An Stelle des Redens tritt die aufmerksam wahrnehmende und liebevolle →Präsenz.

Kindliches Leben ist Leben in Entwicklung. Vertreter der Weltreligionen haben 2015 in Rom darauf hingewiesen, dass das Bedürfnis nach Spiritualität „in paediatric palliative care [...] needs to be set in the specific context of the child; a developing being whose understanding is constantly changing" (Fondazione Maruzza 2016). Diesem Wandlungs- und Entwicklungsaspekt muss die spirituelle Begleitung von Kindern Rechnung tragen und immer wieder neu den sich verändernden spirituellen Impulsen, die vom Kind ausgehen, Raum geben, ohne das Kind darin festzulegen oder gar zu vereinnahmen.

Champagne E (2016) Mit Kindern eine Sprache für das Geheimnis suchen. Spiritual Care 5:281–291.
Fondazione Maruzza (2016) Eine Charta der Weltreligionen für Palliative Care für Kinder. Spiritual Care 5:343-345.
Oerter R, Montada L (Hg.) (2008) Entwicklungspsychologie. Weinheim: Beltz.

Ruth Mächler

Klage / klagen

Das Wort „klagen" steht in Verbindung mit dem Wort „klingen (klang)": „Klagen" verhält sich zu „Klang/klingen" ganz wie „sagen" zu „Sang/singen". Klingen galt nämlich auch für singen; klagen aber bedeutet nach allen Spuren ursprünglich schreien, also ein klagender Gesang bei Vögeln und dann bei Menschen.

Menschen in Not, Krankheit und Krise sind oft klagend, vielleicht auch *be*klagend oder *an*klagend. Von Begleitenden wird dies als Belastung erlebt, besonders, wenn sie die Adressaten des Klagens sind.

Der Ur-Ton der Klage ist wohl das seufzende „Ah", „ach". Als spontaner Ausruf entfährt es uns, entspringt der →leiblichen Dynamik und dient ihrem Ausgleich (Fuchs 2000). In den semitischen Sprachen ist dieser Laut zugleich der Anfang des Gottesnamens. Klage ist wie Weinen eine grundlegende menschliche Ausdrucksform. Kulturell und sozial geprägt ist, wie und wann Menschen klagen, verbunden mit vielen Geschlechterzuschreibungen (→Gender). Neben dem Verdrücken der kleinsten Träne, denn „Ein Indianer kennt keinen Schmerz", was traditionell vor allem für das männliche Geschlecht gilt, finden sich laute Klagerituale (→Ritual), besonders angesichts des Todes eines Menschen oder bei kollektiven Katastrophen, die in manchen Kulturen als besondere Aufgabe den Frauen zukommen („Klageweiber"), so z.B. auch im alten Israel (Schroer 2011: 83).

In der modernen Gesundheitsforschung führte das häufigere „Klagen" über Schmerzen und die größere Zahl an Arztbesuchen bei Frauen dazu, sie als kränker als die Männer zu beurteilen, was freilich in einer eklatanten Spannung zur höheren Lebenserwartung steht. Genauere Untersuchungen zeigen dies als unhaltbar. Frauen fühlen sich freilich häufiger durch Beschwerden beeinträchtigt, wobei ein Teil dieser Beschwerden geschlechtsspezifisch mit der Gebärfähigkeit zusammenhängt (Menstruation, Schwangerschaft, Geburt, Klimakterium) oder auf eine größere Aufmerksamkeit für den eigenen →Körper zurückzuführen ist (Sieverding 1998).

Psychologisch kennen wir die hohe Bedeutung von Klage und Weinen. Den eigenen Schmerz, die Enttäuschung, Verletzung, Verzweiflung, →Trauer, Wut und Angst auszudrücken, einem anderen Menschen sagen zu können, nimmt Druck und schafft innerlich Raum. Es kann verhindern helfen, dass sich Emotionen gegen einen selbst oder Andere wenden. Zur Unterstützung von Trauerprozessen wurde z.B. von Canacakis ein Klageritual in Orientierung an den Klagegesängen der Mani auf der Peloponnes entwickelt. Es verbindet Sprache mit Melodie und Rhythmus. Die ganzheitliche Ausdrucksform des Klagegesangs schützt vor einer Regredierung, denn der Rhythmus gibt Stütze, um die emotionale Rührung auszudrücken, ohne in ein kleinkindliches Jammern zu verfallen (Canacakis-Canas 2013). Die Klage kann helfen, einen Schritt weiter zu gehen.

Klage und Anklage an Gott

Häufig tauchen in Verbindung mit der Klage Fragen auf nach dem →Sinn. Es stellt sich die Frage, ob auch ein Klagen gegen Gott, gar eine *An*-Klage Gottes möglich und erlaubt ist. Das →Judentum kennt eine lange Tradition der Klage, sichtbar an der Klagemauer, der ehemaligen Westmauer des Tempels in Jerusalem. Klagepsalmen sind gemeinsames →jüdisch-christliches Erbe. Christinnen und Christen, besonders der älteren Generation, tun sich freilich oft schwer mit dem Klagegebet. Im →Christentum gab es über lange Zeit keine Formen einer Klage an Gott. Und doch ist Klage und Anklagen ein Zeichen des Gottesglaubens, so sieht es christliche Theologie heute (Steins 2000). Im Seufzen und Klagen wendet sich der Mensch für Gott an Gott: Wenn der Mensch in Notsituationen aus seiner Sehnsucht heraus klagt, auch Gott anklagt, so nimmt er seine Sehnsucht und die göttlichen Verheißungen ernst, dass Gott ein „guter Gott", ein Gott des Lebens in Fülle ist, der alle Tränen trocknen wird. Klagend ruft er danach, dass sich doch zeigen solle, was dies meint. Die Klage entspringt der Sehnsucht nach gänzlichem und unverlierbarem Glück einerseits und dem Erfahren der Grenzen von →Endlichkeit, →Leid, →Schuld, Ungerechtigkeit andererseits (→Grenzsituation). Sie kann damit einen Prozess eröffnen. Wichtige Schritte sind dabei oft, dass ein Mensch die eigenen Vorstellungen, wie sein Lebensglück aussehen sollte, zurücknimmt und in ein →Vertrauen findet. Dies ist kein falsches Ausweichen ins Nichtstun (Quietismus), sondern ein aktiver Weg des neuen Ausbalancierens des eigenen Lebens – hin zu einem tieferen Ahnen, wohin die Sehnsucht geht. →Mystiker, Liebende und Sterbende wissen oft mehr davon.

Die Klage gehört zum Weg des Ringens in der spirituellen →Krankheitsverarbeitung (Coping) (→Theodizee). Sie kann in Vertrauen und damit in einem spirituellen Wachstum münden, Menschen können darin aber auch verhärten, verbittern (vgl. Posttraumatische Verbitterungsstörung) (→Trauma). Von welchen Faktoren dies abhängt, ist bislang wenig erforscht. Ritualisierungen, z.B. mit Gesängen oder durch Klagemauern in Kapellen und Kirchen, sind Angebote, die Klage mit der eigenen inneren Stimme der Sehnsucht und mit kollektiven →Hoffnungstraditionen zu verbinden. Für Patientinnen und Patienten sowie Helfende kann die Klage eine wichtige Ressource sein.

Canacakis-Canas J, Brathuhn S, Bürgi D, Müller M, Rechenberg-Winter P (2013) Eindruck verlangt nach ganzheitlichem Ausdruck: Jorgos Canacakis im Gespräch mit Petra Rechenberg-Winter. Leidfaden 2:25–27.

Deutsches Wörterbuch (DWB) (2020) Der deutsche Wortschatz von 1600 bis heute. (Zitierdatum 6.2.2020), unter: https://www.dwds.de/wb/dwb/klagen

Fuchs T (2000) Leib, Raum, Person. Entwurf einer phänomenologischen Anthropologie. Stuttgart: Klett-Cotta.

Schroer S (2011) Biblische Klagetraditionen zwischen Ritual und Literatur. Eine genderbezogene Skizze. In: Jaques M (Hg.) Klagetraditionen. Form und Funktion der Klage in den Kulturen der Antike. Göttingen: Vandenhoeck & Ruprecht. 83–102.

Sieverding M (1998) Sind Frauen weniger gesund als Männer? Überprüfung einer verbreiteten Annahme anhand neuerer Befunde. Kölner Zeitschrift für Soziologie und Sozialpsychologie 50:471–489.

Steins G (2000) Schweigen wäre gotteslästerlich. Die heilende Kraft der Klage. Würzburg: Echter.

Lydia Maidl

Klinikseelsorge

Klinikseelsorge oder Krankenhausseelsorge bezeichnet den durch die Kirchen angebotenen Dienst für Kranke, Angehörige und Personal einer Klinik. Er umfasst Besuch, Gespräch, Begleitung sowie →ethische →Beratung, unterstützt →Sinnsuche und →Transzendenzerfahrung, drückt mit Begriffen wie „Raum haben – →Hoffnung schöpfen – Wege gehen" sein Selbstverständnis aus, und begegnet den →existenziellen Herausforderungen im Krankenhaus mit traditionellen wie angepassten →Ritualen →christlicher Religion. Dabei ist Klinikseelsorge ein offenes und freies Angebot an alle →Menschen, unabhängig von Religion und kultureller Herkunft.

Bedeutung und Geschichte

→Seelsorge (lat. *cura animarum*, engl. *pastoral care*) bezeichnet im wörtlichen Sinn die →Sorge der Kirche um oder für die →Seele (oder auch „Seelenheil") und war lange Zeit mit Sündenvergebung und Beichte assoziiert. Durch die neuplatonische Spaltung des biblischen Menschenbildes in Seele und →Körper bekam das Wort Seele – das eigentlich seinen Ursprung im alttestamentlichen Wort *næfæš* (Gen 2,7) hat und den ganzen Menschen als von →Gott lebendig gemachtes Wesen meint – eine immateriell-geistige Einseitigkeit, was zur Vorstellung führte, wenn man schon den →Leib nicht retten konnte, sondern als schmerzhaft, begrenzt und leidensvoll erlebte, so wenigstens mithilfe der →Sakramente seine Seele retten zu können. Mit der Reformation gewannen Begriffe wie „→Tröstung" und „Beistand" an Bedeutung.

Die Sorge um die Kranken in ihrer Ganzheit galt dagegen von Anfang an als ein vorzügliches Werk der Barmherzigkeit und begründete sich aus der Heiligen Schrift (v.a. Mt 25). Doch bereits dort wird der Zusammenhang von Krankenbesuch und Sündenvergebung geschaffen (Jak 5,14ff). Der Begriff bekam so schnell sakramentalen Charakter; in den protestantischen Kirchen wurde der Schwerpunkt kerygmatisch auf das →tröstende Wort der Schrift gelegt. Seelsorge war ursprünglich Aufgabe und Haltung aller Getauften in der ganzheitlichen Sorge (*cura*), welche auch das leibliche Wohl, medizinische Hilfe und →Pflege einschloss. In kirchlichen Spitälern und →Hospizen drückte sich dies über die Jahrhunderte bis heute aus. Gleichzeitig aber bezeichnete das Wort die spezifische Aufgabe der Ältesten, des Klerus und der Geistlichen. In der zweiten Hälfte des 20. Jahrhunderts wurde, angestoßen durch die Seelsorgebewegung in den USA, Krankenseelsorge zunehmend mit psychologischen Erkenntnissen und Methodiken angereichert und neu definiert.

Heute

Die leitenden Begriffe der Klinikseelsorge sind heute: Besuch und unvoreingenommene Begleitung. Sie richtet sich nicht nur an Christen, sondern ist offen für die Nöte aller Menschen. Durch die zunehmende →Institutionalisierung, Spezialisierung und Ökonomisierung der Krankenversorgung ist zudem das →System Krankenhaus mit seiner Vielfalt an Berufen und Mitarbeitenden, deren Sorgen und Problemen sowie vielen ethischen Problemfeldern und Dilemmata zu einem immer wichtiger werdenden Feld der Seelsorge geworden (→Professionalisierung). Heute arbeiten in den Kliniken von den Kirchen beauftragte und meist auch bezahlte professionelle Klinikseelsorgerinnen und -seelsorger ökumenisch, teils bereits interreligiös, und interdisziplinär mit anderen Berufen des →Gesundheitswesens eng zusammen als Ansprechpartner/-innen für Kranke, Angehörige und Mitarbeitende. Seelsorge wirkt dabei im „Zwischenraum" (Klessmann 1996) und als →Symbol und Raum für das Andere, Ganze, Begrenzte, Uneindeutige und Transzendente im Umfeld oft einseitig optimistischer, grenzenlos und machbar erscheinender Medizin (C. Swift, zit. in: Roser 2017), was bereits im Wort „Gesundheitswesen" erahnt werden kann. So wird Seelsorge im modernen Krankenhaus oft als Stolperstein, →Erinnerung, Ergänzung oder ausgleichendes Gegengewicht zum erklärten Ziel des Systems erlebt. So teilt sich die →Kompetenz der Seelsorge heute in zwei unterschiedliche Bereiche: Basal bringt sie die Dimension des Spirituellen und Transzendenten im

Krankenhaus und in der →biografischen Geschichte der Menschen dort zum Ausdruck, fördert Sinn und Hoffnungskraft angesichts existenzieller Herausforderungen. Sie tut dies durch →Präsenz, Gespräch, aber auch durch Räume und Rituale sowie durch Mitwirkung in interdisziplinären Kontexten (Arbeitskreisen, Gremien, Projekten). Zum anderen steht sie als Vertreterin christlicher Kirche für kulturell verwurzelte Antworten auf existenzielle Grenzfragen, bringt diese als Angebot und Kompetenz mit und lädt ein, sich mit diesen Antworten (Worten, Lehren, Ritualen und Lebenszeugnissen) auseinanderzusetzen und die möglicherweise vorhandenen eigenen Wurzeln in und zu dieser Religionskultur neu wahrzunehmen und zu stärken.

Fazit

Klinikseelsorge ist heute im Krankenhaus und Gesundheitswesen in ihrer Basiskompetenz mit dem Begriff „Spiritual Care" kompatibel und bereit für die Zusammenarbeit mit anderen Berufsgruppen, welche sich ebenso wie sie selbst der Ressource „Spiritualität" als →Resilienz- und/oder →Heilungsfaktor im Umfeld von Krankheit und Sterben annehmen. Zusätzlich bringt sie aus ihrer eigenen kirchlich-religiösen Herkunft eine genuine Kompetenz sowie ein eigenes Arbeitsfeld in die interdisziplinäre Arbeit ein. Dies gilt auch für nichtchristliche Religionen, die zunehmend mit dem ursprünglich christlichen Begriff „Seelsorge" angesprochen werden und ins Krankenhaus integriert werden wollen.

Belok M, Länzlinger U, Schmitt H (Hg.) (2012) Seelsorge in Palliative Care. Zürich: Theologischer Verlag.
Hagen T, Groß N, Jacobs W, Seidl C (Hg.) (2017) Seelsorge im Krankenhaus und Gesundheitswesen. Auftrag – Vernetzung – Perspektiven. Freiburg: Herder.
Nauer D (2015) Spiritual Care statt Seelsorge? Stuttgart: Kohlhammer.
Roser T (2017) Spiritual Care. Der Beitrag von Seelsorge zum Gesundheitswesen. Stuttgart: Kohlhammer.
Roser T (Hg.) (2019) Handbuch der Krankenhausseelsorge. Göttingen: Vandenhoeck & Ruprecht.

Thomas Kammerer

Kompetenz, spirituelle

Spirituelle Kompetenz (Spiritual Care-Kompetenz) hat sich in vielen Studien als der entscheidende Faktor für die Umsetzung von Spiritual Care innerhalb der →therapeutischen Beziehung und in →Organisationen erwiesen. Die Validierung des *Spiritual Care Competency Questionnaires* zur Selbsteinschätzung der spirituellen Kompetenz (http://www.spiritual-competence.net) erbrachte die folgenden Faktoren: 1) Wahrnehmungs-Kompetenz; 2) Team-Spirit; 3) Dokumentations-Kompetenz; 4) Selbsterfahrung und proaktive Öffnung; 5) Wissen über andere Religionen; 6) Gesprächsführungs-Kompetenz; 7) proaktive →Empowerment-Kompetenz (Frick et al. 2019). Mit Ausnahme des Faktors „Selbsterfahrung und proaktive Öffnung", in dem es maßgeblich um die →Selbstsorge geht, muss für Spiritual Care-Kompetenzen keine eigene spirituelle Praxis vorausgesetzt werden. Jedoch findet sich, was den genannten Faktor „Selbsterfahrung und proaktive Öffnung" angeht, ein relevanter Unterschied in der Ausprägung zwischen den sich als gläubig bzw. nicht-gläubig einschätzenden Personen. Interessanterweise umfasst dieser Faktor sowohl die Vertiefung der eigenen Spiritualität als auch die wohlwollende Offenheit für verschiedene, möglicherweise auch fremde oder divergierende spirituelle Entwürfe. Nicht nur dieser Faktor, sondern auch Wahrnehmungs-Kompetenz, Gesprächsführungs-Kompetenz, proaktive Empowerment-Kompetenz und Team-Spirit korrelieren negativ mit den Umsetzungs-Hindernissen, die der →Implementierung von Spiritual Care entgegenstehen.

Für die Praxisrelevanz der spirituellen Kompetenz in der säkularisierten Gesellschaft kommt es darauf an, sich nicht nur auf Spezialisten zu fokussieren, die mit Personen derselben religiös-spirituellen Beheimatung kommunizieren. Vielmehr weisen auch wenig in die Thematik eingearbeitete und u.U. areligiöse Personen dezidierte Spiritual Care-Kompetenzen auf, die es wahrzunehmen, anzuerkennen und nach Möglichkeit weiterzuentwickeln gilt. Da Spiritual Care nicht exklusive Aufgabe der →Seelsorgenden oder anderer Spezialisten ist, sondern eine berufsübergreifende Aufgabe, müssen auch die einzelnen Faktoren der Spiritual Care-Kompetenz professionsübergreifend erfasst werden. Ein traditioneller Name dafür ist Hospitalität (Gastfreundschaft), wovon sich die Bezeichnung Hospital und →Hospiz ableiten. →Professionalisierung

Frick E, Theiss M, Rodrigues Recchia D, Büssing A (2019) Validierung einer deutschsprachigen Skala zur Messung der Spiritual Care Kompetenz. Spiritual Care 8:193–207.

Eckhard Frick sj

Körper / Leib

Die Begriffe Körper und Leib fokussieren verschiedene Dimensionen des →Menschen, die zunächst mit Leib *sein* und Körper *haben* gefasst werden (Plessner 1970). Körper (von lateinisch *corpus*) bezieht sich ganz allgemein auf die physikalischen, funktionalen und materiellen Aspekte; er ist zunächst einmal der tote Körper. Im Englischen heißt „*corpse*" Leiche; das griechische Wort „*soma*" bedeutet ursprünglich Kadaver (Agamben 2002: 77). Leib hingegen bezeichnet den lebendigen Aspekt des Menschseins (und wahrscheinlich auch aller anderen – zumindest „höheren" – Organismen). Der Leib-Begriff ist der deutschen Sprache eigen, und die Etymologie verweist auf eine germanische Vorstellung: *līp, libes, lif* (Leib) wurde gebraucht in Zusammenhang mit „*pīlîpan*" (bleiben): „Leib bleiben" heißt so viel wie (am) Leben bleiben und bedeutete die Gesamtheit der auf dem Schlachtfeld noch nicht Gefallenen, das heißt der Überlebenden (Grimm 1885: 580). Später wird aus der Kollektivbedeutung eine individuelle; sie meint die einzelne lebende →Person. Der Gegenbegriff hierzu war „*wal*", der die Auserwählten für den Heldenhimmel – also die Gefallenen – bezeichnete.

Der Terminus Körper ist geläufiger und spielt in der Gesellschaft eine wichtige Rolle: Körpergefühl, Bodystyling, Körperkult, aber auch soziokulturell verschiedene Vorstellungen von und Umgang mit

Körperlichkeit sind bekannte und beforschte Themen. Weniger geläufig ist der Leib: Leibschmerz, Leibesübungen, Leibchen, Dickleibigkeit, Beleibtheit, Unterleib, Leibspeise, Leibarzt. Das Assoziationsfeld verweist auf seine ursprüngliche Bedeutung als Lebendes, Lebendiges. Die Phänomenologie der Leiblichkeit versucht, die dynamischen Strukturen der Lebendigkeit zu fassen und das Weltverhältnis zu verstehen.

In den Sozial- und Kulturwissenschaften befassen sich die Theorien mit der Grundsatzfrage, ob Körper zum Reich der Natur (Biologie) oder zum Reich der Kultur (Gesellschaft) gehört. Dabei wird der Zusammenhang von Körper und Vergesellschaftungsprozessen untersucht. Die Kulturanthropologin Mary Douglas (1921–2007) fasst den Körper als natürliches →Symbol und beschreibt die Verwobenheit von physischem und sozialem Körper. In den Prozessen der Edukation und Zivilisation stellt sie den Zusammenhang zwischen Körperkontrolle und sozialer Kontrolle her (Douglas 1981). Beides bedingt sich wechselseitig. Pierre Bourdieu (1930–2002) geht davon aus, dass der Körper nicht nur Instrument der Gesellschaft ist, sondern dass er auch an der Konstruktion von Gesellschaft beteiligt ist. Körper ist also symbolisches, soziales und kulturelles Kapital. Der Habitus kann als eine Form inkorporierten Wissens verstanden werden (Bourdieu 2001).

Erving Goffman (1922–1982) hat in seinen unkonventionellen teilnehmenden Beobachtungen den Körper als Mittel der Kommunikation identifiziert, der wesentlich an der Herstellung sozialer Ordnung beteiligt ist und entwickelt aus seinen Mikrologien eine Interaktionstheorie (Goffman 2006). Michel Foucault (1926–1984) betrachtet den Körper aus einer diskurstheoretischen Perspektive und sieht ihn im Fokus der →Macht, weil sich an ihm, mit ihm und durch ihn Macht realisiert und materialisiert (Foucault 1973). Judith Butler (*1956) geht von der soziokulturellen Konstruiertheit von Körper aus, vor allem der Geschlechtskörper, und stellt die Differenzierung von Sex (biologisches Geschlecht) und →Gender (soziales Geschlecht) in Frage (Butler 1998).

In der Philosophie hat sich vor allem die philosophische Anthropologie darüber Gedanken gemacht, wie man den Bruch zwischen Natur und Kultur in Bezug auf den Menschen und seinen Körper überwinden und die Differenz zwischen Mensch und Tier bestimmen kann (Lembeck 1994). Grundideen waren bei diesen Überlegungen die Instinktarmut und Weltoffenheit (Arnold Gehlen 1904–1976) des Menschen, seine Geistigkeit (Max Scheler 1874–1928) sowie Geschichtlichkeit, Sozialität (Erich Rothacker 1888–1965, Wilhelm E. Mühlmann 1904–1988) und Exzentrizität (Helmuth Plessner 1892–1985), um nur einige Vertreter zu nennen. Dem Leib-Begriff, der in der Philosophie seit der Antike bekannt ist, liegt zunächst ein normierendes Verständnis als sinnenbetontes Dasein zugrunde. Als anthropologisches Konzept verstehen es Friedrich Nietzsche (1844–1900) und Maurice Merleau-Ponty (1908–1961). Für ersteren ist der Leib die Totalrepräsentation des Individuums und Geistigkeit eine daraus abgeleitete physiologische Tatsache. Merleau-Ponty unterscheidet den Leibkörper (Vitalität, Handeln) vom Dingkörper (Objekt) und entwickelt eine Theorie der Wahrnehmung. Der Leib ist Wahrnehmendes und Wahrnehmbares zugleich, er ist Medium des Weltlebens und die Verankerung in der Welt: Ich habe eine Welt, ich bin in dieser Welt, der Leib ist mein natürliches Ich und Leitfaden der Weltorientierung (Merleau-Ponty 1966). Hermann Schmitz (*1928) hat in seinem System der Philosophie eine umfassende Leibphänomenologie geschaffen, die jenseits des Dualismus zwischen Natur und Kultur wurzelt und den Leib als eigenständigen Phänomenbereich begreift. In seiner Theorie des eigenleiblichen Spürens geht es um die Rehabilitierung der subjektiven Tatsachen sowie der Gegenwart (Schmitz 1998). In seinem Alphabet der Leiblichkeit werden die Grundbegriffe erläutert, mit denen man fast sämtliche menschliche subjektive Regungen begrifflich fassen und so der intersubjektiven Kommunikation zugänglich machen kann.

Aus unserem leiblichen Wissen, unserer Leiblichkeit heraus, kennen wir z.B. Zuneigung und Abneigung, aber wir wissen auch, wie sich Hunger oder Durst, Angst, Ekel oder stechende Schmerzen anfühlen, was Müdigkeit oder Frische sind. Trotz der historischen und soziokulturellen Relativität und Variabilität gibt es ein ganz entschiedenes gegenseitiges Verständnis, jenseits symbolischer, kultureller oder sozialer Vermittlungen, das aus der anthropologischen Grunddisposition resultiert. Der Leib ist kein stoffliches Gebilde wie der Körper. Die Leiblichkeit geht über die fest umschriebene Materialität der Körperlichkeit hinaus. So wie die Haut die Grenze des Körpers ist, ist das Spüren die Grenze des Leibes (Uzarewicz & Uzarewicz 2005: 73). Dieses Spüren ist ein Vorgang, der den Menschen insgesamt umfasst, oft urplötzlich, noch bevor die Sinne ins Spiel kommen und die Wahrnehmung beginnt. Aus der Tatsache der leiblichen Verfasstheit leitet sich auch eine besondere Kommunikationsform, die leibliche Kommunikation, ab. Bedingung ist für sie lediglich die →Existenz einer leiblich strukturierten Entität, die beliebigen anderen Entitäten, wie etwa künstlichen Sachen, natürlichen Dingen, Tieren, Pflanzen, Engeln, →Göttern, Geistern, aber auch Menschen aller Art, und nicht nur Personen, begegnet. Leiblichkeit ist Kommunikation.

> Von leiblicher Kommunikation im Allgemeinen will ich immer dann sprechen, wenn jemand von etwas in einer für ihn leiblich spürbaren Weise so betroffen und heimgesucht wird, dass er mehr oder weniger in dessen Bann gerät und mindestens in Versuchung ist, sich unwillkürlich danach zu richten und sich davon für sein Befinden und Verhalten in Erleiden und Reaktion Maß geben zu lassen (Schmitz 1989: 31f).

Neuere Strömungen in der →Soziologie versuchen heute, die sozial- und kulturwissenschaftlichen Verständnisweisen von Körper sowie die philosophisch-phänomenologischen Theorien über Leib zusammen zu bringen. Gesa Lindemann (*1956) hat als eine der ersten eine neue Sicht auf das Verhältnis von Körper und Leib im Kontext von Hirntod und Organtransplantation in der Intensivmedizin entwickelt (Lindemann 2002). Während bisher die Soziologie allgemeine Vergesellschaftungsprozesse kognitiv verstanden und untersucht hat, indem Menschen sich wechselseitig als Subjekte und Objekte vorgestellt und in Beziehung zueinander gesetzt werden, wird in diesem neuen Denkansatz die Selbstgewissheit ausschließlich von den subjektiven Tatsachen des affektiven Betroffenseins bestimmt.

„Ich spüre, also bin ich" – so könnte man Descartes paraphrasieren. Daraus leiten sich neue und andere Betrachtungsweisen über Handlung, Verhalten, Interaktion und Kommunikation, auch mit nichtmenschlichen Entitäten ab. Gerade Themen wie Mensch-Maschine-Interaktion, Genokratie, Cyborgs können durch die Synthese von Neuer Phänomenologie und Soziologie neu gefasst werden – angesichts der aktuellen und rasanten technologischen Entwicklungen ein zentrales Thema. So versucht Michael Uzarewicz (*1958) eine neophänomenologische Soziologie des Transhumanen zu beschreiben (Uzarewicz 2011). Robert Gugutzer (*1967) greift die „Verkörperung des Sozialen" unter einer neophänomenologischen Perspektive auf und entwickelt an Hand der Schmitzschen Situationstheorie ein neues Theorie- und Forschungsprogramm, in dem auch der Ruf nach einer Phänomenologie des Körpers laut wird (Gugutzer 2017).

Agamben G (2002) Homo sacer. Die souveräne Macht und das nackte Leben. Frankfurt a.M.: Suhrkamp.
Bourdieu P (2001) Wie die Kultur zum Bauern kommt. Über Bildung, Schule, Politik. Schriften zu Politik & Kultur. Hamburg: VSA-Verlag.
Butler J (1998) Hass spricht. Zur Politik des Performativen. Frankfurt a.M.: Suhrkamp.
Douglas M (1981) Ritual, Tabu und Körpersymbolik. Sozialanthropologische Studien in Industriegesellschaft und Stammeskultur Frankfurt a.M.: Suhrkamp.
Foucault M (1973) Die Geburt der Klinik. Eine Archäologie des ärztlichen Blicks. Frankfurt a.M.: Ullstein.
Foucault M (1983) Der Wille zum Wissen. Sexualität und Wahrheit 1. Frankfurt a.M.: Suhrkamp.
Goffman E (2006) Wir alle spielen Theater. Die Selbstdarstellung im Alltag. München: Piper.
Grimm J & Grimm W (1885) Deutsches Wörterbuch. Bd. 6. Leipzig: S. Hirzel. 580–590.
Gugutzer R (2017) Leib und Situation. Zum Theorie- und Forschungsprogramm der Neophänomenologischen Soziologie. Zeitschrift für Soziologie 46(3): 147–166.
Lembeck K-H (1994): Einführung in die phänomenologische Philosophie. Darmstadt: WBG.

Lindemann G (2002) Die Grenzen des Sozialen. Zur sozio-technischen Konstruktion von Leben und Tod in der Intensivmedizin. München: Wilhelm Fink.
Merleau-Ponty M (1966) Phänomenologie der Wahrnehmung. Berlin: De Gruyter.
Plessner H (1979) Philosophische Anthropologie. Lachen und Weinen. Das Lächeln. Anthropologie der Sinne. Conditio humana. Frankfurt a.M.: S. Fischer.
Schmitz H (1989) System der Philosophie. Bd. III. Der Raum. Teil 5. Die Wahrnehmung. Bonn: Bouvier.
Schmitz H (1998) System der Philosophie, Bd. II: Der Leib. Teil 2. Bonn: Bouvier.
Uzarewicz M (2011) Der Leib und die Grenzen der Gesellschaft. Eine neophänomenologische Soziologie des Transhumanen. Stuttgart: Lucius + Lucius.
Uzarewicz C, Uzarewicz M (2005) Das Weite suchen. Einführung in eine phänomenologische Anthropologie für Pflege. Stuttgart: Lucius + Lucius.

Charlotte Uzarewicz

Koran

Der Begriff Koran kommt vom arabischen Wortstamm *qara'a*, was lesen und rezitieren bedeutet. Hintergrund dieser Bezeichnung ist, dass Muslime regelmäßig zu verschiedenen Anlässen, sowohl bei →Trauer als auch bei Freude, den gesamten Koran oder Abschnitte davon, alleine oder in der Gemeinschaft rezitieren.

Für die Muslime ist der Koran die letzte Offenbarung →Gottes. Sie gehen davon aus, dass Gott seinen Propheten, angefangen von Adam bis zu Moses, Jesus und Muhammed, immer wieder Offenbarungen gesandt hat, um die →Menschen rechtzuleiten. Der Koran ist demnach die letzte der Offenbarungen, zu denen auch das Alte und das Neue Testament gehören. Sie wurde in einer Zeitspanne von 23 Jahren dem Propheten Muhammed offenbart und ist die Grundlage der →islamischen Lebensweise. Der Koran wird in erster Linie in der Originalsprache auf Arabisch rezitiert. Jedoch gibt es zahlreiche Übersetzungen in andere Sprachen. In der islamischen Theologie gibt es zudem den Wissenszweig des *tafsirs*, der Koranexegese, in dem der Koran interpretiert und ausgelegt wird.

Laut einem Vers ist der Koran „für diejenigen, die →glauben, eine Rechtleitung und eine →Heilung" (Koran, 41: 44). Dieser heilende Aspekt des Korans wird im medizinischen Verständnis aufgegriffen und findet im Alltag seine Umsetzung. In der islamischen Theologie wird davon ausgegangen, dass Gott verschiedene Mittel, wie z.B. das Aufsuchen eines Arztes oder die Einnahme einer Medizin, zur Verfügung stellt, damit der Mensch wieder →Gesundheit erlangt (Nursi 2001). Man hat die Vorstellung, dass für jede Krankheit, für jede Krise, auch ein Heilmittel, ein Ausweg existiert. Die Aufgabe des Menschen sei es dann, diese Mittel zu suchen und zu nutzen. Daher hat sich als ein Bereich der islamischen Theologie die *Tıbb un-Nabawi* (die Medizin des Propheten) entwickelt (Suyuti 2013). In dieser geht es darum, den Heilungsprozess durch verschiedene Aspekte zu verstärken und zu fördern. Einerseits durch die Einnahme von Medikamenten, aber andererseits auch durch das Rezitieren von →Gebeten oder einen ausgewogenen Lebensstil. Eine andere Möglichkeit ist die Kombination aus Medikamenten und Gebeten. Auf Grund dieser Praxis gab es im Osmanischen Reich Einrichtungen, die zur Heilung neben Medikamenten auch Koranlesungen, Gebete, →Musik und Düfte verwendeten, und damit nicht nur den →Körper des Menschen, sondern auch seine →Seele und sein soziales →Bedürfnis ansprachen (Sahinöz 2018). So existiert in muslimischen Gemeinschaften ein ganzheitliches Gesundheitsverständnis. Körper, Seele und das Soziale werden dabei parallel betrachtet. Es wird davon ausgegangen, dass sich diese Ebenen gegenseitig beeinflussen und daher nicht getrennt voneinander betrachtet werden können. Erst ein Gleichgewicht auf allen Ebenen kann nach dieser Auffassung zu Gesundheit führen (Laabdallaoui & Rüschoff 2009). Wenn dieses Gleichgewicht gestört ist, können verschiedene Krankheitsbilder, seien es körperliche oder psychische Beschwerden, entstehen. Für eine Heilung muss das Gleichgewicht wiederhergestellt werden. Dabei wird die körperliche Ebene behandelt durch Anwendungen, wie z.B. die körperliche Reinigung; diese hat in der islamischen Alltagspraxis einen wichtigen Stellenwert. Muslime waschen sich mehrmals täglich vor den →rituellen Gebeten. Aber auch durch Speisegebote, wie z.B. das Alkoholverbot, oder das Fasten von der Morgendämmerung bis zum Sonnenuntergang, soll auf der körperlichen Ebene ein Gleichgewicht entstehen. Für die seelische Ebene gibt es verschiedene Methoden, wobei das Rezitieren des Korans und die Einhaltung der rituellen Gebete im Mittelpunkt stehen. Durch dieses Gedenken an die Gegenwart Gottes soll ein Gleichgewicht zwischen Mensch und Gott hergestellt werden. In der sozialen Ebene sind gesellschaftliche Aspekte zentral. Um auf dieser Ebene ein Gleichgewicht herzustellen, wird auf soziales Engagement gesetzt. Dieses Engagement zeigt sich in muslimischen Gesellschaften vor allem in den Bereichen der Nachbarschafts- und Verwandtschaftspflege, die sehr ausgeprägt gelebt werden.

Mit Blick auf Spiritual Care kann diese Betrachtungsweise bei muslimischen Klienten dazu beitragen, das Krankheitsbild besser einzuordnen. Vor allem auf der seelischen Ebene kann sie positiv wirken, indem muslimischen Klienten auch empfohlen werden kann, den Koran zu rezitieren, wenn diese Methode im Einzelfall als effektiv betrachtet wird. Speziell in Situationen, in denen Themen wie Reue und Vergebung eine zentrale Rolle spielen und Klienten versuchen, ihren Lebensstil durch die Rückbesinnung auf die Religion zu verändern, kann die präventive Eigenschaft von Gebeten genutzt werden. Das Rezitieren des Korans kann dann eine wirksame Methode sein (→Seelsorge, islamische).

Laabdallaoui M, Rüschoff I (2009) Ratgeber für Muslime bei psychischen und psychosozialen Krisen. Mössingen: Edition Bukhara.
Nursi S (2001) Heilmittel für Kranke. Istanbul: Sözler.
Sahinöz C (2018) Seelsorge im Islam: Theorie und Praxis in Deutschland. Wiesbaden: Springer VS.
Suyuti (2013) Die Medizin des Propheten. Tibb un-Nabawi. Bochum: Astec.

Cemil Sahinöz

Krankensalbung

Wenn ein →Mensch krank ist, wird dies von ihm und auch von seiner nächsten Umgebung oft nicht nur als eine im besten Fall befristete

Fehlfunktion eines Organs erlebt, sondern als umfassende Störung. Irritation, Unsicherheit, Angst oder auch Ärger sind die Folge. Die Bilder, die sich ein Mensch bisher gemacht hat von sich selbst und von der Welt, in der er lebt und in die er sich eingerichtet hat, wollen auf einmal nicht mehr so recht passen. Viele Fragen stellen sich: Warum ich? Warum jetzt? Was wird sein? Krankheit ist ein Zeichen der →Endlichkeit, das nach Deutung verlangt. Mit ihren liturgischen Feiern bieten die →christlichen Kirchen ein solches Deutungsangebot. Die Feier der Krankensalbung ist nach dem Verständnis der katholischen Kirche die dichteste Form der →Begegnung mit dem barmherzigen und rettenden →Gott in Situationen schwerer Erkrankung.

→Rituelles Handeln im Angesicht von Krankheit und →Leid gründet im →heilenden Wirken Jesu von Nazareth. Die Evangelien zeigen Jesus dabei, wie er viele verschiedene Krankheiten heilt. Gerade mit diesem heilenden Wirken macht der biblische Jesus erfahrbar, dass das Reich Gottes schon jetzt angebrochen ist. Dies gilt auch trotz der Tatsache, dass Krankheit weiterhin eine Realität des Lebens in dieser Welt bleibt. Seine Jünger fordert Jesus auf, seinem Beispiel zu folgen, Kranken beizustehen und sie nach Möglichkeit zu heilen.

In diesem Zusammenhang wird auch die Feier der Krankensalbung gesehen. Eine Passage aus dem Jakobusbrief gilt dafür als konkrete Belegstelle. Es heißt dort:

> Ist einer von euch krank? Dann rufe er die Ältesten der Gemeinde zu sich; sie sollen →Gebete über ihn sprechen und ihn im Namen des Herrn mit Öl salben. Das gläubige Gebet wird den Kranken retten, und der Herr wird ihn aufrichten; wenn er Sünden begangen hat, werden sie ihm vergeben (Jak 5,13–15).

Diesem Auftrag folgt die Kirche bis heute und sendet ihre →Priester zu allen Kranken, zu denen sie gerufen werden, um mit ihnen zu →beten und sie mit eigens dafür vom Bischof geweihten Krankenöl zu salben.

Eine solche Feier der Krankensalbung beginnt mit der Verkündigung des Wortes Gottes. Es ist ein Grundgesetz liturgischen Feierns, dass die versammelte Gemeinde zunächst auf den Gott hört, der sich in seinem Wort begegnen lassen will. Es geht hier also nicht um die Verlesung eines heiligen Textes, sondern um die Begegnung zwischen Gott und Mensch und darin um eine Deutung der Lebenssituation der von Krankheit Betroffenen. Gott will mit seinem Wort die Hörenden berühren. Die Salbung mit Krankenöl überführt diese Berührung dann in eine Zeichenhandlung. Bei der Salbung werden Stirn und Hände mit dem Krankenöl berührt, konkret: gesalbt. Bei der Salbung der Stirn spricht der Priester: „Durch diese heilige Salbung helfe dir der Herr in seinem reichen Erbarmen, er stehe dir bei mit der Kraft des Heiligen Geistes." Zur Salbung der Hände heißt es dann: „Der Herr, der dich von Sünden befreit, rette dich, in seiner Gnade richte er dich auf."

Das Handeln am Kranken bezieht auch alle mit ein, die als Angehörige und Umstehende ebenso von der Krankheit „berührt" sind, ohne selbst krank zu sein. Bleibt auch die Salbung dem Kranken selbst vorbehalten, so werden doch alle Anwesenden durch das Gebet gestärkt. Als weitere Zeichenhandlungen können in der Feier der Krankensalbung alle z.B. mit dem Weihwasser gesegnet werden. Solches will spüren lassen, dass Gott allen Menschen Heil und Heilung bringen will.

Die Krankensalbung als eine wirksame Zeichenhandlung für Kranke und Schwerkranke zu verstehen, ist tief in den Anfängen der Kirche verwurzelt. Noch im ersten Jahrtausend war es zwar die Aufgabe der Bischöfe, das Krankenöl zu weihen, aber die Gläubigen verwendeten dann selbst dieses Öl. Im Laufe des Mittelalters wurde in der theologischen Reflexion die sündentilgende Kraft des →Sakraments mehr und mehr hervorgehoben, was dazu führte, dass das Sakrament für den Priester, dem allein die Vergebung der Sünden zugesprochen wurde, reserviert wurde. Die mittelalterliche Theologie dachte viel über die Wirkung der Krankensalbung nach und kam zu dem Ergebnis, dass diese Salbung den Christen auf die Schau Gottes im Himmel vorbereite. So verstanden machte die Salbung aber nur Sinn, wenn sie im letzten Augenblick des Lebens gespendet würde. So wurde aus der Salbung von Kranken die Salbung von Sterbenden.

Die Veränderungen im Verständnis des Sakraments schlugen sich auch in einer veränderten Bezeichnung nieder: Aus der Krankensalbung wurde die „letzte Ölung". Das Zweite Vatikanische Konzil (1962–1965) hat diese Entwicklung korrigiert und ist wieder zu dem ursprünglichen, biblisch bezeugten Verständnis zurückgekehrt: Die Krankensalbung ist ein →Sakrament, das dem und der Kranken gilt.

Kranke und ihre Angehörigen können den Priester rufen, wenn sie der Stärkung und Aufrichtung durch den rettenden und barmherzigen Gott bedürfen. Gebet und Salbung wollen genau dieses bewirken.

Groen B (2005) Die Krankensalbung und ihr Platz in der heutigen Krankenhausseelsorge. Heiliger Dienst 59:100–118.

Jeggle-Merz B (2012) „Ist einer von euch krank. Dann ..." (Jak 5,14). Zur Vielfalt, Bedeutung und Praxis liturgischer Formen in der Krankenpastoral. In: Belok M, Länzlinger U, Schmitt H (Hg.) Seelsorge in Palliative Care. Forum Pastoral 5. Zürich: TVZ. 115–127.

Jeggle-Merz B (2015) Heilende Gottesbegegnung. Aspekte liturgischer Begleitung in schwerer Krankheit. Bibel und Liturgie 88:63–71.

Birgit Jeggle-Merz

Krankheitsverarbeitung, spirituelle

Mit Krankheitsverarbeitung (engl. *coping*: mit etwas umgehen, etwas bewältigen, Umgang mit belastenden Stressoren) sind verschiedene kognitive, emotionale und handlungsbezogene Strategien gemeint. Für den Prozess der Krankheitsverarbeitung sind einerseits der Bewältigungsstil und andererseits die gewählte Bewältigungsstrategie im Sinne von Reaktionsmöglichkeiten bedeutsam.

Der Bewältigungsstil wird beeinflusst von Persönlichkeitsmerkmalen (Selbstwirksamkeitserwartung, Extra-/Introversion und Risikotoleranz) sowie durch bestimmte Voreinstellungen und Zuschreibungen (z.B. →Kausalattribution) in Bezug auf die Stressoren (Auslöser), aus dem „locus of health control" (Kontrollattribution, die Überzeugung, dass ich selbst, andere oder das →Schicksal eine Situation kontrolliere). Ferner wird Krankheitsverarbeitung durch eine optimistische oder pessimistische Lösungs-Einstellung geprägt. Bei den Lösungsstrategien kann man einerseits emotionsorientierte (Sprechen mit verständnisvollen Anderen, Situationsannahme, Angstlösung etc.), aufgabenorientierte (externe Ursachenanalyse, Beauftragung von Experten [z.B. Ärzte] zur Problembeseitigung, eigene Problembehebung etc.) und vermeidungsorientierte (Ignorieren, Leugnen, Vermeiden etc.) Strategien unterscheiden. Diese können zeitlich versetzt genutzt werden, partiell gleichzeitig oder selektiv. Sind die Bewältigungsmöglichkeiten eines Menschen überfordert, spricht man von einem →Trauma (→Resilienz, →Vulnerabilität).

Auf Pargament (1999) geht die folgende Unterscheidung innerhalb der spirituellen Krankheitsverarbeitung zurück:

- „positiv": Verbundenheit, Zusammenwirken mit →Gott, Suche nach spiritueller Unterstützung und →Vergebung
- „negativ": Bestrafung durch Gott und Kampf mit ihm, Verlassenheit, Zweifel über die Existenz und die Hilfe Gottes.

Die Begriffe „positiv" und „negativ" sollten nicht normativ, sondern beschreibend und entwicklungsoffen gebraucht werden (Frick & Roser 2014/2018). Insbesondere aus dem religiösen und spirituellen Ringen kann Wachstum und eine in Krankheit und Krise gereifte Spiritualität entstehen, was an der Gottesbeziehung des leidenden Hiob und des gekreuzigten Jesus besonders deutlich wird (→Theodizee).

Frick E, Roser T (2014/2018) "Struggles are not necessarily destructive or dangerous". The Wasan Island talk with Kenneth I. Pargament. Spiritual Care 7:215–218.

Pargament K (1999) Religious/spiritual coping long form [RCOPE] Religious/spiritual coping short form [Brief RCOPE]. In: Institute F (Hg.) Multidimensional measurement of religiousness/spirituality for use in health research. Kalamazoo, MI: Fetzer Institute. 43-56.

Arndt Büssing und Eckhard Frick sj

Krebs

Krebs ist ein Sammelbegriff für eine Gruppe von mehr als hundert verschiedenen „bösartigen" Krankheiten mit ganz unterschiedlichen Verläufen und →Heilungschancen.

Geprägt wurde der Name „Krebs" (Karzinom) etwa 400 v.Chr. von dem griechischen Arzt Hippokrates. Die erweiterten Blutgefäße eines fortgeschrittenen Brustkrebses mit dunkelroten derb-geschwürigen Wucherungen sollen ihn an die Beine eines Krebses erinnert haben. Gemeint ist hier der Einsiedlerkrebs, der aufgrund seiner Rückwärtsbewegungen bereits in der Antike als Unglückstier galt. Und dieses Unglückssymbol (→Symbol) wird konkret, wenn man daran denkt, dass trotz gestiegener Heilungschancen auch heute etwa jeder zweite Krebskranke an dieser Krankheit stirbt. Aber auch die meist langwierigen Behandlungsketten mit Operation, Chemotherapie, Bestrahlung oder Antihormonen und die damit verknüpften, meist furchtbaren Nebenwirkungen sind ein ziemliches Unglück. Manche Krebskranke fühlen sich nämlich bis zur Diagnose gesund und erst durch die Behandlung richtig krank. Man ist nicht mehr so leistungsfähig wie früher, das Leben wird erzwungenermaßen ganz anders. Auch deshalb ist es nicht verwunderlich, dass die Krebsdiagnose sogar von Wissenschaftlern als „Ungeheuer, unersättlicher als die Guillotine", als „Urbild des Grauens" oder „König aller Krankheiten" (Mukherjee 2012) bezeichnet wird. All das, einschließlich der regelmäßigen Nachuntersuchungen, löst in der Regel viel Angst aus, zumal man häufig in einer quälenden Ungewissheit lebt, ob die Krankheit besiegt werden kann.

Diese Angst ist äußerst bedeutsam, weil sie nach derzeitigen Erkenntnissen der Psychoneuroimmunologie – einem Fachgebiet, das die Beziehung von →Seele und Immunsystem erforscht – einen wesentlichen Einfluss auf den Verlauf einer Krebserkrankung hat. Erwiesenermaßen senkt alles, was krebsassoziierte verängstigende Gedanken reduziert, das Metastasierungsrisiko und die Sterblichkeitsrate. Wer also Heilungsprozesse bei krebskranken →Menschen fördern möchte, tut gut daran, die jeweiligen Ängste der Betroffenen sehr ernst zu nehmen und sie zu ermuntern, eine persönlich stimmige Antwort zu finden. So gibt es Frauen, die aufgrund eines genetisch erhöhten Risikos für Brustkrebs sich prophylaktisch beide Brüste amputieren lassen. Nicht jeder findet das gut. Andere Patienten verweigern sich einer Operation oder Chemotherapie. Auch das findet nicht jeder gut. Doch es geht eben gerade nicht darum, ob eine außenstehende →Person, sei es ein Arzt, Angehöriger oder Freund eine solche Entscheidung begrüßt. Es geht darum, sorgfältig hinzuschauen, ob es die subjektiv richtige Entscheidung ist, die den Betroffenen zu entängstigen vermag.

In der Regel ist die Diagnose Krebs ein Schock. Verständlicherweise erleben sich viele Betroffene zunächst als Opfer. In einem solchen Fall wird es wichtig herauszufinden, wo Betroffene selbst gestalten und selbstwirksam handeln können. Die persönlichen Freiräume erkunden und Möglichkeiten ausschöpfen, auch die eigenen →Bedürfnisse ernst nehmen, das ist essenziell für die seelische und körperliche →Gesundheit.

Viele Gesunde sind verunsichert im Umgang mit krebskranken Menschen. Der Betroffene hat dann manchmal das →Gefühl, dass mit ihm etwas nicht stimmt, er vielleicht sogar ein „Monster" sein muss – wie es der 10-jährige leukämiekranke Oskar im Roman „Oskar und die Dame in Rosa" (Schmitt 2003) beschreibt. Als seine Eltern nämlich erfahren, dass bei ihm die Knochenmarkstransplantation gescheitert ist und er bald sterben muss, sind sie völlig überfordert. Ihnen fehlt der Mut, sich mit all ihrem Schmerz und ihrer Angst Oskar zu zeigen. Sie können dieser brutalen Wahrheit nicht ins Auge schauen und wollen sie auch Oskar nicht zumuten. Oskar belauscht ihr Gespräch mit dem Arzt und beginnt seine Eltern zu hassen, weil sie sich vor ihm fürchten und ihm nicht mehr ungezwungen begegnen. Erst die Dame in Rosa macht ihm klar, was wirklich los ist. Seine Eltern fürchten sich nicht vor ihm, sondern vor der Erkrankung. Nicht er ist das Monster, sondern der Krebs. Diese fiktive Erzählung bringt es auf den Punkt, was zu Beziehungsschwierigkeiten und Missverständnissen zwischen Krebskranken und Gesunden führen kann. Weil man nicht weiß, wie man mit Krebs umgehen soll, weiß man auch nicht, wie man mit den Kranken umgehen soll.

Doch es ist wesentlich für Betroffene und Nichtbetroffene, dass sie den Mut fassen, auch unangenehme Gefühle, Befürchtungen oder Hilflosigkeit zu teilen, manchmal auch einfach gemeinsam die Sprachlosigkeit auszuhalten. Die positive Wirkung von stressentlastenden Gesprächen auf den Körper, sei es im Alltag oder in einer →Psychotherapie, ist nämlich belegt. Es ist gut für Seele und Körper, wenn auch schlimme Gedanken einschließlich der Todesangst einen Raum bekommen. Das schließt mit ein, dass man wütende oder anklagende Gedanken zu →Gott äußert und sich mit der eigenen Spiritualität auseinandersetzt. Es ist ebenfalls medizinisch erwiesen, dass →Glaube und →Hoffnung nicht nur die seelische Verfassung, sondern auch den körperlichen Zustand positiv verändern können.

Daniel R (2017) Leib, Symbol, Archetyp. In: Frick E, Vogel RT (Hg.). Den Abschied vom Leben verstehen. Psychoanalyse und Palliative Care. 118–130.
Daniel R (2020) Psyche und Soma. Stuttgart: Kohlhammer (in press)
Mukherjee S (2012) Der König aller Krankheiten. Krebs – Eine Biografie. Köln: DuMont.
Schmitt E (2003) Oskar und die Dame in Rosa. Zürich: Ammann
Schubert C, Amberger M (2019) Was uns krank macht was uns heilt. Aufbruch in eine neue Medizin. Das Zusammenspiel von Körper, Geist und Seele besser verstehen. Munderfing: Fischer & Gann.

Renate Daniel

Kunsttherapie

Künstler der Renaissance, wie z.B. Leonardo da Vinci, waren überzeugt vom göttlichen Charakter der Malerei. Das entspricht, übersetzt in die heutige Zeit, immer noch dem gültigen Begriff des „Schöpferischen", das sich als Antriebskraft für die künstlerische Tätigkeit wohl in jedem Künstler wiederfindet.

Im Sprachgebrauch heute gibt es eine Vielfalt von Kunstbegriffen, die sich historisch entwickelt haben. So wird Kunst im Sinne von Fertigkeiten und Fähigkeiten beschrieben, wie zum Beispiel die Heilkunst oder Lebenskunst. Auch im Bereich der Wissenschaft ist seit Leibniz (1646–1716) das Wort Kunst gebräuchlich, wie beispielsweise „Sprachkunst" oder „Redekunst".

Darüber hinaus ist das Wort „Kunst" auch im handwerklichen Bereich gebräuchlich, wie z.B. bei der Bezeichnung Baukunst, Töpferkunst, Glaskunst usw. Und nicht von ungefähr wird auch in der →Musik, wie z.B. in J. S. Bachs „Kunst der Fuge", das Handwerkliche als eine der unverzichtbaren Strukturen des Schöpferischen deutlich.

Heute steht „Kunst" als Oberbegriff für die sogenannten „Schönen Künste". Darunter verstehen wir Literatur, Musik, Malerei, Bildhauerei, Tanz, Schauspiel und Film. Im Begriff des Schönen spiegelt sich der dem „Schönen" zugrundeliegenden Anspruch der Ästhetik an die Kunst wider (die Lehre vom Schönen und dessen Wahrnehmung). Kunst ist seit jeher losgelöst von einem konkreten Nutzen für das materielle Leben und Überleben.

Die ältesten Fundstücke menschlicher Kunstgegenstände stammen aus der Altsteinzeit von vor ca. 40 000 Jahren. Mit der Entwicklung der Malerei, z.B. der Höhlenmalerei von Chauvet oder Lascaux, zeigt sich auch eine Weiterentwicklung des Menschen. Es kann davon ausgegangen werden, dass der damalige Mensch die Erlebnisse bildnerisch schilderte, die ihn beeindruckten und wichtig für sein Überleben waren. So gelten die beeindruckenden Höhlen-Malereien als Dank an eine spirituelle →Macht, die dem frühen Menschen jagdlichen Erfolg und damit auch das weitere Überleben ermöglichte. Die Verbindung mit kultischen und rituellen →Bedürfnissen und Handlungen des Menschen ist ein Hinweis, dass die steinzeitlichen Bilder in enger Verbindung mit spirituellen Handlungen und einer erweiterten Bewusstheit stehen.

Jedes →Kind hinterlässt auch in der individuellen menschlichen Entwicklung gestalterische Spuren, die einhergehen mit seiner motorischen, kognitiven und seelischen Reifung und der Ausbildung seiner Bewusstheit (Stern 2010).

Die Entwicklung der Kunsttherapie oder Kunst als Therapie für seelische →Leiden ist eng verknüpft mit der kunstgeschichtlichen Entwicklung. Ebenso finden sich in der Geschichte der →Psychotherapie bedeutsame Verbindungen. Dazu trug wesentlich die Hinwendung der Künstler zu ihrem inneren Erleben bei. Diese Verknüpfung seelischer Prozesse mit dem bildnerischen Ausdruck wurde im Expressionismus eine der Hauptantriebskräfte dieser neuen Kunstrichtung. Edvard Munch, dessen Bilder bereits deutliche Merkmale dieser Innenschau aufwiesen, fand mit den berühmten Darstellungen menschlicher Not in seinen Gemälden „Der Schrei", die in den Jahren zwischen 1893 bis 1910 entstanden, schon damals viel Aufmerksamkeit für die bildnerische Darstellung seelischer Prozesse.

Der Arzt Hans Prinzhorn (1886–1933) war einer der ersten, der sich für den gestalterischen Ausdruck von psychisch kranken Menschen interessierte und deren „Bildnereien" sammelte. Er befasste sich erstmals systematisch mit deren Werken. Ein Meilenstein bis heute ist sein berühmtes Werk „Die Bildnerei der Geisteskranken", das auch für die Malerei der Moderne ein geradezu unerschöpflicher Quell der Anregung und auch unkommentierter Übernahme war.

Zeitgleich bezog die Ärztin Ita Wegman, die eng mit Rudolf Steiner zusammenarbeitete, mit ihrem ganzheitlich-weltanschaulichen Ansatz bereits in den 1920er-Jahren in der anthroposophischen Klinik Arlesheim die Kunsttherapie in die klinische Behandlung mit ein.

Carl Gustav Jung integrierte das Bildnerische als wichtigen Pfeiler seiner analytischen Erkundungen des „Unbewussten" in seine Analysen. Er hatte in Zeiten der Krise selbst durch die Malerei, Bildhauerei und das Schreiben erfahren, wie künstlerisches Tun zu wichtigen Zeugnissen der psychischen Entwicklung werden kann.

Zum Verständnis der Kunsttherapie als Behandlungsmethode und der Frage nach der Ästhetik kann ein Zitat von Paul Klee gelten: „Kunst gibt nicht das Sichtbare wieder, sondern macht sichtbar". Das gestalterische Tun in der Kunsttherapie braucht keine künstlerische

Vorerfahrung (Dannecker 2010). Doch die gelungene Beziehungsgestaltung zwischen dem künstlerischen →Therapeuten und dem Patienten bietet den Rahmen, in dem der suchende, der kranke Mensch seiner schöpferischen Seite oft erstmals wieder begegnet und im künstlerischen Prozess die unbekannten und oft überraschenden Reichtümer seiner Innenwelt entdecken kann. Erweiterte Handlungs- d.h. auch Lebensspielräume können sich auf diese Art im bildnerischen Probehandeln erschließen (von Spreti & Marten 2018).

Das Sehen und das Tasten/Greifen sind zentrale Sinne, mit denen wir uns die Welt fühlend, beobachtend und nachahmend bzw. begreifend und formend aneignen.

Pablo Picasso formuliert dieses kindliche „Aneignen" sinngemäß auf seine eigene Weise. Fast kindlich naiv fragt er, was es wohl damit auf sich habe, dass jeder die Kunst verstehen wolle. Denn man versuche ja auch nicht, die Lieder eines Vogels zu verstehen, oder zu verstehen, warum man die Nacht liebe, die Blumen und all das Schöne um uns herum.

Begleitet von der akzeptierenden, aufmerksamen und feinfühlenden künstlerischen Therapeutin wird bildnerisches Gestalten in der Kunsttherapie dem leidenden, kranken Mitmenschen nicht selten einen neuen Zugang zu den eigenen inneren Bildern eröffnen. In einer rezeptiven Methode der Kunsttherapie kann die betrachtende Aneignung eines bildnerischen Werkes, wie z.B. durch das Nachempfinden einer Bildstimmung oder einer inhaltlichen Darstellung, oft unerwartete Bezüge zu sich selbst und zur eigenen Lebensgeschichte anregen. In den Gestaltungen zeigt sich immer wieder die Einzigartigkeit jeder Persönlichkeit und im Einverständnis mit der eigenen Bild-Schöpfung kann dies auch vom Malenden glückhaft erfahren werden. In jedem Menschen kann sich daher das Wunder des Schöpferischen ereignen und unversehens den Blick in eine spirituelle Dimension eröffnen.

> „Kunst ist eine Vermittlerin des Unaussprechlichen" (Goethe, zit. in Hecker 1907).

Dannecker K (2010) Psyche und Ästhetik – Die Transformationen der Kunsttherapie. Berlin: Medizinisch Wissenschaftliche Verlagsgesellschaft.
Hecker M (1907) Maximen und Reflexionen. Aphorismen und Aufzeichnungen. Nach den Handschriften des Goethe- und Schiller-Archivs. Weimar: Verlag der Goethe-Gesellschaft
Klee P (1920) Schöpferische Konfessionen. Berlin: Erich Reiß Verlag.
Stern A (2012). Wie man Kinderzeichnungen nicht betrachten soll. München: ZS Verlag.
von Spreti F, Marten D (2017). Handwerk Kunsttherapie. In: von Spreti, Martius P, Steger F (Hg.) KunstTherapie. Wirkung – Handwerk – Praxis. Stuttgart: Schattauer.

Diana Jallerat und Flora von Spreti

Lebensqualität

Der Begriff der Lebensqualität wurde vom britischen Ökonomen Pigou in den zwanziger Jahren das erste Mal verwendet, und zwar in einer Abhandlung über Wohlfahrtsökonomie. Pigou verwendete diesen Begriff als Gegenkonzept zu den rein ökonomischen Messgrößen als Maß des Wohls einer Gesellschaft. Im deutschen Sprachraum wurde der Begriff erst in den 1970er Jahren gebräuchlich. Lebensqualität meint ein multidimensionales Konstrukt, das alle Faktoren umfasst, die die Lebensbedingungen in einer Gesellschaft bzw. einer →Person ausmachen (Kovács et al. 2016).

Bislang gibt es keine allgemein anerkannte Definition von Lebensqualität, sie wird ganz unterschiedlich definiert und entsprechend uneinheitlich operationalisiert. Häufig verwendet wird die Definition der →Weltgesundheitsorganisation (WHO) von Lebensqualität als der subjektiven Wahrnehmung einer Person über ihre Stellung im Leben in Relation zur Kultur und den Wertsystemen (→System, →Werte), in denen sie lebt und in Bezug auf ihre Ziele, Erwartungen, Standards und Anliegen (WHO 1997).

Folgt man dieser Definition, so können Personen mit den gleichen materiellen und immateriellen Ressourcen ihre Lebensqualität ganz unterschiedlich einschätzen und Lebensqualität als solche kann ganz individuell definiert und erfasst werden.

Seit den siebziger Jahren gewinnt Lebensqualität zunehmend auch in der Medizin an Bedeutung. Dabei wird zwischen gesundheitsbezogener und individueller Lebensqualität unterschieden (Kovács et al. 2016). Unter der gesundheitsbezogenen Lebensqualität wird der subjektiv wahrgenommene Gesundheitszustand verstanden. Sie konzentriert sich auf die Lebensbereiche, die durch die Krankheit eines Menschen direkt beeinflusst werden und umfasst krankheitsbedingte körperliche Beschwerden, psychische Verfassung beziehungsweise emotionale Befindlichkeit, erkrankungsbedingte funktionelle Einschränkungen in den alltäglichen Lebensbereichen sowie die Gestaltung sozialer Beziehungen und deren krankheitsbedingte Veränderungen (Gehrke Panzini et al. 2017). Zur Messung der gesundheitsbezogenen Lebensqualität sind in den letzten Jahrzehnten viele unterschiedliche Konzepte und standardisierte Messinstrumente entwickelt worden. Durch die Fortschritte in der Behandlung von schweren Erkrankungen wie →Krebs geht es neben dem funktionalen Status zunehmend darum, aus der Sicht der Patienten ihre individuelle Lebensqualität als Kriterium zur Bewertung des Therapieerfolges heranzuziehen. Gerade bei schwerkranken oder →chronisch kranken Menschen sollte der Fokus auf der ganz persönlichen Sichtweise des Einzelnen liegen, um den Menschen in dieser →existenziellen Ausnahmesituation gerecht zu werden (Neudert et al. 2004; Wettergren et al. 2009). Lebensqualität kann als Prädiktor des Behandlungserfolgs genutzt werden und als Prognoseindikator für das Überleben von Krebspatienten; deren Erfassung ist daher in der klinischen Praxis sehr hilfreich (Montazeri 2009).

Spiritualität stellt eine wichtige Dimension der Lebensqualität dar; vor allem für kranke Menschen und ihre Angehörigen. In einer Übersichtsarbeit, die den Zeitraum von 1976 bis 2016 umfasst, konnte in den meisten Arbeiten ein positiver Zusammenhang zwischen Spiritualität und Lebensqualität festgestellt werden. Beispielsweise litten spirituelle Personen seltener an →Depressionen, sie konnten ihre

Erkrankung besser bewältigen und hatten häufiger ein →Gefühl von Selbstwirksamkeit und →Sinn (Gehrke Panzini et al. 2017). Diese Erkenntnisse verdeutlichen, dass alle, die im Gesundheitswesen arbeiten, auch die spirituelle Begleitung von Patienten und ihren Angehörigen als ihre Aufgabe sehen bzw. entsprechende Professionelle in die Begleitung mit einbeziehen sollten.

Gehrke Panzini R, Mosqueiro BP, Zimpel RR, Ruschel Bandeira D, Rocha NS, Fleck MP (2017) Quality-of-life and spirituality. International Review of Psychiatry 29:263–282.
Kovács L, Kipke R, Knecht A (Hg.) (2016) Lebensqualität in der Medizin. Wiesbaden: Springer.
Montazeri A (2009) Quality of life data as prognostic indicators of survival in cancer patients: an overview of literature from 1982 to 2008. Health and Quality of Life Outcomes. doi.org/10.1186/1477-7525-7-102 [Epub].
Neudert C, Wasner M, Borasio GD (2004) Individual quality of life is not correlated with health-related quality of life or physical function in patients with amyotrophic lateral sclerosis. Journal of Palliative Medicine 7:551–557.
Wettergren L, Kettis-Lindblad A, Sprangers M, Ring L (2009) The use, feasibility and psychometric properties of an individualized quality-of-life instrument: a systematic review of the SEIQoL-DW. Quality of Life Research 18:737–746.
WHO – Division of Mental Health and Prevention of Substance Abuse (1997) WHOQOL Measuring Quality of Life (online) (Zitierdatum: 28.09.2019), abrufbar unter: https://www.who.int/mental_health/media/68.pdf

Maria Wasner

Lehrer/-innen

Lehrer/-innen begegnen uns in unterschiedlichsten und alltäglichen Situationen, wenn man von einem gemeinsamen lebenslangen →Lernen ausgeht. Vor allem beim Thema Spiritual Care ist dieses gefragt, da in multiprofessionellen Teams gemeinsam den →Bedürfnissen und Wünschen schwerkranker und sterbender →Menschen entsprochen werden will und soll.

Lehrer/-innen zeichnen sich grundsätzlich durch Leidenschaft aus, sie wollen gemeinsam mit den anderen (im →System Schule mit

Schülern und Schülerinnen) lernen. Betrachtet man den Typus Lehrer in der Schule, so ist er/sie durch →Professionalität wie →Kompetenz und Haltung charakterisiert. Didaktische und pädagogische Kompetenz und natürlich fachliche kommen im besten Fall zusammen.

Aber Lehrer/-innen trifft man ebenso an vielen anderen Stellen im Sinne einer Weitergabe von Wissen, Fähigkeiten und Einsichten und einem gemeinsamen Lernen. Dame Cicely Saunders, die Gründerin des ersten modernen →Hospizes in Großbritannien (1967), war in diesem Sinne eine Lehrerin. Sie hatte für sich das Konzept des „→total pain" in ihren vielfältigen beruflichen Kontexten gelernt und versuchte gemeinsam mit Haupt- und Ehrenamtlichen Antworten auf diese Situation(en) zu geben. Saunders baute ein weltweites Netzwerk für die Bewältigung von „spiritual pain" auf.

Christina M. Puchalski, amerikanische Ärztin und Gründerin des *George Washington Institute for Spirituality and Health*, hat für unsere Zeit die Arbeit von Saunders bezüglich der Spiritualität weiterentwickelt und steht für ein modernes Konzept von Spiritual Care. Spiritual Care sei wesenhaft relational und zwar in dreifacher Art und Weise: Zum einen sei es die Beziehung der Patientinnen und Patienten zur →Transzendenz (→Gott, das Göttliche, höhere →Macht, Energie oder Anderes), dann die Beziehung der Patientinnen und Patienten zu →Familie, Freunden und An- und Zugehörigen und schließlich die Beziehung zum Team.

So steht für Spiritual Care die gemeinsame Lernpartnerschaft aller im Vordergrund, denn oft sind die Rollengrenzen gar nicht so scharf definiert, wie anzunehmen ist. So ist dem An- oder Zugehörigen egal, an wen er sich wenden kann und darf. Und wenn die Situation passt, ist auch die Profession nachrangig. Spirituelle und religiöse Bedürfnisse werden zu unterschiedlichen Zeiten und an verschiedenen Orten geäußert, was eine Grundkompetenz aller Berufe durch Schulung in Spiritual Care erfordert.

So verstanden ist Spiritual Care mehr als das spezifische Angebot von →Seelsorgenden oder spiritueller Spezialistinnen, sondern eine Querschnittsaufgabe der →Gesundheits- und Sozialberufe, in denen alle die Rolle der Lehrenden wie der Lernenden je nach Herausforderung einnehmen sollen und müssen. Im idealen Fall wird eine Kultur des Lernens und Lehrens nach und nach etabliert, die Reflexion, kulturelle Sensibilität und entsprechende Kommunikation beinhaltet. Im religiösen Kontext kommt das Angebot einer →Gebetskultur hinzu.

Insgesamt ist eine Beziehungskultur zu beachten, die Aspekte der eigenen Haltung und Ressourcen wie der Selbst- bzw. Fürsorge umfasst, was Spiritual Care von anderen ausschließlich patientenorientierten Aufgaben der →Palliativversorgung unterscheiden lässt. Ziel ist die Unterstützung des Gegenübers (→Empowerment), wer auch immer dies im Prozess der Palliativversorgung gerade ist.

Lerninhalte sind dabei aber nicht beliebig, denn spirituelle Äußerungen müssen bei allen (Teammitgliedern, Patienten und Patientinnen wie Angehörigen) erkannt, beurteilt und darauf eingegangen werden. Stark diskutiert wird hierzu SPIR, das Instrument einer spirituellen Anamnese (→Anamnese, spirituelle), entwickelt in Anlehnung an Puchalski.

Systembedingungen beeinträchtigen nicht wenig das komplexe Lern- und Lehrgeschehen, vor allem in sinnstiftenden Zusammenhängen wie Spiritual Care, die in leiblicher Kommunikation stattfinden (können). Vorbeugung ist dabei im wechselseitigen Lehr- und Lernprozess eminent wichtig, um dem „Coolout" (der →moralischen Desensibilisierung) aller Berufsgruppen vorzubeugen.

Borasio G (2017) Spiritual Care: Eine Aufgabe für den Arzt? In: Noth I, Wenz G, Schweizer E (Hg.) Pastoral and spiritual care across religions and cultures. Seelsorge und Spiritual Care in interkultureller Perspektive. Göttingen: Vandenhoeck & Ruprecht. 83–93.

Gratz M, Roser T (2019) Spiritual Care in Qualifizierungskursen für nicht-seelsorgerliche Berufe. Grundsätze der Deutschen Gesellschaft für Palliativmedizin Stuttgart: Kohlhammer

Holder-Franz M (2019) Cicely Saunders – Von Spiritual Pain zu Spiritual Care. Partikularität und Universalität von Spiritualität in: Peng-Keller S, Neuhold D (Hg.) Spiritual Care im globalisierten Gesundheitswesen. Historische Hintergründe und aktuelle Entwicklungen. Darmstadt: WBG Academic. 121–142.

Kersting K (2016) „Coolout" in der Pflege. Eine Studie zur moralischen Desensibilisierung. Frankfurt a.M.: Mabuse.

Puchalski C (2014) Spiritual Care – Eine Zeit des Zuhörens und Mitgehens. In: Feinendegen N, Höver G, Schaeffer A, Westerhorstmann K. (Hg.) Menschliche Würde und Spiritualität in der Begleitung am Lebensende. Impulse aus Theorie und Praxis. Würzburg: Königshausen & Neumann. 235–263.

Kerstin Schlögl-Flierl

Leid / Leiden

Leid und Leiden haben verschiedene Etymologien: Das Hauptwort Leid kommt von althochdeutsch *leid* (9. Jh.), mittelhochdeutsch *leit* ‚das angetane Böse, Unrecht, Schädigung, Kränkung, Beleidigung, Sünde', und bedeutet: großer Kummer, seelischer Schmerz, dann auch: durch Schädigung hervorgerufener Kummer, Schmerz, Betrübnis, →Sorge. Das Zeitwort leiden hingegen kommt vom althochdeutsch *līdan* ‚ertragen, erdulden', schon früh *gilīdan* ‚mit jemandem dulden' für spätlateinisch *compatī*, mitleiden; die ursprüngliche Bedeutung ist: sich fortbewegen, gehen, vergehen, in die Fremde ziehen, Not durchstehen, dann: ertragen, erdulden und jemanden/etwas (nicht) leiden können. Substantiviert bedeutet Leiden: anhaltende Krankheit, Qual, Pein, seelischer Schmerz.

Entsprechend dieser Bedeutungsunterschiede können wir differenzieren:

- Leid ist ein objektiver Umstand, der einem anderen Menschen oder mir selbst unvermittelt zustoßen oder angetan werden kann und oft als →Schicksal oder Schicksalsschlag bezeichnet wird. Die leidtragende →Person kann in dem, was ihr widerfährt, zunächst keinen →Sinn sehen, vielleicht diesen Sinn auch nie entdecken, d.h. das Leid nicht in die Erzählung der eigenen →Biografie integrieren. Das Leid bleibt sinnfremd (→Sinn, philosophisch), übermächtig, möglicherweise →traumatisch belastend.
- Leiden hingegen meint einen Prozess der Auseinandersetzung, Aneignung und Annahme, der vom leidenden Subjekt, also vom Patienten ausgeht. Während das Subjekt dem Leid gegenüber

passiv ist, vom Leid überwältigt wird, ist das leidende Subjekt sowohl passiv als auch aktiv in der eigenen →Krankheitsverarbeitung, in der →Kausalattribution und in der Transformation von Absurdität in Sinn (→Sinn, philosophisch).

Viele leidende Menschen setzen sich im →Glauben, im →Zweifel und in der Warum-(ich)-Frage mit →Gott auseinander (→Theodizee). Wenn Leid innerhalb der therapeutischen Beziehung als Beschwerde geklagt wird, kommt es darauf an, dass „die →Klage über das Leid gehört und das subjektive Leidenserleben bestätigt wird" (Sack 2019: 8).

„Produktives Leiden ist dadurch gekennzeichnet, dass man sich vom eigenen Leiden berühren lassen kann. Wenn Leiden produktiv ist, kommt ein Prozess im Gang, der einem →Trauerprozess ähnelt" (Sack 2019: 11). Der Psychoanalytiker Wilfred R. Bion beschreibt, wie das Leid des kleinen Kindes durch die Mutter und Leid des Patienten durch den „Behälter" (container) der helfenden Beziehung eingedämmt und „entgiftet" werden kann (Lazar 2014). Dadurch können sowohl beim leidenden Menschen →Selbstmitgefühl als auch beim Helfer Mitgefühl (→compassion, nicht: Mitleid) gefördert werden. Leid wird dadurch in Leiden verwandelt, dass es Bedeutung und Sinn innerhalb einer Beziehung und damit sowohl für die leidende als auch für die helfende Person bekommt, z.B. im Prozess der →Heilung, im →Trost der →Bindungs-Erfahrung oder im →Abschied. Dazu gehört, dass die zunächst namenlose und überwältigende (potenziell traumatische) Belastung („Stress") benannt und in ihrer emotionalen Tragweite verstanden wird (→Empathie).

Fazit für Spiritual Care

Die →Gesundheitsberufe sind in der alltäglichen Routine mit dem Leid kranker, pflegebedürftiger und behinderter Menschen konfrontiert, was zur Überforderung, Erschöpfung, →Burnout und damit zu eigenem Leid führen kann. Weder die Identifizierung mit dem Leid des Anderen („Mitleid") noch die kühle Distanzierung tragen zu einer gesunden „Work-Life-Balance" bei. Vielmehr stellt Leiden als interpersonal erlebter Prozess die Chance dar, die →Krankheitsverarbeitung des Patienten sowie die →Selbstsorge der leidenden und der helfenden Person zu fördern. Die spirituelle Dimension hilft beim Deuten und Bewältigen von Leiden als Beziehungsgeschehen: →Ritual, →Unterbrechung, →Therapeut.

Lazar RA (2014) Container – Contained. In: Mertens W (Hg.), Handbuch psychoanalytischer Grundbegriffe. Stuttgart: Kohlhammer. 148-153.
Sack M (2019) Individualisierte Psychotherapie. Ein methodenübergreifendes Behandlungskonzept. Stuttgart: Schattauer.

Eckhard Frick sj

Lernen

Beim Thema Lernen denkt man zunächst an das „Pauken" von Fachbegriffen und Theorien, Geschichtsdaten und Physikformeln. Lernen ist jedoch ein vielschichtiger Prozess, der Kognitives wie Emotionales und Affektives umfasst. Langjährige Berufserfahrung spielt als →Erfahrungswissen eine bedeutende Rolle, so dass man z.B. weiß, wie leibliche Kommunikation die Patienten- und Patientinnenbeziehung beeinflusst oder ebenso die →Atmosphäre in einem (Kranken-)Zimmer auf Unausgesprochenes hindeutet. Auch empfiehlt sich, angelerntes Wissen und entsprechende Fähigkeiten von verinnerlichtem Wissen zu unterscheiden. Grundsätzlich werden beim Lernen im besten Fall Wissen erworben und/oder Fähigkeiten ausgebildet.

In den dahinterliegenden Lerntheorien sind grob zwei große Schulen auszumachen: Behaviorismus (auf Verhaltenstraining ausgerichtet) und Kognitivismus (auf Erkenntnis beruhend): Letzterer beinhaltet entweder Modelllernen (z.B. Albert Bandura) oder die Beschreibung entsprechender Entwicklungsstufungsmodelle (z.B. Jean Piaget), die verschiedene Lebensalter umfassen können.

In den heutigen Wissensgesellschaften spielt dabei das eigenständige, kreative und mitunter innovative Lernen eine wichtige Rolle in Entwicklung und Fortschritt des jeweiligen Landes. Für den

Menschen selbst kann neben dem Er-Lernen von Neuem auch bewusst oder unbewusst ver-lernt werden. Hier laufen Prozesse parallel, vor allem, wenn man ein lebenslanges Lernen für alle als Maßstab anlegt.

Wie kann man Spiritual Care lernen? Zum einen natürlich in dafür gestalteten Lernformaten wie dem Online-Seminar „Spiritual Care – Emergency Care – Palliative Care (SEPCare)" an der Virtuellen Hochschule Bayern, in dem neben der palliativen Situation auch andere kritische →Grenzsituationen in verschiedenen Modulen aufgegriffen werden. Die Methode des Interviewleitfadens SPIR zur spirituellen →Anamnese kommt dabei zur Anwendung, um Themen wie Spiritualität und Religion nicht länger im privaten oder sogar im tabuisierten Bereich zu lassen, sondern die Perspektive zu weiten.

Manche Lerninhalte sind jedoch weniger zu lernen; bei ihnen geht es mehr um darüber hinausgehende →Kompetenzen wie z.B. die Authentizität im patienten-zentrierten Dialog oder die Sensibilität für die Dimension des →Geheimnisses für sich erfahrbar zu machen und/oder werden zu lassen. Bei Spiritual Care ist grundsätzlich bei einem erwachsenenpädagogischen Lernen anzusetzen, bei dem es sich vornehmlich um die Lernbefähigung dreht. Dabei kann als Lernziel formuliert werden, dass gemeinsam die geteilte Verantwortung im multiprofessionellen Team erarbeitet werden soll. Hier können beispielsweise →ethische Entscheidungsfindungsmodelle hilfreich sein, um alle betroffenen Berufsgruppen (und auch die Kranken und An- und Zugehörigen) an den Tisch zu bringen und die mitunter auch kritischen Situationen aus möglichst allen Blickwinkeln gemeinsam zu betrachten und zu diskutieren.

Zudem lässt sich darüber streiten, welche Definition von Spiritualität Spiritual Care angemessen ist bzw. zugrunde liegen soll. Bedenkt man vornehmlich das gemeinsame multiprofessionelle Lernen (auch als Lernpartnerschaft verstanden), so bietet sich eher eine vage Definition von Spiritualität an, um alle als Lernende zu begreifen und den gemeinsamen Austausch über die eigene wie die Spiritualität aller Anderen in den Mittelpunkt zu stellen. Entsprechend muss auch eine teambasierte und interdisziplinäre Ausbildung für die weltweite Palliativversorgung ausgerichtet sein (Centeno et. al. 2019).

Centeno C, Sitte T, De Lima L, Alsirafy S, Bruera E, Callaway M, Foley K, Luyirika E, Mosoiu D, Pettus K, Puchalski C, Rajagopal MR, Yong J, Garralda E, Rhee J, Comoretto N (2019) Weißbuch zur Globalen Förderung der Palliativversorgung: Empfehlungen der PAL-LIFE-Expertengruppe der Päpstlichen Akademie für das Leben. Vatikanstadt: Libreria Editrice Vaticana.
Dinkelaker J (2015) Lernen – um was geht es? In: Dinkelaker J, von Hippel A (Hg.) Erwachsenenbildung in Grundbegriffen. Stuttgart: Kohlhammer. 49–56.
Frick E (2017) Spiritual Care – How does it work? Spiritual Care 6:223–224.
Maidl L, Frick E, Mayr B, Möhrle S, Ziemer P (2019) Entwicklung des Online-Seminars „Spiritual Care – Emergency Care – Palliative Care (SEPCare)". Spiritual Care 8:91–94.
Weiher E (2015) Seelsorge – das machen doch alle!?: Kompetenzen und Grenzen in Spiritual Care. Diakonia 46:241–248.

Kerstin Schlögl-Flierl

Macht

Das deutsche Wort „Macht" kommt vom althochdeutschen *„mugan"*, dieses aus der indogermanischen Wurzel *„magh"*. Ursprünglich bedeutet dies „kneten", dann auch „können", „vermögen". Um im Bild zu bleiben: Wer Macht ausübt, knetet eine Masse, macht diese vielleicht homogen, formt aus ihr eine Gestalt, gibt also, philosophisch gesagt, einer Materie Form. „Macht" kann mehr in die Nähe von lateinisch *potestas*, englisch *power* gerückt werden oder mehr in die Nähe von lateinisch *violentia*, englisch *violence*. Im ersten Fall ist „Macht" positiv konnotiert, etwa wie eine Vollmacht oder Autorität, die an ein gutes Wirken denken lässt, im zweiten Fall negativ als eine Gewalt, die schädigt und zerstört. Im Kontext von Care wird man bevorzugt bei „power" bleiben, ohne allerdings die als „violence" missbrauchte Macht zu übersehen.

Die klassische soziologische Definition stammt von Max Weber: „Macht bedeutet jede Chance, innerhalb einer sozialen Beziehung den eigenen Willen auch gegen Widerstreben durchzusetzen, gleichviel, worauf diese Chance beruht" (Weber 1921/22: I,16). Oder kürzer: Macht ist das Vermögen, eigene Vorstellungen gegen den Willen anderer durchzusetzen. Macht erhält man u.a. durch angeborene oder erworbene Kompetenz; durch physische oder psychische Überlegenheit; durch ein Charisma; durch Zugehörigkeit zu einer mächtigen Gruppe; durch Besitz; durch ein Amt, das mit Befugnissen (und mit Pflichten) ausgestattet ist.

Wer einen →Gesundheitsberuf ausübt, hat über kranke Menschen Macht – durch einige oder durch alle diese Zugangsweisen. Menschliche Beziehungen haben fast immer asymmetrische Anteile; in ihnen entsteht Macht. Schwache, die sich der Sorge Stärkerer – hier der gesundheitlichen Fürsorge und/oder der →Seelsorge – anvertrauen, liefern sich deren Macht aus, und je schwächer und abhängiger sie sind, desto stärker ist diese Macht. Macht ist gut, wenn sie zugunsten derer, über die sie ausgeübt wird, mit guten Zielen und mit guten Effekten ausgeübt wird. In sorgenden Berufen wird man besser als mit Macht durch Autorität führen: Schwache anerkennen die Glaubwürdigkeit und die Kompetenz der Helfenden und lassen sich freiwillig führen. Bisweilen wird man jedoch auch Macht anwenden müssen, wenn Einsicht oder Freiwilligkeit nicht möglich sind – immer allerdings zum ausschließlichen Wohl der Geführten. Macht wird dann missbraucht, wenn die Mächtigen sie nutzen, um gegen den Willen oder die Interessen der Unterlegenen oder zu deren Schaden ihre eigenen Interessen zu befördern – diese sind etwa finanzielle Interessen, Karriereinteressen, emotionale Ausbeutung, narzisstische oder →sexuelle Befriedigung. Machtmissbrauch kann bewusst oder unbewusst, absichtlich oder unbeabsichtigt, individuell oder systemisch geschehen.

Um Machtmissbrauch zu verhindern, braucht es hohen →ethischen Standard und die entsprechende Reflexion, Teamarbeit mit guter Kommunikation, effektive Machtkontrolle, ausdrückliche Präventionsarbeit. Zu verhindern sind insbesondere Inseln der Macht, auf denen Mächtige sich abschotten vor fremden Blicken und ungestört Klienten abhängig machen und ausbeuten können.

Bei Spiritual Care kommen u.U. die Rolle der gesundheitlichen Helferin und die des Seelsorgers in einer →Person zusammen. Außerdem werden sehr intime Lebensbereiche tangiert, in denen es leicht zu Grenzverletzungen kommt und Menschen nochmal tiefer verwundbar sind. Diese Konstellation macht Spiritual Care im Vergleich zu anderen Care-Berufen nochmals machtsensibler – und damit anfälliger für Machtmissbrauch, der umso größere Schädigungen verursachen kann. Die Seelsorgerin – und erst recht der geweihte →Priester – kommen außerdem mit einer →sakralen Aura und einer gleichsam göttlichen Vollmacht ans Krankenbett: Machtmissbrauch wird zu einer auch religiösen Verletzung, er verdunkelt das →Gottesbild, ja er kann alle Spiritualität vernichten und damit nicht nur eine zentrale Gesundheitsressource unwirksam machen, sondern die Patienten von einer intimen persönlichen Wahrheit entfremden. Spiritual Care bedarf daher besonders sorgfältiger Prävention und Kontrolle von Machtmissbrauch, um als umfassende und ganzheitliche Sorge um den kranken Menschen seine gute Wirksamkeit zu entfalten.
→Empowerment

Weber M (1921/22) Wirtschaft und Gesellschaft. Tübingen: Mohr.
Kiechle S (2010) Macht ausüben. Würzburg: Echter.

Stefan Kiechle sj

Magie

Magie steht für „Beschwörung →geheimnisvoller Kräfte, Zauberkunst", Entlehnung (16. Jh.) von lateinisch *magicē*, griechisch *magikē*, weibliche Form von *magikos*, des Magiers, magisch, von *magos*, Magier, *magus*: ein Mitglied der gelehrten und priesterlichen Klasse.

Magischer →Glaube findet sich oft in Verbindung mit religiösem Glauben und religiösen Praktiken. Anders als religiöse Praktiken wird

Magie hauptsächlich für private Zwecke innerhalb einer →Familie, einer Sippe oder eines Dorfes verwendet, um übernatürliche Kräfte, die Seelen der Toten oder die geheimen Naturkräfte zu bändigen oder Macht über sie zu erlangen. Traditionsgebundene magische Handlungen kombiniert mit →rituellen Formeln (Beschwörungen, Zaubersprüche) zielen darauf ab, Zukunftsereignisse, Wetterlagen, Fruchtbarkeit, Beziehungsprobleme, Krankheit und →Gesundheit sowie andere Aspekte des Lebens, die eine Person vordergründig interessieren, zu beeinflussen. Magie wird normalerweise mit dem Einverständnis der Familie oder der betroffenen →Person verwendet, andernfalls wird sie als schwarze Magie angesehen. Die Hüter der Weisheit über magische Künste und Traditionen haben Verantwortungen, die sich auf ihr Wissen und Können beziehen. Magisches Wissen wird mündlich und schriftlich innerhalb des Stammes und der Familie weitergegeben.

E. B. Taylor hat die Magie als eine primitive Wissenschaft der Religion entgegengesetzt. Sir J. G. Frazer hat eine Unterscheidung zwischen Magie, Religion und Wissenschaft vorgeschlagen. Er interpretiert Magie als eine Pseudowissenschaft, da sie am Ende die Erlangung des vollständigen Wissens über alle Dinge verspricht. M. Mauss hat Magie als ein soziales Phänomen beschrieben, ähnlich wie Religion und Wissenschaft, jedoch als eine Kategorie für sich (Levinson & Ember 1996). Dementsprechend bleibt Magie, obwohl magischer Glauben und magische Riten die größte Analogie in der Religion finden, ein soziales Phänomen mit ihren eigenen charakteristischen Regeln, Handlungen und Zielen. B. Malinowski (1984) erklärte:

> Magie bietet dem primitiven Menschen eine Reihe von gebrauchsfertigen Ritualen, Handlungen und Überzeugungen, eine feste mentale und praktische Technik, die es ermöglicht, gefährliche Klüfte bei jeder wichtigen Unternehmung oder kritischen Situation zu überwinden.

Religiöse Rituale und Riten werden öffentlich ausgeführt und sollen das Wohlergehen der gesamten Gemeinschaft beeinflussen, indem sie die soziale →Bindung stärken, spirituelle/emotionale →Bedürfnisse befriedigen oder religiöse Pflichten erfüllen. Magische Riten verlangen für ihre Wirksamkeit viel mehr Vertraulichkeit und sind mit zahlreichen „Gesetzen" der Kausalität verbunden, die durch ein oder mehrere Glaubenssysteme umrissen sind. Magische Rituale unterliegen besonderen zeitlichen (Vollmond, Donnerstagabend) und räumlichen (Türschwelle, Kreuzung) Anforderungen und Beschränkungen. Der Einsatz von praktischer Magie ist immer an spezielle Symbole gebunden, die in ihrer Wichtigkeit und Bedeutung variieren, aber eine besondere, schützende Funktion ausüben (Amulette). Magische Rituale werden durch das Gesetz der Ähnlichkeit (*similia similibus*) und das Gesetz der direkten Übertragung beeinflusst. Das Gesetz der Ähnlichkeit wird in verschiedenen Heilritualen und -praktiken angewandt. Das Gesetz der direkten Übertragung fußt dahingegen auf der Idee, dass ein Teil eines anderen Wesens (Stofffetzen, Körperflüssigkeiten, Fußabdrücke, Name oder Schatten) die gesamte Person beeinflusst. Das Gesetz der direkten Übertragung wird auch verwendet, um jemand anderem Schaden zuzufügen.

Da die Ausführung magischer Rituale auf gegenseitigem →Vertrauen und Verständnis beruht, besteht zwischen den Beteiligten (z.B. →Heiler und Kranke) eine starke emotionale Verbindung. Die Geschwindigkeit, der Ton, die Wiederholung (3x, 9x) sowie die Pausen, gefüllt mit Bekräftigungsformeln, haben ihre besondere Bedeutung für den Ausführer sowie für den Empfänger. Die Emotionen und der →Körper sind betroffen; insbesondere werden die Sprachzentren im Gehirn aktiv. Darüber hinaus enthalten die Beschwörungsformeln mächtige (magische) Worte und Bilder von äußeren Kräften, die den Verlauf der Ereignisse beeinflussen.

Mächtige Magie wird meistens in Gebieten mit begrenzten Gütern und Ressourcen verwendet, z.B. um Naturkatastrophen zu bekämpfen. Der Glaube, dass die Nachbarn für jede Art von unerklärlichem Schaden verantwortlich sind, war in früheren Zeiten weit verbreitet.

Der Einsatz magischer Praktiken für private Zwecke ist nicht verschwunden. Es gibt immer noch Gemeinschaften, in denen Beschwörungen und magische Rituale aktiv benutzt werden. Es werden neue

Beschwörungsformeln geschaffen und neue Arten von magischen Riten parallel zu den traditionellen ausgeführt. Die Menschen stellen Amulette her, kaufen und tragen sie. Ein kleines Vaterunser dient als Schutzzauber vor dem Abflug. Es ist innerhalb pluralistischer und religiös vielfältiger Gesellschaften einfach geworden, religiöse Grenzen und imaginäre Grenzen zwischen Glaubenssystemen zu überqueren. So suchen selbst rationale Menschen in Zeiten der Krankheit und des Misserfolgs Glaubensheiler (traditionelle oder New Age-Schamanen) auf und schließen sich unkonventionellen, religiösen Gemeinschaften an, um ihre Gesundheit zurück zu gewinnen oder mehr Glück im Leben zu haben.

Was ist in „Magie" für die Medizin von Bedeutung? Was die Umsetzung von spiritueller →Pflege in der Medizin angeht, erteilen auch magischer Glaube und magische Praktiken eine wichtige Lektion: erstens, die Macht des Wortes (lies: Kommunikation); zweitens, gegenseitiges Vertrauen und gemeinsame Beteiligung (lies: Arzt-Patienten-Beziehung, aber auch einfühlsame Pflege); drittens, die zugängliche Hilfe der Transzendenz (lies: Spiritual Assessment); viertens, die Macht des Rituals (lies: aktive Einbeziehung von Seelsorge); und schließlich das Verständnis von Heilen als eine Kunst (lies: aktive Einbeziehung von →Musik, Kunst und anderen Therapieformen mit Heileigenschaften). →Esoterik

Bourdieu P (1994) Language and symbolic power. Oxford: Polity Press.
Malinowski B (1984) Magic, science and religion. Westport, CT: Greenwood Press.
Moro PA, Myers JE, Lehmann AC (2008) Magic, witchcraft, and religion: an anthropological study of the supernatural. Blacklick, OH: McGraw Hill College.
Levinson D, Ember M (Hg.) (1996) Encyclopedia of cultural anthropology. Bd 3. New York: David Brown.
Ruff M (2003) Zauberpraktiken als Lebenshilfe: Magie im Alltag vom Mittelalter bis heute. Frankfurt a.M.: Campus.
Thomas K (1997) Religion and the decline of magic: studies in popular beliefs in sixteenth and seventeenth century England. London: Penguin Books.

Piret Paal

Meditation

Das deutsche Wort „Meditation" kommt von lateinisch *meditari*, dieses ist verwandt mit griechisch *medomai*, das in etwa bedeutet: fürsorgen, an etwas denken, etwas aussinnen. In seiner →christlichen, religiösen Verwendung ist es die Übersetzung von hebräisch *hagga*, das im Alten Testament auch bedeutet: seufzen, etwas halblaut vor sich hersagen, murmeln; ebenso des griechischen *meletan*: sorgen, pflegen, sich (geistig) üben.

In christlicher Tradition ist das Wort somit vielschichtig und meint etwa „das sinnende, oft hörbare Einüben, Beherzigen einer Wahrheit, womit auch schon auf das Moment der ständigen Wiederholung hingewiesen ist" (Wulf 2002: 197). Im Mittelalter unterschied man aufsteigend vier spirituelle Übungen: *lectio* (ruhiges Lesen eines Bibeltextes) – *meditatio* (diskursives und emotionales Nachsinnen über das Gelesene) – *oratio* (mit Worten →beten über das Erkannte) – *contemplatio* (schweigendes Ruhen in →Gott). Später stritt man sich, ob die *meditatio* oder die *contemplatio* der höhere und eigentliche spirituelle Weg sei.

Heute hat sich die Begrifflichkeit verändert: Was in der alten Theologie *meditatio* war, also ein Nachsinnen über „Gegenstände" (Worte, Bilder, Themen...), heißt heute meist „Betrachtung"; was früher *contemplatio* war, also ein ungegenständliches, nicht gedankliches und nicht emotionales Versenken in den göttlichen Urgrund, heißt heute meist „Meditation". Im heutigen, nicht nur christlichen Sprachgebrauch kann man „Meditation" bestimmen als eine spirituelle Praxis, die den Geist beruhigt, sammelt und konzentriert auf einen meist transzendent verstandenen Urgrund hin.

Meditation kommt in vielen Religionen und ebenso ohne religiösen Bezug vor. Sie kennt verschiedene Meditationstechniken, etwa → Achtsamkeits- und Konzentrationsübungen. Meist bezieht sie den →Leib, insbesondere den Atem, mit ein. In buddhistisch-hinduistischer Tradition ist ihr Ziel die Erleuchtung oder das Erreichen des Nirwana; in christlicher Tradition ist ihr Ziel die unmittelbare →Erfahrung des Göttlichen; in nicht religiöser Tradition ist ihr Ziel die Sammlung und Erweiterung des Bewusstseins, außerdem die Steigerung des Wohlbefindens und der psychischen und/oder physischen →Gesundheit. In der Praxis schließen sich diese unterschiedlichen Ziele nicht aus, sondern sie können sich ergänzen und bereichern.

Techniken der Meditation sind in christlicher Tradition etwa: mit dem Atem einzelne Worte der Schrift zu wiederholen (so u.a. in den ignatianischen →Exerzitien), das schweigende Beten vor dem Gekreuzigten (die Tradition des Karmel), das Herzensgebet (so das Mönchtum der Ostkirchen). Auch Rosenkranz, Litaneien, Choralgesang, Pilgerreisen usw. sind meditative spirituelle Praktiken.

Aus asiatischer Tradition kamen in den letzten Jahrzehnten zahlreiche Meditationstechniken in den Westen: Zen in verschiedenen Schulen, →Yoga, Tantra, Achtsamkeitstrainings, Transzendentale Meditation, Kampfkünste usw. Der →Islam kennt u.a. den Derwisch-Tanz als eine Technik der Vorbereitung zur Meditation. Viele dieser Techniken haben eigene Philosophien oder Theologien, die im Westen synkretistisch angepasst und vermischt werden. Insgesamt gibt es einen großen Reichtum und eine unüberschaubare Vielfalt meditativer Schulen.

Für Spiritual Care stellt die Meditation – als grundlegende spirituelle Praxis – eine wertvolle Ressource dar: Kranke und rekonvaleszente Menschen fühlen sich häufig auf →existenzielle und religiöse Fragen zurückgeworfen; für Meditation haben sie oft reichlich Zeit und Muße. Wer sie spirituell begleitet, kann auf ihre eventuell schon eingeübte Praxis von Meditation zurückgreifen und diese im neuen, oft als dramatisch erlebten Kontext aktualisieren und vertiefen. (→Resilienz) Oder die Begleitenden können die Patienten neu in meditative Praktiken einführen und ihnen so zur spirituell-psychologischen Annahme und Bewältigung ihres →Schicksals und zur Vertiefung ihrer Existenz verhelfen. Die Effekte meditativer Praktiken für Spiritual Care sind in zahlreichen Studien erwiesen. Die konkreten Möglichkeiten, zur Meditation hinzuführen, sind durch äußere Umstände oft eng begrenzt, sollten jedoch weitestgehend – individuell angepasst oder auch in Gruppen – pragmatisch genutzt werden. Notwendig dafür ist, dass Institutionen der Gesundheitssorge großzügig Räume der Stille o.Ä. schaffen, die den Helfenden und den Patienten ständig zur Verfügung stehen.

Jalics F (2006) Der kontemplative Weg. Würzburg: Echter.
Wulf F (2002) Die Übung der Meditation in der abendländisch-christlichen Geschichte. In: Schönfeld A (Hg.) Spiritualität im Wandel. Leben aus Gottes Geist. Würzburg: Echter.

Stefan Kiechle sj

Mensch

Biologisch ist der Mensch (*Homo sapiens*) eine Art, eine Abstammungs- und Reproduktionsgemeinschaft (d.h., eine Frau und ein Mann können einen Menschen zeugen). Diese Art hat als einzige Vertreterin ihrer Gattung (Homo) überlebt.

Im Gegensatz zu vielen anderen Sprachen unterscheidet das Deutsche „Mann" und „Mensch". Wortgeschichtlich könnten beide mit mahnen/überlegen/denken zusammenhängen. Im Hebräischen (*adam-adamah*) und im Lateinischen (*homo-humus*) sind Mensch und Erde sprachlich verwandt.

Menschenbilder (ganzheitlich-mythisch, dualistisch-religiös, metaphysisch, prometheisch [der schöpferische *homo faber* kann die Natur beherrschen], pessimistisch [der Mensch als Mängelwesen], moralisch) bergen die mehr oder minder bewusste Gefahr in sich, wertend (normativ) und essentialistisch zu sein, d.h. sie gehen von einem idealen „Wesen" (*essentia*) des Menschseins aus. „Was dem Ideal nicht entspricht, wird als defizitäres Oberflächenphänomen abgewertet" (Thies 2011/2018: 54).

Die philosophische Lehre vom Menschen (Anthropologie) muss (negativ gesprochen) normative und essentialistische Tendenzen von

Menschenbildern reflektieren und (positiv gesprochen) die (human-) wissenschaftlichen Erkenntnisse, z.B. genetischer, paläontologischer, molekularbiologischer Art, deuten und einordnen. Aus Menschenbildern und vielfältigen Erkenntnissen entstehen regionale Anthropologien, z.B. in Medizin, →Pflege, →Soziologie, Theologie, Biologie.

Die philosophische Frage „Was ist der Mensch?" behandelt die anthropologische Differenz, die Unterscheidung des Menschen von →Gott, Engeln, anderen Lebewesen (Pflanzen und Tieren), auch von Maschinen (z.B. Computern, Pflegerobotern). Das unterscheidend Menschliche kann weder in der Erste-Person-Perspektive (Selbstreflexion des Menschen als Subjekt), noch in der Dritte-Person-Perspektive (d.h. in der empirischen Feststellung bestimmter Merkmale, etwa im Genom des Menschen) abschließend definiert werden (Frick 2015). Nietzsche zufolge ist der Mensch „das noch nicht festgestellte Tier" (Colli & Montinari 1999: 81).

Heimatlosigkeit und exzentrische Positionalität

Für den Menschen ist eine merkwürdige „Gebrochenheit oder Exzentrizität" (Plessner 1928/1975: 309) charakteristisch: Einerseits geschehen Wahrnehmung und Bewegung unbefangen und gewissermaßen in traumtänzerischer Sicherheit aus dem Zentrum des eigenen →Leibes heraus, dessen Grenze zur Umwelt der Mensch realisiert. Andererseits fehlt dem Menschen die Instinktsicherheit des Tieres, er reflektiert sich, nimmt zu sich selbst einen externen Standpunkt ein, vergegenständlicht den eigenen Leib als (Fremd-)Körper, der beschrieben, behandelt, operiert werden kann. Er „steht im Aspekt einer absoluten Antinomie: sich zu dem erst machen zu müssen, was er schon ist, das Leben zu führen, welches er lebt" (Plessner 1928/1975: 309–310). Vor aller Bewusstwerdung, auch vor aller spirituellen Suche gehört Heimatlosigkeit zum Menschsein (Friedl 2019). Die „natürliche Künstlichkeit" (Plessner 1928/1975) ist der Weg des Menschen in eine zweite Heimat. Andere Lebewesen haben aufgrund ihrer natürlichen Mitte, ihrer zentrischen Positionalität ihren natürlichen Ort in der Welt, gleichsam eine Heimat. „Dem Menschen dagegen ist mit dem Wissen die Direktheit verloren gegangen, er sieht seine Nacktheit, schämt sich seiner Blöße und muß daher auf Umwegen über künstliche Dinge leben" (Plessner 1928/1975: 310).

> Existenziell bedürftig, hälftenhaft nackt, ist dem Menschen die Künstlichkeit wesensentsprechender Ausdruck seiner Natur. Sie ist der mit der Exzentrizität gesetzte Umweg zu einem zweiten Vaterland, in dem er Heimat und absolute Verwurzelung findet (Plessner 1928/1975: 316).

Kultur, Religion, Medizin sind solche künstlichen Umwege.

Fazit für Spiritual Care

Die spirituelle Suche nach Sinn kann als Ausdruck von menschlicher Heimatlosigkeit und Heimatsuche verstanden werden.

> ‚Dem Menschen' wird das →Bedürfnis unterstellt, seinem Leben →Sinn zu geben. Er möchte die Gewissheit haben, ein sinnvolles Leben zu führen oder jedenfalls das Mensch-Gefühl der Sinnleere, der Sinnlosigkeit seines weltlichen Daseins zu überwinden. Religion wird nun als ‚Angebot' begriffen, das auf diesen Sinnbedarf reagiert (Luhmann 2000: 340).

Diese Kritik an der Sinnsuche als Alleinstellungsmerkmal des Menschen hat Konsequenzen für die Begleitung kranker Menschen: Der Mensch kann nicht auf eine Definition reduziert werden, auch nicht auf die Sinnsuche. Das Wesen des Menschen muss genauso offengehalten werden wie das Wesen seiner Spiritualität.

Colli G, Montinari M (Hg.) (1999) Friedrich Nietzsche: Jenseits von Gut und Böse. Zur Genealogie der Moral. Sämtliche Werke. Kritische Studienausgabe in 15 Bänden. Bd 5. München: dtv.

Frick E (2015) Psychosomatische Anthropologie. Ein Lern- und Arbeitsbuch für Unterricht und Studium. Stuttgart: Kohlhammer.

Friedl M (2019) Heimatlosigkeit und spirituelle Suche. Eine philosophisch-anthropologische Reflexion. In: Frick E, Maidl L (Hg.) Spirituelle Erfahrung in philosophischer Perspektive. Berlin: De Gruyter. 19–34.

Luhmann N (2000) Selbstbeschreibung. In: Kieserling A (Hg.) Die Religion der Gesellschaft. Frankfurt a.M.: Suhrkamp. 320–356.

Plessner H (1928/1975) Die Stufen des Organischen und der Mensch. Einleitung in die philosophische Anthropologie. Berlin: De Gruyter.
Thies C (2011/2018) Mensch. In: Thies C. (Hg.) Philosophische Anthropologie auf neuen Wegen. Weilerswist: Velbrück Wissenschaft. 43–61.

Eckhard Frick sj

Missionieren, missionarisch

Das Wort „Mission" (von lateinisch *mittere:* senden), mehr noch Missionieren und missionarisch, haben in der deutschen Gegenwartssprache den negativen Klang von „Manipulieren", „eine Überzeugung aufdrängen", „eine berufliche Position missbrauchen". Die historische Verbindung mit dem Kolonialismus vom →Christentum geprägter europäischer Nationen scheint den Begriff Missionieren zu diskreditieren:

> Was im Christentum dem humanistischen Respekt vor dem natürlichen →Menschen von allem Anfang an entgegenstand, war der Missionierungsbefehl. Im Matthäusevangelium heißt es: Mir ist gegeben alle Gewalt im Himmel und auf Erden. Darum gehet hin und machet zu Jüngern alle Völker, indem ihr sie taufet im Namen des Vaters, des Sohnes und des heiligen Geistes, und lehret sie halten alles, was ich euch befohlen habe (Mt 28,19f.).

> Hier werden die „Völker" nicht gefragt, ob sie getauft und zu Jüngern gemacht werden wollen, sondern die Taufenden dürfen sich als Vollstrecker „aller Gewalt im Himmel und auf Erden" verstehen; die Zwangstaufen sind dafür der Beleg. Der Missionierungsbefehl ist ein Toleranzverbot, denn was anders ist als christlich, ist nur dazu da, getauft zu werden" (Schnädelbach 2000: 4).

Doch nicht nur Kirchenkritiker, sondern auch manche Gläubige und kirchliche Seelsorgende verwenden den Begriff Missionieren in beteuernder Verneinung: Missionieren soll bezeichnen, was der Sprecher nicht intendiert. So (als „Nicht-Missionierende") positionieren sich viele im öffentlichen Raum, z.B. in der Klinik, obwohl Missionieren (Sendung) ein Grundwort des Neuen Testaments und der christlichen Kirche ist. Schützeichel (2004) diagnostiziert eine Dissoziation von Kirche und Diakonie. Kirchliche Diakonie versuche, ein differenziertes, problembezogenes →Beratungsangebot zu machen, ohne zu verkünden: Nicht religiöse Fragen stünden im Vordergrund, sondern die Probleme der ratsuchenden →Person.

Der Verdacht bzw. die Ablehnung des Missionieren-Wollens im Christentum, →Islam und Buddhismus tragen zum Misskredit des Wortes „Religion" bei. Spiritualität hingegen wird als individuell, gewaltfrei, nicht-missionarisch aufgefasst. Das →Judentum gilt traditionell als nicht-missionarisch. Dennoch wird auch im jüdischen Kontext bisweilen der anti-religiöse Aspekt von Spiritual Care betont (Zaidman 2017). In offenen Gesellschaften wie der laizistischen französischen ist jeglicher Anklang von Spiritual Care als Missionieren verpönt, weil öffentliche Dienstleistungen nicht zum „Proselytismus", d.h. zum Anwerben von Anhängerschaft missbraucht werden dürfen (Pujol et al. 2016). Instruktiv ist die Verfassung des Schweizer Kantons Waadtland, die Missionieren als gesellschaftlichen Beitrag der Kirchen einstuft: Der Staat berücksichtigt die spirituelle Dimension des Menschen und den Beitrag der Kirchen und religiösen Gemeinschaften zum Zusammenhalt der Gesellschaft und zur Weitergabe fundamentaler Werte (Art. 169). Er anerkennt die christlichen Kirchen und stellt ihnen die erforderlichen Mittel für die Erfüllung ihrer Missionierung im Dienst aller im Kanton zur Verfügung (*„L'Etat leur assure les moyens nécessaires à l'accomplissement de leur mission au service de tous dans le Canton"*, Art. 170).

Innerhalb des Christentums scheint eine Spaltung zwischen dem Zentrum des eigenen →Glaubens und seiner gesellschaftlichen Außendarstellung vorzuliegen. Im Kern bezieht sich alles Missionieren auf die „Missio Dei" (Sendung →Gottes, s. Hofbauer 2015). Damit ist gemeint, dass Gott kein einsamer Weltenherrscher ist, sondern in dieser Welt Mensch wird und seinen Geist (*pneûma/spiritus*) dort wehen lässt, wo er will (Joh 3,8).

Es hilft zum Verständnis, die gesellschaftliche Kritik am Missionieren und die kirchliche Defensivhaltung im Sinn zu haben und den von Schnädelbach zitierten biblischen Befehl des Missionierens neu zu lesen. Schnädelbach interpretiert die Stelle als eine Aufforderung zur Zwangs- bzw. Gewalttaufe. Sprachlich sachgemäßer dürfte eine andere Deutung sein. Im Hauptsatz des Zitats werden die Apostel (griechisch „Ausgesandte") aufgefordert, sich aufzumachen und „alle Völker" als Schüler anzunehmen/zu unterrichten/zu lehren. Im Nachsatz wird diese Aufforderung durch zwei Partizipien ergänzt („sie taufend" und „sie lehrend"). Entscheidend für die Interpretation ist, dass die zu taufenden und zu lehrenden Menschen des Nachsatzes nicht personenidentisch sind mit den „Völkern" des Hauptsatzes. Getauft und in die Einzelheiten der Lehre Jesu eingeführt werden sollen diejenigen aus den Völkern, bei denen das →Lernen und Jünger-Werden „auf fruchtbaren Boden gefallen ist" (Reinbold 2012: 200). Dieser Interpretation folgt die Bibelübersetzung „in gerechter Sprache": „Macht euch auf den Weg und lasst alle Völker mitlernen".

Zusammenfassend zeigt sich, dass Missionieren ein widersprüchliches Wort ist. Einerseits wurde Missionieren durch die Zurückweisung kolonialistischer Anklänge zu einem Unwort, das viele Seelsorgende nur mehr defensiv und verneinend gebrauchen und das im Gesundheitswesen einen Vorbehalt gegenüber Spiritual Care bündelt. Andererseits führte die Kritik am Missionieren in den christlichen Kirchen zu einer Neubesinnung, sodass die Päpste Benedikt XVI. und Franziskus erklärten: „Die Kirche wächst nicht durch Proselytismus, sondern ‚durch Anziehung'" (Franziskus 2013: Nr. 14). Die Anziehung, die Attraktivität der eigenen Produkte und Dienstleistungen muss jedes Unternehmen im Rahmen der eigenen Management-Ziele überprüfen. Oft werden diese in einem Missionierungs-Statement formuliert. Ein derartiges Missionierungs-Statement brauchen alle, die sich mit Spiritual Care befassen – ohne Missionieren im unguten Sinn des Proselytismus.

Franziskus [Papst] (2013) Evangelii Gaudium: Apostolisches Schreiben über die Verkündigung des Evangeliums in der Welt von heute (online) (Zitierdatum:

10.12.2016), abrufbar unter http://www.vatican.va/content/francesco/de/ apost_exhortations/documents/papa-francesco_esortazione-ap_20131124_ evangelii-gaudium.html

Hofbauer V (2015) Bloß kein Missionieren – aber was dann? Das Ringen um ein ökumenisches Missionierensverständnis zu Beginn des 21. Jahrhunderts aus katholischer Perspektive. (online) Wien: Diplomarbeit. (Zitierdatum 10.12. 2016), abrufbar unter https://resolver.obvsg.at/resolver?identifier=urn: nbn:at:at-ubw:129620.23639.161364-7

Pujol N, Jobin G, Beloucif S (2016) 'Spiritual care is not the hospital's business': a qualitative study on the perspectives of patients about the integration of spirituality in health care settings. Journal of Medical Ethics 62:733–737.

Reinbold W (2012) „Gehet hin und machet zu Jüngern alle Völker"? Zur Übersetzung und Interpretation von Mt 28,19. Zeitschrift für Theologie und Kirche 109: 176–205.

Schnädelbach H (2000) Der Fluch des Christentums. Die sieben Geburtsfehler einer alt gewordenen Weltreligion. Eine kulturelle Bilanz nach zweitausend Jahren. Die Zeit 20:41–42 (Zitierdatum 10.12.2016), abrufbar unter http://www.zeit.de/2000/20/ 200020.christentum_.xml

Schützeichel R (2004) Von der Buße zur Beratung. Über Risiken professionalisierter Seelsorge. In: Schützeichel R, Brüsemeister (Hg.) Die beratene Gesellschaft: Zur gesellschaftlichen Bedeutung von Beratung. Wiesbaden: VS Verlag für Sozialwissenschaften. 111–140.

Zaidman N (2017) The Incorporation of Spiritual Care into Israeli medical organizations. In: Feraro S, Lewis JR (Hg.) Contemporary alternative spiritualities in Israel. New York: Palgrave Macmillan. 83–94.

Eckhard Frick sj

Moral / Ethik

Moral (von lateinisch *mores* = Sitten, Gebräuche, Gewohnheiten) bezeichnet die Gesamtheit der Normen, Prinzipien und Ideale des Verhaltens in einer Gesellschaft oder Gruppe, deren Erfüllung als gut bzw. als böse gelten. Ethik (von griechisch *ethos* = Wohnstätte, Gewohnheit, Sitte, und *äthos* = Charakter, Sittlichkeit) bezeichnet seit Aristoteles die systematische Reflexion und Theorie der gelebten Moral und bildet eine Disziplin der Philosophie (deshalb auch „Praktische Philosophie") sowie der wissenschaftlichen Theologie. Sie versucht, begründete Antworten auf die Frage nach dem guten Leben und auf die nach dem richtigen Handeln zu geben.

Ob und inwiefern die Lebensführung des Menschen und das menschliche Zusammenleben auf Ethik angewiesen sind, welches die Bedingungen ihrer Möglichkeit sind und auf welche Prinzipien, Begriffe und Methoden sich Ethik gründen lässt, wird in der Theoretischen Ethik verhandelt. Im Unterschied zu ihr geht es in der sog. Angewandten Ethik um das Bedenken der Möglichkeiten menschlichen Gestaltens und Eingreifens in bestimmte Sach- und Funktionsbereiche der gesellschaftlichen Wirklichkeit. Neben Politischer Ethik, Rechtsethik und Wirtschaftsethik hat sich in Fortsetzung der antiken ärztlichen Standesethik (Hippokrates, Galenus) und in entschlossener Abwendung von der verbrecherischen Praxis der Experimente an und mit Menschen ohne deren Einwilligung in NS-Deutschland eine auf dem Prinzip des informed consent aufruhende Medizinische Ethik herausgebildet, aus der in jüngerer Zeit weitere Bereichsethiken (Bioethik, Care-Ethik, Pflege-Ethik, Gesundheitsethik, Ethik der →Sterbebegleitung u.a.) entwickelt wurden.

Für den Anwendungsbezug jeder Angewandten Ethik ist charakteristisch, dass sie Expertise auf dem entsprechenden Fachgebiet voraussetzt. Sie kann also gerade nicht an Spezialisten für Theoretische Ethik abgetreten und auf dem Wege logisch-deduktiver „Anwendung" konkretisiert werden, sondern verlangt interdisziplinäres Mitberaten (→Beratung) und Mitdenken der einschlägig mit der Sache befassten Professionen. Zum anderen kommt die ethische Bemühung nur dann zu ihrem Ziel, wenn die erarbeiteten Orientierungspunkte in die Alltagsroutinen der beteiligten Berufe und in die Abläufe →implementiert werden können. Dies geschieht dadurch, dass die ethische Reflexion prozessual organisiert wird. Ständige Ethikkommissionen und ad hoc-Ethikkonsile sind inzwischen bewährte Formen, wie im Rahmen einer Einrichtung (z.B. einer Klinik oder eines Pflegeheims) bzw. eines Einrichtungsverbunds ethische Reflexion betrieben und deren Ergebnisse (Leitfäden, Leitbilder, Fallstudien-Dokumentation) in die organisatorischen Abläufe und Strukturen eingebracht werden können. Sie sollte interdisziplinär und multiprofessionell angelegt und offen sein für die Beteiligung von Betroffenen bzw. ihren Angehörigen.

Für Einrichtungen in christlicher Trägerschaft geschieht solches Reflektieren und Suchen auch im Horizont des →Glaubens und der in der biblischen Botschaft enthaltenen Konturen eines Menschenbildes. Auch wenn sich daraus nicht einfach alle zu treffenden Entscheidungen und konkreten Maßnahmen entnehmen lassen, ist klar, dass weder die Optimierung der Nützlichkeit noch die Machbarkeit als solche der oberste Maßstab ihres Handelns sein dürfen, sondern die Ausrichtung und der „Dienst" am bedürftigen und verletzlichen →Menschen die leitende Orientierung sein müssen.

Ach JS, Bayertz K, Siep L (Hg.) (2008–2011) Grundkurs Ethik. 2 Bde. Paderborn: Mentis.
Gärtner HW (2010) Ethik und Organisation – Anmerkungen zu einem spannungsreichen Verhältnis. In: Heinemann W, Maio (Hg.) Ethik in Strukturen bringen. Denkanstöße zur Ethikberatung im Gesundheitswesen. Freiburg i.Br.: Herder. 40–58.
Korff W, Beck L, Mikat P, Honnefolder L, Hunold GW, Mertens G, Heinrich K, Eser A. (Hg.) (1998) Lexikon der Bioethik. 3 Bde. Gütersloh: Gütersloher Verlagshaus.
Krobath T, Heller A (Hg.) (2010) Ethik organisieren. Handbuch der Organisationsethik. Freiburg i.Br.: Lambertus.

Konrad Hilpert

Musik

Mousikē oder *Mousa, Muse* (griechisch), lateinisch *musica*, oder die „musische Kunst" ist eine Kunstgattung, die aus organisierten Schallerlebnissen besteht.

Bereits in vorchristlicher Zeit haben Stimmen und Melodien eine Rolle gespielt, in der griechischen Mythologie, in Zusammenhang mit Liebeswerben oder in kultischen Zeremonien. Im Mittelalter fand der gregorianische Choral als einstimmiger liturgischer Gesang Bedeutung. Nach J. S. Bach soll Musik eine Verbindung zu →Gott sein: „Mit aller Musik soll Gott geehrt und die Menschen erfreut werden. Wenn man Gott mit seiner Musik nicht ehrt, ist die Musik nur ein teuflischer Lärm und Krach" (zit.n. Deutschlandfunk 2013). Selbst F. Nietzsche hat die Bedeutung von Musik in Zusammenhang mit →Gott nicht verleugnen können:

> In dieser Woche habe ich dreimal die Matthäuspassion des göttlichen Bach gehört, jedes Mal mit dem Gefühl der unermesslichen Verwunderung. Wer das Christentum völlig verlernt hat, der hört es hier wirklich wie ein Evangelium" (zitiert n. Deutschlandfunk 2013).

Mit Musik wird man schon in der →Kindheit vertraut. Sie begleitet große Feste des Lebens wie Geburtstage, Jubiläen, Hochzeiten, oder das Requiem am Ende des Lebens. Musik kann beglücken, beseelen, vergessen lassen, zur Ekstase führen und Erfüllung erfahren lassen. Man spricht auch von himmlischen oder sphärischen Klängen, die den Menschen in eine übergeordnete Welt versetzen können, was die spirituelle Dimension von Musik anzeigt.

Der bekannte Spruch von Johann Gottfried Seume: „Wo man singt, da lass dich ruhig nieder. Böse Menschen haben keine Lieder", sagt aus, dass Musik eine einladende →Atmosphäre erzeugt (zit.n. Kirche im SWR 2015). Allgemein sagt man, dass ein musischer Mensch feinfühlend und spirituell ist. Es gibt aber auch solche Menschen, die keine Lieder haben. Möglicherweise handelt es sich dabei um Menschen, die sich verschließen, die von Grund auf traurig, allein gelassen, verzweifelt oder verhärmt sind. Ihre Spiritualität ist nur verschüttet. Spiritualität muss daher ein aktiver Prozess sein, der „das Leben" und den Lebenswillen symbolisiert.

Die eigene Stimme oder Musik zu hören kann zu einer besseren →Lebensqualität, zu besseren kognitiven, emotionalen Leistungen und zu einem verbesserten sozialen Umgang führen. In Studien konnte nachgewiesen werden, dass das regelmäßige Mitsingen in einem Chor bei milder/moderater →Demenz zu einer Verbesserung der Gedächtnisleistung und der Lebensqualität führen kann (Sarkamo et al. 2014).

Musik — 229

Musik berührt wesentliche Themen menschlicher →Existenz und hat sowohl im präventiven, als auch im klinischen und rehabilitativen Bereich Bedeutung (Glawischnig-Goschnik 2003). Musiktherapie wird zur Wiederherstellung, Erhaltung und Förderung →seelischer, körperlicher und geistiger →Gesundheit eingesetzt. Bei terminalen →Krebspatienten wurde die Auswirkung einer Musiktherapie auf die →Lebensqualität, Lebensdauer, das physische Verhalten und die Einbeziehung des kommenden Todes untersucht. Die Lebensqualität stieg mit der Anzahl der durchgeführten Musiktherapien (Hilliard 2003).

Das Hören ist eine Sinneswahrnehmung, die immer →präsent ist. Selbst als ungeordnetes Geräusch wahrgenommen, kann dieses Empfindungen auslösen, welche ignoriert, bewusst ausgeschaltet, als störend oder beruhigend empfunden werden. Geräusche aus der Natur wie fallende Regentropfen können →meditativ sein und Gedanken an Transzendenz auslösen. Auch die geordnete, von Menschenhand entworfene Musik kann Assoziationen erwecken, die die spirituelle Dimension des Menschen betreffen und die im Leben eine zentrale Rolle spielen.

Deutschlandfunk (2013) Johann Sebastian Bach „Zur Ehre Gottes und Recreation des Gemüths" (online) (Zitierdatum 10.02.2020), abrufbar unter: https://www.deutschlandfunk.de/johann-sebastian-bach-zur-ehre-gottes-und-rec 13.12.2013

Glawischnig-Goschnik M (2003) "Without song or sound?" Possibilities and effects of music therapy. Wiener Medizinische Wochenschrift 153:178–181.

Hilliard RE (2003) The effects of music therapy on the quality and length of life of people diagnosed with terminal cancer. Journal of Music Therapy 40:113–137.

Kirche im SWR (2015) Johann Gottfried Seume. „Wo man singt" (online). (Zitierdatum 10.02.2020), abrufbar unter: https://www.kirche-im-swr.de/?page=manuskripte&id=2071.16.10.2015

Sarkamo T, Tervaniemi M, Laitinen S, Numminen A, Kurki M, Johnson JK, Rantanen P (2014) Cognitive, emotional, and social benefits of regular musical activities in early dementia: randomized controlled study. Gerontologist 54:634–650.

Elisabeth Aberer

Mystik

Unter „Mystik" (von griechisch „*myein*" – die Augen schließen) versteht man Konzeptionen unterschiedlicher religiöser Selbst- und Weltdeutungen, die unbeschadet der Differenz religiöser Überzeugungen in einer Grundüberzeugung konvergieren: Dass sich im Vollzug des Selbstbewusstseins eine Selbstüberschreitung bzw. Selbstversenkung ins eigene Innerste einstellt, und dass sich darin die Einung mit einem göttlichen Prinzip bzw. mit →Gott ereignet. Selbstbewusstsein wird in seinem innersten Vollzug mit Gottesbewusstsein identifiziert.

Diese Position stützt sich auf die Überzeugung, dass der Grund des Bewusstseins letztlich mit einem göttlichen Grund bzw. in theistischer Perspektive mit Gott eins fällt, dass Gott von Beginn an dem Menschen einwohnt und ihm nicht als ein Äußerliches entgegen- oder gegenübersteht. Auf diese Art und Weise zeigt sich mystisch gesehen das göttliche Prinzip bzw. Gott in jedem →Menschen, und ein jeder Mensch kann Gott prinzipiell in sich selbst entdecken in der mystischen „Einkehr" zu sich und im mystischen Weg ins eigene Innere, aber auch in der „Hinkehr" zu anderen Menschen, die den göttlichen Grund ebenso in sich tragen. Mystik ist somit keineswegs identisch mit bloßer Konzentration auf das eigene Selbst und mit purer Innerlichkeit, im Gegenteil gehört beides zu ihr: Selbstbezug und Selbstüberschreitung auf Andere und Anderes hin, zumal sich mystisch gesehen schon im Selbstbezug eine Selbstüberschreitung ereignet, diejenige der Einung mit Gott, einerseits mit dem Selbst geeint als dessen Grund, andererseits aber von ihm unterschieden und ihm ein Anderes eben als Grund, dem sich das Selbst verdankt. Für die Mystik ist das Einungsgeschehen jedoch nicht allein ein geistiges Geschehen, sondern entsprechend der Überzeugung, dass →endliches bewusstes Leben stets verkörpert →existiert, findet auch die Einung mit Gott als eine Einheit geistiger wie körperlicher Vollzüge statt.

Dementsprechend gibt es neben rein spekulativen Ansätzen, die (wie etwa die mystische Theologie Meister Eckharts) keine Beschreibung bestimmter →Erfahrungen kennen, mystische Konzeptionen, in denen die →Gefühle, die Affekte dominieren, körperliche Erfahrungen, die religiös bzw. unter mystischem Blickwinkel gedeutet werden: Lust und →Leid, Genuss und Schmerz, Verschmelzung und Verlust. In jenen sogenannten Traditionen affektiver Mystik (z.B. die mittelalterlichen Mystikerinnen Gertrud von Helfta, Mechthild von Hackeborn, Mechthild von Magdeburg als Beispiele christlicher →Mystik oder Rumi als Vertreter islamischer →Mystik) existieren sowohl liebes- bzw. minnemystische Konzepte, die das mystische Motiv der Einung mit Gott mit erotischer, teilweise auch klar →sexueller Metaphorik konzipieren und interpretieren, als auch leidensmystische Ansätze, in denen asketische Praxen, die Beschreibung körperlichen Schmerzes, oder die Konzeption der leidvollen Erfahrung des Gottesverlustes nach erfahrener Einung im Zentrum stehen.

Diese mystischen Konzeptionen sind keineswegs auf das Mittelalter beschränkt, es gibt auch gleichsam „moderne" Mystikerinnen und Mystiker in- und außerhalb der Theologie, so etwa der ehemalige UN-Generalsekretär Dag Hammarskjöld, der in seinem spirituellen Tagebuch „Zeichen am Weg" eine v.a. an Meister Eckhart orientierte mystische Spiritualität gezeichnet hat.

Für den Bereich „Spiritual Care" ist die Mystik insofern zentral, als sie erlaubt, jeden Menschen, auch denjenigen, der nicht bzw. nicht mehr über intelligible und voluntative Vermögen verfügt, als „Einwohnung Gottes" im Menschen zu verstehen und ihm auf diese Art und Weise eine religiös gedeutete Einmaligkeit zuzusprechen, die auch dann nicht verloren geht, wenn eine starke kognitive Beeinträchtigung vorliegt. Auch der Schwerstpflegebedürftige ist und bleibt dieser mystischen Perspektive zufolge Subjekt und besitzt eine unauflösliche →Würde, gegründet in der Einheit von Bewusstseinsgrund und Gottesgrund. Umgekehrt wird man die →sorgende Zuwendung, die Menschen einander geben, ebenfalls mystisch-theologisch als Art und Weise deuten können, in der ihnen im Modus menschlich vermittelter Unmittelbarkeit die Zuwendung Anderer und darin zugleich Gottes Zuwendung zuteilwerden kann. Darüber hinaus entsprechen sich in der Mystik die Einkehr zu sich und die Hinkehr zum anderen, und so kommen auch Selbstbezug und sorgender Bezug zu Anderen in Entsprechung.

Schimmel A (2000) Sufismus. Eine Einführung in die islamische Mystik. München: C.H. Beck.
Scholem G (1991) Die jüdische Mystik in ihren Hauptströmungen. Frankfurt a.M.: Suhrkamp.
Sölle D (1997) Mystik und Widerstand. „Du stilles Geschrei". Hamburg: Hoffmann & Campe.
Wendel S (2004) Christliche Mystik. Eine Einführung. Kevelaer: Butzon & Bercker.

Saskia Wendel

Nächstenliebe

Nächstenliebe ist ein Kernbegriff christlicher →Moral/Ethik. Er bezeichnet die bedingungslose Bejahung eines Mitmenschen, d.h. das Gutheißen seiner →Existenz und damit auch die Hinwendung zu ihm im konkreten Tun. Nächstenliebe basiert nicht auf Sympathie, ist folglich nicht abhängig von einem →Gefühl der Anziehung z.B. aufgrund bestimmter liebenswerter Eigenschaften des anderen. Nicht wegen seiner individuellen Vorzüge wird jemand zum Adressaten der Nächstenliebe, sondern weil er sich in einer Situation der Not befindet und Hilfe braucht. Das →biblische Gleichnis vom barmherzigen Samariter (Lk 10,25–37) illustriert, wie →Menschen einander zu „Nächsten" werden: Ein Mann fällt einem Raubüberfall zum Opfer; ein vorbeireisender Samariter hat Mitleid mit dem Geschundenen, leistet erste Hilfe und bringt ihn dann zu einem Gastwirt, der ihn weiter versorgen soll. Ansprechbarkeit für das →Leid eines anderen, Spontaneität, Uneigennützigkeit und tatkräftige Hilfe treten hier als Charakteristika der Nächstenliebe hervor. Gleichzeitig opfert sich der

Samariter nicht völlig für den anderen auf: Er lässt ihn in der Obhut des Wirts und setzt seine Reise fort.

Nächstenliebe ist dort falsch verstanden, wo sie zur Selbstaufgabe im Dienst am anderen führt. Bezeichnenderweise nimmt das Gebot der Nächstenliebe die Selbstliebe zum Maßstab: „Du sollst deinen Nächsten lieben wie dich selbst" (Mk 12,31 →Selbstsorge). Dadurch ergeben sich zum einen hohe Anforderungen an die Qualität dieser Liebe (der Nächste ist genauso vorbehaltlos, grenzenlos, geduldig, nachsichtig, um seiner selbst willen zu lieben wie das eigene Ich), zum anderen wird eine gesunde Selbstliebe ausdrücklich als legitim, ja sogar zur Voraussetzung der Nächstenliebe erklärt.

Im →Pflegebereich kann der alltägliche Dienst am Nächsten so kräftezehrend sein, dass die →Sorge um sich selbst darüber aus dem Blick gerät. Daraus ergeben sich nicht selten Folgen wie →Burnout oder Gewalt. Selbstliebe (und somit Rücksicht auf eigene →Bedürfnisse, bewusste Pflege persönlicher Interessen etc.) kann hier ein wichtiges Korrektiv sein, um die eigenen Ressourcen zu erhalten.

Nach christlichem Verständnis schöpft der Mensch die Kraft zur Nächstenliebe allerdings nicht aus sich selbst. Zwar ist der Auftrag zur Nächstenliebe als Sollensanspruch formuliert, befähigt wird der Mensch dazu jedoch erst durch die ihm zuvorkommende, unendliche Menschenliebe Gottes: Weil ein Mensch sich als geliebt (d.h. als bedingungslos und vollkommen bejaht) erfährt, ist er imstande, auch anderen eine solche Liebe entgegenzubringen. Nicht aus eigener Kraft, sondern durch das Geschenk des immer-schon-Geliebtseins kann er in die Liebe Gottes zu seinem Geschöpf mit einstimmen und den Nächsten gewissermaßen ein bisschen wie mit Gottes Augen sehen.

Wie mit und durch Gott der Nächste geliebt werden kann, so ist umgekehrt auch der Nächste eine Brücke zu →Gott: Wer Hungrige speist, Durstigen zu trinken gibt, Fremde aufnimmt, Nackte bekleidet, Kranke und Häftlinge besucht, verrichtet mit diesen Taten der Nächstenliebe einen direkten Dienst an Gott – „Was ihr für einen meiner geringsten Brüder getan habt, das habt ihr mir getan" (Mt 25,31–

46). Nächstenliebe ist demnach der primäre Ausdruck der Gottesliebe. Dabei wird der Nächste keineswegs für das höhere Ziel „Gott" verzweckt, da Gott eben nicht Konkurrent des Nächsten um die Liebe, sondern Ermöglichungsgrund jeglicher Liebe ist.

Nächstenliebe als Geschenk und Auftrag zugleich zielt also direkt ins Herzstück des christlichen →Glaubens und wird damit auch zum Glaubwürdigkeitskriterium gelebten Christseins. Nächstenliebe soll sowohl das individuelle Handeln des Einzelnen orientieren als auch auf struktureller Ebene wirksam werden. Das bedeutet für die Arbeit mit Kranken und Sterbenden, dass auch wirtschaftliche Überlegungen, die Planung organisatorischer Abläufe der Förderung eines Klimas dienen sollen, das die bedingungslose Bejahung des anderen und die liebevolle Zuwendung zu ihm konkret ermöglicht.

Büssing A, Surzykiewicz J, Zimowski Z (Hg.) (2015) Dem Gutes tun, der leidet. Hilfe kranker Menschen – interdisziplinär betrachtet. Berlin: Springer.
Pieper J (2000) Über die Liebe. München: Kösel.
Rabe M (2017) Ethik in der Pflegeausbildung. Beiträge zur Theorie und Didaktik. Bern: Hogrefe.
Schockenhoff E (2014) Grundlegung der Ethik. Ein theologischer Entwurf. Freiburg i.Br.: Herder.

Wiebke Brandt

Notfall

Ein Notfall ist eine „Situation, in der dringend Hilfe benötigt wird" und in der „etwas Bestimmtes nötig ist, gebraucht oder notwendig wird". Was passiert, wenn keine Hilfe eintritt, wird in üblichen Nachschlagewerken allerdings nicht thematisiert.

Das heute in romanischen Sprachen wie auch im Englischen für Notfall verwendete lateinische Wort *emergentia* bezeichnete ursprünglich etwas, das (plötzlich) auftaucht und später sogar positiv unerwartete Einkünfte bringt, es war also noch in keiner Weise bedrohlich oder gefährlich assoziiert. Der Notfall wie die entsprechenden Begriffe der anderen Sprachen dagegen werden durchgehend unangenehm bis bedrohlich erlebt bis hin zur Lebensbedrohlichkeit.

Ein Notfall kann auf unterschiedliche Weise und in unterschiedlichen Lebensbereichen eintreten: Die Bandbreite reicht vom medizinischen Notfall wie z.b. einem Herzinfarkt über einen technischen Notfall z.B. in einem Kraftwerk, das Fehlen einer bestimmten Ressource, um ein persönliches →Bedürfnis zu stillen, wie z. B. einer Toilette, bis hin zu einer Naturkatastrophe.

Ein Notfall setzt sich immer aus zwei Faktoren zusammen: Einer objektiv beschreibbaren Situation, die plötzlich und unerwartet auftaucht, und eine sofortige Anpassung des →Menschen an eine Veränderung seiner Umwelt herausfordert. Hinzu kommen die subjektiven Ressourcen bzw. Handlungsmöglichkeiten des konkret betroffenen Menschen, die nicht ausreichen, nicht verfügbar bzw. nicht geeignet sind, die Situation adäquat zu bewältigen. Daraus entsteht eine Diskrepanz, die der betroffene Mensch in unterschiedlicher Intensität als Bedrohung erlebt und die Notwendigkeit von Hilfe. Dies bedeutet aber auch, dass eine von außen als bedrohlich eingeschätzte Situation allein meist nicht ausreicht, um zu einem wirklichen Notfall zu werden, bei dem Hilfe notwendig ist. Die konkreten Ressourcen eines Menschen können nämlich sehr unterschiedlich sein und sind nicht immer von außen einzuschätzen oder zu beurteilen.

Für Notfälle stehen in unserer Kultur neben den natürlichen Hilfsmöglichkeiten des sozialen Netzwerkes vorsorglich eine Vielzahl privater und gesellschaftlicher Angebote zur Verfügung. Diese werden vorgehalten, um Menschen in Not zu unterstützen und Unheil abzuwenden, vor allem wenn es sich um Gefahren für →Leib und Leben handelt: Krankenhäuser und Notfallambulanzen, Rettungsdienste und Katastrophenschutz, Polizei und Feuerwehr, Hotlines verschiedenster Art, Kriseninterventionsteams, Notfallseelsorger usw.

Für Notfälle des alltäglichen Lebens halten viele Menschen selbst Konzepte, Materialien und Strategien bereit, die Hilfe von außen möglichst nicht notwendig machen und eine gewisse Sicherheit gewährleisten: Beispiele hierfür sind Hausapotheken oder Verbandskästen, Reserveräder oder Toilettenpapierrollen in Kraftfahrzeugen, Vorratshaltung von Lebensmitteln usw. Aber auch für Notfälle bedrohlicherer Natur erweitern Menschen vorsorglich selbst ihr Ressourcen-Portfolio: Selbstverteidigungskurse, Hausnotrufanlagen, Waffen, Versicherungen, finanzielle Rücklagen, um nur einige zu nennen.

Eine nicht zu unterschätzende Ressource für den Umgang mit und die Bewältigung von Notfällen ist die menschliche Dimension der Spiritualität: das aus der →Transzendenzerfahrung, -ahnung oder -sehnsucht entstehende Selbst- und Weltverständnis, welches →Sinn und Bedeutung sowie →Hoffnung und →Resilienz ermöglicht. Damit konnte und kann der Mensch sich immer neu den unterschiedlichsten Situationen anpassen und größte Not bewältigen. Religion als Verbindung persönlicher Spiritualität und individueller Religiosität mit der sozialen Dimension und Kultur des →Glaubens und dessen gemeinschaftlichem rituellem Ausdruck ist seit jeher wirksames stabilisierendes →System im Notfall, immer dann, wenn die Ressourcen persönlicher wie sozialer Natur nicht ausreichen, eine Lösung herbeizuführen. Gemeinsam am Totenbett oder in großer Not ein Vaterunser zu →beten oder die Tradition des gemeinsamen Sterberosenkranzes und ähnliche →Rituale der unterschiedlichen Religionen sind Beispiele, Stabilität und Handlungsfähigkeit in bedrohlichen Situationen wiederzuerlangen und erneut Anschluss an das eigene spirituelle Lebensfundament zu finden.

Notfallseelsorge und Spiritual Care können eine wichtige Unterstützung für Menschen sein, die durch einen Notfall in eine Sinnkrise geraten. Sie ist dann eine Hilfe, wenn die Ressource Spiritualität des betroffenen Menschen durch eine nicht zu bewältigende Situation ins Wanken geraten oder unverfügbar geworden ist. Durch solidarische →Präsenz, Gespräch sowie adäquate Rituale kann eine momentan persönlich nicht zu bewältigende Situation und →Erfahrung von Bedrohung und Sinnlosigkeit erneut mit Transzendenz, Glaube, Liebe und Hoffnung in Verbindung gebracht werden.

Fischer G, Riedesser P (1999) Lehrbuch der Psychotraumatologie. München: Reinhardt.
Kammerer T, Roser T, Frick E (2013) Spiritualität und Religion. In: Michalsen A, Hartog CS (Hg.) End-of-Life Care in der Intensivmedizin. Berlin: Springer.

Thomas Kammerer

Notfallversorgung, psychosoziale

„Psychosoziale Notfallversorgung" (PSNV) ist der Oberbegriff für alles, was in (säkularer) Krisenintervention und (kirchlicher) Notfallseelsorge geschieht.

Hier geht es immer um →Menschen, die vom plötzlichen Tod eines anderen Menschen in unmittelbarem zeitlichem Zusammenhang zum Ereignis betroffen sind und Beistand bzw. Begleitung angeboten bekommen. Das Angebot an betroffene Menschen wird als „psychosoziale Akutbetreuung" bezeichnet. Betroffene Menschen können Hinterbliebene sein, oder auch Augenzeugen, Vermissende und/oder Überlebende.

Unter den Oberbegriff der PSNV fällt auch die Wahrnehmung der →Bedürfnisse von Einsatzkräften aus der polizeilichen wie der nichtpolizeilichen Gefahrenabwehr (z.B. Feuerwehr, Rettungsdienst, THW). Leitlinien und Empfehlungen zur PSNV wurden im Rahmen eines von 2007 bis 2010 laufenden Konsensus-Prozesses erarbeitet und veröffentlicht (s.u.).

Seit Anfang der 1990er Jahre entstanden – meist unabhängig voneinander – eine Fülle an Initiativen von „Erste Hilfe für die Seele". Für initialen Anschub sorgten größere Katastrophen wie das Flugzeugunglück von Ramstein (noch nicht das Grubenunglück von Borken wenige Wochen zuvor), das ICE-Unglück in Eschede 1998, die Amokläufe in Schulen in Erfurt und Winnenden. Intensive öffentliche Aufmerksamkeit finden seither die Trauerfeiern (→Trauer) zu diesen und ähnlichen Anlässen wie z.B. auch Flugzeug-, Bus- und Flutkatastrophen.

Diese Initiativen kamen aus dem Raum der Kirchen (Notfallseelsorge als funktionaler Dienst bzw. als Teil des Gemeindepfarrdienstes) und der Hilfsorganisationen (Kriseninterventionsteams/dienste), und zwar getrennt, gemischt, kooperierend oder in Konkurrenz zueinander, als Laienbewegung oder als neue Form der professionellen Spezialseelsorge analog zur schon länger bestehenden Polizei-, Militär- oder Krankenhausseelsorge (→Klinikseelsorge). Sie brachten alle eigene alte Traditionen der Notfallhilfe ein und profitierten von neuen Wissenschaften wie der Stressforschung, der darauf aufbauenden Psychotraumatologie und Notfallpsychologie. Letztere fing gleichwohl auch an, ihre Zuständigkeit für diese Art Notfall zu reklamieren, auch wenn es nur in Ausnahmefällen zu Organisationsformen (→Organisation) außerhalb von Krankenhaus und Akutversorgung kam. Relativ schnell wurde deutlich, dass es für die haupt- und ehrenamtlichen Einsatzkräfte der Polizei, Feuerwehren, Rettungsdienste und anderen Hilfsorganisationen eigene Formen der Unterstützung braucht, weil für sie →Erfahrungen von Ohnmacht und →Schuld, Angst und Grauen, Gewalt und Tod nicht nur zu →existenziellen Notfällen, sondern auch zur Berufs- oder Arbeitsunfähigkeit führen können. Flächendeckend ist hier die Bundesvereinigung SbE e.V. („Stressbearbeitung nach belastenden Ereignissen") zu nennen, die sich lange an der Methode des von Everly und Mitchell entwickelten „Critical incident stress management" orientierte und dies seit 2010 mit Unterstützung durch die LMU-München und anderen weiterentwickelt hat.

Einige Berufsfeuerwehren haben eigene →Seelsorger („Feuerwehrseelsorge") etabliert, andere arbeiten eher im Rahmen der Fürsorgepflicht der Arbeitgeber mit Teams zur Einsatznachsorge. Im ländlichen und kleinstädtischen Bereich ist Notfallseelsorge und Krisenintervention als psychosoziale Notfallversorgung für Betroffene (PSNVB) regional organisiert, mit sehr unterschiedlichen Formen der →institutionellen Einbindung und Absicherung. Mit der Zeit wurden neben der organisatorischen Einbindung in die Rufbereitschaft für den Notfall unterschiedliche Formen der Verankerung in den Einsatzstrukturen und der Einsatzleitung gefunden („Fachberater Notfallseelsorge/PSNV", „Leiter PSNV" o.a.); nur im Ausnahmefall wurde ein eigener Einsatzabschnitt etabliert – meistens ist die PSNV mit Rettungs-/Sanitäts- oder Betreuungsdienst verbunden. Für den Bereich der Schulen wurden durch die Kultusministerien der Länder eigene Formen der Krisenintervention etabliert. Wenn Deutsche im Ausland (von Transportmittel-Unfällen, Naturkatastrophen oder terroristischen Attentaten) betroffen sind, entsendet das Auswärtige Amt PSNV-Kräfte (Seelsorger und/oder Mitarbeiter von Kriseninterventionsdiensten) für die psychosoziale Akutversorgung vor Ort. Für den Übergang und die qualifizierte Weiterversorgung betroffener Menschen nach der Rückkehr nach Deutschland sorgt eine Einrichtung im Bundesamt für Bevölkerungsschutz und Katastrophenhilfe (2020: online): NOAH – Nachsorgemaßnahme Opfer- und Angehörigenhilfe).

Um die Weiterentwicklung dieser Systeme zu strukturieren, wurde das Bundesamt für Bevölkerungsschutz und Katastrophenhilfe vom Bundesinnenministerium beauftragt, „Qualitätsstandards und Leitlinien zur Psychosozialen Notfallversorgung" zu entwickeln. Unter Beteiligung von 25 Institutionen und Organisationen aus dem Bereich der Rettungsdienste, Feuerwehren, Hilfsorganisationen, Kirchen und verschiedener ärztlicher und therapeutischer Fachverbände und Kammern sowie unterschiedlicher staatlicher Instanzen wurde diese im Jahr 2010 verabschiedet.

Die Umsetzung und →Implementierung ist Länderaufgabe. Ziel des Prozesses war es, die gewachsene Vielfalt der Träger in einen Prozess der Konvergenz zueinander zu bringen und die Politik an ihre Gestaltungsaufgabe und Verantwortung auch für diesen Bereich der Rettungskette zu erinnern und Vorschläge für den Aufbau von landesweiten und regionalen Koordinations- und Leitungsstrukturen für diesen Teil der Rettungskette vorzulegen. Es geht um die Frage, ob eng definierte Aspekte psychosozialen Handelns in die Notfalllogik aufgenommen werden, ähnlich wie sich nach Kriegsende in Deutschland der Rettungsdienst für medizinisch-körperliche Notfälle etabliert. In einigen Bundesländern beschäftigten sich die Parlamente mit Entwürfen für eine gesetzliche Regelung der PSNVB (Berlin, Sachsen, Bayern).

Hauptergebnisse waren u.a. die Verankerung der Unterscheidung von psychosozialer Prävention für Betroffene und für Einsatzkräfte (PSNVB/PSNVE). Für die Einsatzkräfte wird dann weiter unterschieden in Einsatzvorbereitung (Ausbildung, Schaffung von Strukturen), Einsatzbegleitung und Einsatznachsorge durch Netzwerke, interne oder externe psychosoziale Fachkräfte, kollegiale Ansprechpartner („Peer") oder ärztlich-therapeutische Hilfen „psychosoziale Akuthilfen" (v.a. Notfallseelsorge, Krisenintervention). Auf diese Weise sollen Unterstützungsmöglichkeiten durch soziale Netzwerke (→Familie, Freundeskreis, Nachbarschaft und Arbeit) gestärkt und weitergehende psychosoziale Hilfen (Notfallseelsorge, Kriseninterventionsdienste, Notfallpsychologie u.a.) bereitgestellt werden. Zusätzlich kann im Bedarfsfall auf ambulante und stationäre Versorgung verwiesen werden, insbesondere an Fachärzte und/oder Psychotherapeuten.

PSNV versteht sich also klar als im Vorfeld heilkundlicher Interventionen operierend, aber mit diesen vernetzt, auch wenn hier letztgültige Unterscheidungen nicht zu treffen sind, sei es aufgrund eines weiten Gesundheits- bzw. Krankheitsbegriffs oder aufgrund anderer, ebenso weiter Ansätze in Seelsorge oder →Sozialer Arbeit. Ausbildungscurricula und gemeinsame Qualitätssicherung sind verabredet.

Bundesamt für Bevölkerungsschutz und Katastrophenhilfe (Hg) (2012) Psychosoziale Notfallversorgung: Qualitätsstandards und Leitlinien Teil I und II. (Zitierdatum 12.02.2020), abrufbar unter: https://www.bbk.bund.de/SharedDocs/Downloads/BBK/DE/Publikationen/Praxis_Bevoelkerungsschutz/PiB_7_PSNV_Qualit_stand_Leitlinien_Teil_1_2.pdf?__blob=publicationFile
Bundesamt für Bevölkerungsschutz und Katastrophenhilfe (2020) Koordinierungsstelle Nachsorge, Opfer- und Angehörigenhilfe (NOAH) (online). (Zitierdatum 28.03.2020), abrufbar unter: https://www.bbk.bund.de/DE/Aufgabenund Ausstattung/Krisenmanagement/PsychKM/NOAH/NOAH_node.html
Mitchell JT, Everly GS (2019): Handbuch Einsatznachsorge: Psychosoziale Notfallversorgung nach der Mitchell-Methode. Edewecht: Stumpf & Kossendey.

Thomas Zippert und Andreas Müller-Cyran

Organisation

Im modernen Begriff der Organisation schwingen häufig noch traditionelle Vorstellungen mit: Im Rückgriff auf die griechischen Wörter „Werk" *(érgon)* und „Werkzeug" *(órganon)* bezeichnet das Organ einen Teil eines lebendigen Organismus, also einer Einheit aus verschiedenen Elementen. Während noch im 18. Jahrhundert „organisch" v.a. im Unterschied zu „mechanisch" gebraucht wurde, verlagert sich die Bedeutung im 19. Jahrhundert vom Wachstum zur Machbarkeit. Der Begriff wandelt sich also vom Naturalen zum Rationalen und zielt zunächst noch auf die soziale Ordnung insgesamt (Comte 1822: *„réorganiser la societé"*; Spencer 1887: *„cooperation implies organization"*). Spätestens im 20. Jahrhundert wird Organisation zum spezifischen Sammelbegriff für jene Sozialsysteme, die sich im Zuge der funktionalen Differenzierung („Arbeitsteilung", „Industrialisierung") der Gesellschaft herausbilden (Manufakturen, Fabriken, Anstalten, Behörden, Firmen, Unternehmen, Einrichtungen, Dienste, Institute etc.).

Diese zunächst naturalen, dann eher rationalen Konnotationen, wonach Organisationen entweder ein (harmonierender bzw. kranker) Organismus oder aber eine auf Betriebsziele ausgerichtete Maschine zur Optimierung von Zweck-Mittel-Relationen (Effizienz, Effektivität) seien, erschwert heute ein angemessenes Verständnis von Organisation. Die Organismus-Metapher der Aufklärung, das Maschinenmodell der Ingenieure (Taylor 1911: *„scientific management"*), die informale Organisation der Psychologie (der Hawthorne-Effekt 1939 bzw. -Defekt 1982) und die Handlungsmuster der Soziologie (Weber 1920, Parsons 1937) konnten jeweils die Organisation als *„black box"* nicht befriedigend erklären und wurden deshalb durch integrative Modelle v.a. in Form von Systemtheorien (Parsons 1951; Luhmann 1964, 2000) ergänzt, die allerdings ihrerseits bis heute nicht unumstritten sind.

Eine Organisation ist (wie Interaktion u. Gesellschaft) ein *soziales* System, das sich (anders als Interaktionen) nicht allein auf die

Kommunikation unter Anwesenden stützt, sondern seine Funktion (Unsicherheitsabsorption) und seine Leistungen (Koordination von Prozessen und Projekten zur Entwicklung, Evaluation und Verbesserung von Produkten bzw. Dienstleistungen) durch die Kommunikation von *Entscheidungen* unter (abwesenden) Mitgliedern erfüllt. Entschieden werden Regeln der Mitgliedschaft („Stellen", „Arbeitsverträge"), der Programmgestaltung (strategische „Ziel-Fokussierung", „Zweck-Mittel-Relationen", „Angebote") und für Kommunikationswege („Hierarchie", „Organigramm"). So entstehen Routinen, die Zielerreichung, Ressourcenschonung u. Motivation der Mitarbeiter/-innen erwarten lassen und zugleich immer wieder auch verfehlen.

Die Organisation als *black box* kann demnach nur *multiperspektivisch* beschrieben werden als nicht-triviale Maschine (von Foerster 1997) mit *formalen* Elementen (Personal, Programme, Management), mit *informalen* Prozessen (impliziten Regeln der Hinterbühne) und mit meist beschönigenden Selbstbeschreibungen (Semantik der Vorderbühnen). Aus diesen z.T. widersprüchlichen Beobachtungsperspektiven lassen sich *Strukturen* (Entscheidungsprämissen als Entscheidungen, die weitere Entscheidungen im Anschluss oder in Abgrenzung konfigurieren) von *Kulturen* (nicht entschiedene und dennoch „informell" wirksame Entscheidungsprämissen) unterscheiden. Eine Organisation kann Interessenkonflikte nicht beseitigen, aber ihre Bearbeitung in entlastenden Routinen kanalisieren. Das Management, auch wenn es so tut als ob, kann eine Organisation nicht linear steuern („durchregieren"), sondern jeweils nur Kontextbedingungen beeinflussen (Kontextsteuerung durch Partizipation oder Selbstorganisation, Sicherheit durch geteilte Unsicherheit als Beitrag zur Autopoiesis der Organisation). Organisationsethik analysiert die Qualität solcher Entscheidungen durch Rückfragen nach blinden Flecken und tabuisierten Konflikten. Sie geht davon aus, dass Balancen nicht gewonnen werden allein durch behauptete Werte und formalisierte Normen, sondern erst durch regelmäßige Resonanz und gemeinsame Bewertungen der Praxis im rekursiven Vergleich zwischen Selbstbeschreibung und Fremdbeobachtung.

Organisationen im Gesundheitssystem (v.a. Krankenhäuser) sind in ihrer Komplexität besonders schwer zu durchschauen und können deshalb erst recht nicht „ganzheitlich" gesteuert werden. Umgekehrt ist es diese Kombination aus Überdeterminierung und Undurchschaubarkeit professioneller Organisationen der Krankenversorgung, die die (psychische wie körperliche) Gesundheit von Menschen belastet. Die Verabsolutierung von Effizienzkalkülen ruiniert auf Dauer die Motivations- und Innovationsgrundlagen von Organisationen im Gesundheitssystem. →Sorgeethik wird daher künftig verstärkt auf die Zivilisierung von solchen Organisationen achten müssen. Dabei sind nicht nur individuelle Spiritualitäten als Ressource (Ebertz & Segler 2016) zu berücksichtigen, sondern auch die organisationale Dimension von Spiritual Care.

Spiritual Care als Organisationskompetenz

Der Tod setzt auch organisationale Grenzen. Angesichts der Fragilität des Lebens, wie sie in Organisationen des Gesundheitssystems täglich erfahren wird, wächst das →Bedürfnis nach Spiritualität. Spirituelle →Erfahrungen öffnen Türen, spirituelle Angebote können allerdings solche Türen auch versperren. In dieser Ambivalenz zwischen Inspiration und Indoktrination bewegt sich Spiritual Care. Dienstleistungen an der Spiritualität anderer sind permanent dem Risiko ausgesetzt, Spiritualität zu instrumentalisieren. Damit würde aber gerade ruiniert, was Organisationen (nicht nur) im Gesundheitssystem angesichts wachsender Ökonomisierung und Technisierung so dringend benötigen: Spiritual Care als →Kompetenz, die Fähigkeit und Selbstverantwortung zur Selbstmitteilung in →existenziellen Fragen zu stärken und dazu auch *strukturell* an geeigneten Räumen und Regeln sowie *kulturell* an förderlichen Rahmenbedingungen mitzuarbeiten. Die bleibende Spannung zwischen →Person und Organisation darf nicht einseitig aufgelöst werden: weder als absolute →Autonomie der Person, als ob Menschen in der Moderne unabhängig von Organisationen existieren könnten, noch als Dominanz der Organisation über alle menschlichen Interessen hinweg.

Organisationen haben eine dienende Funktion, die sie nicht wahrnehmen können, wenn wir zulassen, dass sie sich verselbstständigen. Spiritual Care kann mit anderen Care-Bewegungen dazu beitragen, diese organisationsethische Verantwortung aller Akteure im Gesundheitssystem deutlicher einzufordern und an konkreten Konzepten mitarbeiten für die nächste Gesellschaft, die verhindern, dass die Engführung auf „Gesundheitsfabriken" tödliche Konsequenzen hat. Solche Reformprojekte setzen voraus, dass Ängste überwunden werden, die dazu verleiten, sich hinter der angeblichen Neutralität anonymer Daten und Strukturen zu verstecken und dass der Mut wiedergewonnen wird, Anwaltschaft zu übernehmen überall dort, wo Organisationen die Menschenwürde (→Würde) gefährden. Spiritual Care steht damit vor der doppelten Verantwortung, sich weder instrumentalisieren noch immunisieren zu lassen und Organisationen weder zu verharmlosen noch zu verteufeln.

→Implementieren, Institution, Organisationskultur, System

Ebertz M, Segler L (2016) Spiritualitäten als Ressource für eine dienende Kirche. Würzburg: Echter.
Heller A, Heller B (2018) Spiritualität und Spiritual Care. Bern: Hogrefe.
Heller A, Schmidt T (2015) Weder Lückenbüßerin noch Identitätsstifterin! Prophetische Seelsorge in kirchlichen Krankenhäusern. Diakonia 46:249–256.
Kühl S (2011) Organisationen. Eine sehr kurze Einführung. Wiesbaden: VS Verlag.
Luhmann N (2000) Organisation und Entscheidung. Wiesbaden: VS Verlag.
Schmidt T (2018) Mit dem Dritten sieht man besser. Die Unterscheidung der Geister als Methode der Organisationsethik. Lebendiges Zeugnis 72:263–274.

Andreas Heller und Thomas Schmidt

Organisationskultur

Der Kulturbegriff und das Verständnis von Kultur in Organisationen (Organisationskultur, Unternehmenskultur, Teamkultur) sind nicht eindeutig. Was zur Kultur gehört, wandelt sich. Das bedeutet Stärke und Schwäche zugleich, weil die Notwendigkeit der Verständigung gegeben ist, um die Mehrdeutigkeit kommunizierbar zu machen. Nach Dirk Baecker (2003: 9) stellt Kultur „Interpretationsspielräume zur Verfügung, ein Gedächtnis der Gesellschaft mit Blick auf eine offene Zukunft". Bei Kultur in Organisationen handelt es sich um einen Koordinationsmechanismus, der hinter dem Rücken der Akteure und der vereinbarten Regeln und Grundüberzeugungen stattfindet. Kultur kann für die „Hinterbühne" (Kühl 2011), „die informellen Kommunikationswege" (Luhmann 2000), die „Muster gemeinsamer Grundprämissen" (Schein 2010) und für die unausgesprochenen Grundlagen für den Umgang im Alltag stehen, die sich nicht in einem Arbeitsvertrag festschreiben lassen, jedoch erwartetes Verhalten auslösen. Die Anpassung an die (unbewussten) „Spielregeln der Organisation" (Simon 2013), die viele Jahre vorher entstanden sind und nicht mehr zur Disposition stehen, treten ins Bewusstsein der Akteure, wenn sie verletzt werden. Sie schaffen Zugehörigkeit und bilden einen Deutungsrahmen. Diese kulturellen Spielregeln wirken identitätsbildend und sind daher schwer zu verändern.

Betrachtet man Organisationen als soziale Systeme, die sich über Entscheidungen autopoietisch entfalten, so ist die Differenzierung in einzelne Dimensionen von Organisation, die miteinander in intensiver Wechselwirkung stehen, hilfreich: Die Struktur(en) der Organisation (abgebildet im Organigramm mit der Darstellung der Aufbau-Ablaufstrukturen, Funktionen etc.) prägen die Organisation und regeln formale Zuständigkeiten, Verantwortlichkeiten und die formalen Entscheidungswege. Die Programme (Ziele, Strategien, Leitbilder etc.) regeln die Ausrichtung der Organisation. Die Auswahl und Zuordnung der →Personen und Akteure in der Organisation haben Auswirkungen auf die Gestaltung und das Zusammenspiel der Funktionen. Entscheidungen zu den Strukturen, Programmen und Personen gehören nach Luhmann (2000) zu den entscheidbaren Entscheidungsprämissen. Kultur im Sinne von nichtentscheidbaren Entscheidungsprämissen entzieht sich dem direkten Zu- und Eingriff des Managements. Führungskräfte müssen bei Kulturthemen anders vorgehen. Wenn über direktem Wege nicht steuerbar, kann man Kultur „über die

Bande spielen" (Grubendorfer 2016); durch Entscheidungen über Strukturen, Programme und/oder Personen ist die Kultur sehr wohl beeinflussbar und insofern auch veränderbar!

In Anlehnung an das Konzept der Organisationskultur nach Schein, das für die weitere Forschung und Anwendung prägend ist, etabliert sich Kultur als Tiefenstruktur und wirkt sich am Handeln der Organisationen entlang von deren Prinzipien aus. Schein zufolge besteht „Kultur" aus drei Ebenen, die von den sichtbaren bis zu den unsichtbaren und unausgesprochenen reichen: Die Ebene der „Artefakte" sind die Strukturen und Prozesse, die sichtbar, aber schwer zu entschlüsseln sind. Die mittlere Ebene wird von den „öffentlich propagierten Werten" gebildet. Darunter liegen die „grundlegenden unausgesprochenen Annahmen" die unbewusste, für selbstverständlich gehaltene Überzeugungen, Wahrnehmungen, Gedanken oder →Gefühle darstellen.

Im Gesundheitswesen wird in Weiterentwicklung dieses Modells oftmals das Bild einer Seerose oder Lotusblüte verwendet. Die Blütenblätter stellen den indirekt sichtbaren/beobachtbaren Teil der Kultur dar – die →Symbole, →Rituale und beobachtbaren Muster in einer Organisation. Der Bereich unter dem Wasser, der nicht direkt sichtbare Bereich, steht für die Programme und →Werte, die in einer Organisation leitorientierend sind und schließlich die Wurzeln als die Basisannahmen aus denen heraus sich die Organisation im Laufe ihres Lebens entfaltet.

Organisationskultur und Spiritual Care

Im Erleben der Organisationsmitglieder gehört die Kultur zu den Selbstverständlichkeiten, zu dem, was in geheimnisvoller Weise im Zusammenspiel zwischen den Organisationsmitgliedern entsteht, nicht von heute auf morgen bewerkstelligt werden kann und die Organisation überdauert, auch wenn z.B. prägende Personen diese längst verlassen haben. Kultur bindet →Lernerfahrungen der Vergangenheit; manche sind vielleicht hilfreich für die Gegenwart, manche sind hinderlich. Es braucht die Auseinandersetzung damit, was im

Hier und Heute zur Erfüllung der Leistungsanforderungen hilfreich ist, dies wiederum ist kulturell prägend für die weitere Zukunft. Über Personalentscheidungen kann indirekt auf die Kultur eingewirkt werden. Ebenso sind Veränderungsprozesse kulturbildend, weil die Entwicklung neuer Standards wichtige Prozesse verändert und dann alte Spielregeln und Einflusszonen möglicherweise nicht mehr gelten.
→Implementieren, Institution, Organisation, System

Baecker D (2003) Wozu Kultur? Berlin: Kadmos.
Grubendorfer C (2016) Einführung in systemische Konzepte der Unternehmenskultur. Heidelberg: Auer.
Kühl S (2011) Organisationen: eine sehr kurze Einführung. Wiesbaden: VS Verlag.
Luhmann N (2000) Organisation und Entscheidung. Opladen: Westdeutscher Verlag.
Schein EH (2010) Organizational culture and leadership. San Francisco: Jossey-Bass.
Simon FB (2013) Gemeinsam sind wir blöd!?: die Intelligenz von Unternehmen, Managern und Märkten. Heidelberg: Auer.

Anne Elisabeth Höfler

Palliative Care

Etymologisch setzt sich „Palliative Care" zusammen aus *„palliare"* (lat.): „mit einem Mantel umgeben, bedecken" und *„care"* (engl.): „Fürsorge, →Pflege, Zuwendung". „Palliative Care" wird häufig auch im Deutschen verwendet, da bei der Übersetzung „Palliativmedizin" einerseits eine Reduktion des Verständnisses auf den medizinisch-ärztlichen Aspekt befürchtet wird, andererseits „Palliativpflege" als eine Art spezialisierter Krankenpflege missverstanden werden kann.

Palliative Care befasst sich mit der Betreuung von Menschen mit unheilbaren, lebensbedrohlichen Erkrankungen. Nach Definition der →WHO beinhaltet dies die „Beurteilung von Schmerzen und anderen Problemen physischer, psychosozialer und spiritueller Natur" (WHO 2002). Ziel der Behandlung ist nicht die →Heilung oder Lebensverlängerung, sondern die Optimierung der →Lebensqualität des Patienten und seiner Angehörigen. Mit einer frühzeitigen und vorausschauenden Einbeziehung der verschiedenen ambulanten und stationären Unterstützungsmöglichkeiten von Palliative Care (Deutsche Gesellschaft für Palliativmedizin 2015) sollen Beschwerden bestmöglich gelindert und auf die →Bedürfnisse der Patienten in dieser Lebensphase umfassend eingegangen werden. Charakteristisch ist hierbei die Betreuung durch ein multiprofessionelles Palliativteam. In Abgrenzung zu Palliative Care und Palliativmedizin wird dagegen unter →„Hospiz" und „hospizlicher Betreuung" im deutschen Sprachraum vorwiegend eine spezielle pflegerische und ehrenamtliche Betreuung am Lebensende verstanden.

Palliative Care betrachtet seit ihrer Entstehung Mitte des 20. Jahrhunderts spirituelle →Bedürfnisse als integralen Bestandteil der Betreuung: Deren Begründerin Cicely Saunders (1918–2005) beschrieb in ihrem Konzept des „→Total Pain" (Saunders 1964) Schmerz bzw. →Leid am Lebensende als komplexes Erleben, das neben der physischen, psychischen und sozialen auch eine spirituelle Dimension beinhaltet. Palliative Care arbeitet somit mit einem von Saunders bereits im Ansatz vorweggenommenen bio-psycho-sozio-spirituellen („ganzheitlichen") Betreuungskonzept. Allen Mitgliedern des Palliativteams kommt hierbei die Aufgabe zu, auch spirituelle Bedürfnisse des Patienten und seiner Angehörigen wahrzunehmen und in die Behandlung mit einzubeziehen – wenn auch in unterschiedlicher Weise und entsprechend dem Grad ihrer jeweiligen fachlichen →Kompetenz (Hagen et al. 2011). Spiritual Care ist Bestandteil vieler Curricula zur Ausbildung von Palliative Care-Fachkräften (Best et al. 2020). Neben den ärztlichen, pflegerischen und anderen Teammitgliedern, die über eine basale Kompetenz in Spiritual Care verfügen sollen, ist ein →Seelsorger bzw. eine Fachkraft für Spiritual Care fester Bestandteil vieler Palliativteams. Andere Teams pflegen – nach Möglichkeit und Verfügbarkeit – eine enge Zusammenarbeit mit den seelsorglichen Angeboten der jeweiligen Einrichtung.

Die Bedeutung von Palliative Care für Spiritual Care ist vielfältig: In der Medizin kommt Palliative Care für die Einbeziehung spiritueller Bedürfnisse von Patienten, Angehörigen und auch Mitarbeitern eine Vorbildrolle zu. Die Relevanz von Spiritual Wellbeing für Heilung und Gesundheit generell scheint zwar von Ärzten zunehmend erkannt zu werden – eine konzeptuelle Verankerung innerhalb der Medizin findet sich bislang allerdings nur in Palliative Care. Wissenschaftlich und organisatorisch sind Spiritual Care-Einrichtungen oft eng mit Palliative Care-Einrichtungen verknüpft. →Sorge

Best M, Leget C, Goodhead A, Paal P (2020) An EAPC white paper on multi-disciplinary education for spiritual care in palliative care. BMC Palliative Care. doi.org/10.1186/s12904-019-0508-4 [Epub].
Deutsche Gesellschaft für Palliativmedizin (2015) Wegweiser Hospiz- und Palliativversorgung Deutschland (online). (Zitierdatum: 15.02.2020), abrufbar unter https://www.wegweiser-hospiz-palliativmedizin.de/
Hagen T, Raischl J (2011) Allgemeine und spezielle Kompetenzen in Spiritual Care. In: Frick E, Roser T (Hg.) Spiritualität und Medizin. Gemeinsame Sorge für den kranken Menschen. Stuttgart: Kohlhammer.
Saunders C (1964) The symptomatic treatment of incurable malignant disease. Prescribers' Journal 4(4):68–73.
WHO (2002) WHO Definition "Palliative Care" (online). (Zitierdatum: 15.02.2020), abrufbar unter https://www.who.int/cancer/palliative/definition/en/

Johanna Anneser

Person

Das lateinische Wort „*persona*" kommt wohl vom etruskischen „*persu*" und bedeutet ursprünglich die im Theater verwendete Maske. Von daher erhält es die Bedeutung der gesellschaftlichen „Rolle" und in der Grammatik die der verschiedenen Instanzen der Rede (1. 2. 3. Person Singular oder Plural). Diese Bezugsmöglichkeiten machten den Begriff geeignet für die römische Gerichts- und Rechtssprache. Er hatte dort allerdings noch nicht eine alle Menschen umfassende Bedeutung (die Sklaven galten nicht als Personen, sondern als Sachen). Universale Bedeutung bekam der Begriff erst, nach Ansätzen in der Stoa, durch das →Christentum, dem gemäß der →Mensch als solcher eine absolute Berechtigung erhält von Seiten seines Schöpfers, mit dem ihn seine Geistfähigkeit verbindet. Bezüglich dieser Fähigkeit prägte der Christ Boethius (gest. 524) die einflussreiche Definition der Person als *„individua substantia rationalis naturae"* (d.h. nicht teilbare Selbstständigkeit ausgestattet mit Vernunft).

Parallel dazu wurde der Personbegriff von den Kirchenvätern zur genaueren Bestimmung der Personalität →Gottes verwendet. Danach ist Gott personale Einheit in drei Personen, als Vater, Sohn und Geist, wobei deren Beziehungen ihre Unterschiede ausmachen (der Vater ist nur Vater durch den Sohn usw). Zugleich ist die Beziehungseinheit substanziell: *una substantia, tres personae*. Damit wurde innerhalb der Gotteslehre, in gewisser Spannung zur Boethianischen Definition, ein relationaler Personbegriff entwickelt. Erst im Mittelalter begann man dessen anthropologische Relevanz zu entdecken. Die Brücke dazu war die →biblische Aussage, dass der Mensch „Bild Gottes" ist (Gen 1,26f.). Gott bildet sich im Menschen ab und ist somit dessen Urbild. Dieses Urbild ist Liebe (1 Joh 4,8.16), also Hingabe und Austausch der gleichrangigen göttlichen Personen. Nach Richard von St. Viktor (gest. 1173) erfüllt sich diese Personalität in der Dreiheit, da die Liebe sich der Öffnung für den Dritten verdankt, d.h. *diligens* und *dilectus* im *condilectus*. Nach solcher Urbildlichkeit muss dann auch ihr Abbild im Menschen gedacht werden. Richard entwickelt so einen die Boethianische Definition modifizierenden Personbegriff: Person ist *„ex-sistentia"*. Mit dem „ex" ist die Selbsttranszendenz des „sistens" bezeichnet, durch die es sich *„ex aliquo"* d.h. „vom anderen her" verstehen muss. Dieser relationale Personbegriff geriet jedoch vorerst in Vergessenheit.

Auch die Neuzeit war zunächst an der Ich-Philosophie Descartes' orientiert. Erst im Deutschen Idealismus wurde er wiederentdeckt. Bei Hegel (gest. 1831) ist es der christlich trinitarische Begriff des Absoluten, der den Rahmen für einen allgemein relevanten relationalen Personbegriff ergibt, denn: „Das Wahre der Persönlichkeit ist also dies, sie durch das Versenken, Versenktsein in das Andere zu gewinnen" (TW 17, 233). Feuerbach (gest. 1872) hat von dort seine strikt säkular →immanente Interpersonallehre entwickelt. Von ihm wurde Martin Buber (gest. 1965) inspiriert, der seine Interpersonallehre („Der Mensch wird am Du zum Ich") wiederum in den Zusammenhang des Gottesbezuges stellte. Die am cartesischen Ich orientierte Philosophie geriet vor allem durch David Hume (gest. 1776) in eine Dauerkritik, die bis heute anhält. Ist denn das Ich eine substanzielle Einheit? Ist es nicht in eine Vielfalt von Akt- und Erlebnis-Momenten zerstreut? Andererseits setzt die Fähigkeit, diese Vielheit irgendwie wahrzunehmen, ein gewisses Einheitsbewusstsein voraus. Jedenfalls muss jener Vielfalt Rechnung getragen werden. Offenbar ist jene Einheit eher eine Aufgabe. Die Einheit liegt dann in der Zukunft, ist aber zugleich innere Norm. Das führt zum Begriff eines leitenden „Selbst". Man könnte dann die Person als die jeweils in Erscheinung tretende Daseinsweise des sich auf dem Weg zu seinem Selbst befindenden Ichs ansehen, so Wolfhart Pannenberg (gest. 2014) in seiner „Anthropologie".

Die Bildungsaufgabe des Ichs der Person ist damit ihre Selbsttranszendenz in die sie erfüllenden Kontexte hinein. Der umfassendste Kontext ist der des Unendlichen, aus dem sie ihren normativen Anspruch zu jener Selbstüberschreitung gewinnt. Dieser Anspruch, der im Gewissen als unbedingt erfahren wird, berechtigt und konstituiert die Person in unbedingter Weise. Er ist als personal erfahrener Anspruch zugleich unbedingter Zuspruch, von dem zugleich gewusst wird, dass sein Adressat der Mensch als solcher ist. Das Ja dieses Zuspruchs kann deshalb nur als Solidarität mit allen Menschen aufgenommen und festgehalten werden. Wenn nun der Mensch sich dieser Dreidimensionalität seines Personseins, als Eigen- und Mit-Sein, gefordert und getragen von einem unbedingten Anspruch und Zuspruch, wirklich öffnet und dieses Personsein als sich entsprechend zu begreifen lernt, wird er mit Sicherheit daraus auch die →heilenden Kräfte schöpfen, die ihn sein Leben bestehen lassen.

In der Alltagssprache bedeutet Person in der Regel: der Einzelmensch hinsichtlich seiner äußeren und inneren Eigenschaften, z.B. wenn die Frage: „Wie viele kranke Personen befinden sich im Raum?"

durch Beobachtung und Abzählen beantwortet wird. Unter personalisierter (individualisierter oder Präzisions-) Medizin versteht man die gezielte Behandlung des einzelnen Patienten unter Einbeziehung individueller Gegebenheiten, z.B. durch diagnostische Berücksichtigung des genetischen Codes. Für die Begleitung kranker Menschen ist jedoch ein tieferer Personbegriff wichtig, nämlich die Offenheit des Ichs für Beziehungen. Diese Selbsttranszendenz ist der Boden für die spirituelle Suche. Wenn die eigene Erkrankung als Grenzerfahrung angenommen wird, entsteht eine Krise des Personseins, aber auch die Chance, dass →existenzielle Fragen innerhalb der →therapeutischen Beziehung ausgesprochen und gehört werden können.

Brugger W, Schöndorf H (Hg.) (2010) Person. In: Philosophisches Wörterbuch. München: Verlag Karl Alber.
Buber M (1962/2006) Das dialogische Prinzip. Gütersloh: Gütersloher Verlagshaus.
Hegel GWF (1969–71) Theorie-Werkausgabe (TW) in 20 Bänden. Frankfurt a.M.: Suhrkamp.
Pannenberg W (1983) Anthropologie. Anthropologie in theologischer Perspektive. Göttingen: Vandenhoeck & Ruprecht.
Richard von Sankt-Viktor (1980) Die Dreieinigkeit. Christliche Meister Bd. 4. Übertragen von v. Balthasar HU. Einsiedeln: Johannes.
Splett J (1978) Der Mensch ist Person. Frankfurt a.M.: Knecht.

Josef Schmidt sj

Pflege, professionelle

Die Worte „Pflege" oder „pflegen" werden in vielfältiger Weise eingesetzt. Die Suche im Duden führt zu Beispielen wie der Pflege des Rasens, von Daten oder einer Sprache, aber eben auch zur Bedeutung „sich sorgend um jemanden [der krank, gebrechlich ist] bemühen …" (Duden 2019: online). Der Deutsche Berufsverband für Pflegeberufe (DBfK) legt in Anlehnung an den Ethikkodex für Pflegende (International Council of Nurses 2012) Funktion und Bedeutung professioneller Pflege folgendermaßen fest:

Pflege, professionelle

> Pflege umfasst die eigenverantwortliche Versorgung und Betreuung, allein oder in Kooperation mit anderen Berufsangehörigen, von Menschen aller Altersgruppen, von Familien oder Lebensgemeinschaften, sowie von Gruppen und sozialen Gemeinschaften, ob krank oder gesund, in allen Lebenssituationen (Settings). Pflege schließt die Förderung der Gesundheit, Verhütung von Krankheiten und die Versorgung und Betreuung kranker, behinderter und sterbender Menschen ein. Weitere Schlüsselaufgaben der Pflege sind Wahrnehmung der Interessen und Bedürfnisse (Advocacy), Förderung einer sicheren Umgebung, Forschung, Mitwirkung in der Gestaltung der Gesundheitspolitik sowie im Management des Gesundheitswesens und in der Bildung (Deutscher Berufsverband für Pflegeberufe 2019: online).

Unter der Prämisse der Entwicklung von Leitlinien für Praxis, Ausbildung und Forschung sind über die Jahrzehnte hinweg immer neue Definitionen entstanden, die sich am Zeitgeist orientiert und zur Entwicklung des Berufsstandes und seiner Wissensgrundlage beigetragen haben. Dabei kennzeichnen vier allgemein akzeptierte Charakteristika das Wesen der Pflege: 1) Pflege als Humanwissenschaft, 2) Pflege als praxisorientierte Disziplin, 3) Pflege als „Care"-Disziplin, 4) Pflege als Gesundheitsdisziplin (Meleis 2018).

1. Pflege hat sich – weg vom naturwissenschaftlichen Fokus – zu einer Humanwissenschaft entwickelt (Meleis 2018). Dazu tragen eine Vielzahl von Pflegetheorien bei, die – ausgehend von den USA – seit den 1950er Jahren mit dem Ziel entwickelt wurden, Pflege als eigenständige Profession in die Wissenschaftscommunity einzureihen. Dabei positionieren sich Pflegetheorien auf der Metaparadigma-Ebene grundsätzlich zu vier Kernbegriffen: →Mensch (human being), Umgebung/Umwelt (environment), Gesundheit (health) und Pflege (nursing) (Fawcett & DeSanto-Madeya 2013). Gezielt sucht die Humanwissenschaft Pflege „the art and the science of nursing" (Meleis 2018: 87) zu vereinen. Gezielt werden historische, kulturelle, politische und soziale Kontexte, direkte Umgebungsbedingungen und alles, was →Erfahrungswelten, Aktionen und Reaktionen von Menschen prägt, in die Überlegungen einbezogen.

2. Als praxisorientierte Disziplin nutzt die Pflege Grundlagenwissen über Phänomene, um angewandtes Wissen (z. B. Standards und Guidelines, aber auch individuelle Lösungen) zu entwickeln. Dabei gilt es, Theorie und Praxis nicht zu dichotomisieren, sondern theoretische Erkenntnisse in die Praxis zu integrieren. Pflegerische →Begegnungen sind dabei charakterisiert von einer Kontinuität und Intensität, die sie von anderen Berufsgruppen unterscheidet. So stellt z.B. Ida Jean Orlando (1961/1990) die reziproke Beziehung zwischen Pflegenden und Pflegebedürftigen in den Mittelpunkt ihrer Pflegeprozesstheorie. Anstelle von Symptomenkomplexen steht empfundenes →Leiden im Fokus. Den Pflegeprozess betrachtet Orlando als gemeinsamen Reflexionsprozess, der sowohl der Patientenorientierung, als auch der Wissensentwicklung der Disziplin dient.

3. Am Begriff „Care" wird deutlich, worin sich „art" und „science" der Pflege unterscheiden; „caring" wird als Synonym für die Kunst der Pflege betrachtet (Meleis 2018). Diese zeigt sich, wenn Pflegende in der Lage sind, ihre Tätigkeit fach- und sachgerecht und unter Einbeziehung von →moralisch-ethischen Aspekten auszuführen sowie die Bedeutung und das →Sinnerleben, das in der Begegnung liegt, intuitiv zu erfassen: „Caring is a lens by which nurses as clinicians view their clients. It is the core activity in nursing practice" (Meleis 2018: 90).

4. Bereits Florence Nightingale (1860) beschreibt Pflege als gesundheitsorientierte Disziplin und weist Pflegenden die Rolle zu, Verantwortung für die Gesundheit anderer zu übernehmen. Damit legt sie – vor mehr als 150 Jahren(!) – Grundlagen für die „Gesundheitspflege", ein Begriff, der – zumindest zeitweise – in die Berufsbezeichnung Pflegender („Gesundheits- und Krankenpfleger/-in") aufgenommen wurde (Bundesrepublik Deutschland 2003). Aufgabe Pflegender ist es, gesunde Anteile und Ressourcen zu identifizieren, zu stärken und zu erhalten. Dabei nimmt die Pflegekraft die Rolle eines Change Agent ein und hilft Betroffenen, sich mit neuen Situationen auseinanderzusetzen und Entscheidungen zu treffen. Dazu gehören auch die Bewältigung von Krankheit und Leid und das Erkennen von Sinn in diesen Erfahrungen (Travelbee 1966/1971).

Allen vier dargestellten Charakteristika der Pflege wohnt die spirituelle Dimension des Menschen inne. Wenn diese als essenzieller Teil der Aufgabenfelder erkannt wird, kann es gelingen, pflegerische Beziehungen und Tätigkeiten so zu gestalten, dass individuelle →Bedürfnisse berücksichtigt werden, Ressourcen gestärkt und ein möglichst selbstbestimmtes Leben in →Würde geführt werden kann.
→Sorge

Bundesrepublik Deutschland (2003) Gesetz über die Berufe in der Krankenpflege (Krankenpflegegesetz – KrPflG). Berlin: Bundesrepublik Deutschland.
Deutscher Berufsverband für Pflegeberufe (2019) Die Bedeutung professioneller Pflege (online). (Zitierdatum: 25.07.2019), abrufbar unter: https://www.dbfk.de/de/themen/Bedeutung-professioneller-Pflege.php
Duden (2019) Pflegen (Online). (Zitierdatum: 12.10.2019), abrufbar unter: https://www.duden.de/rechtschreibung/pflegen.
Fawcett J, DeSanto-Madeya S (2013) Contemporary nursing knowledge: analysis and evaluation of nursing models and theories. Philadelphia: F.A. Davis Co.
International Council of Nurses (2012) The ICN code of ethics for nurses. Geneva: ICN.
Meleis AI (2018) Theoretical nursing: development and progress. Philadelphia: Wolters Kluwer.
Nightingale F (1860) Notes on nursing: what it is and what it is not. London: Harrison & Sons.
Orlando IJ (1961/1990) The dynamic nurse-patient relationship: function, process, and principles. New York: National League for Nursing.
Travelbee J (1966/1971) Interpersonal aspects of nursing. Philadelphia: F.A. Davis

Beate Mayr

Präsenz

Das lateinische Substantiv *praesentia* bedeutet Gegenwart, Anwesenheit, auch Geistesgegenwärtigkeit, Entschlossenheit. Umgangssprachlich bezeichnet Präsenz sowohl die bewusst wahrgenommene Anwesenheit, Gegenwärtigkeit; das Dabeisein; das Vertreten-Sein als auch die körperliche Ausstrahlungskraft einer Person. Verkürzt: [Prä]senz = Anwesenheit, [Ab]senz = Abwesenheit.

Die immer größer werdenden Probleme in der Kranken- und Altenpflege (Pflegenotstand) machen es notwendig, mit ganzheitlichem Sachverstand Präsenz zu zeigen (vgl. Frick & Roser 2009; Frick 2019). Deshalb geht Spiritual Care vom untrennbaren Zusammenwirken von körperlich-seelischen und spirituell-religiösen Prozessen aus. Präsenz im Sinne von Spiritual Care bedeutet in dreifacher Hinsicht geistesgegenwärtig zu sein gegenüber den →Bedürfnissen von:

- Patienten und Angehörigen,
- medizinischen Akteuren,
- seelsorglich Tätigen.

Die Wahrung und Beachtung der Wechselwirkung von körperlich-seelischem Leiden und spirituell-religiösen Bedürfnissen führt zu höherer Patientenzufriedenheit, günstigeren Heilungsverläufen und/oder erfüllterem Sterben. Die unerschrockene Präsenz gegenüber der Interaktion von →Körper – Psyche – Seele führt auch zu kohärenteren Teamstrukturen, höherer Arbeitsplatzzufriedenheit und Mitarbeiterkontinuität und letztlich damit auch zu Kostenersparnissen. Einer respektvollen Präsenz, die das medizinisch Notwendige mit dem psychologisch-seelsorglich Gebotenen verbindet, sollten auch Wertschätzung und →Dankbarkeit seitens des Patienten oder Angehörigen folgen. →Gesten und Zeichen der Dankbarkeit und Anerkennung entlasten, was nicht nur für Patienten und Angehörige, sondern auch für Führungskräfte gilt.

Angesichts der Omnipräsenz der Ökonomie sind Krankenhäuser und Pflegeeinrichtungen keine sozialen Einrichtungen mehr, sondern Dienstleistungsunternehmen. Angesichts der Zwänge von Effizienz, Auslastung, Wettbewerb und Kostenbegrenzung droht Behandelnden, →Pflegenden, Patienten und Angehörigen, aber auch den Ökonomen und →Seelsorgern selbst der körperlich-psychische und letztlich dann auch spirituelle →Burnout. Ein präsentes Gesundheits- und Pflegemanagement darf sich daher nicht auf die Bereitstellung und Strukturierung medizinisch-technischer Abläufe beschränken lassen. Es bedarf einer Bereitschaft im Sinne sensibler Präsenz der Führungskräfte, sich den Problemen ihrer Mitarbeiter zu öffnen. Personalknappheit und Leistungsdruck, ein die Beziehungen untereinander und zu den Patienten verhindernder Pflegemodus werden oftmals verschleiert. Eine hohe Fluktuation und Ausstiegsrate aus dem →Pflegeberuf ist oftmals die Folge der fehlenden Möglichkeit, Konflikte, Ängste, Unsicherheiten, Wut, Verzweiflung, Neid und Hilflosigkeitsgefühle benennen und mildern zu können.

Spiritual Care verbindet praktisch-theologische Expertise mit psychologischer und psychotherapeutischer →Beratungskompetenz (Boothe 2019). Im belastenden Pflege- und Klinikalltag kommt es darauf an, die Unausweichlichkeit von Konflikten zu akzeptieren und zu verstehen. Das allgegenwärtige (omnipräsente) →Leid hinterlässt unausweichlich Spuren. Es bedarf deshalb eines geeigneten, sicheren Rahmens, diese Belastungen „präsent bewusstwerden" zu lassen. Bleiben diese Belastungen unreflektiert, unbearbeitet und unverdaut, vergiften sie die Arbeitsatmosphäre (→Atmosphäre). Innere, wie äußere Kündigung, eine Entfremdung (Absenz) von den helfendpflegenden Idealen ist die bittere Folge und wird auf die gesamte →Institution übertragen. Widerstände gegen Veränderungsprozesse kommen nicht nur beim Führungspersonal vor. Es bedarf einer ganzen Reihe von Haltungen wie Offenheit, Selbstkritik, Zeit und Geduld, dennoch entscheidet der erklärte Wille der obersten Leitung letztlich darüber, ob Veränderungen in Gang kommen.

Ko-Präsenz bezeichnet die Fähigkeit, nicht nur den Patienten, sondern auch die einzelnen Mitglieder eines Behandlungs- oder Pflegeteams, gleichberechtigt in Erscheinung treten zu lassen. Hierdurch wird die Zusammenarbeit in einem Team, der gesamten Pflegeeinrichtung erleichtert. Außerdem dient ein vertieftes Bewusstsein der Ko-Präsenz von Psyche, Leib (→Körper) und Sozialem allen Beteiligten (Gerster 2019). Schließlich sei noch erwähnt, dass sich spirituelle →Erfahrungen kaum mit dem Charakter des Außergewöhnlichen und Spektakulären präsentieren. Sie ereignen sich vielmehr mitten im Gewöhnlichen und Alltäglichen, dort, wo jemand sein Leben bewusst vollzieht und mit den Augen des →Glaubens anschaut (Nastainczyk 2005; Boothe & Frick 2017; Boothe 2019). →Organisationskultur

Boothe B (2019) Spiritualität in Psychotherapie und Psychiatrie. Spiritual Care 8:213–215.
Boothe B, Frick E (2017) Spiritual Care. Über das Leben und Sterben. Zürich: Orell Füssli.
Frick E, Roser T (Hg.) (2009) Spiritualität und Medizin. Gemeinsame Sorge für den kranken Menschen. Stuttgart: Kohlhammer.
Gerster G (2019) Die Bedeutung psycho-sozialer Beratung in Palliative Care. Spiritual Care 8:209–212.
Nastainczyk W (2005) Lehrbrief 23 „Spiritualität (er)leben, lernen und lehren" des pastoralen Basiskurses. Würzburg: Eigenverlag.

Ludwig Lewandowski

Priester

Annähernd alle Religionen nehmen eine →göttliche Sphäre im Gegenüber zur irdischen Welt und Wirklichkeit an. Im →Judentum, →Christentum und →Islam ist diese göttliche Sphäre nicht nur bestimmt durch etwas Göttliches, sondern durch den Gott, der die Welt erschaffen hat, und sich immer wieder der zu aller Freiheit erschaffenen Welt zuwendet. Die heiligen Schriften (Hebräische →Bibel, Bibel aus Altem und Neuem Testament, →Koran) geben davon Zeugnis. Auch wenn es zu den Grundlagen der sog. Abrahamitischen Religionen gehört, dass Gott zu jedem →Menschen spricht und jedem und jeder zuhört, hat sich schon früh im Judentum und später auch im Christentum die Praxis herausgebildet, bestimmten Personen eine besondere Kraft zuzutrauen, mit diesem Gott in Verbindung zu treten. Im Christentum nennt man diese →Personen Bischöfe und Priester.

In den Anfängen der Kirche waren Bischöfe und Priester in erster Linie mit der Aufgabe der Leitung der Gemeinde und ihrer gottesdienstlichen Zusammenkünfte betraut. Zu Bischöfen und Priestern wurden Männer beauftragt, die sich durch herausragende Fähigkeiten und durch eine große Gebetskraft auszeichneten. In ihnen sah man in besonderer Weise verwirklicht, was es bedeutet, Christ zu sein und als solcher zu leben. Als das Christentum ab dem 5. Jahrhundert zur Staatsreligion aufstieg, übernahm die Gruppe der Bischöfe und Priester auch gesellschaftstragende Aufgaben. Bischöfe und Priester wurden nun zu Amtsträgern, die eine Mittlerfunktion zwischen der irdischen und der göttlichen Welt einnahmen. Möglich wurde diese Verschiebung im Verständnis der Bedeutung eines Priesters durch die mittelalterliche Mentalität. Der Mensch des Mittelalters sah sich ganz von Sünde und Unheil umfangen. Er konnte sich nicht selbst an Gott wenden. Nur einer heiligen und reinen →Person war dies möglich. So wurde der Priester zu dem Gottesmann, dessen Aufgabe es war, für die sündige Welt bei Gott Gnade zu erbitten. Zu damaliger Zeit war es undenkbar, dass eine Frau diese Aufgabe wahrnehmen könnte.

Die theologische Reflexion verstärkte diese Entwicklung. Dem Priester und diesem allein kam es zu, vor Gott das Lobopfer darzubringen und den Gläubigen die →Sakramente zu spenden, verstanden als Gnadenerweise Gottes. Mehr und mehr wurde nur noch das als gültig und vor Gott würdig angesehen, was ein Priester im Auftrag der Kirche vollzog. Damit der Priester seine Aufgabe in kultischer Reinheit ausüben konnte, wurde der Aspekt der →sexuellen Enthaltsamkeit stark betont.

In Folge dieses Priesterbildes veränderte sich auch das Kirchenbild. Kirche war vor allem die hierarchisch gegliederte →Institution, zusammengesetzt aus dem Papst, den Bischöfen und den Priestern. Die Gläubigen selbst spielten hier theologisch und rechtlich keine Rolle. Sie waren nur die Empfänger der Gnadenerweise Gottes und sollten ein möglichst tugendhaftes Leben führen. Doch das Zweite Vatikanische Konzil (1962–1965) gewann die ursprüngliche Sicht von Kirche zurück: Kirche ist das Volk Gottes, gegliedert in unterschiedliche Aufgaben und Dienste. Kirche sind folglich alle Getauften. Alle haben durch die Taufe Anteil am Priester-, König- und Prophetenamt Christi. Die vorrangigste Aufgabe dieses „allgemeinen Priestertums" ist es, vor Gott zu treten, auf ihn zu hören, ihn zu loben und zu preisen sowie in den Sorgen und Nöten der Welt Fürbitte bei Gott einzulegen. Die Kirche gründet in all ihrem Tun und in all ihren Diensten auf dem Sakrament der Taufe und der Berufung zu einem Leben aus dieser Taufe.

Auf der Grundlage dieses allgemeinen Priestertums erst entfaltet sich das „besondere Priestertum". Die römisch-katholische Kirche kennt dieses als dreigliedriges Amt des Bischofs, Priesters und Diakons. Diese „Besonderung" meint weniger ein Mehr an Gnade oder Heiligkeit als eine „Aussonderung" für die Anderen. Der Bischof ist der erste Liturge, der erste →Lehrer und der erste Hirte der Christen, die ihm anvertraut sind. In ihm und in seinem Amt wird Christus in besonderer Weise gegenwärtig. Der Priester wiederum wirkt im Auftrag des Bischofs und in seinem Namen. Sein Dienst besteht darin, Christus als das Haupt der Kirche darzustellen und das Volk Gottes auf seiner irdischen Pilgerschaft zu leiten. Bischof und Priester sind dann auch in den meisten liturgischen Vollzügen die Wortführer im Gebet, d.h. diejenigen, die der Gemeinschaft der Kirche vorangehen und in ihrem Namen vor Gott treten. Aus diesem Grund sind ihnen auch bis heute bestimmte Aufgaben innerhalb der Kirche übertragen: Sie sind beauftragt, mit dem Volk Gottes die Eucharistie zu feiern, den Kranken die liebende Nähe Gottes im Sakrament der →Krankensalbung zu vermitteln, den mit →Schuld beladenen die Feiern von Umkehr und →Versöhnung als Orte der „Umarmung Gottes" (Papst Franziskus) anzubieten und daran mitzuwirken, dass der Heilige Geist sich in seiner Kirche entfalten kann.

Die Lehre der Kirche hat das Priesterbild entmythologisiert. Der Priester ist nicht mehr der heilige Mann, der zwischen Gott und Mensch steht. Er ist der Bruder an der Seite seiner Geschwister im Glauben, der sein Leben ganz in den Dienst der Anderen gestellt hat. In einem gesellschaftlichen Umfeld, in dem auf die symmetrische Partizipation von Frauen großer Wert gelegt wird, wird die Aufrechterhaltung des Vorbehalts des Amtspriestertums für Männer zu einem vieldiskutierten Problem.

Hell S, Vonach A (Hg.) (2012) Priestertum und Priesteramt. Historische Entwicklungen und gesellschaftlich-soziale Implikationen. Reihe Synagoge und Kirchen Bd. 2. Münster: LIT.

Jacobs C (2017) Herausforderungen an das Priestersein aus Sicht der Seelsorgestudie. Diakonia 48:2–11.

Rikhof H (2007) Das gemeinsame Priestertum der Gläubigen und das Priestertum des Dienstes. Wie liest man Lumen Gentium 10? Theologisch-praktische Quartalsschrift 155:79–89.

Birgit Jeggle-Merz

Professionalisierung

Das lateinische Wort *professio* ist abgeleitet von *profiteri* (öffentlich bekennen, bezeugen). Im Unterschied zum Ehrenamt werden Professionelle für ihre Berufstätigkeit bezahlt. Professionalisierung geschieht durch Identifikation bestimmter Kompetenzen, die aus einem größeren Kontext herausgelöst und durch einen neu geschaffenen Beruf wahrgenommen werden. Davon abzugrenzen sind: 1) Ent-/De-Professionalisierung eines Berufsstandes, „um die zum Beruf verengte Tätigkeit wieder zu einer allgemein-menschlichen Tätigkeit zu erheben" (Benner 1980: 487); 2) Professionsentwicklung (auf Professionalisierung aufbauend, d. h. auf der Etablierung eines Berufes): Professionsentwicklung ist definiert als bewusster und beabsichtigter Prozess, der von konkreten Personen ausgeht, die ihre Leistungsfähigkeit und die ihres Berufsstandes insgesamt erhalten und weiterentwickeln, um damit ihre gesellschaftliche Aufgabe wahrzunehmen (Dick & Weisenburger 2019: 851f). Spiritual Care steht in drei Spannungsfeldern, nämlich zwischen:

a) Professionalisierung und Deprofessionalisierung
b) Spezialisten- und Generalistentum
c) einem partikulären Ansatz (z.B. für eine Religionsgemeinschaft spezifischen) und einem universalistischen.

Der innerhalb des medizinischen Systems zunehmende Professionalisierungs-, Medikalisierungs- und Wirtschaftlichkeitsdruck (Lasair 2016) braucht im Sinne der De-Professionalisierung eine Sensibilisierung für die eigene Spiritualität, für die persönliche Arbeit an der spirituellen →Biografie. Gemeinsame Aus-, Fort- und Weiterbildung von Seelsorgenden und Gesundheitsberufen in Spiritual Care fördert die transprofessionelle (Professionalisierung-Grenzen überschreitende) Öffnung (Mitchell et al. 2016).

Benner D (1980) Das Theorie-Praxis-Problem in der Erziehungswissenschaft und die Frage nach Prinzipien pädagogischen Denkens und Handelns. Zeitschrift für Pädagogik 26:485–497.
Dick M, Weisenburger N (2019) Professionalisierung im Berufsleben. In: Kauffeld S, Spurk D (Hg.) Handbuch Karriere und Laufbahnmanagement. Berlin: Springer. 847–867.
Frick E (2020) Unterwegs zum Facharzt für Spirituelle Medizin? Entwurf eines medizinisch-therapeutischen Spiritual Care Modells zwischen Professionalisierung und Deprofessionalisierung. Spiritual Care 9:137–147.
Lasair S (2016) Ethics, politics, and religion in public health care: A manifesto for health care chaplains in Canada. Journal of Pastoral Care & Counseling 70:63–69.
Liefbroer AI, Ganzevoort RR, Olsman E (2019) Addressing the spiritual domain in a plural society: What is the best mode of integrating spiritual care into healthcare? Mental Health, Religion & Culture 22:244–260.
Mitchell CM, Epstein-Peterson ZD, Bandini J, Amobi A, Cahill J, Enzinger A, Noveroske S, Peteet J, Balboni T, Balboni MJ (2016) Developing a medical school curriculum for psychological, moral, and spiritual wellness: Student and faculty perspectives. Journal of Pain and Symptom Management 52:727–736.

Eckhard Frick sj

Psychotherapie

Im 19. Jh. entstehendes Kunstwort aus griechisch *psyché* (Seele) und *therapeía* (Dienst, Behandlung) für die Krankenbehandlung mit seelischen Mitteln (also ohne Medikamente, allerdings in vielen psychotherapeutischen Methoden mit mehr oder minder ausdrücklicher Einbeziehung des →Leibes (z.B. Entspannung, Bewegung), durch kreatives Gestalten (z.B. Malen, Modellieren, →Musik), mit szenischen Methoden (z.B. Psychodrama). Wie im medizinischen Modell üblich, werden in der Psychotherapie Individuen als „Patienten" (oder „Klienten") behandelt. Die →systemische Sichtweise hat darüber hinaus zur Folge, dass auch Paare oder →Familien eine Psychotherapie in Anspruch nehmen können. Ferner ist es auch möglich, dass sich mehrere Patienten zu einer Gruppen-Psychotherapie zusammenfinden. →Therapeuten sind für die Psychotherapie eigens qualifizierte Ärzte, Psychologen oder sonstige zur psychotherapeutischen Versorgung zugelassene Berufsgruppen.

Die Psychotherapie ist für viele ein fremdes und schwer zugängliches Feld, nicht nur für kranke Menschen, sondern auch für Fachleute in den →Gesundheitsberufen. Deshalb hat der Kontaktbereich in Sprechstunde, Psychotherapie-Vermittlung, →Beratung und Mitbehandlung eine zunehmende Bedeutung. Die Kostenträger ermöglichen deshalb die Durchführung probatorischer Sitzungen, um die geeignete Person und die geeignete Methode für eine erwogene Psychotherapie zu finden. Therapeutinnen und Therapeuten sehen sich mit der gesellschaftlichen Erwartung konfrontiert, diesen Kontakt schnell und niedrigschwellig anzubieten. Der gesamtgesellschaftliche Spiritual Turn führt in praktisch allen „Schulen" der Psychotherapie zu einer verstärkten Beachtung von Religion und Spiritualität. Spirituelle →Bedürfnisse, religiös-spirituelle Coping-Ressourcen und Sinndeutungen in (existenziellen) →Grenzsituationen werden heute eher anerkannt als in früheren, von der Religionskritik geprägten Zeiten. Vor allem die Sinnfrage führt dazu, dass die Seele nicht nur in ihren bewussten Aspekten wahrgenommen wird, sondern auch in ihren unbewussten. C. G. Jung schreibt dazu (1932/1963):

> Die Worte des Arztes sind zwar nichts als Luftschwingungen, deren besondere Beschaffenheit aber durch einen gewissen psychischen Zustand des Arztes verursacht ist. Die Worte wirken nur darum, weil sie einen Sinn und eine Bedeutung haben (§ 494). Die Psychoneurose ist im letzten Verstande ein Leiden der Seele, die ihren Sinn nicht gefunden hat (§ 497).

Die bewusste Dimension der Psychotherapie besteht z.B. in beobachtbarem Verhalten, in der Definition des zu behandelnden Problems und der Behandlungsziele sowie in religiös/spirituellen Einstellungen und deren Bewertungen. Gerade hier sind oft unbewusste Motive wirksam, die sich in Ambivalenz und Gefühlsbetontheit (→Gefühl) zeigen, etwa in Wut, →Trauer, Angst und →Scham angesichts „eines wichtigen seelischen Anteils, der lange Zeit brachgelegen hatte". In der Psychotherapie geht es dann um das „Hereinholen" dieses Anteils und um „Vervollständigung der Seele" (Moser 2017: 113). Hindernisse für Spiritual Care innerhalb der Psychotherapie bestehen in der Privatisierung von Religion und Spiritualität (Luckmann 1996), die bei Therapeuten und Patienten mit Sprachlosigkeit, Tabus und Scham einhergehen kann, sowie in der mangelnden Kompetenz der Behandler (Frick et al. 2019). Auf der anderen Seite besteht im religiös/spirituellen Feld auch die Gefahr der Grenzverletzung.

Fazit für Spiritual Care

Es ist eine professionelle und ethische Frage, ob und, wenn ja, wie religiöse und spirituelle Themen in die Psychotherapie einbezogen werden sollten. In der Praxis bietet sich der folgende Mittelweg an: Einerseits durch eine proaktive spirituelle →Anamnese einen Raum eröffnen, damit spirituelles Erleben sprach- und mitteilungsfähig wird; andererseits durch die Haltungen der wohlwollenden Neutralität und der selektiven Authentizität hilfreiche Grenzen zu wahren und den unbewussten sowie szenischen Kontext der spirituellen Kommunikation beachten. Weiterführend: Frick (2010); Utsch et al. (2017).

Frick E (2010) Pastoral and psychotherapeutic counseling. Christian Bioethics 16:30–47.
Frick E, Theiss M, Rodrigues Recchia D, Büssing A (2019) Validierung einer deutschsprachigen Skala zur Messung der Spiritual Care Kompetenz. Spiritual Care 8:193–207.
Jung CG (1932/1963) Über die Beziehung der Psychotherapie zur Seelsorge. In: Niehus-Jung M, Hurwitz-Eisner L, Riklin F, Jung CG, Merker L, Rüf E (Hg.)

Zur Psychologie westlicher und östlicher Religion (GW XI) (Bd. 11). Zürich/Stuttgart: Rascher. 355–376.
Luckmann T (1996) Privatisierung und Individualisierung. Zur Sozialform der Religion in spätindustriellen Gesellschaften. In: Gabriel K (Hg.) Religiöse Individualisierung oder Säkularisierung. Biographie und Gruppe als Bezugspunkte moderner Religiosität. Gütersloh: Gütersloher Verlagshaus. 17–28.
Moser T (2017) Raum für die Neuerfahrung Gottes. Spiritual Care 6:111–113.
Utsch M, Anderssen-Reuster U, Frick E, Gross W, Murke S, Schouler-Oca M, Stotz-Ingenlath G (2017) Empfehlungen zum Umgang mit Religiosität und Spiritualität in Psychiatrie und Psychotherapie. Spiritual Care 6:141–146.

Eckhard Frick sj

Religionspsychologie, religionspsychologisch

Begriff und Geschichte

Religionpsychologisches Denken ist zurückzuverfolgen bis zu den Beschreibungen des Erlebens, Träumens und Bewusstseins in den asiatischen Religionen und der frühchristlichen Philosophie und →Mystik. Mit dem Beginn der Psychologie als empirischer Sozialwissenschaft gegen Anfang des 20. Jahrhunderts wurde auch religiöses Erleben und Verhalten wissenschaftlich untersucht, und es entstand ein Forschungszweig mit regen Aktivitäten. Durch den Behaviorismus, die Dialektische Theologie und die Diskreditierung der Religion durch den Nationalsozialismus kam die Forschung zum Erliegen. Während in den USA seit den 1960er-Jahren die religionspsychologische Forschung einen enormen Aufschwung verzeichnete, entsprechende Fachgesellschaften gegründet wurden und zahlreiche Fachbücher erschienen, blieb die Wiederbelebung dieser psychologischen Teildisziplin in Deutschland aus. Eine Ursache ist auch in der Bevorzugung quantifizierender Forschung innerhalb der Psychologie zu sehen, die „weiche" und komplexe Phänomene wie Glaubensüberzeugungen (→Glauben) übergangen hat. Während jedoch andere kulturelle Phänomene wie Sport, →Musik, Arbeit oder Werbung heute psychologisch intensiv erforscht werden, fristet die Religionspsychologie in Deutschland immer noch ein Schattendasein.

Dagegen gibt der amerikanische Fachverband der Psychologen (APA) die Zeitschrift „Psychology of Religion and Spirituality" heraus. Nach intensiven Diskussionen hat die Abteilung 36 der APA vor einigen Jahren den Bereich „Spiritualität" ergänzend in ihr Themengebiet mit aufgenommen, um konfessionelle Engführungen zu vermeiden. Seit zwei Jahren erscheint zusätzlich die Quartalsschrift „Spirituality in Clinical Practice", die spirituell orientierte Interventionen in →Psychotherapie, →Beratung und Coaching wissenschaftlich untersucht. Derartige Ansätze gibt es auch in Europa. Von der Marmara-Universität in Istanbul wird seit dem Jahr 2016 die Zeitschrift „Spiritual Psychology and Counseling" halbjährlich in englischer Sprache mit ähnlicher Zielsetzung, aber aus primär →islamischer Perspektive herausgegeben (http://spiritualpc.net). Kenneth Pargament (2013) hat mit Kollegen ein zweibändiges Handbuch herausgegeben, das den aktuellen Wissensstand zusammenfasst.

Relevanz

Weil in der Psychologie die →existenzielle Dimension des Menschseins vernachlässigt wurde, der Bedarf nach einer haltgebenden →Sinndeutung angesichts gesellschaftlicher Prozesse der Individualisierung und Pluralisierung aber gestiegen ist, hat sich in der →Psychotherapie und →Beratung ein psycho-spiritueller Lebenshilfemarkt etabliert, dessen Angebote zum Teil fragwürdig, ja gefährlich sind. Deshalb wurden Empfehlungen zum professionellen Umgang mit religiös-spirituellen Bedürfnissen und existenziellen Fragen vorgelegt (Utsch et al. 2017). Gesellschaftliche Herausforderungen wie die Migrationsströme und ein bedrohlich angestiegener Fundamentalismus weisen auf die Bedeutung der Religionspsychologie hin. Die Pluralisierung der Glaubensüberzeugungen in der Gesellschaft macht ein kultursensibles Vorgehen unverzichtbar (Mönter et al. 2020). Die

Religionspsychologie liefert Verständigungshilfen, um das interreligiöse Gespräch und das Verstehen fremder Glaubenshaltungen zu ermöglichen. Der fundamentalistischen Versuchung nach Kontrolle über das Unverfügbare kann sie zu mehr Toleranz und zum Aushalten von →Zweifel und Widersprüchen verhelfen.

Bezüge zur Gesundheit

Die Bedeutung positiver Religiosität und Spiritualität hat in den letzten beiden Jahrzehnten im Gesundheitswesen an Bedeutung gewonnen, insbesondere in der Palliativmedizin. Laut →Weltgesundheitsorganisation (WHO 1998) ist jeder Mensch spirituell, weil er sich spätestens angesichts des Todes existenziellen Fragen stellen muss. Spiritualität wird hier als die Reflexion der →Erfahrungen verstanden, die im Umgang mit existenziellen Fragen gemacht werden.

In der Palliativmedizin wurde empirisch festgestellt, wie das Eingehen auf spezielle spirituelle →Bedürfnisse am Lebensende (→Sinn, →Hoffnung, Vergebung) das gesundheitliche Wohlbefinden fördert. Spiritualität als ein wichtiger Faktor von ganzheitlicher Gesundheit dient als anthropologische Kategorie, um die existenzielle Lebenshaltung insbesondere in →Grenzsituationen zu beschreiben. Die persönliche Spiritualität kann inhaltlich entweder religiös (→„Gott"), spirituell („Energie") oder säkular („Natur") gefüllt werden.

Bucher A (2014) Psychologie der Spiritualität. Weinheim: Beltz.
Cyrulnik B (2018) Glauben. Psychologie und Hirnforschung entschlüsseln, wie Spiritualität uns stärkt. Weinheim: Beltz.
Mönter N, Heinz A, Utsch M (Hg.) (2020) Religionssensible Psychotherapie und Psychiatrie. Basiswissen und Praxis-Erfahrungen. Stuttgart: Kohlhammer.
Pargament KI, Exline JJ, Jones JW (2013) APA Handbook of psychology, religion, and spirituality. Washington: American Psychological Association.
Utsch M, Anderssen-Reuster U, Frick E, Gross W, Murken S, Schouler-Ocak M, Stotz-Ingenlath G (2017) Empfehlungen zum Umgang mit Religiosität und Spiritualität in Psychiatrie und Psychotherapie. Positionspapier der DGPPN. Spiritual Care 6:141–146.

Michael Utsch

Resilienz

Unter Resilienz (von lateinisch *resilire* „zurückspringen, abprallen"; englisch *resilience*) versteht man der Wortbedeutung nach die Spannkraft, Widerstandsfähigkeit oder Elastizität von Materialien, Systemen oder Lebewesen angesichts von Stressfaktoren oder Belastungen. Resilienz stellt gegenwärtig eine multidisziplinäre Schlüsselkategorie dar und wird in ganz unterschiedlichen Zusammenhängen verwendet, im Kontext von Material- und Ingenieurwissenschaften, Sicherheitspolitik, ökologischen und sozialen Systemen oder auch von Medizin, Pädagogik, Psychologie, Philosophie und Theologie. Auf den Menschen als Handlungssubjekt bezogen steht Resilienz für die psychische Widerstandsfähigkeit angesichts physischer, leibseelischer (→Körper/Leib) und psychosozialer Entwicklungskrisen, innerer oder äußerer Stressoren und Belastungen oder auch angesichts →existenzieller Krisen wie Scheitern und →Schuld oder Krankheit, schweren Verletzungen, Sterben und Tod. Im psychosozialen Zusammenhang lässt sich Resilienz auch als Aushalten und Gestalten von Krisen umschreiben. Resilienz ist ein responsives Phänomen angesichts widriger Unterschiede.

Als „Krisenphänomen par excellence" (Richter 2017) geht Resilienz davon aus, dass Menschen grundsätzlich die Möglichkeit besitzen, sich zu potenziellen oder aktuellen Krisen, Katastrophen oder traumatischen Ereignissen verhalten zu können, und zwar so, dass sie durch Anpassungs-, Wiederherstellungs- oder Transformationsleistung in den für sie relevanten Bereichen mehr oder weniger handlungs- bzw. funktionsfähig bleiben oder wieder werden können oder sogar daraus Wachstums- oder Entwicklungsimpulse erlangen können. Je nach theoretischem Konzept kann man Resilienz als individuelle Eigenschaft eines Menschen, als Resultat einer dynamischen Entwicklung oder als angestrebtes Ergebnis einer therapeutischen, pädagogischen oder präventiven Maßnahme erachten. Resilienzpraktiken zielen präventiv auf die psychische Stabilisierung von Menschen angesichts von Belastungen, die im Zuge üblicher Entwicklungen und Anforderungen im Lebenslauf zu erwarten sind oder aufgrund von unvorhersehbaren einmaligen oder wiederkehrenden Belastungen auftreten können und die die Bewältigungsressourcen des Einzelnen massiv herausfordern. Zum anderen geht es Resilienzpraktiken um die psychosoziale oder therapeutische Stärkung leibseelischer Widerstandskraft oder um eine Re-Stabilisierung bzw. Erholungsfähigkeit von Menschen nach →traumatischen Widerfahrnissen, Ereignissen oder existenziell bedrohlichen Entwicklungen.

Lebensweltlich und existenziell lässt sich Resilienz nicht ohne die Kategorien von →Vulnerabilität, →Hoffnung und Lebenssinn (→Sinn) begreifen. Resilienz bezieht sich dabei auf einen unabgeschlossenen Prozess menschlicher Identitätsarbeit. Denn die existenzielle, physische, psychische, soziale oder spirituelle Vulnerabilität gehört zur Grundverfasstheit des Menschen. Die individuell zuhandenen Bewältigungsressourcen und leibseelischen Widerstandskräfte sind im Rahmen der je persönlichen biografischen Möglichkeiten graduell formbar und gestaltungsoffen. Insofern die konkreten Belastungen, denen Menschen ausgesetzt sein können, nicht völlig vorhersehbar sind und sich auch zukünftig ganz neue, bislang unbekannte Risiken und Krisen einstellen können, lässt sich die Resilienz eines Menschen nicht sicher vorhersagen.

Als variable und dynamische Prozessgröße ist Resilienz vieldimensional und abhängig von situationsspezifischen und biografischen Faktoren. Aufgrund der Wechselwirkung von Vulnerabilitäts-, Risiko- und Schutzfaktoren ist die lineare Ableitung einer Resilienzkompetenz nicht möglich. Vor allem der pädagogisch-psychologisch-medizinische Fokus auf personale Ressourcen und präventive Maßnahmen zielt darauf ab, Menschen in ihrer seelischen Widerstandskraft zu stärken und zu unterstützen. Förderlich sind folgende psychische Ressourcen: Fähigkeit zur Selbstwahrnehmung, Selbstvertrauen, positiver Selbstwert, Fähigkeit zur Selbststeuerung, soziale Kompetenz, Kohärenzgefühl, Empathie und →Achtsamkeit sowie die Fähigkeit zum Eingehen sozialer Beziehungen. Resilienz lässt sich somit als eine „vulnerabilitätsbewusste und krisensensible Perspektive" (Sautermeister 2016) für Identität und Identitätsbildung verstehen. Angesichts neoliberaler Tendenzen, Selbstoptimierungsstrategien und -imperative sind Resilienzerwartungen zu kritisieren, die Menschen rein funktionalistisch-instrumentell betrachten.

Im Kontext von Palliativmedizin und Spiritual Care geht es um körperliche, psychosoziale und spirituelle Aspekte in der Versorgung von Schwerkranken und Sterbenden und darum, die →Lebensqualität so gut wie möglich zu erhalten. Insofern stellen Palliative Care und Spiritual Care ein einschlägiges Handlungsfeld dar, in dem es um Resilienz geht und wo ganz verschiedene Konzepte und Verfahren zum Einsatz kommen.

Fooken I (2016) Psychologische Perspektiven der Resilienzforschung. In: Wink R (Hg.) Multidisziplinäre Perspektiven der Resilienzforschung. Wiesbaden: Springer. 13–45.
Fröhlich-Gildhoff K, Rönnau-Böse M (2019) Resilienz. München: Erich Reinhardt.
Richter C (Hg.) (2017) Ohnmacht und Angst aushalten: Kritik der Resilienz in Theologie und Philosophie. Stuttgart: Kohlhammer.
Sautermeister J (2016) Resilienz zwischen Selbstoptimierung und Identitätsbildung. Münchener Theologische Zeitschrift 67:209–233.
Welter-Enderlin R, Hildenbrand B (Hg.) (2012) Resilienz – Gedeihen trotz widriger Umstände. Heidelberg. Carl-Auer.

Jochen Sautermeister

Ritual

Die Kraft der Rituale erleben wir meistens, ohne uns dessen bewusst zu sein. Es sind die kleinen alltäglichen Unterbrechungen, Abbrüche und Aufbrüche, die wir mit den eingeübten und wohl vertrauten Formeln und →Gesten verarbeiten. Wir grüßen Menschen, denen wir begegnen, mit einem Segenswunsch, geben Kindern, wenn ihnen ein kleines Malheur passiert, den →Trost eines schmerzstillenden Singsangs oder wir berühren unsere Lieben, wenn wir sie verabschieden. Beim außeralltäglichen und außerordentlichen Ereignis ist die Geste bewusster, die →Gefühle sind intensiver und die Form wird wichtiger. Was bei Handlungen im Alltag ganz unspektakulär und automatisch geschieht – der Händedruck, die kurze Berührung oder die hingeworfene Redewendung – wird noch bedeutungsvoller. →Menschen interagieren und kommunizieren anders als üblich, wenn ihnen etwas passiert oder wenn sie sich im Übergang zu etwas Neuem oder Anderem befinden. Dann fragen sie nach Handlungen, die ihnen helfen, Schritte ins Offene zu wagen. Geschieht dies in Form eines religiösen Ritus, wird der implizite Transzendenzbezug, der beispielsweise in den Grußformeln Servus, Salut oder Adieu „verpackt" ist, explizit gemacht.

→Gott, Engel oder andere Himmelsmächte wie Heilige (→sakral/heilig) können, aber müssen nicht immer ausdrücklich genannt werden. Wie immer man den Transzendenzbezug gestaltet, ob man ihn stark betont und ihn in einen distinkten religiösen Traditionszusammenhang verortet oder ob man ihn vage offenlässt: Die Funktion der rituellen Handlungen bleibt dieselbe. „Sie strukturieren Übergänge, geben Beziehungen eine Form, helfen dabei, Ordnung in ambivalente und chaotische Gefühle zu bringen, und haben gemeinschaftsbewahrende, manchmal auch gemeinschaftsverändernde Kraft" (Morgenthaler 2009: 271).

Warum ist das für Spiritual Care wichtig? Eine funktionale Sicht lenkt die Aufmerksamkeit auf die →heilsame Wirkung der Rituale. Sie macht zugleich deutlich, dass Rituale im doppelten Sinne des Wortes keine Mittel sind. Rituelle Handlungen sind erstens keine Heilmittel, auch wenn sie in bestimmten Situationen als schmerzlindernde oder beruhigende Maßnahmen eingesetzt und als heilsam empfunden werden. Sie sind zweitens keine Heilmittel, die automatisch oder mechanisch etwas bewirken. Rituale können aber Zugänge zur Heilsspendung und zum Heilsempfang eröffnen. Sie sind im eigentlichen Sinne des Wortes Zeichenhandlungen, also Gesten und Sprachhandlungen, die etwas mitteilen und diejenigen, die partizipieren, an etwas teilhaben lassen. Man kann mögliche Wirkungen und Wirkweisen ritueller Handlungen weder mit einem medizinischen noch mit einem religiösen Paradigma hinreichend erfassen. Man kann sie am ehesten dem anthropologischen Phänomen →Pflege zuordnen, die sich als Leib- und Seelsorge (→Körper/Leib, →Seelsorge) verstanden um das Wohlbefinden kümmert. Es sind diese Eigenschaften, die Rituale interessant machen für Spiritual Care. Es sind freilich dieselben Eigenschaften, die rituelle Handlungen in den Augen anderer Caregiver auch verdächtig machen. Beides ist zu beachten, wenn von rituellen Handlungen am Lebensende die Rede ist.

Auffällig ist, wie lange es gedauert hat, bis die Seelsorge die theologisch, psychologisch und →therapeutisch motivierte Ritualkritik überwunden und Rituale als eigene Dimension des seelsorglichen Handelns wiederentdeckt hat (Klessmann 2008). Man hat Freuds Anathema von der „kollektiven Zwangsneurose" (Freud 1907) zwar überwunden, aber erst in den 1980er Jahren damit aufgehört, Gespräch und Ritual als sich ausschließende Interaktionsformen zu sehen. Wenn auch der Eigensinn und die Eigenständigkeit ritueller Mitteilungsformen heute vermehrt Aufmerksamkeit finden, wäre es doch übertrieben, von einem eigentlichen Trend zur rituellen Seelsorge (Enzner-Probst 2008) zu sprechen. Erhard Weiher versteht Rituale als Instrumente der spirituellen Begleitung und als Medien der →symbolischen Kommunikation. Das ist nicht nur einleuchtend, es wirft auch Licht auf die Parallelen zwischen dem Eigensinn des Rituellen und dem, was Weiher die „integrative Funktion von Spiritualität" (2009: 46) nennt. An den Grenzen des Lebens geht es um das →existenziell Menschliche. Darum ist es so erhellend, sich mit dem zu beschäftigen, was mitten im Leben menschliche Existenz zusammenhält. Wenn wir täglich Brücken bauen, die uns über die kleinen Abgründe des Alltags hinweghelfen, dann sollten wir auch dem →Bedürfnis nach Brücken Beachtung schenken, die am Ende des Lebens über den großen Abgrund führen (Weiher 2009).

Enzner-Probst B (2009) Rituelle Seelsorge. Überlegungen zur Bedeutung der rituellen Dimension für die seelsorgliche Begleitung. Pastoraltheologie 98:187–209.

Freud S (1907/1974) Zwangshandlungen und Religionsausübungen. Studienausgabe. Bd. 7. Frankfurt a.M.: S. Fischer. 191–270.
Klessmann M (2008) Seelsorge. Ein Lehrbuch. Neukirchen-Vluyn: Neukirchener Verlag. Morgenthaler C (2009) Seelsorge. Lehrbuch Praktische Theologie. Bd. 3. Gütersloh: Gütersloher Verlagshaus.
Weiher E (2009) Das Geheimnis des Lebens berühren. Spiritualität bei Krankheit, Sterben, Tod. Eine Grammatik für Helfende. Stuttgart: Kohlhammer.

Ralph Kunz

sakral / heilig

Die beiden Begriffe „sakral" und „heilig" werden im alltäglichen – aber ebenso im wissenschaftlichen – deutschen Sprachgebrauch oft synonym verwendet. Dabei tut sich ein weites Bedeutungsspektrum auf, das in erster Linie eine Zuordnung zum religiösen Bereich (vgl. Kunst, Musik, Architektur) und eine Opposition zum Alltäglichen bzw. Profanen ausdrückt.

Etymologisches

Der biblisch-hebräische Sprachgebrauch kennt lediglich das Wort „heilig" (hebr. *quadosh*; lat. *sanctus*). In einschlägigen deutschen →Bibelübersetzungen taucht das Wort sakral an keiner Stelle auf. „sakral" leitet sich ab von ‚*sancire*' (heiligen, weihen, unverbrüchlich machen, strafen, umgrenzen, umzäunen). In den lateinischen Bibelübersetzungen wird die ansonsten in der lateinischen Kaiserzeit übliche Heiligkeitsbezeichnung *sacer* vermieden. Stattdessen werden die entsprechenden Vokabeln meist mit *sanctus* (Partizip Perfekt Passiv von *sancire*) übersetzt (Dihle 1994: 20; Rüpke 2001). Indem →Christen auf *sanctus* zurückgriffen, hielten sie Distanz zum römisch-kultisch konnotierten Terminus *sacer* (*sacrum*: gottesdienstliche Handlung, Opfer; Tempel).

Die romanischen Sprachen haben bis heute eine größere begriffliche Vielfalt (nicht aber zwingend Präzision) im Heiligkeitsvokabular (vgl. im Spanischen *sacro, santo, sagrado*). Ins Deutsche kam die Doppelung „heilig/sakral" vermutlich im Zuge der religionswissenschaftlichen Forschung erst im 19. Jh. (Durkheim 1912/2007). In den germanischen Sprachen und im Deutschen leitet sich „heilig" ab vom altnordischen *heilagr* (gotisch: *hailags*), was so viel bedeutet wie „Eigentum", das „zu-Eigen-Sein", zugleich aber in Zusammenhang mit →„Heilung" und „heil" (ganz, vollkommen, gesund) steht (Lanczkowski 1985: 695). Dieser etymologischen Verwandtschaft entspricht die Praxis, dass Menschen an heiligen Orten immer auch Heil und Heilung suchten (z.B. Lourdes).

heilig

Im biblischen Sprachgebrauch liegt das Heilige stets in einem Spannungsfeld zwischen Nähe und Distanz. Im Alten Testament ist →Gott einerseits überall auf der ganzen Welt gegenwärtig (1 Kön 8,27), andererseits ist der Tempel in Jerusalem ganz konkret Gottes „Wohnort" bzw. der Ort, wo der Name Gottes wohnt (vgl. 1 Kön 8,29). Auf den Zusammenhang von Heiligkeit und Nähe verweist z.B. auch die Szene von Mose vor dem brennenden Dornbusch in Ex 3, eine der biblischen Schlüsselszenen im Umgang mit heiligem Raum. Auf die Frage des Mose „Wer bin ich?" (Ex 3,11) erhält er die Antwort: „Ich bin mit dir" (Ex 3,12). Der Heilige erweist sich als der Nahe und gibt zugleich Identität. Im Neuen Testament ist Heiligkeit in der Person Jesu am dichtesten gegenwärtig. In vielen Szenen wird eindrücklich beschrieben, wie die →Begegnung mit Jesus Menschen von ihrer Blindheit, Lahmheit, Taubheit heilt oder Dämonen austreibt (z.B. Mk 10,47–52; Mk 7,31–37). Heiligkeit, Heil und Heilung haben so etwas mit Nähe zu tun.

In vielen europäischen Städten gibt es seit dem Mittelalter Heilig-Geist-Spitäler bzw. Krankenhäuser mit Kirchen, die dem Heiligen Geist gewidmet waren. Dies erinnert noch einmal daran, dass Gottes heilende Nähe unsichtbar und gerade in Phasen einer erlebten Gottferne zugesagt ist. Zugleich konnte es als Maßstab für alle dienen, die sich um die Kranken annehmen, selbst mit ihrem Tun die Nähe des Heiligen Geistes erfahrbar zu machen.

sakral

Wenn man ‚Heiligkeit' im Christentum als eine von Gott herkommende absteigende Bewegung auffasst, die weiter ausstrahlt (z.B. heilige Menschen, heilige Schrift, heilige Messe), kann man Sakralität als aufsteigende Bewegung verstehen. Heiligkeit kann als die Nähe Gottes aus Gottes Initiative bezeichnet werden, Sakralität als die menschliche Suche nach der Nähe Gottes. Sakral wird ein Gegenstand oder eine Handlung durch eine Hinordnung zum Gottesdienst. Das Wort Sakralität wird nie Gott oder den Menschen zugeschrieben: sakrale Musik, sakrale Kunst, sakrale Bauten verdanken sich der menschlichen Initiative, die einen Kontakt mit dem Heiligen nie schaffen oder produzieren können. Allerdings kann Sakralität Möglichkeiten eröffnen und Menschen eine Hilfe anbieten, →Erfahrungen mit dem Heiligen zu machen. Daher können bestimmte Orte, Zeiten und Gegenstände ausgesondert und allein für den religiösen Gebrauch reserviert werden, um die Begegnung mit dem Heiligen zu schützen und dafür zu disponieren (Gerhards 2015). Diese Vermittlungsfunktion des Sakralen bezeichnet Niklas Luhmann als die Möglichkeit, Immanentes im Licht der Transzendenz (→immanent/transzendent) zu lesen, so dass es eine Einheit von Unbestimmtem und Bestimmtem, von Beobachtbarem und Unbeobachtbarem stiftet (Luhmann 1977; Luhmann 2000; Pollack 2003).

Sakralität ist im Christentum verknüpft mit Öffentlichkeit: Christliche Liturgie wird stets öffentlich gefeiert und ist für alle sicht- und vernehmbar (Kranemann 2015). Das gilt ebenfalls für sakrale Bauten. In Krankenhäusern und Pflegeeinrichtungen z.B. zählen Kapellen zu den wenigen öffentlichen Bereichen. Sie haben keine Öffnungszeiten und sind kostenlos und für alle frei zugänglich.

Heiligkeit und Sakralität in der Gegenwart

Obgleich die westlichen Gesellschaften immer wieder als „säkular" qualifiziert werden (Taylor 2012), bedeutet das keineswegs, dass alle Lebensbereiche „entsakralisiert" bzw. „profan" sind. Zum einen genießen zahlreiche Aspekte der traditionellen Religionen trotz religiöser Wandlungsprozesse eine große Wertschätzung und Attraktivität, wie u.a. heilige Zeiten (Weihnachten, Ostern) oder sakrale und heilige Orte (Pilgerorte, attraktive Kirchenbauten). Foucault (1992: 37) hat darauf hingewiesen, dass der Raum im Unterschied zur Zeit „wohl noch nicht gänzlich entsakralisiert" worden ist. Zum anderen geht die umfassende Säkularisierung in Europa mit einer „Sakralisierung" vormals säkularer Sphären einher (Casanova 2009; Joas 2017). Dafür ließen sich architektonische Beispiele anführen, wo profane Bauten mit sakralen Gestaltungselementen aufgewertet wurden (wie Hotellobbys oder Einkaufszentren). Auch bestimmte profane Zeiten wie das Wochenende oder der Urlaub genießen quasi sakrale Qualitäten – ähnlich wie sie in der Vergangenheit dem Sonntag und den christlichen Feiertagen zukamen. Daneben können Vorstellungen wie die „Nation", die als das „Heilige der Moderne gelten" (Casanova 2009: 118; Joas 2017: 444), oder säkulare Grundwerte wie Menschenwürde und Menschenrechte (Joas 2011) erwähnt werden. Unter Absehung und Ausklammerung des Gottesbegriffs verfügt die hier vorgeschlagene theologische Unterscheidung von sakral und heilig kaum mehr über Erklärungspotenzial. Trotzdem ist die mit dem biblischen Heiligkeitsbegriff einhergehende Erfahrung einer heilenden und fürsorgenden Nähe aufgrund der „Sakralität der Person" (Joas 2011) von und für alle Menschen als normativer Anspruch einzufordern.

Casanova J (2009) Europas Angst vor der Religion. Berlin: University Press.
Dihle A (1994) Art. Heilig. In: Dassmann E, Colpe C, Dihle A (Hg.) Reallexikon für Antike und Christentum. Bd. 14. Stuttgart: Hiersemann. 1–63.
Durkheim É (2007/1912) Die elementaren Formen des religiösen Lebens ('Les formes élémentaires de la vie religieuse'). Frankfurt a.M.: Verlag der Weltreligionen.

Foucault M (1992) Andere Räume. In: Barck K; Gente P; Paris H; Richter S (Hg.) Aisthesis. Wahrnehmung heute oder Perspektiven einer anderen Ästhetik. Leipzig: Reclam. 34–46.
Gerhards A (2015) Verortung der Suche nach dem Anderen. In: Gerhards A; de Wildt K (Hg.) Der sakrale Ort im Wandel. Würzburg: Ergon. 15–30.
Joas H (2011) Sakralität der Person. Eine neue Genealogie der Menschenrechte. Berlin: Suhrkamp.
Joas H (2017) Die Macht des Heiligen. Eine Alternative zur Geschichte der Entzauberung. Berlin: Suhrkamp.
Kranemann B (2015) Liturgie im öffentlichen Raum – eine Herausforderung rituell-liturgischer Bildung. Pastoraltheologische Information 35:35–48.
Lanczkowski G (1985) Heiligkeit. Religionsgeschichtlich. In: Balz HR, Krause G, Müller G (Hg.) Theologische Realenzyklopädie. Bd. 14. Berlin: De Gruyter. 695–697.
Luhmann N (1977) Funktion der Religion. Frankfurt a.M.: Suhrkamp.
Luhmann N (2000) Die Religion der Gesellschaft. Frankfurt a.M.: Suhrkamp.
Pollack D (2003) Säkularisierung – ein moderner Mythos? Tübingen: Mohr.
Rüpke J (2001) Art. Sakralrecht, II. Griechisch-römische Antike. In: Cancik C, Schneider H (Hg.) Der neue Pauly. Bd. 10. Stuttgart: Metzler. 1238.
Taylor C (2012) Ein säkulares Zeitalter. Berlin: Suhrkamp.

Maximilian Gigl

Sakrament

Als Sakramente werden rituelle Handlungen der Kirche bezeichnet, die von dazu beauftragten und legitimierten Amtsträgern vollzogen werden. Wer an wem sakramental handeln darf, ist konfessionell unterschiedlich geregelt. In der evangelischen Kirche wird die „rechte Verwaltung der Sakramente" (CA VII) in Bekenntnisschriften und regionalen Kirchenordnungen beschrieben, die römisch-katholische Kirche beruft sich auf das kanonische Recht. Die im 12. Jahrhundert zuerst definierten und später im Konzil von Trient festgelegten sieben Sakramente Taufe, Firmung, Eucharistie, Buße, Krankensalbung, Weihe und Ehe reduzierten die Protestanten auf die zwei Kernsakramente Taufe und Eucharistie. Sie berufen sich auf das sogenannte *mandatum Christi*. Allerdings fragt sich, warum der Krankensalbung und der Fusswaschung diese Dignität abgesprochen werden soll, da Jesus auch diese Handlungen explizit angeordnet hat.

Rechtlich bedeutsam ist das Berufsgeheimnis in der Seelsorge. In Verbindung mit der Beichte kommt der Verschwiegenheitspflicht eine sakramentale Dimension zu. Im Zusammenhang von Spiritual Care, im klinischen und insbesondere im palliativen Bereich sind Eucharistie, Buße und →Krankensalbung besonders wichtig, in der Neonatologie sind Nottaufen ein Thema, in Pflegeheimen spielen die Sterbe-Sakramente eine Rolle – auch wenn seit dem Zweiten Vatikanischen Konzil offiziell nicht mehr von der letzten Ölung gesprochen wird. Längst haben auch die evangelischen Seelsorgerinnen und Seelsorger ein kleines Fläschchen mit wohlriechendem Salböl mit dabei. In Kombination mit einer heilsamen Berührung und einem Segen bietet die Salbung eine mit den Sinnen erfahrbare →Begegnung mit dem göttlichen →Geheimnis.

Handauflegen, Sprechen und Einreiben lindernder Salben sind Grundgesten (→Gesten) der →Pflege. Am Beispiel der Salbung kann gleichsam durchbuchstabiert werden, dass eine strenge Handhabung der Legitimation seitens der Spender und der „richtigen" Disposition seitens der Empfänger dem →Sinn und Geist der Sakramente nicht entspricht. Was →institutionell gesehen nötig ist, um den →heiligen Ernst des Ritus zu schützen, kann im religiös pluralistischen und säkularen Umfeld der Klinik die Chancen einer ganzheitlichen Seelsorge limitieren. Unabhängig davon, ob die Salbung den Empfängern als Sakrament bekannt ist, kommuniziert sie eine Zuwendung, die der Kranke oder Sterbende unmittelbar verstehen kann. Ob die Handlung als →heilsam oder allenfalls als heilig empfunden wird, kann bezeugt, aber nicht im Vorhinein garantiert werden.

Wenn Heilszeichen zu Zeichen der Heilung oder Linderung werden, die allen Menschen zu Gute kommen sollen, bedeutet dies theologisch keinen Verlust, sondern eine Vertiefung. Ein solch weit gefasstes Verständnis des Sakraments kann sich auf eine lange Tradition in der Theologie berufen. Schon bei Augustin ist der Gedanke gegeben, dass Jesus Christus das Ur-Sakrament ist. Auch Martin Luther schrieb: „Nur ein einzig Sakrament kennt die Heilige Schrift, das ist Christus der Herr selbst." Von der Weite und Tiefe einer christologisch gefassten Sakramentstheologie zeugt auch die Formel des Konzils von der Kirche als „allumfassendes Heilssakrament" (LG 48). Die Formel ist auch für die Einbettung der Seelsorge in ein umfassendes Spiritual Care von Belang. Die Übertragung der Sakramentalität Jesu auf den Leib Christi bedeutet nämlich, dass die Kirche in der Nachfolge Jesu einen Heilungsauftrag hat, der nicht einer Berufsgruppe vorbehalten ist. Vielmehr kennzeichnet sie die ganze Kirche als eine Gemeinschaft, die anderen Heilung und Segen bringt! Man kann die Seelsorge, die zu allen Menschen geht, als Zeichen dieser Mission verstehen. Joseph Ratzinger (2010) sagt es so:

> Die Benennung der Kirche als Sakrament vertieft und klärt so den Kirchenbegriff und antwortet auf die Suche nach der Einheit der Menschheit in dieser unserer Zeit: Kirche ist nicht äußere Organisation des Glaubens, sondern sie ist ihrem Wesen nach gottesdienstliche Gemeinschaft; sie ist am meisten Kirche, wo sie Liturgie feiert und die erlösende Liebe Jesu Christi vergegenwärtigt, die die Menschen als Liebe aus ihrer Einsamkeit erlöst, sie zueinander führt, indem sie sie zu Gott führt.

Boff L (2003) Kleine Sakramentenlehre. Düsseldorf: Patmos.
Kuhn P (1981) Die Sakramente der Kirche – siebenfältige Einheit. In: Luthe H (Hg.) Christusbegegnung in den Sakramenten. Kevelaer: Butzon & Bercker.
Luther M (2003) Disputatio de Fide infusa et acquisita. In: Miggelbrink R (Hg.) Einführung in die Lehre von der Kirche. Darmstadt: WBG
Ratzinger J (2010) Die Kirche als Heilssakrament. In: Müller GH (Hg.) Josef Ratzinger Gesammelte Schriften (JRGS) Bd. 8. Freiburg: Herder. 244–257.
Stuflesser M, Geldhof J, Theuer A (Hg.) (2018) „Ein Symbol dessen, was wir sind". Liturgische Perspektiven zur Frage der Sakramentalität. Regensburg: Friedrich Pustet.
van der Leeuw G (1959) Sakramentales Denken. Erscheinungsformen und Wesen der außerchristlichen und christlichen Sakramente. Kassel: Johannes Stauda.

Ralph Kunz

Scham

Die etymologische Herkunft des Wortes „Scham" verweist auf das germanische *skamo*, was „Schamgefühl", „Beschämung" oder „Schande" bedeuten kann und auf das indogermanische *kam* bzw. *kem* („zudecken", „verschleiern", „verbergen") zurückzuführen ist. Damit kommt zum Ausdruck, dass Scham als moralisches →Gefühl für die Regulierung des sozialen Miteinanders wie auch zur Selbstwahrnehmung und Selbstbewertung eine Rolle spielt. Das Schamgefühl hat für die Identität eines Menschen eine wichtige Funktion und äußert sich durch unangenehme Körperreaktionen, etwa Erröten oder vegetative Stressreaktionen, und Empfindungen, wenn die persönlich stimmige Nähe-Distanz-Balance verletzt wird. Scham hat eine Indikatorfunktion für das subjektive Erleben von →Würde, Achtung sowie persönlicher Integrität und Intimität bzw. deren Verletzung und Missachtung, etwa durch →körperliche oder geistig-seelische Entblößung, das unerwünschte Sichtbarwerden körperlicher oder geistig-seelischer Intimität, Schwäche oder Defizite, eine subjektiv übersteigert erlebte Aufmerksamkeit durch andere oder durch Demütigung. Das Schamgefühl und die →empathische Sensibilität für Beschämung können bei verschiedenen →Menschen unterschiedlich stark ausgeprägt sein.

Wenn das normative Selbstverständnis eines Menschen im Widerspruch zum eigenen Leben steht, können Scham- und Schuldgefühle (→Schuld) entstehen. Wenn man den Erwartungen, die man an sich selbst stellt und für die eigene Identität bedeutsam hält, nicht nachkommt, dann empfindet man normalerweise Scham – das ist auch dann der Fall, wenn andere Menschen von dem beschämenden Anlass nichts mitbekommen. Für das Verstehen von persönlicher Beschämung ist es daher unerlässlich, die Biografie und Identität einer →Person zu berücksichtigen. Der Schambegriff bezieht sich dann auf das persönliche Selbstwertempfinden und darauf, was die Selbstachtung einer Person ausmacht. Hier steht die Scham für eine selbstverursachte Verletzung. Im Gegensatz zum Schamerleben stellen sich

→Schuldgefühle ein, wenn jemand gegen eine gemeinschaftlich geteilte Norm verstößt oder ein Vergehen begangen hat und die Umwelt darauf empört reagiert. Schuldgefühle beziehen sich auf äußere Maßstäbe, können jedoch mit Schamgefühlen einhergehen, wenn die Anerkennung bestimmter Normen und Erwartungen anderer zum eigenen normativen Selbstverständnis gehört. Dagegen schämt man sich bei Normverstößen nicht, wenn die verletzte Norm weder überzeugt noch akzeptiert, also nicht als verbindlich angesehen wird und zugleich persönlich relevante Bezugspersonen, deren Anerkennung für die eigene Selbstachtung wichtig ist, diesen Normverstoß nicht schwerwiegend sanktionieren.

Die Selbstachtung eines Menschen bildet sich lebensgeschichtlich aus und hat eine intersubjektive Grundlage. →Menschen können sich daher auch schämen „aufgrund des abschätzigen oder verächtlichen Verhaltens anderer" (Maria-Sybilla Lotter), selbst wenn sie dieses abwertende Verhalten für unberechtigt halten, folglich keine Diskrepanz im normativen Selbstverständnis der Betroffenen besteht und deshalb keine selbstverursachte Beeinträchtigung der Selbstachtung vorliegt.

Für eine Typologie von Scham ist die Einteilung unterschiedlicher Gruppen von Schamgefühlen des Psychoanalytikers M. Hilgers (2012) hilfreich: Existenzielle Scham bezieht sich auf das „Gefühl, als Person grundsätzlich unerwünscht oder mit einem Makel behaftet zu sein", oder auf das „grundsätzliche Gefühl, nicht wahrgenommen zu werden, wie nicht existent zu sein". Kompetenzscham stellt sich bei Misserfolg oder Kontrollverlust ein. Intimitätsscham bei der Verletzung von Intimitätsgrenzen oder dem Sichtbarwerden von Teilen der Identität, die situativ oder generell verborgen bleiben sollen. Idealitätsscham tritt auf angesichts der Diskrepanz zwischen dem, wie jemand idealerweise sein will, und dem, wie er sich erlebt und agiert; Scham aufgrund der Abhängigkeit von anderen oder aufgrund unerwiderter Beziehungswünsche; ödipale Scham ist verbunden mit dem Gefühl, „ausgeschlossener Dritter, zu klein oder zu minderwertig zu sein, nicht dazuzugehören oder aktiv ausgeschlossen zu werden" und Schande als Schamgefühl bei Demütigung, Folter und Beschädigung von →Würde und Integrität.

Gerade angesichts von leibseelischer Gebrechlichkeit (→Körper/Leib) und Pflegedürftigkeit, bei schwerer Krankheit und im Sterben wird die körperliche, psychische, soziale und spirituelle Verletzbarkeit (→Vulnerabilität) besonders sichtbar. Im Kontext von Spiritual Care ist daher besonders auch auf Schamgefühle zu achten, um die Integrität der Patientinnen und Patienten zu wahren und deren Würde in der konkreten Praxis spürbar zu achten.

Hilgers M (2012) Scham: Gesichter eines Affekts. Göttingen: Vandenhoeck & Ruprecht.
Hilpert K (2013) Scham, Schamlosigkeit und Schuld. In: Korczak D (Hg.) Schamlos! Analyse der neuen Schamlosigkeit. Kröning: Roland Asanger. 49–59.
Scheler M (1913/2000) Über Scham und Schuldgefühl. In: Scheler M (Hg.) Gesammelte Werke X: Schriften aus dem Nachlaß. Bd. 1: Zur Ethik und Erkenntnislehre. Bern: Francke. 67–154.
Tiedemann JL (2013) Scham. Gießen: Psychosozial-Verlag.
Wurmser L (2017) Die Maske der Scham: Die Psychoanalyse von Schameffekten und Schamkonflikten. Hohenwarsleben: Westarp Verlagsservicegesellschaft.

Jochen Sautermeister

Schicksal

Schicksal als Bezeichnung für die Gesamtheit dessen, was dem →Menschen widerfährt, für Fügung, Los, Geschick, ist ein spät entstehendes deutsches Wort (18. Jh.); zuvor (17. Jh.) war *Schicksel* aus dem Niederländischen übernommen worden (für lateinisch *apparātus, ōrdo, dispositio, fātum*). Im Islam wird mit Kismet (arab. *qisma*) der Ablauf von Ereignissen im Leben des Menschen bezeichnet, welche als von göttlichen Mächten vorherbestimmt (geschickt) oder von Zufällen bewirkt wahrgenommen und interpretiert werden (→Kausalattribution). Es gab und gibt eine (sich ausschließende) Konkurrenz zwischen dem christlichen →Glauben an die Allmacht →Gottes (und dem von ihm „Geschickten") einerseits und der Rede vom anonymen, apersonalen Schicksal andererseits (Frick 2015). Die feste Moderne ersetzte verlorene traditionelle Ordnungen durch alternative Institutionen, z.B. Pflichtversicherungen, Sozialsysteme und staatliches Gesundheitswesen als gemeinschaftlich organisierte Absicherungen gegen individuelle Schicksalsschläge. Die flüchtige Moderne verzichtet hingegen auf die sinnstiftenden alten Traditionen: Der Mensch muss sich nun auf sich selbst verlassen, sich seine eigenen Sicherheiten und Orientierung schaffen (Spitzer 2019). „Selbst das, was uns vermeintlich nur trifft, ist maskiertes Selbstgemachtes, ein getarntes Artefakt. Schicksal ist unbewusstes Machsal" (Marquard 1977/1981: 70).

> Für die Menschen [...] ist es eine schwierige Sache, nach dem Ende Gottes menschlich zu bleiben. Denn sie stehen – sobald die Stelle Gottes vakant wird – unter Kandidaturzwang, unter Nachfolgezumutung, unter Gottwerdungsdruck. Darum [...] obliegt ihnen ja nunmehr das, was vorher Gottes Sache war: alles zu machen (Marquard 1977/1981: 79f).

Nur durch den Glauben an die Machbarkeit meint der atheistisch eingestellte Mensch, der „Wiederermächtigung des Schicksals" zu entgehen. Machen wollen, „Machsal" im Gegensatz zum Schicksal heißt: kontrollieren wollen und kontrollieren können. Die Zuschreibung von Kontrollmöglichkeiten nennt man Kontrollüberzeugung oder Kontrollattribution (Rotter 1966). Ein internaler *Locus of Control* ist die Überzeugung, dass ich selbst eine Situation kontrollieren, z.B. etwas gegen eine Erkrankung tun kann. Ein externaler Locus of Control bedeutet hingegen, dass machtvolle Andere, z.B. eine Gottheit oder die Ärzte, die Krankheit unter Kontrolle haben. „Fatalistisch" ist eine Überzeugung, die Kontrollmöglichkeiten allein dem Schicksal zuschreibt. Kontrollattribution und →Kausalattribution sind eng miteinander verknüpft. Das Ausmaß des Einflusses, den man dem Schicksal zuschreibt, bestimmt auch die Handlungsfreiräume: die attribuierten ebenso wie die faktisch wahr- und in Anspruch genommenen. Drei Konzepte können unterschieden werden: 1) Selbstbestimmtheit: Eigenverantwortung und aktive Rolle des Individuums bei der Lösung eines Problems oder der Meisterung einer Krisensituation, wobei die Kraft für das (richtige) Handeln ggf. gottgegeben sein kann; 2) Delegation (die Verantwortung wird auf Gott oder eine höhere Macht übertragen, der Mensch nimmt eine eher abwartende, passive Haltung ein; 3) Kooperation: Der Mensch und Gott/die höhere Macht sind aktive Partner.

Konsequenzen für Spiritual Care

Kranke und begleitete Menschen können sich in unterschiedlichen Stadien der oben skizzierten Schicksal-Geschichte der Menschheit befinden und ihre Einstellung zu Schicksal und Kontrollattribution auch verändern. So kann ein agnostischer Mensch als Teil der flüchtigen Moderne unter dem Eindruck der Krankheit als „Schicksalsschlag" von Selbstbestimmtheit und Machbarkeits-Ideal auf das fatalistische Stadium regredieren. Bei einem anderen kann sich krankheitsbedingt der Glaube an Gott als wenig tragfähig erweisen und der Wunsch, alles in der Hand zu behalten, in den Vordergrund treten. Die drei beschriebenen Handlungsfreiheitsvarianten münden in Coping-(Bewältigungs-)Stile. Angehörige und Begleitpersonen sollten diese Stile möglichst wenig bewerten, sondern den Betroffenen helfen, ihren Stil zu finden. →Krankheitsverarbeitung

Frick E (2015) Wen(n) das Schicksal schlägt. Psychotherapeut 60:135–141.
Marquard O (1977/1981) Ende des Schicksals? Einige Bemerkungen über die Unvermeidlichkeit des Unverfügbaren. In: Marquard O (Hg.) Abschied vom Prinzipiellen: Philosophische Studien. Stuttgart: Reclam. 67–90.
Rotter JB (1966) Generalized expectancies for internal versus external control of reinforcement. Psychological Monographs: general and applied 80:1–28.
Spitzer N (2019) Ungewissheitsintoleranz und die psychischen Folgen: Behandlungsleitfaden für Psychotherapie und Beratung. Berlin/Heidelberg: Springer.

Eckhard Frick sj

Schuld

Mit „Schuld" kann Unterschiedliches bezeichnet werden: moralisches oder rechtliches Fehlverhalten, eine Verbindlichkeit oder Pflicht, die jemand hat, oder die durch Handlungen oder Unterlassungen bewirkte moralische Verfassung einer Person. In allen drei Bedeutungen ist „Schuld" stets verknüpft mit der Vorstellung von einem Subjekt, das handeln soll bzw. gehandelt hat und dem eine Schuld zugerechnet werden kann, weil der Ursprung und der Vollzug des betreffenden Handelns bzw. Unterlassens in seiner Freiheit liegt. Ferner bezeichnet „Schuld" nicht eine Sache, sondern vielmehr einen Anspruch, der von dem betreffenden Subjekt erfüllt oder eben verfehlt werden kann. Dieser Anspruch wurde sowohl im Lauf der Geschichte der Kultur als auch in der individuellen Lebensgeschichte meist in Gestalt einer übergreifenden Ordnung, eines Gesetzes, von überlieferten Ge- und Verboten, von geschriebenen Normen oder kodifizierten Pflichten wahrgenommen. Allerdings erweist sich die Autorität, mit der sie erlebt wurden und bis heute werden, als deutungsoffen oder sogar deutungsbedürftig für personale Instanzen: die Eltern, die Anderen, mein eigenes Selbst, das Gewissen, die Gesellschaft, →Gott (dann sprechen wir statt von Schuld von Sünde). Mit den verschiedenen Deutungen der Referenzinstanz eröffnen sich verschiedene Möglichkeiten der Interpretation von Schuld jenseits der Vorstellung einer Gesetzesübertretung, etwa die der Verletzung eines anderen in seiner leiblichen oder seelischen Integrität, der Störung des Gemeinschaftslebens, der Entfremdung oder der Verfehlung der eigenen Lebensbestimmung.

Schließlich eignet der Schuld eine zeitliche Dimensionierung: Sie ergibt sich einerseits aus dem Umstand, dass der Person, der etwas zurechenbar ist, über den jeweiligen Augenblick der Handlung hinaus eine Identität zugesprochen wird; andererseits resultiert sie aus der Tatsache, dass das Feld des Handelns stets von der Vergangenheit geprägt und nur nach der Zukunft hin offen ist. Wir vermögen Geschehenes nicht im Nachhinein ungeschehen zu machen und können in der Gegenwart sowie im Blick auf Zukunft nur unseren Umgang mit dem Verfehlten gestalten, und zwar in der Spannung zwischen Wiederholung, Verleugnung, Verdrängung, Abkehr, Wiedergutmachung oder eben Verbesserung.

Es gehört zur Eigenart menschlichen Daseins, dass die Freiheit nie in ihrer ganzen Fülle angestrebt, sondern immer nur unter kontingenten Bedingungen realisiert werden kann. Selbstbestimmung realisiert sich immer nur in konkreten geschichtlichen Kontexten, naturalen Strukturen und im Rahmen biografisch eröffneter oder eingeschränkter Gestaltungsmöglichkeiten.

Das Erleben solcher Beschränkungen und das vermehrte (biologische, psychologische, soziologische, kulturelle und ökonomische) Wissen um ihr Zustandekommen verändert auch das Bewusstsein von Schuld beim Einzelnen wie in der Gesellschaft insgesamt. Massiver als jemals zuvor sehen sich Menschen heute im eigenen, im beobachteten und auch im erlittenen Fehlverhalten als Opfer von überindividuellen Strukturen und Verhältnissen bzw. als Resultate von Persönlichkeits- und Beziehungsdynamiken, die sie nur teilweise und vielleicht nur bis zu einem gewissen Zeitpunkt steuern können (→Schicksal). Die Ethik (→Moral/Ethik), auch die theologische, rechnet heute durchaus mit solchen dispositionellen, →systemischen und sich selbst reproduzierenden Mechanismen und hat deshalb ergänzend zum Begriff der personalen Verantwortlichkeit den Begriff der strukturellen oder sozialen Sünde als Komplement ausgebildet – bei gleichzeitigem Festhalten an deren anthropogener Verursachung. Dazu kommt eine grundlegende in jedem Menschen angelegte, durch die öffentliche Kultur allerdings vielfach verstärkte oder →institutionell an bestimmte Orte und zu bestimmten Professionen ausgefilterte Scheu, sich mit den Schattenseiten menschlicher →Existenz zu befassen. Zu diesen gehört neben Krankheit, Schmerzen, Sterbenmüssen und →Demenz vor allem Schuld.

Umgekehrt lässt sich beobachten, dass gerade dann und dort, wo Menschen →leiden und mit ihrer konstitutionellen →Endlichkeit konfrontiert sind, Fragen nach persönlicher Schuld und nach Anteilen systemischer Schuld Gewicht bekommen. Obschon bereits innerhalb der →biblischen Texte scharf kritisiert, ist die kausale Verknüpfung zwischen schwerer Erkrankung und schuldhaftem Verhalten für religiös sensible Menschen ein naheliegendes und wegen seiner Missbräuchlichkeit durchaus fragwürdiges Deutungsmuster. Im →christlichen →Glauben spielt vielmehr die Vorstellung, dass Schuld ausgeglichen werden könne, eine zentrale Rolle. Allerdings distanziert er sich entschieden von den verbreiteten Vorstellungen, dies durch Rache und Vergeltungsmaßnahmen oder aber durch Vergessen und Leugnen bewerkstelligen zu können. An deren Stelle tritt vielmehr der Gedanke der Zusage der Vergebung durch die Schöpferkraft Gottes und die Versöhnung durch die Wiederaufnahme des Reuigen, das heißt: des bedauernden und den Schaden betrauernden und obendrein zur Wiedergutmachung gewillten Sünders in die Gemeinschaft. Sie muss aber prozessual erarbeitet werden und verlangt von allen Seiten Veränderungen. Die →Gesten, Worte und →sakramentalen Riten der Kirche können explizite und punktuelle →Symbole solcher →Versöhnungsarbeit und -erfahrung sein.

Gründel J (1985) Schuld und Versöhnung. Mainz: Matthias Grünewald.
Hilpert K (2009) Zentrale Fragen christlicher Ethik. Für Schule und Erwachsenenbildung. Regensburg: Pustet.
Jaspers K (1946/2012) Die Schuldfrage. Von der politischen Haftung Deutschlands. München: Piper.
Köpcken-Duttler A (Hg.) (1990) Schuld – Strafe – Versöhnung. Ein interdisziplinäres Gespräch. Mainz: Matthias Grünewald.
Müller W (2005) Schuld und Vergebung. Befreit leben. Freiburg i.Br.: Herder.

Konrad Hilpert

Seele

Die Etymologie ist unklar. Vielleicht bedeutet germanisch *saiw(a)lō „die vom See Herstammende, zum See Gehörende", da die Seelen der Menschen vor der Geburt und nach dem Tod im Wasser leben sollen.

Die Formulierung „mit/an Leib und Seele" steht für die Ganzheit des Menschen (→Körper/Leib). Ähnlich wie im Hebräischen (*næfæš*: Kehlkopf, Seele) und Griechischen (*psyché*: Schmetterling, Atem, Seele) gibt es auch im Deutschen die Vorstellung, dass sich die Seele im Hauch, im Atem manifestiert und im Sterben „ausgeblasen" wird (mhd. *die sēle gēt ūʒ dem munde*). →Seelsorge ist ab dem 16. Jh. der Begriff für die pastorale Begleitung der Gemeindemitglieder im Auftrag der Kirche. Mit Aristoteles sagt Thomas von Aquin über die Seele, sie sei gewissermaßen alles, *quodammodo omnia*; sie ist nicht nur das, was sie selbst ist, sondern in gewisser Weise auch das andere (STh I 78,1; *De anima*, lib. II, lect. 5, nr. 283). Diese Fähigkeit liegt auch der spirituellen Offenheit der Seele für das Heilige, für die Transzendenz zu Grunde. Die Seele, ein Grundbegriff des europäischen Denkens, ist für die Wissenschaften unfassbar. Wahrscheinlich wird deshalb das Wort „Seele" in wissenschaftlichen Diskursen vermieden und durch die Beschreibung und Operationalisierung psychischer Funktionen ersetzt, während uns das Wort „Seele" in der Alltagssprache genauso wertvoll ist wie das, was es ausdrückt. Tiefenpsychologisch gesehen, sind es nicht die Wissenschaftler, welche die Seele abschaffen. Vielmehr manifestiert sich im Seelenverlust die lebendige Seele, die selbst nicht feststellbar, sondern lediglich aus Kulturen, Religionen, Krankheiten usw. zu erschließen ist (Giegerich 2012; Frick 2015). Im Bild gesprochen: Der „Schmetterling" Seele bringt auch die vielfältigen Seelen-Theorien hervor und lässt sie beim Schlüpfen als tote Puppen zurück. Hier liegt eine Parallele zu den Griechen, die ursprünglich von der *psyché* erst nach dem Tod sprachen, als etwas Wertvolles, das verloren ging.

Sorge für die Seele des anderen Menschen

Spiritual Care als Sorge für die wertvolle, gefährdete und vom Verlust bedrohte Seele findet eine geschichtliche und →institutionelle Gestalt in der →christlichen Seelsorge, von der sich →Judentum, →Islam und →buddhistische Seelsorge inspirieren ließen. Der vielerorts übliche Brauch, nach dem Eintreten des Todes ein Fenster zu öffnen, dient nicht nur dem Hereinlassen frischer Luft, sondern auch der Vorstellung, die Seele des verstorbenen Menschen entweichen zu lassen (Ruppert et al. 2019). Auch Rituale mit Schmetterlingen, Luftballons und Segeln knüpfen an die griechische *psyché*-Vorstellung an und wollen „den Übergang begreifbar machen" (Ellmers 2015), also die Transzendenz ritualisieren (→Ritual). Die Gefährdung der Seele wird nicht nur in der Sterbe- und →Trauersituation krisenhaft virulent, sondern auch in anderen →Grenzsituationen: Geburt, →Schuld, Kampf, →Leiden. Leiden kann in der →Erfahrung von Krankheit akut auftreten oder auch durch →Chronifizierung eine möglicherweise Jahre dauernde Lebensperiode umfassen. Von Grenzsituation im spirituellen Sinn sollte man nur sprechen, wenn man sich der Auseinandersetzung und →Existenzerhellung stellt, anstatt sich auf konventionelle Gehäuse zurückzuziehen, in denen man Halt sucht. „Die Gehäuse fester Lehren breiten auch über die Seele einen Schleier" (Jaspers 1919/1925: 255).

Konsequenzen für Spiritual Care

Die Seele ist gewissermaßen alles, *quodammodo omnia*. Deshalb beschränkt sich Sorge für die Seele nicht auf den Anderen (sie betrifft auch das Selbst), nicht auf kranke Menschen (sie betrifft auch die →Gesundheitsberufe und die Spiritualität aller Mitarbeitenden), nicht auf das Individuum (sie betrifft auch die Seele des Hauses), die Kultur von →Organisationen und Einrichtungen (Haberer 2011) (→Selbstsorge: Sorge für die eigene Seele).

Ellmers M (2015) Den Übergang begreifbar machen. JuKIP 4:123–125.
Foucault M (1985) Freiheit und Selbstsorge: Interview 1984 und Vorlesung 1982. In: Becker H (Hg.) Materialis-Programm. Frankfurt a.M.: Materialis. 30.
Frick E (2015) Psychosomatische Anthropologie. Ein Lern- und Arbeitsbuch für Unterricht und Studium. Stuttgart: Kohlhammer.
Giegerich W (2012) What is soul? New Orleans: Spring.
Haberer J (2011) Für die Seele eines Hauses sorgen. Erfahrungen aus der Leitung eines Einrichtungsträgers. In: Frick E, Roser T (Hg.) Spiritualität und Medizin.

Gemeinsame Sorge für den kranken Menschen. Stuttgart: Kohlhammer. 263–269.
Jaspers K (1919/1925) Psychologie der Weltanschauungen. Berlin: Springer.
Ruppert S, Heindl P, Hornek S (2019) Sterben und Tod. In: Ruppert S, Heindl P (Hg.) Palliative Critical Care: Palliative Pflegemaßnahmen auf der Intensivstation. Berlin: Springer. 1–30.

Eckhard Frick sj

Seelsorge, buddhistische

Das Konzept „Spiritual Care" (spirituelle Fürsorge) oder „Buddhist Care" (buddhistische Seelsorge) als professionalisierte buddhistische Seelsorge ist eine sehr junge Bewegung, die ihre Anfänge in den 1950er bis 1980er Jahren nahm und heute weltweit anzutreffen ist. Die traditionelle Fürsorge/→Sorge für andere (*to care for others*) geht auf den Buddha selbst zurück und findet sich schon in den kanonischen Texten des Buddhismus. Mitgefühl oder Fürsorge (sanskrit/pāli: *karuṇā*) ist eine zentrale ethische Grundhaltung des Buddhismus. Man versteht darunter nicht nur den Wunsch, dass alle Lebewesen frei sein mögen von →Leid und den Ursachen des Leids, sondern auch das Engagement, selbst anderen →Menschen in physisch und psychisch leidvollen Krisensituationen wie →Alter, Krankheit und Tod beizustehen. In Deutschland erreichen buddhistische Zentren und Dachverbände zunehmend Anfragen, Menschen in schwierigen Lebenssituationen beizustehen. Zum buddhistischen Beistand gehört je nach Tradition, Kranke zu besuchen, mit ihnen zu meditieren, sie mit →Gebeten bzw. speziellen →Ritualen *(Pūjas)* zu begleiten, ihnen in Vorbereitung auf den Sterbeprozess Anleitung für die →Meditation zu geben, buddhistische Bestattungsfeiern auszurichten und auch nach dem Tod Rituale für den Übergang in einen sogenannten „Reinen Bereich" oder für eine gute Wiedergeburt durchzuführen.

In Asien wurde z.B. bereits 1998 mithilfe der Buddhist Lotus Hospice Care Foundation (LHCF) in Kooperation mit der Palliative Unit des National Taiwan University Hospitals und des buddhistischen Dharma Drum Institute of the Liberal Arts ein „Clinical Buddhist Chaplain"-Trainingsprogramm eingeführt. Die Absolventen arbeiten danach in →Hospizen oder engagieren sich in ihren Gemeinden. Sie sind verpflichtet, regelmäßig an Fortbildungen teilzunehmen. Aus buddhistischer Sicht ist es wichtig, die Schulung in →Achtsamkeit mit dem buddhistischen Geistestraining in Liebe (Sanskrit: *maitrī*, pāli: *metta*) und Mitgefühl zu verknüpfen. Dieses bezieht sich auf alle fühlenden Wesen – ohne Ausnahme und ungeachtet ihrer Religionszugehörigkeit, ihrer Nationalität oder ihres Geschlechts.

Kernkompetenz buddhistischer Fürsorge-/Umsorge-Praxis sind: Mitgefühl, Zuhören (*deep listening*), rituelle Kompetenz, kulturelles Verständnis und Selbstreflexion. Je nach Kontext und Rechtslage finden zwei unterschiedliche Care-Modelle Anwendung: intrareligiös (d.h. Buddhisten kümmern sich um Buddhisten) oder interreligiössäkular (d.h. Buddhisten kümmern sich gemeinsam mit Seelsorgern anderer Konfessionen und Weltanschauungen um alle). Spirituelle Fürsorge, die „Dharma-basiert" und somit buddhistisch ist, fußt auf den Lehren des historischen Buddha und/oder den drei buddhistischen Haupt-Traditionen: Theravāda, Ostasiatischer und Tibetischer Buddhismus. Allen Traditionen gemeinsam ist Mitgefühl und „[d]ie Aufforderung mit dem Tod zu leben, hinter die Fassade des Lebens in den Spiegel des Todes zu blicken" (Heller 2012: 62).

Anderssen-Reuster U, Meibert P, Meck S (2013) Psychotherapie und buddhistisches Geistestraining. Methoden einer achtsamen Bewusstseinskultur. Stuttgart: Schattauer.

Chen RC (2017) Clinical Buddhist Chaplaincy Training Program: history of the development of Taiwan's clinical Buddhism. Journal of Scientific Discovery. doi.org/10.24262/jsd.1.1.17005 [Epub].

Frick E (2017) Ein Ort, der Wohlbefinden, Glück und Zufriedenheit bringt. Das Zentrum für Spiritual Care ‚Sukhavati' in Bad Saarow. Ein Gespräch mit Almut Göppert. Spiritual Care 6:247–250.

Heller B (2012) Wie Religionen mit dem Tod umgehen: Grundlagen für die interkulturelle Sterbebegleitung. Freiburg: Lambertus.

Sanford M, Michon NJ (2019) Buddhist Chaplaincy. Oxford Research Encyclopedia of Religion (online). (Zitierdatum 21.11.2019) abrufbar unter

https://oxfordre.com/religion/view/10.1093/acrefore/9780199340378.
001.0001/acrefore-9780199340378-e-641?rske y=2Ws2Xr&result=1=

Carola Roloff

Seelsorge, christliche

Der Begriff Seelsorge begegnet nicht erst im biblisch-christlichen (→Bibel, →Christentum) Umfeld, sondern bereits in der Apologie des Sokrates bei Platon. In einem fiktiven Dialog wirft Sokrates seinen Anklägern vor, dass sie sich mehr um Geld, Ruhm und Ehre bemühen, als um Einsicht und Wahrheit und um die eigene Seele. Von diesen altgriechischen Wurzeln her meint der Begriff Seelsorge also weniger das Sich-Sorgen um andere →Menschen und deren Nöte als vielmehr die →Sorge um die eigene →Seele (→Selbstsorge). Im christlichen Kontext taucht der Begriff Seelsorge dann zum ersten Mal bei dem Kirchenvater Basilius von Caesarea im vierten Jahrhundert auf und ist dort eine Bezeichnung für das kirchliche Amt überhaupt. Zum *terminus technicus* für das, was wir heute darunter verstehen, setzt sich der Begriff Seelsorge erst in der lateinischen Übersetzung *cura animarum* (Mehrzahl) im Mittelalter durch.

Wenn sich der Begriff Seelsorge in der Bibel auch nicht findet, ist die Sache, die damit heute in der christlichen Tradition bezeichnet wird, an vielen Stellen greifbar. Da ist zum Beispiel das archetypische Bild vom guten Hirten im Alten und Neuen Testament zu nennen, der dem Verlorenen, Verirrten und Schwachen nachgeht. Seelsorge in der Bibel vollzieht sich in den →Klagen und im →Trost der Psalmen und der Propheten. Eine eher philosophisch orientierte Lebenshilfe findet sich in der Weisheitstradition Israels, zum Beispiel im Buch der Sprüche, in manchen Gleichnissen Jesu oder auch in den apokryphen Schriften der Bibel. Im Neuen Testament wird Seelsorge in den →Heilungsgeschichten Jesu und seinen Dämonenaustreibungen anschaulich. Seelsorge geschieht aber auch in dem Ruf Jesu und seiner Nachfolger und Nachfolgerinnen zur Umkehr angesichts des nahen Gottesreiches. Auch die Rede Jesu im Johannesevangelium vom Parakleten, dem Heiligen Geist, der als Tröster, Ermahner und Beistand wirkt, ist Seelsorge an den Jüngerinnen und Jüngern, die durch Jesu Himmelfahrt auf Erden zurückgelassen werden. Und Beispiele von Seelsorge finden sich in der Briefliteratur des Neuen Testaments in der Beschreibung des urchristlichen Miteinanders in der christlichen Gemeinde. Dies alles ist Vorbild und Material für die christliche Seelsorge, muss aber in die jeweils aktuellen Kontexte und Problemlagen übersetzt werden. Darüber hinaus sind für einen biblisch orientierten Seelsorgebegriff zwei grundlegende Dinge festzustellen:

Der biblische Seelsorgebegriff ist ein anderer als der platonische. Nach Genesis 2,7 schuf →Gott den Menschen aus einem Erdenkloß und blies ihm den lebendig machenden Atem in seine Nase. Und so wurde der Mensch eine lebendige Seele, wie Martin Luther den hebräischen Begriff *næfæš* übersetzte. Ursprünglich bedeutet *næfæš* Kehle, Hals, Schlund, Rachen. Als Organ der Atmung und der Nahrungsaufnahme steht *næfæš* für die elementarsten Lebensbedürfnisse des Menschen und meint die ganze Person in ihrer psychophysischen Ganzheitlichkeit vor Gott.

Der christliche →Glaube und das christliche Handeln sind zutiefst vom Leben, Reden, Sterben und Auferstehen Jesu Christi geprägt – und so auch die Seelsorge. Weil Jesus Christus der Mensch für andere war, und die Kirche in seiner Nachfolge nur Kirche ist, wenn sie Kirche für andere ist (Bethge 1996), ist Seelsorge in christlichem Verständnis nicht primär ein Sorgen um sich selbst, sondern ein Sich-Sorgen um andere, die Hilfe benötigen. Natürlich muss man das eine nicht gegen das andere ausspielen. Dass Seelsorge auch Selbstsorge einschließen kann und soll, ist in weiten Teilen der Geschichte der Seelsorge vergessen worden und wurde im 20. Jahrhundert – vor allem angeregt durch die Psychologie – wiederentdeckt; aber für die christliche Seelsorge ist grundlegend, dass mit Jesu Worten und Taten eine radikale Wendung hin zum Nächsten, vor allem zum mühseligen und beladenen Menschen, vollzogen wurde.

Auf diesem Hintergrund kann man Seelsorge definieren als „die zielgerichtete Zuwendung zum einzelnen Menschen im Kontext der Kommunikation des Evangeliums" (M. Meyer-Blanck).

Kennzeichen der Seelsorge

In der Theologie ist ein weiter und ein enger Begriff von christlicher Seelsorge zu unterscheiden. Seelsorge in einem weiten Sinne (lat. *cura animarum generalis*) geschieht in nahezu allem kirchlichen oder christlichen Reden und Handeln. Eine gute Predigt in einem Gottesdienst hat selbstverständlich seelsorgliche Auswirkungen, ebenso das gemeinsame Feiern des Abendmahls oder die Gespräche an der Kirchentüre, die Diskussionen in kirchlichen Gesprächskreisen und die gegenseitigen Besuche von Gemeindegliedern. Unter Seelsorge im engen oder eigentlichen Sinne (lat. *cura animarum specialis*) wird dagegen die →Begegnung eines Seelsorge suchenden Menschen mit einem Seelsorger oder einer Seelsorgerin in Form eines Gesprächs unter vier Augen verstanden. Die Themen und Anlässe dieses Gesprächs können vielfältig sein. Es kann um praktische Lebenshilfe gehen, aber auch um Fragen des Glaubens. Menschen werden in Krankheit begleitet und getröstet. Sie benötigen Beistand, wenn sie über den Verlust eines nahestehenden Menschen trauern. Sie suchen Heilung und Wegweisung angesichts zerbrochener Beziehungen. Belastende Schuld kann beim Namen genannt und Vergebung zugesprochen werden. Genauso kann aber auch gefordert sein, dass bei psychischen Erkrankungen →therapeutische und medizinische Hilfen vermittelt werden. Und nicht zu vergessen ist auch die seelsorgliche Begleitung in guten Tagen und zu fröhlichen Anlässen wie bei Geburtstagsbesuchen oder Trau- und Taufgesprächen. Solche Seelsorge ist durch mindestens drei Kennzeichen bestimmt:

1. Seelsorge hat eine theologische Dimension. Ohne die wäre sie nicht Seelsorge, sondern psychologische →Beratung oder irgendeine andere Form menschlichen Gesprächs. Diese theologische Dimension kann sehr unterschiedlich aussehen. Sie kann darin bestehen, dass man in der Seelsorge über theologische Fragen spricht. Aber sie kann auch

schon darin bestehen, dass einer der Gesprächspartner Pfarrerin oder Diakon ist und das Gespräch in einem kirchlichen Umfeld stattfindet.
2. Seelsorge ist konsequent von der Situation der Seelsorge suchenden Menschen bestimmt – mit ihren je konkreten →Bedürfnissen, Lebenssituationen und einmaligen Lebensgeschichten (→Biografie, spirituelle). Bei unterschiedlichen Problemfeldern und Fragestellungen müssen dementsprechend auch ganz verschiedene seelsorgliche →Interventionen zum Tragen kommen.
3. Seelsorge hat eine personal-kommunikative Dimension. Damit ist das persönliche Miteinander in der seelsorglichen Begegnung gemeint. Sie geschieht in einem geschützten Raum, unter Ausschluss der Öffentlichkeit. Dadurch ist die spezielle Seelsorge von anderen Arbeitsfeldern in der Kirche wie Gottesdienst und Predigt abgegrenzt.

Aus diesen drei Merkmalen ergibt sich von selbst die Vielgestaltigkeit der Seelsorge. Denn wenn sie einer theologischen Grundlegung bedarf, dann hat sie auch Anteil an den unterschiedlichen theologischen Ausrichtungen und spirituellen Prägungen. Und wenn die Seelsorge durch die Situation der Seelsorge suchenden Menschen bestimmt ist, dann spiegelt sie die bunte Vielfalt des Lebens wider.

Schließlich ist die Pluriformität der christlichen Seelsorge in →Gott selbst begründet. In der Teilhabe an der Zuwendung Gottes zur Welt gründet menschliche Seelsorge in der vielfältigen Sorge des dreieinigen Gottes für den Menschen. In der christlichen Tradition steht Gott als Vater für die Schöpfung und Erhaltung allen Lebens. Gott, der Sohn, offenbart den Vater als Liebenden und versöhnt in Kreuz und Auferstehung die Welt mit Gott. Und Gott führt als der Heilige Geist Menschen in die christliche Gemeinschaft und leitet sie an, ihr Leben in Liebe und Verantwortung zu gestalten. Wenn sich christliche Seelsorge auf die Bibel und die christliche Tradition beruft, kann sie nicht eindimensional sein. Vielmehr hat sie sich – was ihre Inhalte und ihre Methodik angeht – an der Vielfalt der Sorge des dreieinigen Gottes um seine Geschöpfe zu orientieren.

Gegenwärtige Trends in der Seelsorge

Nachdem die Seelsorge-Theorie des 20. Jahrhunderts stark durch Kontroversen zwischen biblisch-theologisch orientierten Konzepten und (psycho)therapeutisch ausgerichteten Ansätzen bestimmt war, prägen zu Beginn des 21. Jahrhunderts eher integrative Modelle das Seelsorgeverständnis. Sie versuchen, auf unterschiedliche Weise gegenwärtige Herausforderungen in den multikulturellen Gesellschaften der Spätmoderne aufzugreifen. In dem Konzept der *Alltags*-Seelsorge (E. Hauschildt, T. Lohse) wird zu Recht darauf hingewiesen, dass Seelsorge auch in alltäglichen Gesprächssituationen, ohne allzu großen theologischen oder therapeutischen Tiefgang, stattfinden kann. Die *systemische* Seelsorge (C. Morgenthaler) schöpft aus den Einsichten der systemischen Familientherapie (→System, →Familie) und bricht die neuzeitliche Verengung des Seelsorgegesprächs auf zu einer Art Arzt-Patienten-Verhältnis. In der *energetischen* Seelsorge (M. Josuttis) wird darauf hingewiesen, dass religiöses oder geistliches Handeln eigenen Gesetzmäßigkeiten folgt, die nicht nur rational oder psychologisch, sondern auch phänomenologisch betrachtet werden können. Geistliche Begleitung (K. Schaupp) will mit Hilfe von →Exerzitien im Hören auf den Gesprächspartner und auf Gott die Gottesbeziehung beim Gegenüber vertiefen. In einer pluralistischen, multireligiösen Gesellschaft bedenkt *interkulturelle* Seelsorge, wie Menschen aus anderen Kulturen begleitet werden können. Schließlich ist noch auf die Wiederentdeckung der →Religionspsychologie in der Seelsorge hinzuweisen, die sich u.a. damit beschäftigt, wie Religion und Spiritualität auf die psychische und körperliche Gesundheit (→Gesundheit, seelische) einwirken. Bei aller Ausdifferenzierung stimmen die verschiedenen Zugänge zur christlichen Seelsorge darin überein, dass sie – in ihrer Unterschiedlichkeit – von dem Bemühen geprägt sind, die „zielgerichtete Zuwendung zum einzelnen Menschen im Kontext der Kommunikation des Evangeliums" zu realisieren.

Bethge E, Feil E, GremmelsC, Huber W, Pfeifer H, Schönherr A, Tödt HE, Tödt I (1996) Dietrich Bonhoeffer – Konspiration und Haft 1940–1945. Gütersloh: Gütersloher Verlagshaus.
Engemann W (Hg.) (2009) Handbuch der Seelsorge. Grundlagen und Profile. Leipzig: Evangelische Verlagsanstalt.
Ziemer J (2015) Seelsorgelehre. Eine Einführung für Studium und Praxis. Göttingen: Vandenhoeck & Ruprecht.

Holger Eschmann

Seelsorge, islamische

In der →islamischen Theologie findet man keinen eigenständigen Begriff für die Seelsorge-Tätigkeit. In der türkischsprachigen Literatur wird Seelsorge gegenwärtig mit unterschiedlichen Begriffen übersetzt. Dabei werden Begriffe wie z.B. „*Manevi Danışmanlık*" (Spirituelle →Beratung), „*Dini Danışmanlık*" (Religiöse Beratung), „*Manevi Rehberlik*" (Spirituelle Führung) oder „*Manevi Bakım*" (Spirituelle →Pflege) verwendet, wobei im islamischen Kontext spirituell auch immer religiös bedeutet. In arabischsprachigen Studien begegnet man dem Begriff „*Ri'ayatu'r-Ruhiyye*", welches man als „Hirte der Seele" oder „Seelenhirte" übersetzen kann. So gibt es einen Ausspruch des Propheten Muhammed, in dem er jeden Muslim als einen Hirten bezeichnet.

Auch wenn kein Begriff explizit für die Seelsorge im Islam existiert, findet man inhaltlich eine Seelsorgetätigkeit. Die Aspekte *irschad* (Weisung zum rechten Weg), *schura* (Beratung), *tawakkul* (Gottvertrauen), *sabr* (Geduld) oder die Sicht auf Krankheit, Gesundheit und Tod sind theologische und historische Grundlagen, die eine Seelsorgetätigkeit im Islam begründen. Daraus kann eine Definition für die muslimische Seelsorge hergeleitet werden. Demnach besteht die muslimische Seelsorge darin, Menschen, die in Konfliktsituationen oder Not sind oder in eine Krise geraten, im islamisch religiösen Kontext durch →Intervention in Form von Gesprächen zu stärken und zu begleiten (Sahinöz 2018).

Während im →Christentum Seelsorge eine lange Tradition hat und schon recht früh →institutionalisiert und →professionalisiert wurde, wurde sie in muslimischen Gemeinschaften im eigenen sozialen System durchgeführt. Dabei wurde die Seelsorgetätigkeit von →Familienangehörigen und Freunden übernommen. Es gab keine speziellen Amtsträger oder Professionen hierfür. Vielmehr entwickelte sich eine Alltagsseelsorge durch Laien, die noch heute in Teilen Anwendung findet, jedoch bei komplexen Fragestellungen ihre Grenzen erreicht. Denn die Möglichkeit, dass Verwandte und Freunde Alltagsseelsorge leisten, ist in Gesellschaften, in denen der Alltag fest strukturiert und organisiert ist, nicht mehr in solchen Formen gegeben. Veränderungen im Alltags- und Berufsleben haben auch die Familienstrukturen in muslimischen Gemeinschaften beeinflusst und verändert.

Hinzu kommt die Migration der Muslime nach Europa, was zu neuen Problemsituationen und psychisch-gesundheitlichen Fragestellungen geführt hat, die stärker einer professionalisierten Seelsorge bedürfen. Daher steigt die Nachfrage nach muslimischen Seelsorgern, die speziell für diese Tätigkeit ausgebildet wurden. Aufgrund dieser Bedarfslücke sind in Europa viele muslimische Seelsorgeprojekte in unterschiedlichen Disziplinen entstanden. Insbesondere in den Bereichen Krankenhaus-, Notfall- und Gefängnisseelsorge gibt es in Deutschland vielerorts Angebote. In einigen Ländern sind auch muslimische Militärseelsorger im Einsatz. Auch Telefon-, Senioren-, Flüchtlings-, Psychiatrie- und Gemeindeseelsorge durch Muslime werden bereits angeboten. Trotz oder aufgrund der vielen unterschiedlichen Angebote konnte die muslimische Seelsorge bisher nicht standardisiert, professionalisiert oder institutionalisiert werden. Damit dies erreicht werden kann, müssen grundsätzliche Fragen wie z.B. Gesetzesgrundlage, Struktur, Personal, Qualitätssicherung und Finanzierung geklärt werden. Curricula und Ausbildungsinhalte müssen bestimmte Qualitätsstandards erfüllen und mit anderen vergleichbar sein. Um diese Ziele zu erreichen, ist es sinnvoll, wenn muslimische Gemeinschaften in Deutschland mit Seelsorgeeinrichtungen, die seit Jahrzehnten Seelsorger ausbilden und einsetzen, kooperieren und einen eigenständigen Wohlfahrtsverband gründen, der die muslimische Seelsorge koordiniert, organisiert und strukturiert.

Im Bereich Spiritual Care kann die Etablierung und Professionalisierung einer solchen muslimischen Seelsorge eine Bereicherung sein. Einerseits kann die muslimische Seelsorge durch die Zusammenarbeit das eigene Berufsbild des Seelsorgers weiter profilieren, andererseits können Seelsorger unterschiedlicher →Glaubensrichtungen und →Wertevorstellungen von verschiedenen Methoden Gebrauch machen und so eine noch breitere Klientel erreichen. Daher bildet die muslimische Seelsorge eine weitere Ergänzung im Feld der interkonfessionellen Zusammenarbeit (→Koran).

Sahinöz C (2018) Seelsorge im Islam: Theorie und Praxis in Deutschland. Wiesbaden: Springer VS.

Cemil Sahinöz

Selbstmitgefühl

Allgemein wird Mitgefühl mit Mitleid und/oder →Empathie gleichgesetzt. Hierzu ergeben sich unterschiedliche Definitionsansätze: „Selbstmitgefühl" findet sich hier erst in den letzten Jahren explizit erwähnt bzw. als Form der therapeutischen Intervention (→Therapeut, →Intervention) konzeptualisiert (Neff 2003; Bornemann & Singer 2013; Germer 2013). Die Idee des Selbstmitgefühls ist im Konzept des Mitgefühls enthalten und findet sich auch in allen großen Weltreligionen wieder (Kerzin 2013). Im tibetanischen Buddhismus ist Mitgefühl und Selbstmitgefühl ein und derselbe Begriff: *tsewa* (Goleman 2005). Das Wort „fühlen" leitet sich vom mittelhochdeutschen *vüelen* ab und schließt dabei am lateinischen *palpari*: „streicheln, schmeicheln", vielleicht auch am griechischen *pselaphao*: „ich betaste, streichle" an. Die ursprüngliche Bedeutung des Wortes ist wohl „tasten". Diese wurde dann auf alle →körperlichen und seit dem 18. Jahrhundert auch auf →seelische Empfindungen übertragen. Für das Selbstmitgefühl findet sich ein Zusammenhang mit dem Wort *Sympathie* – „(Zu)neigung" bzw. „Wohlgefallen". Das seit dem 16. Jahrhundert zuerst im eigentlichen Sinne von „Mitleid" erzeugte Substantiv „Mitgefühl" ist aus dem lateinischen *sympathia* entlehnt, das seinerseits aus dem griechischen *sympátheia*: Mitleiden, Mitgefühl entstammt.

Begriffsdefinition

Unter Selbstmitgefühl kann nach Neff und Germer (2013) eine Sensibilität für die →Erfahrung von →Leid mit dem tiefen Wunsch und dem Bestreben, dieses zu lindern, verstanden werden. Des Weiteren bedeutet Selbstmitgefühl ein nach innen gerichtetes Mitgefühl. Dazu korrespondierend ist Selbstmitgefühl in kontemplativen Lehren wie z.B. dem →Buddhismus als auch in der modernen Emotionsforschung ein spezieller Zugang zur Wirklichkeit bzw. eine geistige Ausrichtung (Ekmann 2011). Auch finden sich in vielen Definitionen des Spiritualitätsbegriffs Aspekte des Vergeben-Könnens (Unterrainer 2010; Klein et al. 2012).

Differenzierter betrachtet kann Selbstmitgefühl durch die Aufteilung in drei Komponenten weiter charakterisiert werden (Neff 2003):
1. Selbstgüte bzw. Emotionsakzeptanz: Es geht darum, schwierige Emotionen akzeptieren zu können und mit ihnen zu sein (sie halten zu können). Des Weiteren geht es um die Erzeugung von →Gefühlen der Liebe, der Wärme und des Wohlwollens sich selbst gegenüber, vor allem bei eigenem Leid. Bei Selbstgüte werden der Wunsch und die Motivation sich selbst zu helfen ausgelöst.
2. Gemeinsam →Mensch sein: Dabei geht es um die Realisierung, dass das eigene Leid kein isoliertes, sondern ein im Mensch-Sein eingebettetes Leid ist und darum zu erkennen, dass jeder Mensch leidet: Es ist normal zu leiden und auch das eigene Leiden ist normal.
3. →Achtsamkeit: Dieser Zustand kann hier als „wahrnehmen ohne zu bewerten" beschrieben werden. Dazu können folgende Kompetenzen aufgezählt werden: Monitoring bedeutet, die Fähigkeit zu bemer-

ken, ob unser Geist mit der gegenwärtigen Situation oder mit Gedanken beschäftigt ist. Vigilanz ist die Fähigkeit, konstant in der Gegenwart zu bleiben. Konfliktauflösung ist das Aufspüren des Konfliktes zwischen angestrebter und tatsächlicher Geistesaktivität. Metakognition kann beschrieben werden als das Wissen über das Wissen, das Denken über das Denken (vgl. dazu auch Boltz & Singer 2013). Des Weiteren braucht es die Fertigkeit, eine bestimmte beobachtende Perspektive auf die eigene →Person einzunehmen. Zum einen braucht es den Fokus im Sinne einer Introspektion, die Aufmerksamkeit von äußeren Ereignissen auf innere Gedanken, →Gefühle und Verhalten zu lenken. Zum anderen braucht es die Fähigkeit, im Sinne der Interozeption die Aufmerksamkeit auf körperliche Ereignisse zu richten. Bei Selbstmitgefühl werden diese Fertigkeiten besonders auf das eigene Leiden gerichtet (Neff 2003; Boltz & Singer 2013)

Selbstmitgefühl im Kontext von Gesundheit und Krankheitsverarbeitung

Die Entkoppelung des Denkens von unmittelbar ich-bezogenen Verarbeitungen bringt Symptomreduktion bei vielen psychischen Störungen: Hierzu gibt es Studien zur positiven Wirkung von Selbstmitgefühl auf stressbedingte Erkrankungen wie Ängste und →Depressionen bzw. →Burnout-Erleben (MacBeth & Gumley 2012). Es eröffnet sich eine Möglichkeit, die Wurzeln unseres Leidens konstruktiv zu bearbeiten, was mit dem in der Verhaltenstherapie beschriebenen Vorgang der Konfrontation – Löschung – Rekonsolidierung verglichen werden kann (Boltz & Singer 2013). Durch Selbstmitgefühl verringert sich des Weiteren das Ausmaß destruktiver Selbstkritik. Es gibt einen erleichterten Umgang mit →chronisch körperlichen Schmerzen. Die emotionale→Resilienz wird gesteigert sowie eine größere Lern- und Entwicklungsmotivation erreicht (Germer & Neff 2013). (spirituelle →Krankheitsverarbeitung, →Lernen)

Bornemann B, Singer T (2013). Das ReSource-Modell des Mitgefühls: Eine kognitive neurowissenschaftliche Perspektive (online). In: Singer T, Bolz M (Hg.) Mitgefühl in Alltag und Forschung (E-Book). Saarbrücken: Satzweiss. 184–198. (Zitierdatum 01.09.2016), abrufbar unter: http://www.compassion-training.org/?lang=de

Goleman D (2005) Dialog mit dem Dalai Lama: Wie wir destruktive Emotionen überwinden können. München: dtv.

Ekmann P (2011). Gefühl und Mitgefühl. Emotionale Achtsamkeit und der Weg zum seelischen Gleichgewicht. Heidelberg: Spektrum.

Germer C (2013). Der achtsame Weg zur Selbstliebe. Freiburg i.Br.: Arbor.

Kerzin B (2013). Selbst, Interdependenz und Weisheit: Eine kontemplative Perspektive (online). In: Singer T, Bolz M (Hg.) Mitgefühl in Alltag und Forschung (E-Book). Saarbrücken: Satzweiss. 170–182. (Zitierdatum 01.09.2016), abrufbar unter: http://www.compassion-training.org/?lang=de.

Klein C, Gottschling S, Zwingmann C (2012). Deutschsprachige Fragebögen zur Messung von Religiosität/Spiritualität. Ein empirisch gestützter Vergleich ausgewählter Skalen. Spiritual Care1 (3):22–35.

MacBeth A, Gumley A (2012). Exploring compassion: a meta-analysis of the association between self-compassion and psychopathology. Clinical Psychology Review 32:545–552.

Neff K, Germer C (2013). Freundlich zu sich selbst sein: Die Wissenschaft des Selbstmitgefühls (online). In: Singer T, Bolz M (Hg.) Mitgefühl in Alltag und Forschung (E-Book). Saarbrücken: Satzweiss. 300–324. (Zitierdatum 01.09.2016), abrufbar unter: http://www.compassion-training.org/?lang=de.

Neff K (2003). Self-compassion: an alternative conceptualization of a healthy attitude toward oneself. Self and Identity 2:85–102.

Unterrainer HF (2010). Seelenfinsternis? Münster: Waxmann.

Ewald Pollheimer

Selbstsorge

Selbstsorge (auch →Sorge um sich selbst, self-care, cura sui, Sorge um die Seele) ist eine menschliche Grundhaltung, die mit der Fähigkeit einhergeht, sich um eigene Grundbedürfnisse wie Trinken, Essen, →Bindung und Sicherheit selbstständig zu kümmern. Ein →Mensch, dessen Fähigkeit zur Selbstsorge ganz oder teilweise versagt, sucht →Pflege, →Heilung von außen, →Psychotherapie oder sonstige Hilfe (Orem & Taylor 2011) als „stellvertretende Krisenbewältigung" (Oevermann 2003; Frick 2020).

Selbstsorge brauchen jedoch auch die →Therapeuten selbst sowie die Angehörigen kranker Menschen, z.B. im Kontext einer →Demenz oder einer →Behinderung. Foucault (1985) hat Platons Begriff der Sorge um das Selbst/die eigene Seele aufgegriffen, wie er z.B. im Dialog Alkibiades vorkommt. Dort ermahnt Sokrates den jungen Alkibiades zur Selbstsorge; er solle sich erst einmal um sich selbst kümmern, bevor er politische Verantwortung und damit Sorge für andere übernimmt. Kritisch beleuchtet Foucault, dass im →Christentum das Gebot „Du sollst deinen Nächsten lieben wie dich selbst" (Lev 19,18/ Mt 19,9) fast ausschließlich im Sinne der altruistischen Selbstvergessenheit oder sogar Selbstaufgabe verstanden werde, indem die Selbstsorge/Selbstliebe („wie dich selbst") als Voraussetzung der Sorge für andere verdrängt wird.

Foucaults Kritik der „Pastoralmacht" betrifft nicht nur →Seelsorge, geistliche Begleitung und Gewissenserforschung, sondern jegliche Ausübung von →Sorge als →Macht und Kontrolle (selbstsorgendes →Empowerment). Foucaults scharfsinnige Analysen lenken den Blick auf den Zusammenhang von Selbstsorge und Sorge für andere. So formulierte schon J. M. Sailer Selbstsorge als erste Aufgabe der Seelsorge: „Das Wort Seelsorge bezeichnet [...] die persönliche, die Selbstpflicht eines jeden Menschen, für seine Seele (Religion, Tugend, Weisheit, Seligkeit) zu sorgen: Jeder sei sein Selbstseelsorger!" (zit. nach Frick & Baumann 2017: 144f). Selbstsorge im Sinne einer Vertiefung der eigenen Spiritualität erweist sich als Faktor der Spiritual Care-Kompetenz („Selbsterfahrung und proaktive Öffnung"). Klagen über häufig genannte Umsetzungshindernisse wie Mangel an Zeit, Personal, strukturelle Voraussetzungen, korrelieren negativ mit diesem Faktor (Frick et al. 2019).

Fazit für Spiritual Care

Für die Selbstsorge können die folgenden Empfehlungen gegeben werden (modifiziert nach Müller & Pfister 2012: 57). Mitarbeitende sollten:

- sich „nähren". Wenn sie „emotional zu bedürftig" sind, besteht die Gefahr, dass sie ihre eigenen →Bedürfnisse mit/an Patienten oder deren Zugehörigen ausleben;
- private Beziehungen und Hobbys bewusst suchen und pflegen, um auch außerhalb des Arbeitsfeldes Anerkennung und Wertschätzung erfahren zu können;
- sich von der „Selbst-Losigkeit" verabschieden;
- spontane Impulse in der Betreuung reflektieren (→professionelle →Achtsamkeit bedeutet zunächst innezuhalten, dann zu [re]agieren);
- sich aktiv abgrenzen können; dann können sie auch Nähe zulassen und müssen nicht auf künstliche Distanz zu den Betreuten gehen;
- →Abschiede antizipieren;
- eigene Grenzen analysieren: Wie können diese adäquat durchgesetzt und aufgezeigt werden? Aber auch: Wie können die Grenzen der Betreuten erkannt und sensibel berücksichtig werden? (Supervision und Fortbildungen über Nähe/Grenzen mit Rollenspielen);
- Betreute mit „Sie" ansprechen;
- bei Überlastung in einer therapeutischen Beziehung die Möglichkeit einer Veränderung der Zuständigkeit prüfen;
- während der Pausen und in der Freizeit bewusst „abschalten" und über andere Dinge als die Betreuten sprechen;
- Möglichkeiten des Rückzugs erhalten und nutzen dürfen;
- die Möglichkeit einer →Unterbrechung erhalten und nutzen dürfen;
- gemeinsame Mahlzeiten mit Patienten sollten einen Anlass haben;

- sich Humor zugestehen und
- wo es angemessen ist, auf eine heitere →Atmosphäre achten;
- den Respekt, den sie gegenüber der →Autonomie und Individualität von Betreuten zeigen, auch sich selbst gegenüber aufbringen.

Selbstsorge
„Ver-Sorgen
Von Sorge befrei'n
Den der versorgt wird
Von Sorge befrei'n
Den der versorgt."
(Max Frisch, zit. nach: Dietrich & Schwerzmann 2009)

Dietrich L, Schwerzmann H (2009) Die Kunst, im Beruf gesund zu bleiben – mit Kunst sich Sorge tragen. palliative.ch 4:40–45.
Foucault M (1985) Freiheit und Selbstsorge: Interview 1984 und Vorlesung 1982. In: Becker H (Hg.) Materialis-Programm. Frankfurt a.M.: Materialis. 30.
Frick E (2020) Unterwegs zum Facharzt für Spirituelle Medizin? Entwurf eines medizinisch-therapeutischen Spiritual Care-Modells zwischen Professionalisierung und Deprofessionalisierung. Spiritual Care. 9:137–147.
Frick E, Baumann K (2017) Spiritualität – Bedürfnis und Begehren. Empirische Forschung und theologisch-philosophische Reflexion können voneinander lernen. In: Hahn K, Nauerth M, Tüllmann M, Kösterke S (Hg.) Religionssensibilität in der Sozialen Arbeit. Positionen, Theorien, Praxisfelder. Stuttgart: Kohlhammer. 133–152.
Frick E, Theiss M, Rodrigues Recchia D, Büssing A (2019) Validierung einer deutschsprachigen Skala zur Messung der Spiritual Care Kompetenz. Spiritual Care 8:193–207.
Müller M, Pfister D (2012) Wie viel Tod verträgt das Team? Göttingen: Vandenhoeck & Ruprecht.
Oevermann U (2003) Kodifiziertes theoretisches Wissen und persönliche Erfahrung in der stellvertretenden Krisenbewältigung professionalisierter Praxis. In: Fried J, Kailer T (Hg.) Wissenskulturen. Beiträge zu einem forschungsstrategischen Konzept. Berlin: Akademie Verlag. 195–210.
Orem DE, Taylor SG (2011) Reflections on nursing practice science, the nature, the structure and the foundation of nursing sciences. Nursing Science Quarterly 24:35–41.

Eckhard Frick sj

Sexualität

„Sexualität", meist im Singular gebraucht, vom Lateinischen *sexus* (Geschlecht), bezeichnet im weiteren Sinne die Gesamtheit der im Geschlechtstrieb begründeten Lebensäußerungen, Verhaltensweisen und Empfindungen, im engeren Sinn das geschlechtliche Verhalten zwischen Sexualpartnern. Die Sexualität des →Menschen unterscheidet sich von der der Tiere dadurch, dass sie interpretiert und sublimiert werden kann. Gesellschaftliche Realitäten, aber auch individuelle Gefühlslagen („Liebe") sind dabei starke Einflussfaktoren. Sexualität lässt sich weder ausschließlich als biologische Körperfunktion noch nur als psychische Funktion verstehen (Haeberle 1999).

Im Erleben und Verhalten können folgende Dimensionen der Sexualität unterschieden werden: die Kern-Geschlechtsidentität („ich bin ein Mann" – „ich bin eine Frau" – „ich bin anders"), das sexuelle Begehren („ich begehre einen Partner des eigenen oder/und des anderen Geschlechts") und die gesellschaftliche Rollenzuschreibung („das ist typisch männlich, das ist typisch weiblich"). Für das Erleben und Verhalten der Sexualität sind anatomische, genetische, physiologische, hormonelle und biochemische Grundlagen ebenso bedeutsam wie →Gefühle, Phantasien, →Erinnerungen und Informationsverarbeitungen. Biologische und psychologische Vorgänge greifen ineinander. Dies gilt sowohl für störungsfreie Sexualität wie für sexuelle Störungen.

Nach der psychoanalytischen Auffassung durchläuft die Sexualität des Menschen mehrere Stadien, deren Bezeichnung von den Körperregionen abgeleitet wurde, die vorrangige Quelle der Triebbefriedigung sind (oral, anal, phallisch bzw. genital). Als gesichert gilt, dass die sexuelle Entwicklung des Menschen von dessen Ursprung an beginnt und nicht erst in der Pubertät (Freud 1905/1964).

Es können drei Grundfunktionen der Sexualität unterschieden werden (Quindeau 2014): Die rekreative Funktion ist auf Lustgewinn und Befriedigung ausgerichtet, die sozialisierende Funktion auf Kommunikation und Beziehung, die reproduktive Funktion auf Fortpflanzung. Zwischen diesen Grundfunktionen besteht eine hohe Unabhängigkeit; sie werden individuell sehr verschieden gewünscht und gestaltet.

Eine scharfe Grenze zwischen „normaler", „üblicher" und „abnormer", deviater Sexualität gibt es nicht. Es sind vor allem kulturelle Normen, die Grenzen setzen und zeitgebundenen Beurteilungsschwankungen unterworfen sind.

Sexualität und Beziehung

In Europa hatte das →Christentum den größten Einfluss auf die kulturelle Normenbildung (Otis-Cour 2000). Auf Thomas von Aquin (1225–1274) geht die kirchliche Sexuallehre zurück, dass der Geschlechtsakt nur ausgeübt werden darf, wenn er mit dem richtigen Partner (einem Menschen des anderen Geschlechts), zum richtigen Zeitpunkt (in der kirchlich geschlossenen Ehe) und in der richtigen Weise (zur Zeugung von Nachkommenschaft) geschieht. Ihre Wirkungsgeschichte reicht bis in die Gegenwart. Heute liegt die Herausforderung für die →Seelsorge darin, eine Sexualethik zu formulieren, in der Sexualität nicht in erster Linie als Mittel für einen Zweck (Befriedigung eines →Bedürfnisses oder Fortpflanzung) erscheint, sondern als spezielle Art von Kommunikation, in der personale Güter (wie Zuneigung, Wertschätzung, Fürsorge, →Trost) mitgeteilt werden (Hilpert 2011). In dieser Perspektive geht es nicht zuerst um die Bestimmung von Grenzen, sondern darum, einen Rahmen zu beschreiben für verantwortliche Beziehungen zu Menschen, denen man emotional und körperlich nahekommt.

Sexualität und Spiritualität

Gelebte Spiritualität – verstanden als →„Sinnstiftung" und als Fähigkeit des Menschen, Dingen und Ereignissen eine Bedeutung zu geben (Wagner 2019) – hat mit gelebter Sexualität vergleichbare Gemeinsamkeiten in Bezug auf a) das individuelle Erleben und Verhalten, b) den Ablauf und c) die Funktion.

Zu a): Im sexuellen Verhalten jedes Menschen zeigt sich die Einmaligkeit und Einzigartigkeit der beteiligten Personen. Genauso ist ein spirituell erwachsener Mensch in seinen Vollzügen selbstgeleitet und handlungsfähig.

Zu b): In beiden Vollzügen geht es darum, Kontrolle aufzugeben und sich in den Ablauf und seine Eigendynamik fallen zu lassen.

Zu c): Sexuelle wie spirituelle Vollzüge drücken die Beziehung der Beteiligten aus und bilden, festigen und vertiefen sie. Im Ehesakrament (→Sakrament) bildet nach christlicher Vorstellung der Vollzug der Sexualität aus Individuen ein Paar und bindet das Paar aneinander. Im christlichen →Ritual des Abendmahls (ev.) bzw. der Eucharistiefeier (kath.) drücken die Teilnehmenden einerseits aus, was sie sind, anderseits vertiefen sie ihre spirituelle →Bindung. Wenn Sexualität nicht mehr spirituell ausgelegt und wenn Spiritualität nicht mehr libidinös erlebt werden kann, dann droht für beide eine elementare Deformation.

Freud S (1964) Drei Abhandlungen zur Sexualtheorie. Frankfurt a.M.: Fischer.
Haeberle E 1999) Die Sexualität des Menschen. Handbuch und Atlas. Berlin: De Gruyter.
Hilpert K (2011) Zukunftshorizonte katholischer Sexualethik. Freiburg i.Br.: Herder.
Otis-Cour L (2009) Lust und Liebe. Geschichte der Paarbeziehungen im Mittelalter. Frankfurt a.M.: Fischer.
Quindeau I (2014) Sexualität. Gießen: Psychosozial.
Wagner D (2019) Spiritueller Missbrauch in der katholischen Kirche. Freiburg i.Br.: Herder.

Hermann Kügler sj

Sinn (philosophisch)

Nicht nur in Medizin und Psychotherapie, sondern auch im Alltag taucht das Thema „Sinn" häufig auf, etwa im Fragen nach dem Sinn des Lebens, dem Sinn von Krankheit und Leiden. Was genau wir in solchen Fragen eigentlich wissen wollen, ist häufig recht unklar, obgleich wir sie manchmal mit verzweifelter Vehemenz stellen. Um mittels philosophischer Analyse mehr Klarheit zu erlangen, ist die Unterscheidung zwischen den Fragen (A) „Was ist Sinn?" und (B) „Was ist der Sinn von x?" grundlegend. In (B) nach dem Sinn von etwas zu suchen, setzt dabei bereits ein Verständnis des Sinnbegriffs (A) voraus. Deshalb werden im Folgenden zuerst die logisch-intensionalen Verwendungsweisen von „Sinn" herausgearbeitet (vgl. dazu Gompertz 1929; Thies 2008).

Abbildung 5: Überblick über Adjektive mit „Sinn"

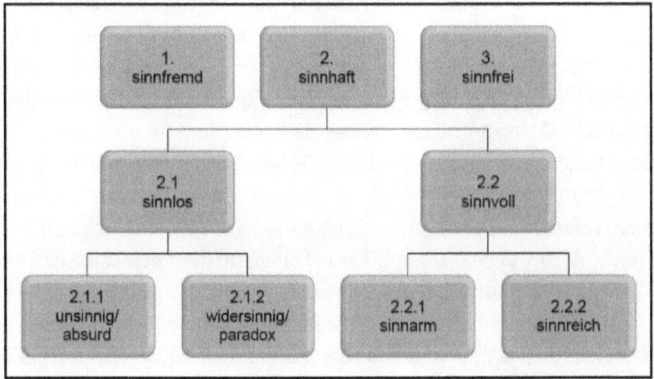

Unter Berücksichtigung der Unterscheidung von Sinn „sein" (A) und Sinn „haben" (B) spricht man von dem, das Sinn in einer gewissen Fülle „hat", als „sinnvoll" (2.2), im Gegensatz zu dem, das „sinnlos" (2.1) ist, also keine Fülle „hat". „Sinnvoll" und „sinnlos" bilden dabei vollständige sprachliche Alternativen ohne Abstufungen. Denn etwas, das nur ein bisschen sinnlos ist, ist immer noch sinnlos und nicht sinnvoll. Deshalb sollte man zwischen mehr oder weniger Sinn durch das Sprechen von „sinnarm" (2.2.1) und „sinnreich" (2.2.2) unterscheiden. Grundsätzlich lässt sich nur innerhalb des Bereichs des „Sinnhaften" (2) eine Fülle zu- oder absprechen. Sinnhaft (2) muss folglich sowohl von „sinnfremd" (1) als auch von „sinnfrei" (3) abgegrenzt werden. Der Grund, warum das „Sinnfremde" (1) eine eigene Kategorie darstellt und nicht unter den Oberbegriff „sinnlos" (2.1) fällt, ist der, dass Sinnfremdes schlichtweg nicht Träger von Sinn sein kann. Ein Beispiel dafür wäre der rein auf somatischer Ebene liegende Ursprung einer Krankheit, der als hinzunehmende, leidvolle Tatsache ins Leben des Menschen tritt. Sinnfremdes selbst kann nicht der Adressat der schmerzlichen „Warum"-Frage sein – die mögliche Antwort liegt innerhalb einer anderen Kategorie. Der weitere Bereich, das „Sinnfreie" (3), hat mit dem Sinnhaften ebenso wenig zu tun, mutet allerdings nicht einmal ein Verständnis zu. Ganz anders beim *„Unsinnigen"* und *„Absurden"* (2.1.1) als der Kennzeichnung von etwas, das zwar prinzipiell sinnvoll sein kann, es aber im jeweiligen Fall nicht ist. Im klinischen Kontext kann eine Erkrankung zunächst absurdes Leid sein: Man weiß nicht, woher sie kommt und man kann keinen Zusammenhang mit seiner →Biografie herstellen. Umso quälender ist die ohne Antwort bleibende Warum-Frage. Im Prozess der →Krankheitsverarbeitung, d.h. der Aneignung des zunächst ichfremden Leids als das eigene Leiden, kann Transformation des Unsinnigen/Absurden in Sinnvolles geschehen. In bestimmten Fällen kann es auch sein, dass zunächst unsinnigen, unverständlich erscheinenden (v.a. neurotischen) Symptomen ein (mitunter z.T. unbewusster) Sinnreichtum innewohnt. Eine depressive Symptomatik kann etwa Beziehungen vor der eigenen Aggression schützen oder Hinweis für einen Mangel an Authentizität im aktuellen Lebensvollzug sein (vgl. Mentzos 2017). *„Widersinniges"*, *„Sinnwidriges"* und *„Paradoxes"* (2.1.2) hingegen fallen zwar ebenso wie (2.1.1) unter das Sinnlose, sind jedoch aufgrund ihrer Struktur (wie: „rundes Quadrat") bereits als sinnlos zu erkennen. Bei widersinnigen Handlungen verhindert das Mittel zur Erreichung des Ziels es selbst, wie das Reparieren einer Uhr mit dem Hammer.

Bisherigen Überlegungen zufolge kann ein x dementsprechend nur dann Sinn haben (B), wenn man sich mit dem x im Bereich des Sinnhaften (2) befindet, also die notwendigen Bedingungen, dass x

Träger von Sinn sein kann (nicht1) und auch nicht inhalts-los ist (nicht3), erfüllt sind. Benannte Bedingungen gelten dabei nur dann, so die treffende Präzisierung von Lauth (1953), wenn man das x in ein anderes y, also in einen bestimmten Zusammenhang einordnen bzw. integrieren kann.

Er spricht davon, dass jenes x sich zu dem y wie ein „um willen" verhält. Detaillierter: Etwas hat für ein Subjekt genau dann Sinn, wenn es sich in die *konstituierende Hinordnung auf das von ihm intendierte Ziel* einfügen lässt. Diesen Gedanken können wir ergänzen mit Überlegungen Nozicks (2000): „Nach dem Sinn von etwas zu fragen heißt, wissen zu wollen, wie es mit anderen Dingen verknüpft ist. Sich nach Tatsachen oder Werten auszurichten, ist ein Modus solchen Verknüpftseins" (393). Sinnvolles Ziel kann dementsprechend für den sinnsuchenden Menschen nur das sein, was für ihn einen Wert darstellt. Es erklärt sein spezifisches Streben und macht klar, warum ihm das, was ihm wichtig ist, auch wirklich wichtig ist. Sinn(re-)konstruktion kann also nur im Kontext mindestens eines →Wertes geschehen, der für den jeweiligen Lebensentwurf gilt und konstituierbar ist.

Verhindert eine Krankheit, dass geltende Werte nicht mehr verwirklicht werden können, passiert es sehr leicht, dass das ganze Dasein absurd erscheint. Vor allem unheilbare Krankheiten lassen sich nicht ohne Weiteres in den Lebensfluss integrieren und bringen ein erdrückendes „Warum (ich)?" mit sich. Das →Leid und alles, was damit verbunden ist, (fälschlicherweise) als sinnlos zu beschreiben, macht dabei jedoch unflexibel und rigide. Der Patient kann angesichts seiner durch die Erkrankung ausgelösten Sinnkrise wieder handlungsfähig werden, indem er die Vagheit der Anwendung des Sinnprädikats bis zu dem Punkt beseitigt, an dem er zwischen (1), (2) und (3) unterscheiden kann. Die →existenzielle Transformationsleistung ist die folgende: Während das Eintreten des *Leids* (ohne das Suffix „-en"!) selbst als sinnfremd, d.h. nicht durch die Biografie verstehbar (1) und die Tatsache des Leids als situativ unsinnig/absurd (2.1.1) zu charakterisieren sind, muss das Leide*n* nicht sinnlos sein, sondern kann gar einen Sinn bekommen: etwa, wenn es dazu beiträgt, angepasste bzw. neu gewählte Ziele zu konstituieren (vgl. die Paralympics als Hochleistungssport von Menschen mit Behinderung).

Es gibt damit sinnvolles Leid durch Transformation von Absurdität (2.1.1). Widersinniges Leid (2.1.2) hingegen hat den gleichen Status wie benanntes „runde Quadrat" und kann vor dem Hintergrund geltender Werte des Individuums nicht in etwas Sinnvolles transformiert werden. Für behandelnde Ärzte, Psychiater und Psychotherapeuten ist es hierbei wichtig, Sinnfremde und bleibende Widersinnigkeit aushalten zu können und gleichzeitig offen zu sein für transformierbare Absurdität (2.1.1) und verwirklichbare Sinnmöglichkeiten (2.2.2), damit die gemeinsame Sinnsuche nicht zum Sinn-Oktroy – dem Überstülpen eines „Finde doch bitte Sinn in deinem Leiden" – verkommt. Der klare philosophische Blick auf die Vielschichtigkeit des Sinnbegriffs ist hilfreich dafür, dass die begrenzten Kräfte des Kranken nicht für die aussichtslose Auseinandersetzung mit (2.1.2) oder gar (1) oder (3) vergeudet, sondern für die Sinnrekonstruktion durch Transformation von (2.1.1) eingesetzt werden.

Gomperz H (1929) Über Sinn und Sinngebilde – Verstehen und Erklären. Tübingen: Mohr.
Lauth R (1953) Die Frage nach dem Sinn des Daseins. München: Jerrentrup.
Mentzos S (2017) Lehrbuch der Psychodynamik. Die Funktion der Dysfunktionalität psychischer Störungen. Göttingen: Vandenhoeck & Ruprecht.
Nozick R (2004) Philosophie und der Sinn des Lebens. In: Fehige C et al. (Hrsg.) Der Sinn des Lebens. München: dtv. 377–407.
Thies C (2008) Der Sinn der Sinnfrage – Metaphysische Reflexionen auf kantianischer Grundlage. Freiburg i.Br.: Alber.

Florian Lampersberger

Sinn (religionswissenschaftlich)

„Sinn" ist ein sowohl für das Wahrnehmungsvermögen stehender Begriff als auch ein Ausdruck, der den Bedeutungsgehalt von Sprache, aber dann auch von Handlungen, Denken und Intentionalität im

Blick auf die Wirklichkeit bezeichnet. So kann man zwischen sprachlichem Sinn und Handlungssinn unterscheiden. In der Handlungstheorie steht der Sinn für das Ziel oder den Zweck von Handlung. Der Duden (2019) gibt fünf Bedeutungen an: 1) Fähigkeit der Wahrnehmung und Empfindung, 2) →Gefühl, Verständnis für etwas; innere Beziehung zu etwas; 3) jemandes Gedanken, Denken und Sinnesart, Denkungsart, 4) gedanklicher Gehalt, Bedeutung; Sinngehalt, 5) Ziel und Zweck, Wert, der einer Sache innewohnt. Der Duden gibt als Herkunft das mittelhochdeutsche *sin* an, was eigentlich Gang, Reise und Weg bedeutet.

Hieran schließt auch die für die Religionswissenschaft wichtige Bedeutung vom „Sinn des Lebens" an, als ein Ziel und eine Gesamtsicht des eigenen Lebens, das als kohärent und sinnvoll erfahren werden mag.

In der Philosophiegeschichte wird „Sinn" mit E. Husserl zur zentralen Kategorie der Erkenntnis und bei M. Weber auf das Handeln ausgeweitet, das dann als sinnhaft-intentional gedacht und erschlossen werden kann. In der Systemtheorie Luhmanns ist „Sinn" eine zentrale Form der Kommunikation (Auffarth et al. 2006; →Mensch).

Bezüglich des Zusammenhangs von Glück, Sinn und Spiritualität betont Tatjana Schnell (2016: 71), dass ein wesentlicher Faktor die Erfahrung von Kohärenz ist, wobei Spiritualität eine sehr positive Rolle einnehme, da sie Kohärenz stiften könne. Sinn entsteht nach Rötting (2019) durch eine funktionierende Lebens-Weg-Navigation, die unterschiedliche Sinnkarten der Lebenserfahrung der Kindheit in der Krise als alternative Sinnangebote in Patchworkstrukturen so verbindet, dass eine spirituelle Identität entsteht, die ein sinnvolles erfahrenes Leben ermöglicht. Dies geschieht, wie Paul Ricœur unterstreicht, in narrativen Strukturen.

Krankheit erschüttert oft bestehende Lebenskonzepte und zwingt den Menschen dazu, die bisherigen Sinnstrukturen und Lebens-Weg-Navigationen neu zu ordnen. In der →Pflege und in den verschiedenen Formen von Spiritual Care ist ein →würdevoller Umgang mit dieser Situation des Menschen gemeint. Mit dem Prinzip der

Ganzheitlichkeit (Peng-Keller 2017) umfasst Spiritual Care damit dem eigenen Anspruch nach gerade auch die sich durch Krankheit, Krise und →Abschiedsprozesse verändernden Aspekte bisheriger Kohärenz und Sinnhaftigkeit.

Auffahrt C., Kippenberg HG, Michaels A (Hg.) (2009) Wörterbuch der Religionen. Stuttgart: Kröner. 489.
Rötting M (2019). Navigation. Spirituelle Identität in einer interreligiösen Welt. Eine empirische Studie zur Genese von Individualreligiosität im pluralen Kontext religiöser Organisationen. Fallstudien aus München, Vilnius, Seoul und New York. St. Ottilien: EOS-Verlag.
Peng-Keller S (2017) Sinnereignisse in Todesnähe: Traum- und Wachvisionen Sterbender und Nahtoderfahrungen im Horizont von Spiritual Care. Berlin: De Gruyter.
Schnell T (2016) Psychologie des Lebenssinns. Berlin: Springer.

Martin Rötting

Sorge

Die Etymologie von „Sorge" ist unklar. Sorge hat sowohl einen subjekt- (Befürchtung, Unruhe, Kummer) als auch einen objektbezogenen Aspekt: Bemühung um Abhilfe, Fürsorge (schon mittelhochdeutsch *vürsorge*: sich auf die Zukunft erstreckende Besorgnis, Vorsorge). Vgl. versorgen: jemanden betreuen, etwas beschaffen; Gegensatz: entsorgen). Fürsorge kann dem Anderen die Sorge „abnehmen", sich an seine Stelle setzen, für ihn „einspringen" oder aber „vorausspringen", „nicht um ihm die ‚Sorge' abzunehmen, sondern erst eigentlich als solche zurückzugeben" (Heidegger 1927: § 26; Frick 2015: 190). Auch „Kummer" hat einen subjekt- (Trübsal, Leid, Seelenschmerz) und einen objektbezogenen Aspekt: sich um einen anderen kümmern oder um sich selbst (→Selbstsorge); ebenso die untergegangene althochdeutsche Wurzel des englischen *Care*: *kara* (Trauer, Wehklage, asächs. *Kara*: Sorge, Klage), im heutigen Deutsch nur mehr in der Verbindung zu Kar-Woche/Karfreitag.

Nicht nur Spiritual Care, sondern jegliche Sorge für/um jemanden ist eine vorläufige, stellvertretende (Oevermann 2003) Aufgabe und trägt dann zur →Heilung bei, wenn der kranke, →behinderte oder →pflegebedürftige Mitmensch seinen inneren Heiler, seine eigenen Ressourcen mobilisieren kann, je nach Krankheitsschwere und -verlauf. Das Selbstsorge-Defizit der hilfsbedürftigen Person ist demnach zwar Anlass für die Sorge der helfenden Personen, darf jedoch durch die Sorge nicht vergrößert werden.

Im Alltag bewegt sich die Sorge der →Gesundheitsberufe in wechselnden Mischungsverhältnissen zwischen dem „einspringenden" und dem „vorausspringenden" Pol: Je akuter, unmittelbar lebensbedrohlicher die Erkrankung erscheint, desto stärker tritt die Hilfsbedürftigkeit des kranken, pflegebedürftigen oder behinderten Menschen in den Vordergrund und desto aktiver und „einspringender" sind die helfenden →Interventionen. Das Kümmern ist auf Problemlösung, Beseitigung von Symptomen und Krankheits-Ursachen ausgerichtet. Umgekehrt: Je →chronischer eine Erkrankung und ihr Verlauf, desto „vorausspringender" muss die Hilfe sein, d.h. desto stärker auf die Selbsthilfe ausgerichtet. Das Kümmern ist dann eher ein Begleiten. Der →Therapeut schafft Voraussetzungen für die Heilung, unterstützt diese, nimmt sich jedoch immer mehr zurück.

In spiritueller Hinsicht besteht das Selbstsorge-Defizit des kranken oder beeinträchtigten Menschen in der Suche nach →Sinn, bzw. in der durch die Erkrankung ausgelösten Sinn-Krise, im Verlust bisheriger Deutungsmodelle. Z.B. kann das →Beten, das Lesen der →Bibel oder der Bezug zu →Ritualen und →Sakramenten erschwert sein oder aber neue Sinn-Entwürfe entstehen lassen aus der Krise. Je nach religiöser, spiritueller und weltanschaulicher Zugehörigkeit können spirituelle →Bedürfnisse in sehr unterschiedlicher Weise geäußert werden, ausdrücklich-verbal oder symbolisch-nonverbal (→Symbol). Durch →Kausalattribution, Zuschreibung zu →Gott oder zum →Schicksal versucht er die eigene Situation zu deuten, eigene oder fremde Kontrollmöglichkeiten auszuloten. Die spirituelle →Krankheitsverarbeitung kann einen Teil der Bewältigungs-Versuche sein.

Gemeinsame Sorge für den kranken Menschen (Frick & Roser 2011) umfasst die Gemeinsamkeit mit der hilfsbedürftigen Person (Gemeinsamkeit von Sorge und Selbstsorge) sowie die transprofessionelle, über die Professionsgrenzen hinausgehende Zusammenarbeit. Um hilfreich zu sein, braucht diese Sorge ein gewisses Maß an →Professionalisierung, z.B. durch Schulung in der spirituellen →Anamnese und anderen spirituellen →Kompetenzen sowie durch Kenntnisse über die verschiedenen Religionen. Gleichzeitig verlangt Spiritual Care aber auch eine De-Professionalisierung der Sorge durch die ruhige →Präsenz des Zuhörens und Begleitens im Respekt vor dem →Geheimnis des Anderen. Dies kommt in dem traditionellen Begriff der Hospitalität (Gastfreundschaft) zum Ausdruck, der für eine therapeutische und spirituelle →Organisationskultur steht.

Frick E (2015) Psychosomatische Anthropologie. Ein Lern- und Arbeitsbuch für Unterricht und Studium (2. Auflage). Stuttgart: Kohlhammer.
Frick E, Roser T (2011) Spiritualität und Medizin. Gemeinsame Sorge für den kranken Menschen. Stuttgart: Kohlhammer.
Heidegger M (1927) Sein und Zeit. Tübingen: Max Niemeyer.
Oevermann U (2003) Kodifiziertes theoretisches Wissen und persönliche Erfahrung in der stellvertretenden Krisenbewältigung professionalisierter Praxis. In: Fried J, Kailer T (Hg.) Wissenskulturen. Beiträge zu einem forschungsstrategischen Konzept. Berlin: Akademie Verlag. 195–210.

Eckhard Frick sj

Soziale Arbeit

Aktivitäten mit der Intention, andere zu unterstützen sind so alt wie die Menschheit selbst; so war es bereits im Mittelalter Christenpflicht, Armen Almosen zu spenden (→Mensch, →Christentum). Im deutschsprachigen Raum entstanden die Sozialpädagogik aus der Waisen- und Jugendfürsorge und die Sozialarbeit aus dem mittelalterlichen Armenwesen, diese spielte im Kontext der sozialen Bewegung des 19. Jahrhunderts eine immer wichtigere Rolle. Durch die Industrialisierung nahm die Zahl der Armen sprunghaft zu, in den Städten lebten viele Menschen unter katastrophalen Bedingungen. Um dieses →Leid zu lindern, wurden Mitte des 19. Jahrhunderts neben vielen privaten Initiativen in Deutschland als Gegenbewegung auch das Diakonische Werk und der Caritasverband gegründet. Zu Beginn des 20. Jahrhunderts entwickelte sich aus Sozialarbeit und Sozialpädagogik der Überbegriff Soziale Arbeit, und die Professionalisierung Sozialer Arbeit begann. In Deutschland gilt Alice Salomon (1872–1948) als eine der Gründerinnen des sozialen Berufes. 1893 wurde sie Mitglied der Mädchen- und Frauengruppen für soziale Hilfsarbeit. Sie bemühte sich um die →Professionalisierung dieser Tätigkeiten, entwickelte Ausbildungskurse und eröffnete 1908 in Deutschland die erste interkonfessionelle Frauenschule, an der der soziale Beruf erlernt werden konnte (Wendt 2017).

Kurzdefinition

Soziale Arbeit ist eine praxisorientierte Profession und eine wissenschaftliche Disziplin, deren Ziel die Förderung des sozialen Wandels, der sozialen Entwicklung und des sozialen Zusammenhalts sowie die Stärkung und Befreiung der Menschen ist. Die Prinzipien der sozialen Gerechtigkeit, die Menschenrechte, gemeinsame Verantwortung und die Achtung der Vielfalt bilden die Grundlagen der Sozialen Arbeit. Gestützt auf Theorien zur Sozialen Arbeit, auf Sozialwissenschaften, Geisteswissenschaften und indigenem Wissen, werden bei der Sozialen Arbeit Menschen und Strukturen eingebunden, um existenzielle Herausforderungen zu bewältigen und das Wohlergehen zu verbessern [...] (Deutscher Berufsverband für Soziale Arbeit e.V. 2014: online).

Soziale Arbeit verfolgt einen ganzheitlichen Ansatz, d.h. sie nimmt das gesamte Lebensumfeld der Klientinnen und Klienten in den Fokus. Sozialarbeiter/-innen arbeiten immer ressourcenorientiert und nehmen eine nicht-wertende Grundhaltung ein. Die meisten Klientinnen und Klienten der Sozialen Arbeit befinden sich in →existenziellen Ausnahmesituationen, z.B. bei Krankheit, beim Verlust eines geliebten Menschen oder der Heimat. Die Frage nach dem Sinn erhält hier oft zentrale Bedeutung. So findet Soziale Arbeit immer in einem spirituellen Kontext statt (vgl. dazu Barthelworth & Zwingmann 2013).

Relevanz/Zusammenhang mit Gesundheit/Krankheit

Seit Entstehung der Profession waren kranke und sterbende Menschen eine wichtige Zielgruppe, aber erst 1995 wurde Klinische Sozialarbeit als spezifische Fachsozialarbeit in Deutschland eingeführt (Wendt 2017).

> Von Klinischer Sozialarbeit wird gesprochen, wenn die Soziale Arbeit in Behandlungskontexten erfolgt und eigene →Beratungs- und Behandlungsaufgaben wahrnimmt. Ausgehend von einem bio-psycho-sozialen Grundverständnis von Gesundheit, Störung, Krankheit und Behinderung liegt ihr Fokus auf der psychosozialen Diagnostik, Beratung und Behandlung von Personen im Kontext ihrer Lebenswelt. [...] (Deutsche Gesellschaft für Soziale Arbeit DGSA: online).

Mittlerweile gibt es viele Veröffentlichungen, die einen positiven Effekt durch den Einbezug von Sozialarbeiter/-innen im Gesundheitswesen belegen (Gahleitner & Hahn 2011; Lammel et al. 2015), gerade auch in der Begleitung von schwerkranken und sterbenden Menschen (Wasner 2013; Wang et al. 2018).

Fazit für Spiritual Care

Soziale Arbeit ist die Profession der beruflich geleisteten Solidarität mit Menschen, denen aufgrund von gesellschaftlichen Rahmenbedingungen, soziokulturellen Faktoren und anderen Einschränkungen eine befriedigende Lebensgestaltung nicht möglich ist. Sie berät und begleitet Kranke und Sterbende und deren Angehörige, und leistet dadurch einen wichtigen Beitrag zur Verbesserung der →Lebensqualität dieser Menschen.

Barthelmann C, Zwingmann C (2013) Spiritualität in der Sozialen Arbeit. Spiritual Care 2 (1):52–54.

Deutsche Gesellschaft für Soziale Arbeit (2019) Klinische Sozialarbeit (online). (Zitierdatum 01.10.2019), abrufbar unter: https://www.dgsa.de/sektionen/klinische-sozialarbeit/

Deutscher Berufsverband für Soziale Arbeit e. V. (2014) Deutsche Übersetzung der Definition Soziale Arbeit (online). (Zitierdatum: 01.10.2019), abrufbar unter: https://www.dbsh.de/profession/definition-der-sozialen-arbeit/deutsche-fassung.html

Gahleitner SB, Hahn G (2011) (Hg.) Übergänge gestalten, Lebenskrisen begleiten. Köln: Psychiatrie Verlag.

Lammel UA, Jungbauer J, Trost A (2015) (Hg.) Klinisch-therapeutische Soziale Arbeit: Grundpositionen – Forschungsbefunde – Praxiskonzepte. Dortmund: Modernes Lernen.

Wang CW, Chan CL, Chow AY (2018) Social workers' involvement in advance care planning: a systematic narrative review. BMC Palliative Care. doi.org/:10.1186/s12904-017-0218-8 [Epub].

Wasner M (2013) Die Rolle der Sozialen Arbeit in Palliative Care. In: Borasio GD, Niebling WB, Scriba PC (Hg.) Evidenz und Versorgung in der Palliativmedizin. Köln: Deutscher Ärzteverlag. 161–167.

Wendt WR (2017) Geschichte der Sozialen Arbeit 1. Wiesbaden: Springer.

Maria Wasner

Soziologie

Der französische Philosoph Auguste Comte (1798–1857) gab der Soziologie vor 175 Jahren ihren Namen und begründete damit eine Disziplin, die sich nicht weniger zur Aufgabe gemacht hat, als die soziale Wirklichkeit – das Zusammenleben von Menschen in Gemeinschaft und Gesellschaft – zu verstehen und zu erklären.

Abgeleitet von lateinisch *Socius*: der Gefährte, und altgriech. *Logos*: das Wort, kann Soziologie im weiteren Sinne als Wissenschaft von den Vergesellschaftungsformen (Simmel 1908) bezeichnet werden, und diese begriffliche Fassung verweist bereits auf die breite Perspektive dieser Denkrichtung. Während andere Sozialwissenschaften einen klar definierten Fokus setzen, wie etwa die Wirtschaftswissenschaften auf Erzeugung und Verteilung von Gütern und Dienstleistungen, beschäftigt sich die Soziologie ganz umfassend mit sämtlichen sozialen Erscheinungen in ihrer Vielfalt und Verschiedenheit, in ihrem Zusammenwirken und ihren Veränderungen.

Die Soziologie ist eine empirische, theoriegeleitete Erfahrungswissenschaft, ihre Erkenntnisproduktion beruht auf rational-logischer Argumentation und erfordert von ihren Akteuren ein besonderes Maß an kritischer Selbstreflexion. Denn Soziologen begeben sich in die Position des Beobachters, obgleich sie doch nie ganz außen vor sein können; schließlich ist ihr Untersuchungsgegenstand der →Mensch und damit auch sie selbst. Menschen sind soziale Wesen. Sie stehen in vielfältigen Beziehungen zueinander, bewegen sich im sozialen Raum nach bestimmten Mustern und Erwartungen und übernehmen, internalisieren Rollen, ohne sich dessen bewusst zu sein. Diese Selbstverständlichkeit ist notwendig, um im Alltag Handlungsfähigkeit zu gewährleisten. Aufgabe der Soziologen ist es nun, zur sozialen Wirklichkeit auf Distanz zu gehen, um eben jene Muster und Regelmäßigkeiten, jene soziale Ordnung identifizieren zu können. Freilich ist auch ihr hinterfragender Blick stets von der eigenen →Erfahrungswelt geprägt und deshalb „muß man in der Lage sein, in Gedanken sich selbst gegenüberzutreten und seiner selbst als eines Menschen unter anderen gewahr zu werden" (Elias 1993: 9).

Die Stärke der Soziologie liegt also in der rationalen Analyse, und dies mag vielleicht der Grund sein, warum sie im Allgemeinverständnis eher als praxisfern und abgehoben wahrgenommen wird. Tatsächlich bietet diese Perspektive nur selten eingängige Erklärungen oder schlichte Antworten an; das ist der Komplexität und Dynamik sozialer Zusammenhänge geschuldet. Perspektiven-Diversität ist eines ihrer Grundprinzipien, jede neue Position hat sich somit auf die vorangegangenen Perspektiven zu beziehen. Die Soziologie als analytische Beobachterin sozialer Prozesse verfügt über das Handwerkszeug und das Wissen, um eine Gesellschaft zur Reflexion über das eigene Selbstverständnis anzuregen. Angesichts der hohen Komplexität unserer Zeit erfüllt sie damit eine wichtige, vielleicht unverzichtbare Aufgabe – gerade auch im Hinblick auf unsere Todesgegenwart.

„Früher war alles besser", mit dieser Redewendung behelfen sich Menschen dann, wenn aktuelle Entwicklungen sie überfordern und Erklärungen dafür nicht unmittelbar auf der Hand liegen. Auch in Bezug auf unseren Umgang mit Sterbenden (→Sterbebegleitung, →Sterbesegen) und Trauernden galt diese Floskel lange als Allgegemeinplatz, weshalb die These von einer gesellschaftlichen Verdrängung des Todes auch als „einer der konstitutiven Topoi in der Selbstbeschreibung der Moderne" (Knoblauch & Zingerle 2005: 112) bezeichnet wird. Immer noch bleiben Reden über den Tod oft recht pauschalisiert – der Realität werden sie jedoch nicht gerecht. Längst hat sich, auch angestoßen durch die Aidsbewegung, durch →Hospizbewegung und →Palliative Care, ein radikaler Wandel hin zu einer neuen, vielfältig ausgestalteten „Sichtbarkeit des Todes" (Macho & Marek 2007) vollzogen. Hier kann die Soziologie mit ihren Erklärungsangeboten nun Transparenz schaffen und zu einem differenzierten Verständnis vom Tod in gesellschaftlicher Perspektive beitragen. Dies kann insbesondere für jene, die sich beruflich mit der menschlichen Vergänglichkeit befassen, eine hilfreiche Orientierung sein und sie darin stärken, Tod und Sterben bewusst und in kompetenter Weise zu begegnen. Denn unser Umgang mit dem Tod ist Ausdruck unserer Kultur und Zeit, unserer gesellschaftlichen Beschaffenheit. Orte des Sterbens, vorherrschende Todesursachen, Sterbewünsche und -realitäten, Bestattungsbräuche und →Trauerrituale hängen unmittelbar damit zusammen, welche Auffassung wir vom Tod – und damit auch vom Leben – haben.

Bauman Z (2000) Vom Nutzen der Soziologie. Frankfurt a.M.: Suhrkamp.
Berger PL, Luckmann T (2000) Die gesellschaftliche Konstruktion der Wirklichkeit. Frankfurt a.M.: Fischer.
Elias N (1993) Was ist Soziologie? Frankfurt a.M.: Suhrkamp.
Joas H (Hg.) (2001) Lehrbuch der Soziologie. Frankfurt a.M.: Campus.
Knoblauch H, Zingerle A (Hg.) (2005) Thanatos. Tod, Hospiz und die Institutionalisierung des Sterbens. Berlin: Duncker & Humblot.
Macho T, Marek K (2007) Die neue Sichtbarkeit des Todes. Paderborn: Fink.
Nassehi A (2011) Gesellschaft verstehen. Hamburg: Murmann.

Simmel G (1908) Soziologie. Untersuchungen über die Formen der Vergesellschaftung. Berlin: Duncker & Humblot.
Weber M (1921) Soziologische Grundbegriffe. Tübingen: J. C. B. Mohr (Paul Siebeck).
Bauman Z (2000): Vom Nutzen der Soziologie. Frankfurt a.M.: Suhrkamp.

Gerhild Becker und Swantje Goebel

Sterbebegleitung

Die →Begegnung mit dem Sterbenden, der adäquate Umgang mit dieser Situation ist Teil des Berufsbildes von Gesundheits- und Krankenpfleger/-innen (→Gesundheitsberufe). Sie sind auch die Personen, denen die Rolle der Anleitung und Begleitung von Patientinnen, Patienten und Angehörigen zukommt – gerade angesichts der realen Situation, dass Pflegende als einzige immer anwesend und in der Regel die ersten Ansprechpartner sind.

Begleitung beim Sterben – eine Frage der Haltung

Wie soll ich einem Sterbenden begegnen? Dies ist eine häufig gestellte Frage, die eigentlich mit zwei Worten gut zu beantworten ist: als →Mensch. Die eigene Vorstellung vom →Sinn des Lebens, das persönliche Fundament und die erlebten positiven wie negativen →Erfahrungen sind immer Teil der Begegnung. Das bedeutet, dass Sprache und Wort nicht das Wesentliche in der Begleitung sind, sondern die persönliche Haltung. Hintergrund dieser Haltung sind das eigene Menschenbild, die individuellen Vorstellungen von gelingendem Leben, von →Glauben und Spiritualität, die nicht nur erlernt wurden, sondern sich durch Erfahrungen und Erlebnisse entwickelt haben und ständig in Veränderung befinden. Ein zentraler Baustein dieser Haltung ist die Bereitschaft, den anderen wahrzunehmen und zu ihm in Beziehung zu treten. Das ehrliche Interesse am anderen, die Bereitschaft, sich in ein Gespräch zu begeben, offen zu sein für die Begegnung, sind Umschreibungen für eine Haltung, der →Vertrauen als Basis für eine gelingende Kommunikation zugrunde liegt und dies auch erlebbar macht.

> Basis einer angemessenen Begleitung ist die verinnerlichte reflektierte Haltung aller Beteiligten. Sie prägt eine gemeinsam getragene Kultur der Sorge, die gekennzeichnet ist durch die Achtung der Würde des Menschen. Es ist die Wertschätzung des Lebens, welche die Grundhaltung aller in der Begleitung Sterbender engagierten Haupt- und Ehrenamtlichen kennzeichnet (Caritasverband der Erzdiözese München und Freising 2012: 7).

Das zentrale Thema einer gelingenden Sterbebegleitung ist also die eigene Persönlichkeit, zu deren Entwicklung die kontinuierliche Auseinandersetzung mit der eigenen Sterblichkeit gehört. Die Sichtweise auf das eigene Sterben, die dazugehörenden Vorstellungen verändern sich im Leben, so dass es notwendig ist, sich diesen Fragen immer wieder aufs Neue zu stellen. Der eigene feste Grund, die eigene Verankerung, der eigene Glaube sind die Basis dafür, den anderen in seiner Einmaligkeit, Individualität und →Würde zu sehen und zugleich zu wissen, dass die persönliche Wahrnehmung des Anderen nur ein Teil der Wahrheit ist und diesen nie vollständig umfassen kann.

Das Wissen um die eigenen Grenzen der Wahrnehmung, der Erkenntnis und der Fähigkeiten legt nahe, dass die Begleitung eines Sterbenden im Zusammenspiel vieler Menschen – seien es Angehörige oder professionell Eingebundene – ihren Platz hat. Dieses Verständnis nimmt die soziale Dimension jedes Menschen ernst, so dass alle Tendenzen, den Sterbenden nur für sich, ohne seine Beziehungen und Bezüge zu sehen, ihn isolieren und keinesfalls zu einer guten und würdigen Begleitung beitragen.

Aus diesem Bewusstsein heraus versteht sich auch das seelsorgliche Angebot: „Seelsorgliche Begleitung ist von dem christlichen Glauben getragen, dass Menschen in dieser Situation Sinn und Würde bedingungslos zugesprochen sind" (DB-Kommission 2018: 28).

Der Mensch als Sterbender – eine Frage der Definition

Wann ist der Mensch ein Sterbender? Dies ist eine Frage, die in der Regel nicht fassbar ist, da die definitorische Grenze im Überschreiten der Lebensgrenze nicht wissenschaftlich exakt benennbar und doch in der Praxis erfahrbar und erlebbar ist. Ein wichtiger Indikator für diese Phase sind neben der medizinischen Beschreibung des schwächer werdenden Organismus die sich verändernden →Bedürfnisse des Sterbenden, der Nähe und Zuwendung benötigt, der sich nach Ruhe – innerlich wie äußerlich – sehnt und der sich einen Ort wünscht, der ihm vertraut ist, in dem er sich gut aufgehoben bzw. sicher fühlt. Diese vielfältigen, individuellen und aus der →Biografie sich ergebenden und zu verstehenden Bedürfnisse gilt es wahr-und ernstzunehmen.

Diese Bedürfnisse und explizit den tatsächlichen Willen des Sterbenden, seine Vorstellungen und Wünsche zu kennen, um ihn entsprechend zu begleiten und zu behandeln, sind eine stetige Herausforderung für das gesamte Umfeld. All die Fragen im Rahmen der Behandlung am Lebensende, z.B. der Grenzziehung hin zum (assistierten) Suizid, und die zu verschriftlichenden Behandlungswünsche des Sterbenden haben hier ihren Platz. „Im Vordergrund steht auch hier die Intention respektive Indikation der genutzten Maßnahmen: Handlungsleitend ist grundsätzlich der Bedarf an Symptomlinderung und nicht eine Beschleunigung des Sterbens" (Nauck et al. 2014: A71). Wie vielfältig die Ursachen der Schmerzen, die zu lindern eine zentrale Aufgabe in der Begleitung ist, sein können, zeigen nicht nur die zahlreichen Erfahrungen in der Begleitung von Sterbenden, sondern auch das →„Total-Pain-Konzept" von Cicely Saunders, das verdeutlicht, dass der Schmerz nicht nur physische, psychische, sondern auch soziale und spirituelle Ursachen haben kann.

Gerade die von ihr initiierte Hospiz- und Palliativbewegung, (→Hospiz, →Palliative Care) wie auch die Auseinandersetzung mit den sich entwickelnden Phasenmodellen des Sterbens haben dazu beigetragen, dass heute sehr viele dem zweiten Leitsatz der Charta zur Betreuung Sterbender zustimmen und in Umsetzung bringen: „Jeder schwerstkranke und sterbende Mensch hat ein Recht auf eine umfassende medizinische, pflegerische, psychosoziale und spirituelle Betreuung und Begleitung, die seiner individuellen Lebenssituation und seinem hospizlich-palliativen Versorgungsbedarf Rechnung trägt" (Charta zur Betreuung Sterbender, 2. Leitsatz: online).

Präsenz als Schlüsselbegriff für Sterbebegleitung

Das Zusammenspiel der Haltung des Begleitenden, der letztlich wie ein Begleitinstrument in der Musik die Melodie, die der Sterbende vorgibt, unterstützt, und dem Sterbenden, für den die eigenen Vorstellungen des Lebens und seiner Beziehungen zentral sind, ist prägend für die Phase des Sterbens. Bemerkenswert hierbei ist, dass die Zeit, die man messen kann, dann an Bedeutung verliert und es mehr um die →Präsenz im Augenblick geht. Dieser Blick auf die Präsenz, auf den Augenblick, ist möglich, da die Vergangenheit ebenso ihren Platz hat wie auch die individuelle Vorstellung der Hoffnung und der Zukunft. Durch das Erleben dieses existenziellen Moments (→Existenz), der zwar räumlich und zeitlich zu fassen ist und zugleich diese Dimensionen sprengt, eröffnet sich ein Blick für die Transzendenz, für das nicht Fassbare, nicht Planbare, nicht Machbare – letztlich für das Leben in seiner Ganzheit.

Caritasverband der Erzdiözese München und Freising e. V. (Hg.) (2012) „Was soll ich dir tun?" Leitlinien einer christlichen Hospiz- und Palliativkultur des Caritasverbands der Erzdiözese München und Freising e. V. Neuried: FIBO Druck-und Verlag.

DB-Kommission (Hg.) (2018) „Ich war krank und ihr habt mich besucht" (Mt 25,36). Ein Impulspapier zur Sorge der Kirche um die Kranken. Kevelaer: Butzon & Bercker.

Nauck F, C, Radbruch L (2014) Ärztlich assistierter Suizid: Hilfe beim Sterben – keine Hilfe zum Sterben. Deutsches Ärzteblatt 3: A67–A71.

Charta zur Betreuung schwerstkranker und sterbender Menschen in Deutschland (2019). Jeder Mensch hat ein Recht auf ein Sterben unter würdigen Bedingungen (online). (Zitierdatum 24.01.2020), abrufbar unter https://www.charta-zur-betreuung-sterbender.de/files/bilder/charta-leitsaetze_flyer.pdf

Thomas Hagen

Sterbesegen

Seelsorgende aus Krankenhäusern, Spitälern und Altersheimen machen seit einigen Jahren auf ein fehlendes geistlich-spirituelles Angebot in der Situation unmittelbarer Todesnähe aufmerksam. Diese Lücke bestehe, obgleich beispielsweise die katholische Kirche eine Vielfalt von rituellen Formen (→Ritual) kennt, wie Menschen in Krankheit begleitet werden können. Zu nennen sind hier der Krankenbesuch, der Krankensegen, die Krankenkommunion oder auch die →Krankensalbung. In der Phase unmittelbarer Todesgefahr (d.h. er/sie wird sterben) sehen die liturgischen Bücher der katholischen Kirche die „Kommunion in der Sterbestunde" vor, verstanden als „Wegzehrung" ins ewige Leben. Für die Phase unmittelbaren Sterbens (d.h. er/sie stirbt) stehen jedoch nur Sterbegebete zur Verfügung. Gerade im Horizont des Todes könnte aber ein begleitendes rituelles Handeln hilfreich sein. Denn viele Menschen erleben sich im Umgang mit sterbenden Menschen als hilflos und suchen nach einer Form, wie sie das Sterben eines ihnen lieben Menschen bewältigen können.

Es ist bemerkenswert, dass deshalb sowohl in der katholischen wie in der evangelischen Kirche Modelle für einen Sterbesegen entwickelt wurden. Ein solcher Ritus der Verabschiedung der Seele entstand zunächst in einigen süddeutschen Diözesen. Seither sind zahlreiche andere Bistümer vor allem im deutschen Sprachraum diesem Beispiel gefolgt. Die Segensfeier am Ende des Lebens möchte zum Ausdruck bringen, dass alles, was das Leben des sterbenden Menschen ausmacht, bei →Gott ein gutes Ende finden und mit Jesus Christus zur Auferstehung gelangen kann. Deshalb nennt eine Handreichung den →Sinn eines solchen Sterbesegen schlicht: „Einen Menschen Gott hinhalten".

Der Aufbau der Feier des Sterbesegens folgt dem eines klassischen katholischen →Gottesdienstes. Nach Begrüßung und einem Eröffnungsgebet, mit Kyrie-Ruf vor oder nach diesem →Gebet, schließt sich ein kurzes Schriftwort an. Die Handreichung aus Rottenburg-

Stuttgart bietet z.B. ein Trostwort (→Trost) aus dem Buch des Propheten Jesaja an:

> So spricht Gott, der dich erschaffen hat: Fürchte dich nicht, denn ich habe dich beim Namen gerufen, du bist mein. Wenn du durchs Wasser schreitest, bin ich bei dir, wenn durch Ströme, dann reißen sie dich nicht fort. Wenn du durchs Feuer gehst, wirst du nicht versengt, keine Flamme wird dich verbrennen. Denn ich, der Herr, bin dein Gott, ich, der Heilige Israels, bin dein Retter (Jes 43,1-3).

Dann folgt der eigentliche Sterbesegen:

> Einladung
> *an alle Anwesenden, sich in der Stille zu erinnern, was sie mit N.N. verbindet.*
>
> Segen
> N.N., dein Leben ist einmalig und kostbar.
> Es sei gesegnet im Angesicht Gottes.
>
> Alles, was dir in den Sinn gekommen ist,
> alles, was du gedacht und ersonnen hast,
> geglaubt und erhofft,
> alle Liebe, die du verschenkt hast,
> sei gesegnet durch den dreieinigen Gott.
>
> *Kreuzzeichen auf die Stirn*
>
> Alles, was du in die Hand genommen,
> angepackt und geschaffen hast,
> ob geglückt oder misslungen,
> alle Schuld, die du auf dich geladen hast,
> sei angenommen durch den dreieinen Gott.
>
> *Kreuzzeichen auf die rechte Hand*
>
> Alles, was dir gegeben wurde,
> das Leichte und das Schwere, Freud und Leid,
> alles, was zu Ende geht, und auch das,
> was dein Leben überdauern wird und bleibt,
> sei getragen vom dreieinen Gott.

Kreuzzeichen auf die linke Hand

Gott sende dir seinen Engel entgegen.

Unterfassen beider Hände, wo möglich

Er nehme dich bei der Hand
und führe dich durch Dunkelheit und Nacht ins Licht.
Im Namen des Vaters und des Sohnes und des Heiligen Geistes.
Amen.

In diesem Sterbesegen wird das gelebte Leben in den Blick genommen. Dieses einmalige Leben wird leibhaft (→Körper/Leib) – konkret: mit dem Kreuzzeichen – gewürdigt. Selbst wenn die Worte am Ohr vorbeigehen, wird das Zeichen doch erlebt. Anschließend werden alle Anwesenden eingeladen, den Sterbenden ebenso zu segnen. Gemeinsam wird das Vaterunser gebetet.

Ein Segen für die Angehörigen beschließt die Feier:

> Gott segne euch und alle, die zu N.N. gehören,
> und schenke euch Kraft.
> Er segne eure Liebe füreinander
> und begleite euch auf dem Weg, der vor euch liegt.
> Es segne euch der dreieine Gott,
> der Vater, der Sohn und der Heilige Geist. Amen.

So wie es neben der Krankenkommunion auch eine Liturgie des Krankensegens gibt, sollte neben die Sterbekommunion auch eine Liturgie des Sterbesegens treten. Die Sterbekommunion wird verstanden als die heilige Speise als „Stärkung für unsere Reise zu dir". Der Sterbesegen kann gleich einem Reisesegen ein tröstendes Segenswort für den Reiseantritt zur österlichen Wanderung darstellen.

Der Sterbesegen liegt für verschiedene Situationen vor: wenn ein junger Mensch im Sterben liegt, wenn ein Mensch in der Mitte des Lebens nach langer Krankheit im Sterben liegt, wenn ein an →Demenz erkrankter Mensch im Sterben liegt, wenn ein Mensch unerwartet im Sterben liegt, wenn ein Mensch Suizid verübt hat oder wenn ein Kind im Sterben liegt oder tot geboren wurde. Für Menschen, die tief im →Glauben verankert waren, ist auch eine Form der Tauferinnerung im Tod, verbunden mit dem Sterbesegen, möglich.

Bistum Trier (Hg.) (2014) Gottesdienstliche Feiern im Umfeld des Sterbens. Trier: Paulinus.
Erzbischöfliches Ordinariat der Erzdiözese Freiburg (Hg.) (2012) Handreichung zum Sterbesegen. Freiburg: Erzdiözese Freiburg.
Kellner G (2010) Der Sterbesegen – ein neues ökumenisches Ritual. In: Lebendige Seelsorge 61:42–47.

Birgit Jeggle-Merz

Sucht

Historisch betrachtet kann man darauf schließen, dass süchtige Verhaltensweisen so alt sind wie die Menschheitsgeschichte selbst. Das Wort Sucht leitet sich vom althochdeutschen *siech* (krank) ab. Dem entsprechend können dem Suchtbegriff unterschiedliche Bedeutungsinhalte zugeschrieben werden. So dient er einerseits zur Beschreibung von Krankheiten (z.B. Gelbsucht) oder auch Verhaltensstörungen mit Kontrollverlust (Alkohol-, Drogen-, Spielsucht), zum anderen kann er zur Beschreibung von negativen menschlichen Eigenschaften herangezogen werden (z.B. Habsucht). Umgangssprachlich finden sich noch viele weitere Anwendungen (z.B. Fernsehsucht, Naschsucht), die aber im Normalfall nicht mit dem Zerstörungspotential einer „echten" Suchterkrankung zu vergleichen sind und auch nicht zu schweren Formen von Abhängigkeit führen (Möller et al. 2015).

Definition des Suchtbegriffs

Nach wie vor kann die Definition der Weltgesundheitsdefinition (WHO) aus dem Jahr 1964 als die gebräuchlichste Beschreibung von

Sucht herangezogen werden: Demnach ist Sucht „ein Zustand periodischer oder chronischer Intoxikation, verursacht durch wiederholten Gebrauch einer natürlichen oder synthetischen Substanz, der für das Individuum und für die Gemeinschaft schädlich ist" (Möller et al. 2015: 334).

Des Weiteren kann Abhängigkeit als eine primäre, chronische (→Chronizität), multidimensionale neurobiologisch verankerte Erkrankung beschrieben werden. Darauf aufbauend kann unter psychischer Abhängigkeit ein übermächtiges, unwiderstehliches Verlangen nach einer bestimmten Substanz/Droge (engl.: *craving*) verstanden werden. Physische (körperliche) Abhängigkeit ist vor allem durch eine Toleranzentwicklung und das Auftreten von Entzugserscheinungen gekennzeichnet (Möller et al.2015). Des Weiteren findet sich eine alternative Beschreibung von Suchterkrankungen, welche besonders für eine psychodynamische Auseinandersetzung von erhöhter Relevanz ist. So kann Sucht nach Jim Orford (2002) als exzessiver Appetit verstanden werden, bzw. als eine „Bindung an eine appetitive (lustgesteuerte) Aktivität, welche so stark ausgeprägt ist, dass es für die Person schwierig ist, diese Aktivität zu zügeln, obwohl diese einen Schaden verursacht" (Übersetzung: Autor, nach Orford 2002: 10).

Damit korrespondierend wurde Sucht auch prominenterweise als spezifische Form der →Bindungsstörung beschrieben (Flores 2001). Die klinische Diagnostik kann im Allgemeinen auf Basis der Internationalen Klassifikation von Erkrankungen (ICD 10, Kapitel F) oder dem diagnostischen bzw. statistischen Manual psychischer Erkrankungen (DSM 5, fünfte Revision) erfolgen. Eine sichere Diagnose von Abhängigkeit kann nach ICD 10 dann gestellt werden, wenn zumindest drei der folgenden sechs Symptome für den Vorjahreszeitraum zutreffen: 1) ein Zwang, die Substanz zu konsumieren, 2) Kontrollverlust, 3) körperliche Entzugserscheinungen, 4) eine Erhöhung der Toleranz, 5) die Vernachlässigung anderer Interessen bzw. 6) ein fortgesetzter Konsum trotz schädlicher Folgen.

Modelle der Suchtentstehung

Die Entstehung einer Suchterkrankung stellt immer ein bio-psycho-sozial bedingtes Geschehen dar. So kann erstens unter Berücksichtigung der Art der Droge (d.h. ihrer Verfügbarkeit, Wirkung und Verträglichkeit), zweitens der Umwelt (→Familie, Gesellschaft, Freundeskreis, Lebensereignisse oder Stress etc.) und drittens der individuellen Ausstattung der betreffenden Person (Genetik, Persönlichkeits- und Bindungsorganisation) auf die multifaktorielle Genese einer Suchterkrankung geschlossen werden. Darüber hinaus kann auch die Möglichkeit einer spirituellen Komponente im Sinne einer Erweiterung hin zu einem bio-psycho-sozio-spirituellen Modell für den Umgang mit Suchterkrankungen diskutiert werden (Unterrainer 2014). Eine Suchterkrankung kann je nach Art der Substanz eine Vielzahl von körperlichen Folgeerkrankungen nach sich ziehen. Hier sei zur weiteren Lektüre Möller et al. (2015) empfohlen.

Suchterkrankungen können aus lerntheoretischer Perspektive als das Ergebnis von Konditionierungs-(Verstärkungs-)Lernen erklärt werden. Dieses basiert auf der fälschlich positiven Erwartungshaltung hinsichtlich der Drogenwirkung. Aus psychodynamischer Perspektive werden Suchterkrankungen vor allem als Symptom eines dysfunktionalen Zusammenspiels von Über-Ich und Es-Instanzen verstanden. Des Weiteren ist auch darauf zu verweisen, dass im Prinzip jede Form der psychischen Erkrankung ein erhöhtes Risiko mit sich bringt, im Sinne der Ko-Morbidität eine Suchterkrankung zu entwickeln. Ein relativ neues Feld ergibt sich durch die Berücksichtigung der Verhaltenssüchte. Hier sind vor allem die Spielsucht und die Sucht nach neuen Medien (Handy, Internet) zu nennen (Möller et al. 2015).

Flores PJ (2001) Addiction as an attachment disorder: Implications for group therapy. International Journal of Group Psychotherapy 51:63–81.
Kuntz H (2000) Der rote Faden in der Sucht: Neue Ansätze in Theorie und Praxis. Weinheim: Beltz.
Möller HJ, Laux G, Deister A (2015) Psychiatrie, Psychosomatik und Psychotherapie. Stuttgart: Thieme.
Orford J (2001) Addiction as excessive appetite. Addiction 96:15–31.

Unterrainer HF (2014) Braucht die Suchtbehandlung eine spirituelle Dimension? Spiritual Care 3:28–35.

Human-Friedrich Unterrainer

Symbol

Das griechische Wort *sýmbolon* leitet sich vom Zeitwort *symbállein* (zusammenfügen, zusammenwerfen) ab. Wenn sich in der Antike Freunde trennten und eine Münze oder ein Gefäß zerbrachen, konnten sie selbst oder ihre Nachkommen sich am Zusammenpassen der Bruchstücke (wieder) erkennen. In Platons Symposion (191d) erfahren wir, dass die von den →Göttern in zwei Geschlechter geteilten →Menschen wieder zusammenkommen wollen. In der Suche nach dem Anderen ist jedes Teil *sýmbolon* eines Menschen. Im Lukasevangelium (2,19) heißt es, dass Maria „diese Geschehnisse/Dinge" (die Geburt Jesu, die Reaktion der Hirten, den Gegensatz Gott/Mensch) in →Erinnerung behielt und „in ihrem Herzen zusammenfügte" (*symbállusa*).

Symbol ist ein sprachliches oder non-verbal künstlerisches Sinnbild (→Sinn) für eine wichtige Sache. Das lebendige Symbol ist ein kraftvoller und wirksamer seelischer Ausdruck, die „bestmögliche Bezeichnung für einen relativ unbekannten, jedoch als vorhanden erkannten oder geforderten Tatbestand" (Jung 1921/1960: § 894). Im Gegensatz zum Zeichen muss das Symbol nicht erklärt oder übersetzt werden, um wirksam zu sein. Das Zeichen wird digital (grammatisch, syntaktisch, semantisch) entschlüsselt, das Symbol in seiner analogen Ganzheit erfasst.

Durch das seelische „Zusammenfügen" überbrückt („transzendiert") das Symbol Gegensätze: Das Symbol „Ehering" steht für die Gegensätze Mann/Frau, endlich/unendlich, alltäglich/feierlich, das Symbol „Kreuz" für die Gegensätze Tod/Leben, Traumatisierung/Erlösung, das „→Herz" für den Gegensatz somatisch/psychisch (→Körper) usw. Besonders wichtig: Symbole überbrücken den Gegensatz

Anwesenheit/Abwesenheit. Symbole und die symbolische Imagination entstehen im Zwischenraum zwischen zwei Menschen, zwischen Gegenwart und Abwesenheit, zwischen Leben und Tod. In diesem Übergangsbereich (Winnicott 1951/1973) entstehen das kindliche Spiel, Kunst und Kreativität, Religion und Spiritualität.

> Das erste Symbol, wo wir die Menschheit an ihren Spuren erkannten, ist das Grabmal, und die Vermittlung des Todes wird in jeder Beziehung wiedererkannt, in der der Mensch zum Leben seiner Geschichte gelangt (Lacan 1966: 319).

In der Umgangssprache wird Symbol/symbolisch häufig als vergleichsweise weniger real verstanden: Wer „nur symbolisch" spendet, gibt weniger als der großzügige Geldgeber. Um den „symbolischen" Kaufpreis von 1 € wechselt zwar das Grundstück real den Besitzer, aber weder ist der Käufer wirklich ärmer noch der Verkäufer wirklich reicher geworden. Diesem Missverständnis des Symbols als des weniger Realen setzt Jung seine Auffassung vom lebendigen Symbol entgegen. Solange das Symbol (Kunstwerk, →Traum, →Ritual usw.) „lebt", hat es im Vergleich zur Alltagswirklichkeit keineswegs einen abgeschwächten, sondern einen verdichteten und gesteigerten Realitätsgehalt. Durch Erklären, Übersetzen, Dechiffrieren wird das Symbol hingegen „getötet". Ferner „stirbt" das lebendige und „bedeutungsschwangere" Symbol, wenn „sein Sinn aus ihm geboren ist" (Jung 1921/1960, § 896), wenn es als Sinnbild nicht mehr gebraucht wird, weil ein besserer Ausdruck gefunden wurde.

Spirituelle Symbole

Im „Abendmahlsstreit" der westlichen Kirche ging es um die Frage der „Realpräsenz" des physisch abwesenden Jesus Christus in den Gestalten von Brot und Wein. Die einen verstanden diese Präsenz „nur symbolisch" (d.h.: weniger „real" als die physische Präsenz), die anderen bestanden auf der Identität von →Sakrament und Leib Christi. Winnicott erwähnt die eucharistische Hostie/Oblate als ein Beispiel dafür, wie die Symbolik sich im Wachstum eines Individuums und einer Glaubensgemeinschaft entwickeln und eine veränderbare Bedeutung haben kann. Ob wir das Abendmahl als identisch mit dem Leib Christi oder als Erinnerung an ihn auffassen, so Winnicott, in beiden Fällen ist es ein Symbol.

Die →Gesundheitsberufe können und sollen die spirituelle Dimension kranker Menschen als Aspekt des Menschseins respektieren, auch wenn diese nicht messbar und manipulierbar ist wie Blutdruck, Blutzucker, Kreatininspiegel usw. Die →therapeutisch Tätigen, die tagtäglich mit →Grenzsituationen des Lebens und →existenziellen Fragen kranker Menschen konfrontiert werden, erfahren durch die Kategorie des →„Geheimnisses" zugleich eine Aufwertung (angesichts der eigenen Ohnmacht) und eine Entlastung (von der Allmachtsfantasie, alles kontrollieren zu müssen). Auch wenn vom Geheimnis im Berufsalltag nicht viel gesprochen wird, kann es „als Leitidee und Symbol allen →Begegnungen mit und allen Behandlungen von Menschen zugrunde liegen" (Weiher 2012).

Dass die spirituelle Dimension im therapeutischen Gespräch eher selten thematisiert wird, kann mit Tabuisierung und →Scham zusammenhängen. Der tiefere Grund für die Scheu in Bezug auf Religiosität und Spiritualität liegt jedoch darin, dass unser feststellendes Denken und Reden hier an eine Grenze gerät, und symbolische Ausdrucksweisen dem Spirituellen angemessener sind als feststellende. Die Gesundheitsberufe brauchen also nicht nur →Achtsamkeit für den digitalen Text des Patienten (z.B. in der →Anamnese), sie brauchen auch eine „Antenne" um die analogen Symbole „zwischen den Zeilen" des digitalen Textes zu lesen.

Rituale sind sichtbare und miteinander erlebbare symbolische Ausdrucksformen dieser analogen Wirklichkeit. Dazu gehören nicht nur das Abendmahl und andere christliche Sakramente, sondern vergleichende, hinweisende Narrative und eine Fülle von individuell geprägten oder universal verständlichen Ausdrucksformen (Kerzen, Blumen, Farben, Klänge, Gerüche usw.).

Jung CG (1921/1960) Psychologische Typen (GW VI) (Vol. 6) Zürich: Rascher.
Lacan J (1966) Ecrits. Paris: Seuil.

Weiher E (2012) Wenn das Geheimnis die Lösung ist. Spiritual Care 1 (1):82–83.
Winnicott D W (1951/1973) Vom Spiel zur Kreativität (Playing and reality, übersetzt von Michael Ermann) Stuttgart: Klett.

Eckhard Frick sj

System / systemisch

„Systemisch", abgeleitet von „System", aus dem Griechischen *systema* – Zusammenstand, von: *syn* (zusammen) und *histemi* (stellen); ein Ganzes, das aus Teilen oder Gliedern zusammengesetzt ist (lateinisch *Systema, Compositio*), wurde in der antiken griechischen Welt vielfältig verwendet, u.a. in der Medizin im Corpus Hippocraticum und bei Galen, von Aristoteles für den lebendigen Organismus oder auch (sozio-politisch) für die *Polis* (Stadt) als Gemeinschafts-Organisation mit ihren →Institutionen, von der stoischen Philosophie auch für den Kosmos und im Sinne von zusammenhängendem „Denk-System" aus Denkvoraussetzungen, Schlussfolgerungen und Erkenntnissen. „Systemisch" (nicht: „systematisch"!) wird insbesondere in sozialen bzw. soziologischen Kontexten v.a. dank der Arbeiten von Luhmann verwendet und ähnlich im →psychotherapeutischen Kontext der überindividuellen Betrachtung von psychosozialen Dysfunktionen bzw. Störungen.

Im soziologischen Kontext bedeutet „systemisch" das Einnehmen einer Perspektive auf soziale Gebilde und Einheiten, welche die regelmäßigen Wechselwirkungen der Teile innerhalb des betrachteten sozialen Gebildes analysiert, d.h. die Kommunikations- bzw. Interaktionsmuster dieses (sozialen) Systems, mit welchen das System sich selbst („selbst-referentiell") festigt, („autopoietisch") erschafft und weiterentwickelt. Was nicht zum System (z.B. →Familie) gehört, ist Umwelt; sie besteht ihrerseits aus Systemen mit ihren jeweiligen Mustern. Auch werden die Wechselwirkungen zwischen dem System und seiner Umwelt analysiert, die jedoch nicht in gleicher Weise erfolgen können wie im System selbst, sondern als „Außen(-Beziehungen)" („Fremdreferenzen") wahrgenommen bzw. gedeutet werden. Im System kann es wiederum Teil-Einheiten als Subsysteme geben, das System selbst kann Teil eines Suprasystems sein (also darin Subsystem), auf jeder Ebene und zwischen den Ebenen mit je eigenen, unterschiedlichen Kommunikations- bzw. Interaktionsmustern. Diese Betrachtungsweise wird für das Beschreiben und Verstehen gesellschaftlicher Einheiten, →Organisationen und Institutionen eingesetzt, ähnlich jedoch auch in systemischer Psychotherapie und Supervision bzw. Organisationsberatung, um dysfunktionale (pathologische) Muster bewusst zu machen und durch funktionalere (gesündere) Kommunikations- bzw. Interaktionsweisen zu ersetzen. Für die Verhaltensmuster im System gilt es hierbei besonders die jeweiligen, häufig stillschweigenden wechselseitigen Erwartungs-Erwartungen (Stierlin 1971) etwa durch zirkuläres Fragen ausdrücklich zu erkennen, sich gegenseitig mitzuteilen und in der Folge persönlich oder miteinander zu verändern.

Relevanz/Zusammenhang mit Gesundheit/Krankheit

Angefangen vom biologischen „System" des Organismus, in dem es pathogen zu dysfunktionalen Abläufen kommen kann, die sich zum krankhaften Muster verfestigen, über das psychische System im Individuum mit seinen inneren Erlebens- und Verhaltensmustern bis zum sozialen und organisationalen System der zwischenmenschlichen und überindividuellen Beziehungsmuster gestattet die systemische Perspektive die Konzentration auf diese Interaktionen und Kommunikationsweisen. Sie tritt an die Stelle von schuldzuweisenden →Kausalattributionen an Individuen, die „sich" ändern sollen (Richter 2007). Therapeutische Ansätze setzen biologisch wie psychotherapeutisch daran an, die störenden-gestörten, sich selbst verstärkenden („selbstreferentiell") und das System („autopoietisch", sich selbst erschaffenden und) von selbst ausweitenden Muster so zu stören, dass durch die Störung der Störung neue, vorteilhaftere, weil funktionalere Kommunikations- und Interaktionsweisen ausprobiert und möglichst (wieder oder erstmals) gesündere Muster (selbstreferentiell und autopoietisch) entwickelt werden können – biologisch, psychisch und sozial bzw. organisational. Besonders fruchtbar wird der systemische Ansatz in Paar- und Familientherapie eingesetzt, z.T. auch in Gruppentherapie und Balint-Gruppen sowie Supervision von Teams und Organisationen wie auch Institutionen, insofern sie jeweils als System(e) betrachtet werden (von Schlippe & Schweitzer 2007).

Fazit für Spiritual Care

Werden →spirituelle Bedürfnisse von Patienten, Angehörigen und/ oder Mitarbeitenden im Team ignoriert, ist dies systemisch gesprochen ein Interaktions- oder Kommunikationsmuster, das eine wichtige anthropologische Dimension ausblendet und damit den genannten →Personen und ihrem Miteinander systemisch nicht gerecht, d.h. auf Dauer dysfunktional und belastend wird. Spiritual Care kann systemisch als Subsystem von Palliative Care oder auch des Gesundheitswesens aufgefasst und somit „auch" als „Organisationsbegriff" (T. Roser) bezeichnet werden. Spiritual Care ist dann aber auch „nur" ein Subsystem von Palliative Care oder des Gesundheitswesens. In diesem Subsystem gibt es im Sinne von Kompetenzen und Zuständigkeiten unterschiedliche, mehr und weniger gut funktionierende Interaktionsweisen innerhalb eines (Stations-)Teams zum einen, eines Seelsorgeteams zum andern, aber auch Wechselwirkungen mit dem Stationsteam als übergeordnetem System mit vielen weiteren Aufgaben und dem Krankenhaus als Suprasystem ebenso wie etwa mit der ggf. entsendenden religiösen Organisation als (anderem) Suprasystem mit eigener Systemlogik, das zugleich Teil der „Umwelt" des Gesundheitswesens ist (Baumann 2015). Auch für Spiritual Care bietet die systemische Perspektive somit viel Potenzial für das Beschreiben, Verstehen, Kritisieren und Weiterentwickeln der im Spiel befindlichen Interaktions- und Kommunikationsmuster auf und zwischen unterschiedlichen systemischen Ebenen und ihren Umwelten.
→Implementieren

Baumann K (2015) Wie kann „caritas" systemisch werden? Zu einer zentralen Herausforderung an kirchliche Einrichtungen im Gesundheitssystem und im Dienst der Kirche. In: Büssing A, Surzykiewicz J, Zimowski Z (Hg.) Dem Gutes tun, der leidet. Berlin: Springer. 181–189.
Luhmann N (1987) Soziale Systeme. Grundriss einer allgemeinen Theorie. Frankfurt a.M.: Suhrkamp.
Richter HE (1970/2007) Patient Familie. Gießen: Psychosozial Verlag.
Stierlin H (1971) Das Tun des Einen ist das Tun des Anderen. Versuch einer Dynamik der menschlichen Beziehungen. Frankfurt a.M.: Suhrkamp.
von Schlippe A, Schweitzer J (2007) Lehrbuch der systemischen Therapie und Beratung. Göttingen: Vandenhoeck & Ruprecht.

Klaus Baumann

Theodizee

Der Terminus Theodizee stammt von G. W. Leibniz (1646–1716). Etymologisch geht er zurück auf altgriechisch *theós* (→Gott) und *díkē* (Gerechtigkeit), d.h. „Gerechtigkeit Gottes" oder „Rechtfertigung Gottes". Die Theodizee beschäftigt die „Rechtfertigung Gottes" angesichts der →Existenz von Übel und →Leid, genauer die (rationale) Rechtfertigung des →Glaubens an die Existenz eines allmächtigen und gütigen Gottes angesichts von Übel und Leid. Ausgangspunkt ist die logische Unvereinbarkeit von Leid und Übel mit diesen beiden göttlichen Attributen, insofern die Allmacht bedeutet, dass Gott Leid/Übel verhindern *kann*, und die Güte, dass er dieses verhindern *will*. Dieser Widerspruch ist eines der stärksten Argumente der Religionskritik gegen die Existenz eines Gottes und einen Glauben an eine derartige höhere Wirklichkeit. Es gibt verschiedene philosophische und theologische Ansätze, diese Herausforderung rational anzugehen (Kreiner 2005). Neben der rationalen Argumentation wird auch die praktisch-existenzielle Auseinandersetzung mit diesem Spannungsverhältnis unter den Ausdruck Theodizee gefasst, was im Kontext Spiritual Care zentral ist. Alle Religionen und auch philosophische Lebensweisungen suchen Deutungen und insbesondere praktische Wege aufzuzeigen, mit der Theodizeefrage als existenzieller Herausforderung umzugehen.

Theodizee und Krankheit

Krankheit, Krisen, Sterben, →Traumata sind „klassische" Situationen, in denen Menschen persönlich die Theodizeefrage stellen, in ganz verschiedenen Varianten (z.B. Warum ich? Wie kann Gott das zulassen? Wie soll ich da noch an Gott glauben?). Dies kann Menschen in tiefe religiös-spirituelle Krisen führen bis hin zum Glaubensverlust. Je nach Religion darf dieses →Zweifeln und Hadern sein oder es wird bereits als Form des Unglaubens angesehen, wenn Krankheit vor allem als Prüfung Gottes gesehen wird. Eine säkulare Form ist die Frage nach dem →Sinn angesichts von Leid und Tod. Das Klagen bis hin zur Anklage Gottes ist ein möglicher Ausdruck dieses religiös-spirituellen Ringens. Psychologisch sind diese Prozesse wichtig, um einen Schritt weiter zu gehen. Was bedeuten sie religiös? Christlich-theologisch betrachtet (→Christentum) sind sie Ausdruck dafür, dass ein Mensch sowohl seine Sehnsucht nach Glück und Leben als auch die in verschiedenen Religionen unterschiedlich aussehenden Verheißungen von Heil und Leben ernst nimmt. Er klagt dies gleichsam bei Gott ein. Die Klage ist die Kehrseite der Theodizee: Gott wird angerufen, sich zu rechtfertigen und als gut zu erweisen. →Klagen kann einen Prozess eröffnen.

Theodizee und Spiritual Care

Die Theodizeefrage ist Teil des religiös-spirituellen Copings. Pargaments Unterscheidung zwischen „negativem" und „positivem" spirituellen Coping ist oft so verstanden worden, dass Aspekte wie Klage, Konflikt, Hadern mit Gott, dunkle Seiten des Gottesbildes zu einem ungünstigen Bewältigungsergebnis führen. Zahlreiche Forschungen zeigen auch Zusammenhänge von religiösem und spirituellem Ringen mit einem schlechteren physischen und psychischen Gesundheitszustand (→Gesundheit, seelische) und einem höheren Mortalitätsrisiko, und zwar anhand von drei Items: „Zweifel an Gottes Liebe", „das →Gefühl, von Gott verlassen worden zu sein" und „die Überzeugung eines direkten Einwirkens des Teufels". Die ungünstige Wirkung wird mit drei möglichen Gründen erklärt: Spirituelle Krisen können die körperliche Gesundheit ungünstig beeinflussen, stellen einen emotionalen Stresszustand verbunden mit negativen Emotionen dar, und sie können in die soziale Isolation führen, indem sich Freunde, →Familienmitglieder und Mitglieder der religiösen Gemeinschaft distanzieren (Pargament et al. 2001).

Bisher wenig erforscht ist, inwiefern religiöses und spirituelles Ringen von den Betroffenen als Möglichkeit für inneres Wachstum betrachtet und genutzt wird und von welchen Faktoren dies abhängt. Erste Studien weisen auf einen solchen Zusammenhang hin (Abu-Raiya et al. 2015). Pargament (2018) legt sich in Konsequenz eine große Zurückhaltung gegenüber dem Terminus „negatives spirituelles Coping" auf, insofern er im spirituellen Ringen die Zwiemöglichkeit sieht, auch hin zu einer in Krankheit und Krise gereiften Spiritualität:

Abbildung 6: Ambivalenz des „spirituellen Kampfes",
graphisch dargestellt nach Abu-Raiya et al. 2015

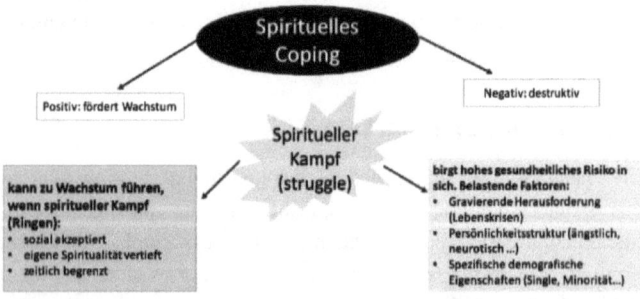

Auch religiöse und spirituelle Traditionen zeigen das existenzielle Ringen um die Theodizeefrage in der Gefahr, zu Verzweiflung und

Verbitterung zu führen, wie auch als Chance zur Reifung. In den Prozessen des religiös-spirituellen Ringens kann sich das Gottes- und Selbstbild verändern. Meist wird vor allem ein religiöses Leistungsdenken (lat.: *do ut des*, der Mensch gibt, damit auch Gott gibt) oder ein Tun-Ergehens-Zusammenhang (z.B. im Bild des strafenden Gottes) abgelegt. Eine mögliche Antwort ist die Haltung, die Hiob am Ende seines Ringens einnimmt: das Sich-Hineinstellen in die größere Ordnung der Schöpfung, zu der alles gehört, Licht und Finsternis. Biografische Zeugnisse (→Biografie, spirituelle) beschreiben ein Hineinwachsen in ein umfassenderes Bewusstsein, das sich von der Alltagswahrnehmung unterscheidet (Utsch 2017). Dieser Prozess ist nicht einforderbar und machbar, sondern kann wachsen und geschenkt werden. Manchmal tun sich für einen Menschen im zeitlichen Abstand Zusammenhänge auf, die ihm die Bedeutung von leidvollen →Erfahrungen erschließen; dies kann aber immer nur die Innensicht einer →Person sein. →Vertrauen, Ehrfurcht, Demut können als Grundhaltungen entstehen und sind doch immer wieder neu situativ zu realisieren.

Fazit für Spiritual Care

Prozesse des existenziellen Ringens mit der Theodizeefrage zu begleiten ist eine große Herausforderung. Immer neu gilt es, gegen die Gefahr eines schnellen „Wegtröstens" (→Trost) anzugehen und das Zweifeln und Hadern auszuhalten, auch zum Klagen zu ermutigen.

Stärkend kann sein, miteinander die Offenheit dieser Frage auszuhalten, gerade darin Solidarität zu schenken. Besonders unterstützend ist, wenn Begleitende dabei einen Vertrauensraum hinein in das →Geheimnis menschlichen Lebens eröffnen können (Weiher 2010).

Abu-Raiya H, Pargament KI, Exline JJ (2015) Understanding and addressing religious and spiritual struggles in health care. Health & Social Work.
doi.org/10.1093/hsw/hlv055 [Epub].

Frick E, Maidl L (Hg.) Online-Seminar ReSpirCare. Religiöse und Spirituelle Ressourcen in der Traumaverarbeitung nach Flucht und Migration. Kapitel 5 und 6.

(Zitierdatum 16.1.2020), abrufbar unter https://open.vhb.org/blocks/ lldmetaselect/detailpage.php?id=112 .
Kreiner A (2005) Gott im Leid. Zur Stichhaltigkeit der Theodizee-Argumente. Freiburg i.Br.: Herder.
Pargament KI (2018) The Wasan Island talk with Eckhard Frick and Traugott Roser. Spiritual Care 7:215–218.
Pargament KI, Koenig HG, Tarakeshwar N, Hahn J (2001) Religious struggle as a predictor of mortality among medically ill elderly patients. Archives of Internal Medicine 161:1881–1885.
Utsch M (2017) Glaubenskrisen – Veränderungen und Neuorientierungen auf einem religiösen Weg. In: Hofmann L, Heise P (Hg.) Spiritualität und spirituelle Krisen. Handbuch zu Theorie, Forschung und Praxis. Stuttgart: Schattauer. 156–167.
Weiher E (2011) Das Geheimnis des Lebens berühren. Spiritualität bei Krankheit, Sterben, Tod. Eine Grammatik für Helfende. Stuttgart: Kohlhammer.

Lydia Maidl

Therapeut

Die Grundbedeutung von *therapeuein* (griechisch), lateinisch *curare*, englisch *to care* lautet: „Sorge tragen für den Anderen". Der *Therapon* ist ursprünglich der „Kriegsgefährte", der „freie Mann"; der mit einem Herrn freiwillig in den Krieg zieht – nicht wie der „Knecht" (*doulos*), der als Sklave und Abhängiger seines Herrn tut, was ihm befohlen wird. Die Aufgabe des Therapeuten ist also die eines freiwilligen Dieners.

„Therapieren" heißt: ein Diener, dienstbar, dienstwillig sein. Der Mächtigere, dem der Therapeut zu dienen hat, ist nicht der Patient, sondern die sich im therapeutischen Prozess ereignende und darin sich enthüllende (griechisch: *a-letheia*: Un-Vergessen) Wahrheit des ihm anvertrauten Patienten. Dies geschieht „zwischen" Therapeut und Patient, also in der Beziehung der beiden: in ihr bilden sich die vielfältigen Beziehungserlebnisse des Patienten ab. Der Therapeut hat dafür →Sorge zu tragen, dass seine eigenen Beziehungserlebnisse dieses Geschehen nicht (zer-)stören.

Aus diesem Grund gehört zu seiner beruflichen Qualifikation eine tiefgehende Therapie seines eigenen So-geworden-Seins („Lehranalyse"), in der er das Handwerkszeug bekommt und den Umgang damit erlernt, Wahrheit in Beziehung (hebräisch *ämät*: Wahrheit als) erleben und aushalten zu können.

Der klare und verlässliche Rahmen schützt und bewacht das Abenteuer des Auf-Wahrheit-ausgerichteten-Begegnens in der psychoanalytischen Therapie. Wichtig ist, dass der Rahmen, obgleich Wächter und Schutz, sich nicht moralisch überhebt: Ein zu starrer Rahmen erstickt die Lebendigkeit des Prozesses. Umgekehrt verführt ein zu weicher Rahmen zu „romantischen Sehnsüchten", die ebenfalls dem seelischen Wachstum des Patienten nicht dienlich sind. Erst die fruchtbare Verbindung von klarer „Struktur" und „Träumerei" (Melanie Klein: „Reverie") ermöglicht seelisches Wachstum.

Im Neuen Testament wird in vielen Geschichten, die von Jesus als dem „Heiler", dem „Therapeuten", handeln, der →Glaube, das →Vertrauen des „Patienten" in den Mittelpunkt gestellt: „Ich glaube Herr, hilf meinem Unglauben!" (Mk 9,24). Die drängende Sehnsucht nach einer Personifizierung des „Messias", der von „außen" eindeutig rettet, bildet ein nötigendes Beziehungsgeschehen ab, in dem die Freiheit wechselseitiger →Begegnung verloren gegangen ist. Bemerkenswert ist in diesem Zusammenhang die Frage Jesu an den Blinden von Jericho: „Was willst du, dass ich für dich tun soll?" (Mk 10,51), die Raum für ein „Dazwischen" eröffnet. Erst in diesem Zwischenraum kann sich das Dritte, das Unbewusste entfalten. Die in ihrem Wesen unerkennbare Wahrheit „offenbart" sich „dazwischen". So ist das Reich →Gottes nicht „in euch" und auch nicht „außerhalb euch", sondern es ist ein Netz guter geordneter Verbindungen sowohl im Inneren des Individuums als auch zwischen den →Menschen. Beziehungssicherheit entsteht nicht durch Idealisierung des Anderen, im Gegenteil: der Schatten der Idealisierung ist das Misstrauen gegenüber dem Anderen, das durch die Idealisierung gleichsam mit einer „Goldschicht" überzogen wird.

Idealisierung (des Therapeuten/Messias) ist also ein Geschehen innerhalb der „paranoiden Position" (M. Klein) und kein Ausdruck des gläubigen Vertrauens in den Messias. Der Messias bleibt in dieser Dynamik der Retter-Beziehung „äußerlich" und wird beim Zusammenbruch der Idealisierung zum „Verräter", der zu kreuzigen ist.
→Heilung im Sinne von „Ganz-Werdung" benötigt die „Hineinnahme" des Messias in das eigene Erleben. Dies geschieht über das „Wort". Als nach einer Heilung eine „Frau im Volk" Jesus mit den Worten seligpreist: „Selig ist der Leib, der dich getragen hat und die Brüste, an denen du gesogen hast" erwidert er ziemlich nüchtern: „Ja, selig sind, die, die das Wort Gottes hören und bewahren" (Lk 11,27b–28). Auch hier verweist Jesus triangulierend auf das Dritte, auf das Medium (sowohl das „Mittlere" als auch das „Vermittelnde") des „Wortes", das nicht idealisiert, sondern gehört, bewahrt und „beherzigt" werden will. Im Johannesevangelium wird dieser Logos mit Christus gleichgesetzt. Das Sich-berühren-Lassen von ihm bewirkt die heilsame „Neugeburt", ohne die es unmöglich ist, in das Reich Gottes zu kommen (Joh 3,5). Dieses „Reich Gottes" ist nicht als jenseitig-äußerliches Paradies zu sehen, sondern das Reich Gottes ist das diesseitige Geschehen, in dem wir Menschen versuchen, einander wahrzunehmen, zu achten, in unserer Verschiedenheit zu respektieren und füreinander Sorge zu tragen. So gesehen treffen sich solche Menschen im Reiche Gottes, die ihres narzisstischen Um-sich-selbst-Kreisens überdrüssig geworden sind. Stattdessen leben sie in und aus der Freude eines sozialen Miteinanders, in dem die Verschiedenheit von Geschlecht, Herkunft und kulturell-religiöser Prägung als wechselseitige Bereicherung erlebt wird.

Lothar Malkwitz

Total Pain

Cicely Saunders' klassische Beschreibung von „Total Pain" stammt aus dem Gespräch, das sie 1963 mit einer Patientin führte:

'Well doctor, it began in my back but now it seems that all of me is wrong'. She spoke of several other symptoms and went on – 'I could have cried for the pills and the injections but I knew I mustn't. Nobody seemed to understand how I felt and it was as if the world was against me. My husband and son were marvellous, but they were having to stay off work and lose their money. But it's wonderful to begin to feel safe again'. Physical, emotional and social pain and the spiritual need for security, meaning and self-worth, all in one answer. Such a holistic approach will enable the dose of opioid to remain between each patient's own effective and sedative levels while regular giving enables constant control of the almost invariably constant pain (Saunders 2000/2006: 253).

Der Begriff Total Pain hat zwei Aspekte, die für →Palliative Care von gleicher Bedeutung sind: Mit dem Patienten im Gespräch sein und für gute Symptomkontrolle sorgen. Palliative Patienten sprechen nicht nur von Schmerzen und anderen Symptomen, sondern äußern zusammen mit diesen Beschwerden auch seelische, soziale, spirituelle Not. Spirituelle Not wird nicht durch Erhöhung der analgetischen Dosis gemildert. Im Unterschied dazu bessern sich aber Angst und →Depression meist, wenn die physischen Symptome gut kontrolliert werden. „Much of this ‚total pain' can be alleviated without the use of analgesics. At the same time, attention to physical symptoms relieves much anxiety and depression" (Saunders 1964: 68).

Total Pain ist ein paradoxer Begriff: Durch die von Saunders geforderte „holistische" Zugangsweise wächst auch die Gefahr eines totalitären ärztlichen Paternalismus: Der Arzt ist nicht nur für die Behandlung des organisch bedingten Schmerzes mit somatischen (vorwiegend pharmakologischen) Mitteln zuständig. Wenn er sich für psychische, soziale und spirituelle Belange seines Patienten interessiert, nimmt er auch Aufgaben wahr, die für gewöhnlich an die →Seelsorge, an Psychiatrie und →Psychotherapie, an die →Pflege, an →Soziale Arbeit usw. delegiert werden. Die Öffnung für andere, über die somatische hinausgehende, Dimensionen des Schmerzes „humanisiert" zwar die Schmerzbehandlung (Clark 1999), birgt aber zugleich die Gefahr, dass der Arzt sich eine neo-pastorale →Macht (Foucault 1979/2005) anmaßt. Palliativmedizin ist dadurch ein Korrektiv gegenüber dem ärztlichen Paternalismus und dessen mögliche

„totalitäre" Gefahren, weil sie im Kern multiprofessionell angelegt ist. Der „totalitäre ärztliche Paternalismus" beruht also auf einem grundsätzlichen Missverständnis von Palliative Care.

Das Total Pain-Konzept gewinnt eine besondere Bedeutung in klinischen Situationen „unbehandelbaren" Schmerzes. Psychiatrische und psychosomatische →Erfahrung zeigen, dass Schmerz – selbst wenn keine organische Läsion nachweisbar ist – Symptom von Depression, →Demoralisierung (Kissane et al. 2001) oder Somatisierung sein kann. Organische und somatoforme Pathologie können beim selben Patienten vorliegen (Chaturvedi & Maguire 1998). Somatisierung ist bei palliativen Patienten eine häufige Schmerz-Ätiologie (Delgado-Guay & Bruera 2015), und hilft das Phänomen Total Pain zu verstehen. In palliativen Situationen ist Somatisierung →körperliche Darstellung von psychischer oder spiritueller Not durch verstärkten Ausdruck mehr oder minder erklärbarer und bekannter Symptome, viel weniger als Symptombildung ohne nachweisbare Pathophysiologie, wie dies bei neurotischen Störungen der Fall ist (Delgado-Guay & Bruera 2015). Im multi-disziplinären Palliativteam tragen Ärzte, Pflegende, Psychotherapeuten, Sozialarbeiter, Seelsorgende und andere Berufe zum Verständnis von Total Pain bei. Trotzdem bleibt das o.a. Paradox bestehen: Die verschiedenen Dimensionen von Total Pain wahrzunehmen, für diese offen zu sein, heißt nicht, den Schmerzpatienten „imperialistisch" zu beherrschen. Er oder sie braucht die Freiheit, den Augenblick, die Person, die Art und Weise der Mitteilung über das eigene →Leiden zu wählen. In diesem Sinne war Cicely Saunders nicht nur Pionierin der Schmerztherapie, sondern auch eines patienten-zentrierten Ansatzes im Verständnis von Total Pain.

Chaturvedi SK, Maguire GP (1998) Persistent somatization in cancer: a controlled follow-up study. Journal of Psychosomatic Research 45:249–256.
Clark D (1999) 'Total pain', disciplinary power and the body in the work of Cicely Saunders, 1958–1967. Social Science & Medicine 49:727–736.
Delgado-Guay M, Bruera E (2015) Multidimensional patient assessment. In: Bruera E, Higginson I (Hg.) Textbook of Palliative Medicine and Supportive Care. Boca Raton: CRC Press. 323–334.

Foucault M (1979/2005) "Omnes et singulatim": zu einer Kritik der politischen Vernunft. In: Defert D, Ewald F, Lagrange J (Hg.) Schriften in vier Bändern. Ditset Écrits (Bd. 4). Frankfurt a.M.: Suhrkamp. 165–198.
Kissane DW, Clarke DM, Street AF (2001) Demoralization syndrome– a relevant psychiatric diagnosis for palliative care. Journal of Palliative Care 17:12–21.
Saunders CM (1964) The symptomatic treatment of incurable malignant disease. Prescribers' Journal 4:68–73.
Saunders CM (2000/2006) The evolution of palliative care. In: Cicely Saunders: selected writings 1958–2004. New York: Oxford University Press. 251–258.

Eckhard Frick sj und Johanna Anneser

Transreligiös

Transreligiös meint entsprechend der lateinischen Grundbedeutung (*trans*: über ... hinaus, jenseits) Prozesse und Haltungen, die über eine einzige Religion hinausreichen. Transreligiös und „transkulturell" sind analoge Wortbildungen, die in inhaltlicher Verbindung stehen. Transreligiös wird vor allem in dreifacher Bedeutung verwendet:

1. „für ein Denken bzw. eine Spiritualität, die beanspruchen, über die bestehenden Religionen hinauszugehen (,trans' wie ,transzendent'), etwa im Sinn einer übergeschichtlichen mystischen Erfahrung, die man als einheitliche Wurzel aller Religionen betrachtet" (Baier 2004: 1);
2. „für Gemeinsamkeiten, die sich quer durch alle Religionen ziehen" (Baier 2004: 1);
3. für „den Transfer zwischen einem religiösen Traditionsraum und einem oder mehreren anderen" (Baier 2004: 1). Es kommt zur Entlehnung und Aneignung von Elementen, aber auch zur Abwehr.

Dieser Religionswandel „ist ein universales Phänomen. Es gibt kaum Gesellschaften ohne Kultur- und Religionskontakt mit benachbarten Ethnien und Völkern, insofern ist mit Einflüssen von außen immer zu rechnen" (Baier 2004: 3). Der Terminus „transreligiös" wird öffentlich durchaus positiv konnotiert: So wurde Navid Kermani 2011 bei der

Verleihung des Hannah-Arendt-Preises mit dem Prädikat ausgezeichnet: „Er denkt transkulturell und transreligiös, ohne je der so naheliegenden Gefahr zu erliegen, das tatsächlich Trennende zu überspielen oder zu übergehen" (Knott 2011). Im Alltag werden die Begriffe „multireligiös", „interreligiös" und „transreligiös" oft synonym gebraucht. Eine Abgrenzung von „interreligiös" und „transreligiös" lässt sich in Orientierung an den analogen Wortbildungen im Bereich der Kultur formulieren:

Kultur	Religion
„**Interkulturell**: basiert [...] auf dem klassischen Ansatz voneinander abgrenzbarer, in sich homogener Kulturen, betont jedoch die Notwendigkeit des Dialogs, der Kommunikation untereinander."	**Interreligiös**: basiert auf dem Ansatz voneinander abgegrenzter Religionen, betont die Notwendigkeit des Dialogs und der Begegnung. Über die Lernprozesse der Einzelnen kann es auch zu „lernenden Religionen" kommen (Rötting 2016: 107, 117).
„**Transkulturell**: betrachtet Kulturen nicht als abgeschlossene Einheiten, sondern geht von stetigen Vermischungsprozessen aus. [...] Betrachtungsebene sind verschiedene Kulturen unterschiedlicher regionaler Zuordnung wie auch unterschiedliche kulturelle Ebenen (Herkunft, Sprache, Religion, sexuelle Orientierung etc.)" (von Lersner & Kizilhan 2017: 5).	**Transreligiös**: betrachtet Religionen nicht als abgeschlossene Einheiten, sondern geht von stetigen Transfers aus, und zwar sowohl bei Gemeinschaften/Institutionen als auch bei einzelnen Menschen: auf unterschiedlichen Ebenen (Glaubenssätze, Ethik, Rituale, Rechte, Räume ...).

(→Glauben, →Moral/Ethik, →Ritual)

Dieser Abgrenzung liegt ein eher europäisches Religionsverständnis zugrunde. Transreligiös ist ebenso wie „transkulturell" eine Betrachtungsweise, die die Lebenswirklichkeiten von Menschen in der heutigen Zeit abbildet und ihnen sowohl in ihrer Individualität als auch in ihrer Gruppenzugehörigkeit gerecht wird. Sie orientiert sich nicht normativ an der „Reinheit" einer Religion noch setzt sie stabile religionsgemeinschaftliche Identitäten voraus.

Transreligiös und Spiritual Care

In vielen Publikationen zu Spiritual Care wird eine transreligiöse Grundhaltung unterstrichen. An einem Verständnis des Transreligiösen als „weltanschaulicher Neutralität" und Ablehnung von →Bindung an eine Religion mit ihren konkreten Formen entzünden sich manche Kontroversen der →Seelsorge gegenüber Spiritual Care. Historisch ist die Begriffsverwendung von „Spiritual Care" christlich geprägt und wurzelt im einstigen pastoral-kirchlichen Gebrauch des Terminus. Sie entwickelte sich hin zu einer transreligiösen Verwendung (Peng-Keller 2017: 414). Dies sollte „nicht mit säkularer Spiritualität und religiös distanzierter spiritueller Begleitung identifiziert werden". Eine transreligiöse Haltung steht nicht in Widerspruch zu einer Verwurzelung in einer bestimmten religiösen Tradition. Transreligiös in Spiritual Care meint die religionssensible Kompetenz der Helfenden –, ihre Offenheit für →existenzielle Fragen und konkret kulturell-religiöse Gebundenheit der ihnen anvertrauten Menschen verbunden mit der professionellen Selbstreflexion der eigenen religiös-spirituellen Verortung. Die transreligiöse Perspektive öffnet den Blick für die Wechselwirkungen, auch für die Rückwirkungen der →Begegnung mit Menschen anderer Religionen und Spiritualitäten auf die weltanschauliche, spirituelle bzw. religiöse Identität der Mitarbeitenden.

Baier K (2004) Transreligiöse Theorie und existentiale Interpretation (online) (Zitierdatum 2.10.2019), unter https://scholar.google.de/scholar?hl=de&as_sdt=0%2C5&q=Baier%2C+Transreligi%C3%B6se+Theorie&btnG=

Knott ML (2011) Die Offenheit des Auges. Navid Kermani erhält den Hannah-Arendt-Preis für politisches Denken. Begründung der Jury. In: Festschrift zur Verleihung des Hannah-Arendt-Preises für politisches Denken 2011 an Navid Kermani (Zitierdatum 8.10.2019), abrufbar unter https://web.archive.org/web/20150621032246/http://www.boell-bremen.de/dateien/Festschrift_Arendt_2011_low.pdf

Peng-Keller S (2017) Professionelle Klinikseelsorge im Horizont interprofessioneller Spiritual Care. Pastoraltheologie 106:411–421.
Rötting M (2016) Interreligiöse Lernprozesse und Dialog-Typen. In: Rötting M, Sinn S, Inan A (Hg.) Praxisbuch Interreligiöser Dialog. Begegnungen initiieren und begleiten. St. Ottilien: Eos-Verlag. 107–119.
von Lersner U, Kizilhan JI (2017) Kultursensitive Psychotherapie. Göttingen: Hogrefe.

Lydia Maidl

Trauer

Vor über hundert Jahren hat Sigmund Freud in seiner Abhandlung Trauer und Melancholie die klassische, bis heute gültige Definition formuliert, dass Trauer „die Reaktion auf den Verlust einer geliebten Person oder einer an ihre Stelle gerückten Abstraktion wie Vaterland, Freiheit, ein Ideal usw." sei (Freud 1967: 429). Trauer ist eines der elementarsten →Gefühle, das jeden und jede befallen kann. Situationen, in denen sie typischerweise auftritt, sind →Abschied, Trennung, Verlust einer geliebten →Person, am stärksten aber die Konfrontation mit dem Tod Nahestehender oder auch der Gewissheit, selbst sterben zu müssen. Trauer schmerzt, und sie verändert vorübergehend oder über eine längere Zeit das Verhältnis zur gewohnten Umwelt in Gestalt einer Abnahme des Interesses, einer Umlenkung der Aufmerksamkeit nach innen, einer Verunsicherung des Selbst, manchmal auch der →Aggression.

Obschon durch ein Ereignis in Gang gekommen, als Widerfahrnis wahrgenommen und mit einem starken Anteil eigener Machtlosigkeit erfahren, ist Trauer nicht nur Reaktion und Passivität. Vielmehr fordert sie auch heraus, nötigt – je länger sie anhält – zu aktiver Bearbeitung, zu Konfrontationen, zu Durcharbeitung unter veränderten Bedingungen, zu gewolltem Loslassen und →Abschiednehmen. All dies sind Voraussetzungen für und (mühevolle) Schritte zu einem Neuanfang. Diese Prozessualität und Aktivität wird seit Sigmund Freud durch den metaphorischen Begriff der „Trauerarbeit" beschrieben, bewusstgemacht und für alle, die Trauernden in ihrer Trauer beistehen möchten, als zentrale Aufgabe definiert.

Trotz der Unwillkürlichkeit und Unkontrollierbarkeit der Trauer hat das Trauern typische Ausdrucksformen (Weinen, Schockstarre, Schwäche, Schlaflosigkeit, Angst, Einsamkeit, →Scham) und evoziert auch bei verschiedensten Individuen ähnliche Konstellationen der eigenen Stellungnahme (z.B. Nicht-Wahr-Haben-Wollen, Verhandeln). Auf dieser Beobachtung beruhen die bekannten Phasenmodelle von Elisabeth Kübler-Ross, Yorick Spiegel, John Bowlby u.a.

Bezüglich der angenommenen Gesetzhaftigkeit eines linearen Prozessverlaufs gelten diese Theorien inzwischen als überholt, nicht aber, was ihren heuristischen Wert für die im Trauern möglichen Grundeinstellungen und die Aufgaben der Trauerbegleitung betrifft (dazu umfassend: Lammer 2013). Trauerreaktionen und Trauerprozesse waren in den letzten Jahrzehnten Gegenstand einer immer umfangreicheren empirischen Forschung, vor allem in Psychologie und →Soziologie.

Sowohl für das Trauerverhalten der trauernden Person selbst als auch für den angemessenen Umgang mit Angehörigen von Trauernden durch von Berufs wegen damit befasste Personen bestehen in jeder Gesellschaft diesbezügliche Regeln der Konvention. So verschieden sie von Region zu Region, von Schicht zu Schicht, von Milieu zu Milieu, von Stadt und Land, von religiöser Selbstverständlichkeit bis hin zu gewollter Distanz von jeder spirituellen Deutung auch erscheinen, betreffen sie immer die angemessene Kleidung, die Zeiten des Trauerns, die gemeinsam begangenen →Rituale, die Ausdrucksformen der Anteilnahme, die Art des →Erinnerns und das Ritual des Abschieds selbst.

Für die Begleitung der trauernden Person kommen einerseits die Personen in Frage, zu denen sie in gewachsenen sozialen Beziehungen steht, also insbesondere enge →Familienangehörige, freundschaftlich Verbundene, gute Kolleginnen oder Kollegen, manchmal auch Nachbarn und Verwandte. Hinzu kommen die Personen, die aufgrund ihres Amtes um Begleitung ersucht werden oder sie für entsprechende Situationen anbieten. Der Aufgabenbereich solcher →Seelsorger bzw. Seelsorgerinnen (im weiteren Sinne verstanden) kann denkbar umfassend sein. Zu den Kernaufgaben gehört aber das Beistehen und Ermutigen, der Trauer und der mit ihr verbundenen →Gefühlen Ausdruck zu geben statt sie zu verdrängen, aus scheinbarer Rücksicht auf die Wahrnehmung anderer strikt zu kontrollieren oder sie wegen ihrer Ambivalenzen zu zensieren. Erst wenn der gefühlte Schmerz auch situations- und personangemessen ausgedrückt ist und der Verlust anerkannt wird, kann Begleitung der trauernden Person auch darin bestehen, die durch den Verlust veränderte Lage neu in ihr Selbstbild zu integrieren und sich einem Leben „danach" zuzuwenden.

Der Prozess des Trauerns wie auch die Begleitung durch andere gelingen besser, wenn sich die trauernde Person schon vor der akuten Trauersituation mit der eigenen →Endlichkeit und →Abschiedlichkeit auseinandergesetzt hat und sich ihrer als einer Dimension der eigenen →Existenz bewusstgeworden ist. Die Einübung in die Abschiedlichkeit ist das Anliegen der sogenannten *ars moriendi* (wörtl.: der Kunst des Sterben-Lernens), die im ausgehenden Mittelalter und in der Neuzeit – Zeiten also, in denen der Tod in einer heute unvorstellbaren Weise ständig präsent war – eine eigene Literaturgattung sowie spezifische Bildmotive (Totentanz) hervorgebracht hat. Die Bitte an →Gott: „Herr, lehre uns, unsere Tage zu zählen, dass wir ein weises Herz gewinnen" findet sich aber auch schon zweitausend Jahre früher im biblischen Psalter (90,12).

Unter stark veränderten gesellschaftlichen und kulturellen Bedingungen (Langlebigkeit infolge verbesserter Medizin und Hygiene, Verlagerung des Sterbeortes in Institutionen, Rückgang der Trauergebräuche, Individualisierung und Anonymität) wird das Anliegen der *ars moriendi* in der Gegenwart als Bestandteil einer neuen Lebenskunst wiederentdeckt (dazu z.B. Rüegger 2006). In einer Welt gesteigerter Machbarkeiten ist die Trauer eine Befindlichkeit, in der die Menschen die gegenteilige →Erfahrung der Begrenztheit, der Endlichkeit und des Ausgeliefertseins machen. In diesem Zusammenhang erweisen sich auch →biblische Texte, religiöse Rituale und überlieferte Bilder der Hoffnung, die über das Irdische hinausweisen, als bedeutsame Ressourcen.

Bowlby J (1982) Das Glück und die Trauer. Die Herstellung und Lösung affektiver Bindungen. Frankfurt a.M.: Klett-Cotta.
Freud S (1967) Trauer und Melancholie. In: Gesammelte Werke, Bd. 10, Frankfurt a.M.: Fischer. 428–446.
Kast V (1993) Trauern. Phasen und Chancen des psychischen Prozesses. Stuttgart: Kreuzverlag.
Lammer K (2013) Den Tod begreifen. Neue Wege in der Trauerbegleitung. Neukirchen-Vluyn: Neukirchener Verlagshaus.
Rüegger H (2006) Das eigene Sterben. Auf der Suche nach einer neuen Lebenskunst. Göttingen: Vandenhoeck & Ruprecht.

Konrad Hilpert

Traum

Traum wird vom alt- und mittelhochdeutschen *troum* (nicht wirkliches Bild, Trugbild) abgeleitet und bedeutet eine im Schlaf auftretende Vorstellung, aber auch einen sehnlichen Wunsch (Tagtraum).

Der Nacht-Traum ist seit Menschengedenken ein Gegenstand des Tagesbewusstseins – entweder als Ressource oder als schnell weggeschobenes rätselhaftes Phänomen. Der Traum gilt in Mythos und Religion als Botschaft →Gottes, als Gottes „vergessene Sprache" (Hark 1993). Mit der Psychoanalyse beginnt sowohl die Geschichte der wissenschaftlichen Traum-Forschung als auch eine Hinwendung zu überraschenden, irritierenden und aus dem Traum erschlossenen unbewussten Aspekten des Traums. S. Freud bezeichnet den Traum als „Königsweg":

> Wenn wir uns mit einem Minimum von völlig gesichertem Erkenntniszuwachs begnügen wollen, so werden wir sagen, der Traum beweist uns, dass das Unterdrückte auch beim normalen Menschen fortbesteht und psychischer Leistungen fähig bleibt. Der Traum ist selbst eine der Äußerungen dieses Unterdrückten; nach der Theorie ist er es in allen Fällen,

> nach der greifbaren Erfahrung wenigstens in einer großen Anzahl, welche die auffälligen Charaktere des Traumlebens gerade am deutlichsten zur Schau trägt. Das seelisch Unterdrückte, welches im Wachleben durch die gegensätzliche Erledigung der Widersprüche am Ausdruck gehindert und von der inneren Wahrnehmung abgeschnitten wurde, findet im Nachtleben und unter der Herrschaft der Kompromißbildungen Mittel und Wege, sich dem Bewusstsein aufzudrängen. Flectere si nequeo Superos, Acheronta movebo [Anm. d. Autors: Wenn ich die Höheren nicht beugen kann, werde ich die Abgründe bewegen]. Die Traumdeutung aber ist die Via regia zur Kenntnis des Unbewußten im Seelenleben (Freud GW 2/3: 613).

Freud versucht, durch die Traumdeutung vom manifesten Traum (den die träumende Person mehr oder minder gut erinnern und erzählen kann) auf den latenten Traumgedanken zu schließen. C. G. Jung hingegen geht vom manifesten Traum aus, den er für „eine spontane Selbstdarstellung der aktuellen Lage des Unbewussten in symbolischer Ausdrucksform" (GW 8: § 505) hält. Auf Jung geht auch die heute weithin akzeptierte Unterscheidung zwischen Traumdeutung auf der Objektstufe (die im Traum auftretenden Personen und Gegenstände vertreten Bezugspersonen der träumenden Person) und auf der Subjektstufe zurück (die im Traum auftretenden Personen und Gegenstände vertreten Anteile der träumenden Person, also: alles, was ich träume, bin ich selbst).

Viele Menschen meinen, nie oder selten zu träumen, genauer gesagt: sich an ihre Träume nicht zu erinnern. Die Traumerinnerungshäufigkeit kann gesteigert werden durch Nutzen eines Traumbuches sowie durch Erzählen von Träumen, z.B. im Rahmen einer →Psychotherapie, wo Traumdeutung ein dialogischer und spielerischer Verstehensprozess zwischen →Therapeut und Patient ist.

Fazit für Spiritual Care

Im stark bewusstseins- und handlungsorientierten Alltag der →Gesundheitsberufe werden Träume meist nicht beachtet oder aber für Symptome gehalten, die keine Ressource, sondern eine Störung darstellen, z.B. als Medikamenten-Nebenwirkung, bei krankheitsbedingten Schlafstörungen, als traumatische Albträume oder im Kontext von Delirien und anderen organischen Psychosen. In spiritueller Hinsicht ist es hilfreich, an altes Menschheitswissen anzuknüpfen, das im Traum eine mögliche Brücke zur Transzendenz und zu Gott sieht. Begleitung sollte in erster Linie im Zuhören geschehen (ohne vorschnelle Deutung oder Pathologisierung), ferner in der Ermutigung, Träume zu notieren oder zu gestalten (z.B. durch Malen). Jung empfiehlt die Erweiterung (Amplifikation) individueller Trauminhalte auf das kollektive Unbewusste der Menschheit hin, das sich in Religionen, Dichtungen, in der Kunst und in der Musik bewahrt.

Hark H (1993) Der Traum als Gottes vergessene Sprache: symbolpsychologische Deutung biblischer und heutiger Träume. Freiburg i.Br.: Herder.

Eckhard Frick sj

Trauma

Trauma, abgeleitet von griechisch *titröskein* (durchbohren, verwunden, verletzen, betören) bedeutet eine Schädigung des Organismus durch Gewalteinwirkung (Wunde, Verletzung), z.B. in der (Unfall-) Chirurgie. Vom seelischen Trauma wird in doppeltem Sinn gesprochen:

In Bezug auf das potenziell traumatisierende Ereignis: Trauma Typ I (einmalige außerordentlich belastende →Erfahrungen wie Unfälle, Naturkatastrophen); Trauma Typ II (*man made disaster* wie Folter, Vergewaltigung, Missbrauch).

In Bezug auf die möglicherweise traumatisierte Person: Wenn ihre Coping-Ressourcen (Krankheitsverarbeitung) überfordert sind, kann es zur Posttraumatischen Belastungsstörung und anderen Trauma-Folgestörungen kommen (→Resilienz, →Vulnerabilität).

Nach W. R. Bion nimmt der/die „mütterliche" →Therapeut/-in traumatisches, „giftiges", unaussprechliches und undenkbares Leid („Beta-Elemente") in sich auf, um diese zu „entgiften" und „verdaut" an den Patienten zurückzugeben (Lazar 2014): Transformation in sprachlich ausdrückbare „Alpha-Elemente", von →Leid in Leiden.

→Psychotherapien können Re-Traumatisierungen auslösen, als „Nebenwirkungen" wie in der Chirurgie, die nach Möglichkeit vermieden werden müssen. Andererseits kann zur →Heilung die Konfrontation mit dem Trauma gehören, sowohl beim Therapeuten als „verwundeten Heiler" als auch beim Patienten. Religion und Spiritualität sind in Bezug auf die Traumaverarbeitung zwiespältig, gerade im Kontext von Flucht und Migration (Frick & Kaiser 2020): Sie können Belastungen verstärken, aber auch Ressourcen bereitstellen (Maidl 2020), insbesondere Geborgenheit und Sicherheit durch →Bindung.

Frick E, Kaiser P (2020) Zwiespältigkeit von Religion und Spiritualität im Kontext von Flucht und Migration. Spiritual Care 9:85–88.
Lazar RA (2014) Container – Contained. In: Mertens W (Hg.) Handbuch psychoanalytischer Grundbegriffe. Stuttgart: Kohlhammer. 148–153.
Maidl L (2020) Veränderungen religiöser Identität bei Menschen nach Flucht und Migration – Fallbeispiele. Spiritual Care 9: im Druck.

Eckhard Frick sj

Trost

Es ist gleichsam die Ursituation, die wir alle, ob Intellektuelle, handfest Zupackende, →Familienmenschen oder als Single Lebende, mit dem Trösten verknüpfen: das weinende →Kind, das von der Mutter auf den Arm genommen wird, mit der Hand über den Kopf gestreichelt bekommt und dem zugesprochen wird, dass alles wieder gut werden wird.

Trost benötigt, wer körperlichen Schmerz oder seelischen Kummer empfindet, wer trauert, dass er jemanden verloren hat, wer sich allein gelassen fühlt, wem das Leben einen Strich durch sein Bild von der Wirklichkeit und seine Lebensplanung gemacht hat, wer genötigt wird, sich mit der →Erfahrung auseinanderzusetzen, an eine unverrückbare Grenze gestoßen zu sein: eigene Krankheit, eine verheerende Diagnose, der Tod einer nahestehenden Person, der Verlust der Arbeitsstelle, die Konfrontation mit dem eigenen Alt- oder Gebrechlichwerden, Trennung, Fehler, die im Leben begangen wurden, Enttäuschung durch die eigenen Kinder, dauerhaftes Angewiesensein auf die Hilfe anderer.

Kein Zweifel, dass es einem dann gut tut, Trost zu erfahren. Denn der tut gut, verleiht Kraft oder gibt wenigstens Zuversicht, also eine Perspektive über das gespürte →Leid hinaus. Interessanterweise hängt das Wort „Trost" sprachgeschichtlich ja mit „Treue" und →„vertrauen" zusammen und verweist in seiner indogermanischen Wurzel auf den Baum. Auch von diesem Befund her also ist „Trost" mit der Bedeutung „innere Festigkeit" aufgeladen (Weymann 1989: 43-46). Und Trösten als Handlung meint eine spezifische Art der zwischenmenschlichen Zuwendung und des einfühlsamen Helfens gegenüber einem →Menschen, der Traurigkeit und Leid empfindet. Dabei spielt es keine Rolle, ob diese Zuwendung in Zuspruch oder →Gesten Gestalt annimmt oder in bloßem Zugegensein und der Bereitschaft zuzuhören. Schon vor zweieinhalb Jahrtausenden hielt Aristoteles in seiner großen Ethik fest, dass das Sehen der Freunde eine Hilfe gegen den Schmerz sei; „denn der Freund tröstet durch seinen Anblick und durch sein Wort, wenn er gewandt ist; denn er kennt den Anderen und woran jener Schmerz und Freude empfindet" (Nikomachische Ethik IX: 11). Auch die Zitation fester Sentenzen aus heiligen Schriften und vorgefertigter →Gebete sowie →Rituale können, wenn sie nur wahrhaftig vollzogen und situationsbezogen verstanden werden, Medien und Ausdrucksformen des Tröstens sein.

Trost kann weder erzeugt noch herbeigezwungen werden; er ist vielmehr etwas, was sich gibt oder schenkt – oder eben verweigert. Und Trost in schweren Notlagen anzubieten bzw. zu „spenden", ist nach einem bemerkenswerten Wort des Philosophen Jürgen Habermas (1985: 52) „der harte Kern religiöser Praxis". Damit ist eine große Chance benannt, aber auch ein großes Risiko. Denn Trost kann im Nu auch zum „billigen Trost" oder gar zur „Vertröstung" verkommen. Überschritten wird die Grenze dann, wenn Zuversicht durch Ausblendung der leidvollen Realität, durch täuschende Versprechungen, durch bagatellisierende oder fromme Floskeln geweckt werden soll. Besonders fragwürdig und menschenverachtend wird das Trösten dann, wenn die empfundene Not eigentlich abgestellt werden könnte oder wenn tröstende Worte dazu missbraucht werden, sich vor unangenehmen Nachfragen zu schützen (Weyhofen 1989). Auch die Mutter, die ihr Kind tröstet, leugnet ja nicht den von diesem empfundenen Schmerz, sondern stellt ihn „lediglich" in den größeren Kontext eines grundlegenden Geborgenseins und eines über den Augenblick hinausreichenden Vorher und Nachher.

Zu beidem, zum Trösten als Herstellen einer Beziehung und zum Trost als etwas, was sich in Inhalten, Erfahrungszeugnissen und religiösen Sinndeutungen niederschlagen kann, gibt es seit der Antike in reichem Maß literarische Darlegungen und Praxisanleitungen. Sie tragen klassische Titel wie „Trost der Philosophie" (ein berühmtes Buch des Philosophen Boethius, geschrieben in der Haft), „Büchlein der göttlichen Tröstung" (verfasst von Meister Eckhart für die Königin Agnes von Ungarn) oder „Vom Inneren Trost" innerhalb des „Buchs von der Nachfolge Christi" (Thomas von Kempen). Auch in der →Bibel ist Trost und Trösten ein großes Thema, vor allem im Zusammenhang mit der Erfahrung des Exils (Jes 40–55) und der Ankündigung eines neuen Bundes (bes. Jer 30–34), sowie in den Psalmen. Nicht zu vergessen, dass sich im Neuen Testament die Rede vom „Geist Gottes" unserer Greifbarkeit zwar weitgehend zu entziehen scheint, aber eben doch darin konkret wird, dass er als „der Tröster" (griech. der *Paraklet,* was auch Anwalt bedeutet) bezeugt ist.

Ärztinnen und Ärzte, Pflegerinnen und Pfleger, Seelsorgerinnen und Seelsorger geraten bei der Begleitung kranker Menschen vielfältig in Situationen, in denen diese Trost brauchen. Davon etwas zu geben, ist nach Überzeugung der Tradition des →Christentums, aber auch der damit verwandten Religionen, ein Werk geistlicher

Barmherzigkeit (Schneider-Harpprecht 1989). Und auch eine Gesellschaft benötigt Orte Trost spendender Solidarität und Menschen, die fähig und bereit sind, Trost zu schenken. Sonst wird sie teilnahmslos und kalt gegenüber den zahllosen Arten von Kummer (→Trauer), die Menschen überfallen können und vor denen es kein Entrinnen gibt. Die jüngst stattgefundene Debatte über den assistierten Suizid war unter dieser Hinsicht durchaus auch symptomatisch. Denn zwischen den Zeilen ging es ja durchaus um die Frage, ob und wie wir in dieser Gesellschaft auch angesichts des Sterben-müssens Trost erfahren dürfen.

Habermas J (1985) Die Neue Unübersichtlichkeit. Frankfurt a.M.: Suhrkamp.
Schneider-Harpprecht C (1989) Trost in der Seelsorge. Stuttgart: Kohlhammer.
Weyhofen H (1989) Trost. Modelle des philosophischen und religiösen Trostes und ihre Beurteilung durch die Religionskritik. Frankfurt a.M.: Peter Lang.
Weymann V (1989) Trost? Orientierungsversuch der Seelsorge. Zürich: tvz.
Weymann V (2014) Trost, der nicht trügt, sondern trägt? Anstöße aus Philosophie und Literatur. Kerygma und Dogma 60:38–61.

Konrad Hilpert

Unterbrechung

Unterbrechung ist die Bezeichnung für die Krise von Traditionen, →Ritualen und →Glaubens-Überzeugungen der Religion (Boeve 2012). Diese Unterbrechung zeigt sich z.B. in der Verunsicherung über die Leitbilder kirchlich getragener Krankenhäuser. Nach dem Weggang der dort lange Zeit tätigen Ordensleute werden Traditionen als unterbrochen erlebt, die vorher identitätsstiftend waren. Die Weitergabe von einer Generation zur nächsten erscheint gefährdet.

Andererseits ist Religion selbst Unterbrechung – „die kürzeste Definition von Religion" (Metz 1980: 150). Rituale, →Gebet, Gottesdienst und Liturgie sind heilsame Unterbrechungen der Alltagsroutine. Sind „spirituelle Angebote" „Auszeit" oder „Spielzeit" (Reber 2012)? Fasst man die spirituelle Unterbrechung (additiv-separatistisch) als Add-on zur „normalen" Routine auf, so besteht die Gefahr, derartige Rituale an spirituelle Profis, also z.B. an die →Seelsorge zu delegieren. Ein integratives Spiritualitätsverständnis hingegen geht davon aus, dass die Spiritualität nicht ein Lebens- und Arbeitsbereich neben anderen ist, sondern gerade die Art und Weise, sein Leben zu führen (Lebens-Spiritualität) und seine berufliche Aufgabe zu gestalten (Berufs-Spiritualität) (Reber 2012: 234).

Spiritual Care als Unterbrechungs-Kultur ermöglicht es den Mitarbeitenden, „aus den Funktionszusammenhängen des Medizinbetriebs und des Gesund-Machens herauszutreten, um das Ganze in den Blick zu bekommen" (Gratz & Reber 2019). Unterbrechungs-Kultur kann den organisatorischen Rahmen dafür bieten, allein oder im Team eine „spirituelle Pause" einzuhalten, etwa mit einer Ein-Minuten-Sanduhr: Dies kann das Innehalten vor einer Diskussion markieren oder auch kreative Unterbrechung, wenn Diskussionen festgefahren sind. Diese „Schweigeminute" kann inhaltlich offengelassen werden oder aber durch einen Impuls eingeleitet, z.B. ein kurzes →Musikstück, das Denken an eine Person oder ein Bild (Maidl et al. 2018).

Boeve L (2012) Unterbrechung und Identität in der pluralistischen Welt von heute und das offene christliche Narrativ. In: Kunz R, Kohli-Reichenbach C (Hg.) Spiritualität im Diskurs – Spiritualitätsforschung in theologischer Perspektive. Zürich: TVZ. 159–177.
Gratz M, Reber J (2019) Seelsorge und Spiritual Care als Angebot und Beitrag zur Unternehmenskultur. In: Roser T (Hg.) Handbuch der Krankenhausseelsorge. Göttingen: Vandenhoeck & Ruprecht. 313–333.
Maidl L, Frick E, Mayr B, Voll K (2018) Entwicklung eines Moduls zu „Spiritualität und Gesundheitsfürsorge" für den Arbeitsschutz. Spiritual Care 7:305–308.
Metz JB (1980) Glaube in Geschichte und Gesellschaft. Mainz: Matthias-Grünewald.
Reber J (2012) Spiritualität im sozialen Unternehmen – vom spirituellen Angebot zu einer (christlich-) spirituellen Unternehmenskultur. In: Stockmeier J, Giebel A, Lubatsch H (Hg.) Geistesgegenwärtig pflegen. Existenzielle Kommunikation und spirituelle Ressourcen im Pflegeberuf. Bd. 1: Grundlagen und Werkstattberichte. Neukirchen-Vluyn: Neukirchener Verlagshaus. 228–239.

Eckhard Frick sj

Versöhnung

Das Wort Versöhnung enthielt im mittelhochdeutschen *versüenunge* noch den Begriff Sühne, der aber verblasste, so dass es nur noch die „Wiederherstellung eines gestörten guten Verhältnisses" bedeutete. In diesem Sinn kann auch die heutige Psychologie unter Versöhnung die Wiederherstellung von positiven Beziehungen zwischen Individuen, Volksgruppen oder Völkern nach einem Konflikt oder einer Kränkung verstehen.

Im Bereich von Spiritual Care ist das →Leiden an erlittenen Kränkungen mitunter ein wichtiges Thema. Patienten, die sich von ihren Eltern, ihren erwachsenen Kindern, vom schwierigen Ehepartner, von Vorgesetzten oder anderen ungerecht behandelt, verletzt oder geschädigt fühlen, finden u.U. keinen inneren Frieden, weil ihr Recht auf faire Behandlung und →Würde missachtet wurde. Bleibt eine Versöhnung aus, so leiden sie oft an Wut, Hass, Rachewünschen und Verbitterung und zeigen im Test erhöhte Depressivität, Feindseligkeit und Unzufriedenheit, was auch ihr körperliches Wohlbefinden, zumal das Herz-Kreislaufsystem, beeinträchtigt (→Depression, →Herz). Versöhnung könnte sie vom „Nachtragen" befreien, ist aber eine der schwierigsten Aufgaben des Zusammenlebens. Mit deren Anbahnung als möglicher Aufgabe im Palliativgeschehen tun sich Pflegekräfte schwerer als Sozialarbeiter (Wittenberg et al. 2016).

Eine in den 1990er-Jahren initiierte Richtung innerhalb der ressourcenorientierten Positiven Psychologie sieht in der Förderung von *Vergebungsbereitschaft (forgiveness)* die entscheidende Chance für hilfreiche →Interventionen in →Psychotherapie, →Lebensberatung und →Seelsorge. *Vergeben* (ursprünglich: etwas fortgeben, dann: eine Sache straflos hingehen lassen) bedeutet für sie nicht, ein Unrecht zu akzeptieren, sondern freiwillig auf Zorn und Vergeltung zu verzichten. Die Strategien zur Förderung der Vergebungsbereitschaft, die erprobt wurden, gehen übereinstimmend davon aus, dass sich diese in einem Prozess entwickeln muss, für den der Klient viel Zeit braucht. Nach Enright (2006) und Kämmerer (2011) umfasst er vier Schritte oder Phasen, die innere Aufgaben enthalten, die sich u.U. mehrmals neu stellen und behutsam anzuregen und zu unterstützen sind.

Bewusstmachung: Zuerst ist zu klären, ob und warum sich der Gesprächspartner mit der erfahrenen Kränkung beschäftigen möchte. Denn als ersten Schritt muss er sich nun die negativen →Gefühle, die ihn belasten, ohne Beschönigung bewusstmachen und über den Anlass der Verletzung nachdenken. Wie hat sie sich bisher auf sein Erleben, besonders auf sein Selbstwertgefühl ausgewirkt? Diese Reflexion ist schmerzhaft und erfordert Mut, kann aber eine erste innere Distanz zum Geschehen und damit neue Sichtweisen und Gefühle ermöglichen.

Auseinandersetzung, Perspektivwechsel: Auf dieser Linie soll der Klient versuchen, die verletzende →Person nicht nur aus der Sicht der eigenen Verletztheit zu betrachten, sondern zu fragen, aus welchen Beweggründen oder unter welchem Druck diese wohl gehandelt hat. Dieses kognitiv-empathische Verstehen muss kein Entschuldigen bedeuten, kann aber den Blick weiten: Der Andere kann umfassender – nicht nur als Täter und Gegner – gesehen werden. Die emotionale Distanz kann sich nochmals vergrößern und den Gekränkten aus der Opferrolle befreien.

Entscheidung: Vergebung erfordert einen Willensakt. Der Verletzte muss sich dafür entscheiden, nicht länger unter dem Geschehenen leiden zu wollen, den Schmerz zu akzeptieren, Wut und Vergeltungswünsche hinter sich zu lassen, über der Sache stehen zu wollen und so Kräfte für eine selbstbestimmte Zukunft zu gewinnen.

Neues Verhalten: Der Gekränkte soll nun seine Beziehung zum Täter neu definieren, sei es, dass er sie abbricht, in Zukunft mit höflich-neutralem „Sicherheitsabstand" mit ihm verkehrt oder Bereitschaft zu einer Wiederannäherung signalisiert, die zu einer Versöhnung führen kann. Hier kann der christliche →Glaube, der Vergebung als Akt der Großzügigkeit nach dem Vorbild und Gebot →Gottes wertet, der Meinung entgegenwirken, sie sei ein Zeichen von Schwäche.

Vergebung, die zur Versöhnung bereitmacht, kann einen Weg zu emotionaler Entlastung und zu einem Neubeginn bahnen. „Psychotherapeuten müssen (allerdings) berücksichtigen, dass ihr eigenes Engagement für die Vergebung nicht unbedingt von ihren Patienten geteilt wird" (Kämmerer 2011: 244).

Enright RD (2006) Vergebung als Chance: Neuen Mut fürs Leben finden. Bern: Huber.
Handrock A, Baumann M (2017) Vergeben und Loslassen in Psychotherapie und Coaching. Weinheim: Beltz.
Kämmerer A (2011) Vergeben: Eine Quelle von Wohlbefinden. In: Frank R (Hg.) Therapieziel Wohlbefinden. Ressourcen aktivieren in der Psychotherapie. Heidelberg: Springer. 237–246.
Toussaint LL, Worthington EL, Williams DR (Hg.) (2015) Forgiveness and health: scientific evidence and theories relating forgiveness to better health. New York: Springer Science + Business Media.
Wittenberg E, Ferrell B, Goldsmith J, Buller H (2016) Provider difficulties with spiritual and forgiveness communication at the end of life. American Journal of Hospice and Palliative Medicine 33:843–848.

Bernhard Grom sj

Vertrauen

Vertrauen bezeichnet das Phänomen, dass eine Person darauf setzt, dass eine andere erwartbar und nicht willkürlich handelt.

Das wissenschaftliche Interesse am Phänomen des Vertrauens als eigenständigem Thema ist deutlich gestiegen. Ein wichtiger Grund dafür ist das erstarkte Bewusstsein von Vertrauenskrisen in beinahe allen gesellschaftlichen Bereichen. Der Gesundheitssektor ist davon nicht ausgenommen (Stichworte: Gerätemedizin, Ökonomisierung, Korruption oder Datensicherheit).

Das gegenwärtige Verständnis von Vertrauen wurde maßgeblich durch die soziologische These beeinflusst, dass Vertrauen die Funktion hat, soziale Komplexität zu minimieren. In modernen Gesellschaften müssen Personen nämlich unter komplexen und fluiden Bedingungen mit anderen kooperieren, die sie nicht persönlich kennen. Vertrauen erleichtert da die Zusammenarbeit und erweitert individuelle Handlungsräume. Subjektive Sicherheit und Komplexitätsreduzierung sind allerdings nicht Ziel, sondern Folge des Vertrauens. Gemeinsam mit anderen Disziplinen (→Soziologie, Politikwissenschaften oder Entwicklungspsychologie) leistet die Theologie ihren spezifischen Beitrag zur Vertrauensforschung: Zentrale Momente des Vertrauens sind Geborgenheit, →Hoffnung, Zuversicht, Sich-Einlassen und Preisgeben. Ohne Vertrauen kann der christliche →Glaube nicht verstanden werden. Nicht wenige ersetzen deshalb den traditionellen Glaubensbegriff mit dem lebenspraktisch anschlussfähigeren Vertrauensbegriff.

Die verstärkte Auseinandersetzung mit der →moralischen Dimension von Vertrauensbeziehungen legt substanzielle Schwächen der einflussreichen Vertrags- und Rational Choice Theorie offen. Diesen Theorien folgend wird ein Vertrag zwischen zwei grundsätzlich gleichberechtigten Partnern aus bloßem rationalen Eigeninteresse geschlossen. Die Vertragsparteien vertrauen sich nicht gegenseitig, sondern darauf, dass aus Furcht vor Sanktionen das Versprochene gehalten wird. Allerdings vermögen vertragstheoretische Modelle solche zwischenmenschlichen Vertrauensverhältnisse nicht zu erklären, die durch Altruismus und/oder eindeutige Abhängigkeitsverhältnisse und Machtasymmetrien gekennzeichnet sind. Diese oft lebenstragenden und -förderlichen Beziehungen (z.B. Eltern/→Kind, Arzt/Patient) entstehen in ihrem je eigenen, konkreten sozialen Kontext und können nicht davon losgelöst betrachtet werden. Anders als bei einem Vertrag wird bei einem Vertrauensbruch das Innerste einer Person unmittelbar geschädigt: Z.B. benötigt ein Kind eine starke Vertrauensbeziehung zu seinen Eltern, um Selbstvertrauen und →Autonomie auszubilden; Patienten vermögen eine risikobeladene medizinische Behandlung besser zu bewältigen, wenn sie dem medizinischen Personal vertrauen. Insbesondere Personen, die – wie Kinder oder schwer erkrankte →Menschen – →existenziell abhängig von anderen und daher außerordentlich →vulnerabel sind, haben ein moralisches Recht auf vertrauenswürdiges Verhalten.

Vertrauen ist nicht nur bloßes →Gefühl, sondern eine persönliche Haltung mit der Erwartung, dass der andere einem zumindest wohlgesonnen ist und sich alle Beteiligten (Personen wie →Institutionen) an bestimmten Normen und →Werten (z.B. Respekt, Wahrhaftigkeit) orientieren. Wenn alle Beteiligten sich gemeinsam auf einen normativen Erwartungshorizont verpflichten, begründet dies ein Vertrauensverhältnis. Dieses kann sich zu sozial akzeptierten und normativen Rollen (z.B. Mutter, Pfleger, Ärztin...) wie Institutionenbildern (z.B. →Hospiz, Krankenhaus...) verfestigen. Etablierte soziale Vertrauenspraxen können Personen im Umgang mit komplexen und unsicheren Situationen helfen.

So erleben sich z.B. unheilbar schwer erkrankte Patientinnen phasenweise überfordert und wollen Entscheidungen nicht selbst verantworten, übertragen diese also lieber auf andere Akteure (medizinisches Personal und/oder Angehörige), denen sie vertrauen möchten. Gleichzeitig bleibt bei den Patientinnen das starke Interesse bestehen, die medizinischen Abläufe aktiv mitzugestalten und als Person moralisch geachtet zu werden. Das Vertrauensparadigma wird beiden Anliegen der Patientinnen gerecht. Auf der einen Seite begründen die Werte und Normen (z.B. Verlässlichkeit, Fürsorglichkeit, moralischer Respekt vor der Person), auf die sich alle Beteiligten implizit oder explizit verpflichten, ein Vertrauensverhältnis. Dieses erweitert innerhalb eines allgemein bestimmten normativen Rahmens den Handlungsspielraum der Akteure, denen vertraut wird. Im Gegenzug müssen sich diese Akteure das „Vertrauen verdienen" und auf die Erwartungen und →Bedürfnisse der Patientinnen besonders eingehen. Auf der anderen Seite ist Vertrauen ein reziproker Prozess, den alle Beteiligten verantworten müssen. Patientinnen sind nicht bloßes Objekt der Fürsorge, sondern können medizinische Abläufe aktiv beeinflussen, insoweit sie bspw. ihre Vertrauenserwartungen und Probleme mitteilen.

Boakye SO, Nauck F, Alt-Epping B, Marx G (2016) Selbstbestimmung braucht Vertrauen – Entscheidungsfindung am Lebensende. In: Steinfath H, Wiesemann C (Hg.) Autonomie und Vertrauen. Schlüsselbegriffe der modernen Medizin. Wiesbaden: Springer. 101–132.
Lassak A (2015) Grundloses Vertrauen. Tübingen: Mohr Siebeck.

Hartmann M (2011) Die Praxis des Vertrauens. Frankfurt a.M.: Suhrkamp.
Wiesemann C (2016) Vertrauen als moralische Praxis – Bedeutung für Medizin und Ethik. In: Steinfath H, Wiesemann C (Hg.) Autonomie und Vertrauen. Schlüsselbegriffe der modernen Medizin Wiesbaden: Springer. 69–99.

Alexis Fritz

Vulnerabilität/Verletzlichkeit

Der Begriff Vulnerabilität oder Verletzlichkeit kommt aus der Armutsforschung und Entwicklungspolitik. Im Zuge der Entwicklung spezieller Gruppenrechte wird er in jüngerer Zeit auch in medizin- und bioethischen Debatten als beachtenswertes Prinzip eingefordert.

Gemeint ist mit Vulnerabilität (von lateinisch *vulnus* = Wunde, Verletzung) das komplette oder teilweise Fehlen der Fähigkeit, die eigenen Interessen durchzusetzen bzw. sich gegen Schadenszufügung und Vorenthaltung von Rechten zu wehren. Die Möglichkeit, angegriffen zu werden, und die Ohnmacht, dem zu entgehen, umfasst sowohl die Störung der leiblichen als auch der seelischen Befindlichkeit. Vulnerabilität ist zunächst und grundsätzlich eine Eigenschaft aller →Menschen und Bestandteil der Konstitution als Mensch. Ihr Ausmaß korreliert aber ganz offensichtlich mit bestimmten Lebensphasen und Lebenslagen und ist mit diesen typischerweise verbunden. Besonders ausgeprägt und manifest für andere ist sie im Säuglings- und Kleinkindalter (→Kind), in Krankheit, in Schwangerschaft, bei →Behinderung, in →Alter und Gebrechlichkeit. Eine besondere Verletzlichkeit besteht auch überall dort, wo sich Menschen in einer Position der Unterlegenheit, der Unselbständigkeit oder der Abhängigkeit befinden, aus der sie sich nicht oder nur zum Schaden ihrer selbst befreien können. Das Gefälle an →Macht lässt sie zu potenziellen Opfern von Gewalt, leiblicher oder seelischer Ausbeutung, Misshandlung oder auch Vernachlässigung werden. Oft verbunden damit, aber sehr viel sublimer, sind Angriffe auf die Selbstachtung und das Bewusstsein des eigenen Werts, die in Gestalt von tiefsitzenden

Ressentiments und inkulturierten Vorurteilen gegenüber Angehörigen einer sozialen Gruppe wirksam sein können. Ihre Anerkennung impliziert einen grundlegenden Widerspruch zu jeder Art von Perfektionismus bzgl. des Menschenbildes.

Die Beschreibung und Erfassung der lebensphasen- und situationstypischen Verletzlichkeit begründet eine „besondere" Schutzbedürftigkeit und präventiv die Verpflichtung zu einer erhöhten Aufmerksamkeit für die Mitglieder entsprechender Gruppen. Neben Kindern, Jugendlichen, Alten, Personen mit einer Behinderung, Nichteinwilligungsfähigen, Angehörigen einer Minderheit, Geflüchteten usw. bilden auch Patienten und Patientinnen eine Gruppe besonders vulnerabler Personen. Vulnerabilität ist bei dieser Gruppe in sehr unterschiedlichem Maß gegeben, abhängig von Lebensalter, Geschlecht, Konstitution und Psyche, Unterstützung im sozialen Umfeld und wirtschaftlichen Ressourcen. Auch die Art der jeweiligen Einschränkungen und die Schwere der Belastungen durch die Krankheit können die Möglichkeiten der Patienten, frei zu wählen und zu handeln (ihre →Autonomie), bedrohen und dadurch das Maß an Vulnerabilität vergrößern. Eine erhebliche Rolle spielt auch der →institutionelle Kontext, die Regeln des Hauses (→Institution) und die Qualität des Personals. Wichtig dabei ist wahrzunehmen, dass im Feld medizinischer und pflegerischer Interaktionen Leiden und Verletzungen weiter und tiefer reichen als bis in die Körperlichkeit und psychische Befindlichkeit und vielmehr auch das →existenzielle Selbstverständnis und die Praxen der Teilhabe an →Sinnwelten betreffen können.

Vulnerabilität als Prinzip in Empfehlungen zur Ausbildung und in der begleitenden ethischen Reflexion (→Moral/Ethik) von Krankensorge und →Pflege zu verankern, verfolgt das Ziel, die Akteure in diesem Feld sensibel zu machen für das Risiko, dass Menschen in Situationen der Schwäche bloß schematisch behandelt, gedemütigt, nicht ernst genommen, respektlos behandelt, getäuscht oder in ihren →Bedürfnissen ignoriert werden. Darüber hinaus ist es das Ziel von Richtlinien für die einschlägigen →Professionen und ebenso von rechtlichen Vereinbarungen und Selbstverpflichtungen auf internationaler Ebene, die Strukturen, Denkweisen und Routinen, die bei den Menschen in entsprechenden Lebenslagen Verletzungen erzeugen oder begünstigen, verstärken und normalisieren, abzubauen und zu problematisieren.

Es ist nicht zu verkennen, dass die Fürsorge und Aufmerksamkeit für Gruppen von besonders vulnerablen Personen in Spannung geraten können zur Respektierung der Autonomie und der Verpflichtung, die Voraussetzungen zu deren Ausübung zu verbessern. Das liegt daran, dass die Verletzlichkeit in gewisser Weise die „passive" Seite des Autonomiestrebens ist (Giesinger 2007: 47).

Unheilbar Kranke und erst recht Sterbende fallen zweifellos unter die Gruppe der vulnerablen Personen: Sie sind oft in mehrfacher Beziehung auf das Handeln und Informiertwerden durch das medizinische und psychologische Fachpersonal angewiesen, und sie sind aufgrund ihres fragilen Gesundheitszustands und der Eingeschränktheit ihrer Fähigkeit, am „normalen" Leben zu partizipieren, aber u. U. auch durch die Konfrontation mit den existenziellen Fragen des Sterbenmüssens, der Lebensbilanzierung und der unerledigten Angelegenheiten in hohem Maße verletzlich.

Das Wissen um die eigene Verwundbarkeit durchzieht die christliche →Frömmigkeitsgeschichte als ein wichtiges Motiv. In der Verehrung der Wunden des gekreuzigten Jesus, des siebenfach durchbohrten Herzen Mariens und des von Pfeilen getroffenen Heiligen Sebastian hat es ebenso emotional starke wie narrativ ausschmückbare und ikonografisch darstellbare Ausdrucksgestalten gefunden. Mit Hilfe solcher Bilder konnte man sich der eigenen Verwundbarkeit vergewissern und eigene Verletzungserfahrungen darin wiederfinden und sie zum Gegenstand des →Gebets machen. Vulnerabilität erscheint hier als Moment denkbar, das zur menschlichen Würde gehört und wirkliche Solidarität und Mitleiden (→compassion) erst möglich macht. Die Idee dahinter ist die eines →Gottes, der Verletzungen nicht will, aber sich in der Annahme der Menschheit selbst zum Gegenstand der Verletzlichkeit gemacht hat. Frömmigkeit kann auf solche Weise zur Quelle von →Resilienz werden.

Giesinger J (2007) Autonomie und Verletzlichkeit. Der moralische Status von Kindern und die Rechtfertigung von Erziehung. Bielefeld: transcript.

Mackenzie C, Rogers W, Dodd S (Hg.) (2014) Vulnerability. New essays in ethics and feminist philosophy. Oxford: Oxford University Press.

Mitra AG, Clarinval C, Biller-Adorno N (2015) Vulnerabilität. In: Sturma D, Heinrichs B (Hg.), Handbuch Bioethik. Stuttgart: JB Metzler. 427–431.

Hilpert K (2016) Theologie und Menschenrechte. Freiburg Schweiz: Academic Press Fribourg.

Pelluchon C (2019) Ethik der Wertschätzung. Tugenden für eine ungewisse Welt. Darmstadt: wbg academic.

Konrad Hilpert

Weltgesundheitsorganisation (WHO)

Die WHO beschäftigte sich seit ihrer Gründung sowohl auf Welt- als auch auf regionaler Ebene immer wieder mit Spiritual Care (Peng-Keller 2019), was schließlich zur Resolution „The spiritual dimension in the global strategy for health for all by the year 2000" führte. Unter „spirituell" versteht die Resolution das Nicht-Materielle, das zum Reich der Ideen, →Glaubensüberzeugungen und →Werte gehört. Auszug aus der Resolution:

> 3. NOTES that ennobling ideas have given rise to health ideals which have led to a practical strategy for health for all that aims at attaining a goal that has both a material and non-material component;
> 4. RECOGNIZES that if the material component of the strategy can be provided to people, the non-material or spiritual one is something that has to arise within people and communities in keeping with their social and cultural patterns;
> 5. CONSIDERS that the realization of the health ideals that form the moral basis of the goal of health for all by the year 2000 will itself contribute to people's feelings of wellbeing (WHO 1984).

Die Resolution wurde von den westlichen Industrieländern sowie von den Ostblockstaaten zögerlich aufgenommen, stärker jedoch in islamischen Ländern sowie in Asien rezipiert, was sich u.a. in der Bangkok-Charta zeigt, einer regionalen WHO-Entschließung:

> The United Nations recognize that the enjoyment of the highest attainable standard of health is one of the fundamental rights of every human being without discrimination.
> Health promotion is based on this critical human right and offers a positive and inclusive concept of health as a determinant of the quality of life and encompassing mental and spiritual well-being (WHO 2005).

Die offizielle deutschsprachige Version übersetzt den letzten Satz so, dass die spirituelle Dimension nicht mehr als eigenständige Größe erkennbar ist: „Dieses positive und umfassende Konzept begreift Gesundheit als einen Bestimmungsfaktor für Lebensqualität einschließlich des psychischen und geistigen Wohlbefindens" (WHO 2005: online).

Die wohl wichtigste Rezeption des Spiritual Care-Konzepts durch die WHO ist die Bezugnahme auf die Unterscheidung zwischen Religion und Spiritualität sowie auf den Transzendenzbezug bei Cicely Saunders (Holder 2019), was schließlich in die WHO-Definition von Palliative Care (2002) einfloss:

> Palliativversorgung ist ein Ansatz, der die Lebensqualität von Patienten und deren Familien verbessert, die mit den Problemen im Zusammenhang einer lebensbedrohlichen Erkrankung konfrontiert sind, dies mittels Prävention und Linderung von Leiden durch frühzeitiges Erkennen und umfassende Erfassung sowie durch die Behandlung von Schmerz und anderen Problemen auf körperlichen, psychosozialen und spirituellen Ebenen (DGP 2018: online).

Fazit für Spiritual Care:

Über den palliativen Bereich hinaus ist diese Definition bedeutsam für eine ganzheitliche, psychosomatische Sicht auf den →Menschen, um die spirituelle Dimension in Krankenbehandlung, Forschung, Lehre und in der öffentlichen Diskussion präsent zu machen (Vader 2006).

Deutsche Gesellschaft für Palliativmedizin (2018) Definitionen zur Hospiz- und Palliativversorgung (online). (Zitierdatum 24.01.2020), abrufbar unter https://www.dgpalliativmedizin.de/images/DGP_GLOSSAR.pdf

Holder M (2019) Cicely Saunders – Von Spiritual Pain zu Spiritual Care. Partikularität und Universalität von Spiritualität. In: Peng-Keller S, Neuhold D (Hg.) Spiritual Care im globalisierten Gesundheitswesen. Historische Hintergründe und aktuelle Entwicklungen. Darmstadt: WBG. 121–142.

Peng-Keller S (2019) Spiritual Care im Gesundheitswesen des 20. Jahrhunderts. Vorgeschichte und Hintergründe der WHO-Diskussion um die «spirituelle Dimension». In: Peng-Keller S, Neuhold D (Hg.) Spiritual Care im globalisierten Gesundheitswesen. Historische Hintergründe und aktuelle Entwicklungen. Darmstadt: Wissenschaftliche Buchgesellschaft. 13–71.

Vader J-P (2006) Spiritual health: the next frontier. European Journal of Public Health 16:457.

WHO (1984) The spiritual dimension in the global strategy for health for all by the year 2000. Resolution WHA37.13 (online). Geneva: World Health Organization. (Zitierdatum: 24.01.2020), abrufbar unter https://apps.who.int/iris/handle/10665/160950

WHO (2005) The Bangkok charter for health promotion in a globalized world (online). New Delhi: WHO Regional Office for South-East Asia. (Zitierdatum: 24.01.2020), unter https://apps.who.int/iris/handle/10665/205976

Eckhard Frick sj

Wert(e)

Von Wert ist etwas, das wertgeschätzt wird, das also als erstrebenswert und damit als wichtig, richtig und gut erkannt wird. Früher sprach man statt von „Werten" auch von „Gütern"; beide Begriffe legen nahe, dass das für wertvoll bzw. gut Befundene Ergebnis einer Vorzugswahl ist und dadurch aus der Masse herausgehoben wird. Werte geben Zielvorstellungen an, die man zu erreichen sucht, und können deshalb das Handeln des Menschen orientieren. Besondere Lenkungskraft kommt den moralischen Werten zu, da sie – anders als z.B. ästhetische, religiöse, ökonomische etc. Werte – normativen Gehalt haben, d.h. einen Sollensanspruch beinhalten. Sie betreffen nicht das Handeln in bestimmten oder einmaligen Situationen, sondern Einstellungen (heute oft →Haltungen, früher Tugenden genannt), die sich in verschiedenartigen Handlungen ausdrücken können.

Aus der Vielzahl →moralischer Werte, die je nach Profession, Kultur und Lebenskontext unterschiedlich stark gewichtet werden können, ist ein fundamentaler und universaler Wert hervorzuheben: der →Mensch. Mit Immanuel Kant kann man zwischen relativen (= austauschbaren) und absoluten (= einzigartigen) Werten unterscheiden. Danach hat der Mensch absoluten Wert, kann also niemals mit anderen Werten verrechnet oder durch sie aufgewogen werden. Dieser absolute Wert wird ihm weder von außen zugeschrieben noch kann er ihm wieder weggenommen werden, sondern er wohnt ihm immer schon inne und ist unverlierbar. Ein anderes Wort dafür ist →„Würde". Aus dem Anspruch, jeden Menschen als unverrechenbaren Wert oder auch als „Zweck an sich selbst" zu achten, ergibt sich das Verbot der umfassenden Instrumentalisierung (man darf ihn nicht völlig zum Mittel für fremde Zwecke machen) sowie das Gebot, alle Menschen als gleichermaßen wertvoll anzusehen.

Im Bereich der →Pflege, der durch die →existenzielle anthropologische Grundsituation der Hilfsbedürftigkeit immer schon stark wertgeladen ist, wird die Achtung des absoluten Werts jedes Menschen zur Leitvorstellung, an dem sich alle weiteren pflegeethischen Werte ausrichten.

Situationsabhängig gilt es dann abzuwägen, mit welchem konkreten Wert man diesem Ziel am nächsten kommt. Werte einer solchen konkreteren Ebene geraten bisweilen miteinander in Konflikt; im Pflegealltag stehen z.B. häufig →Autonomie und Fürsorge gegeneinander. Wertekonflikte können auch im Aufeinandertreffen unterschiedlicher kultureller und/oder sozialer Hintergründe entstehen; hier gilt es zunächst, Missverständnisse (z.B. sprachliche) aufzudecken und auszuräumen. Ethische Fallbesprechungen werden im Konfliktfall oft als hilfreich empfunden und entlasten die Betroffenen.

Durch gemeinsames, systematisches Reflektieren der zur Diskussion stehenden Werte können sich die Mitarbeiter/-innen einer Pflegeeinrichtung ihres Berufsethos (wie es etwa in berufsethischen Kodizes und Leitbildern festgehalten wird) vergewissern und so immer besser in eine professionelle Haltung hineinwachsen. Neben der kognitiven Ebene, auf der der eigene Standpunkt begründet und einzelne Werte argumentativ gerechtfertigt werden können, umfasst eine solche Haltung auch die Verinnerlichung eines Wertekanons, der in der Folge dann ganz intuitiv im alltäglichen Verhalten zum Ausdruck kommt. Sowohl verbale als auch nonverbale Kommunikation ist immer schon massiv von persönlichen Werthaltungen geprägt, die implizit z.B. in Entschuldigungen und Vorwürfen, aber sogar in Kleiderwahl und Auftreten mitschwingen.

Körtner UHJ (2017) Grundkurs Pflegeethik. Wien: Facultas.
Maio G (2017) Mittelpunkt Mensch. Lehrbuch der Ethik in der Medizin. Stuttgart: Schattauer.
Peter T (2014) Sprache als Wertevermittler. In: Coors M, Grützmann T, Peters T (Hg.) Interkulturalität und Ethik. Der Umgang mit Fremdheit in Medizin und Pflege. Göttingen: Edition Ruprecht. 125–138.
Rabe M (2017) Ethik in der Pflegeausbildung. Beiträge zur Theorie und Didaktik. Bern: Hogrefe.
Ricken F (2013) Allgemeine Ethik. Stuttgart: Kohlhammer.

Wiebke Brandt

Wohnen

Warum wohnen wir? Was ist Wohnen? Hängt Wohnen mit der Sesshaftwerdung der Menschen zusammen oder wohnen auch Nomaden oder Obdachlose? Philosophinnen und Philosophen, Sozial- und Kulturwissenschaftler/-innen sind den Fragen nachgegangen. Wohnen ist Selbstwerdung und Weltaneignung zugleich. Alle mir bekannten Definitionen von Wohnen können mit Schmitz (1995: 258) zusammengefasst werden: Wohnen ist die „Kultur der →Gefühle im umfriedeten Raum". Für Sloterdijk (2004) ist das Wohnen ein Immunsystem. Es ist die räumliche Ausdehnung der persönlichen Sphäre und bietet einen Rückzugsort, um uns von der Außenwelt abschirmen zu können. So erklärt sich auch, warum die Wohnung ein ganz besonderer Wert ist. Im deutschen Grundgesetz Artikel 13 (1) steht: „Die Wohnung ist unverletzlich". Wenn man also seinen Raum verteidigt, dann verteidigt man sich. Man geht nicht einfach so und ohne Scheu in die Wohnung eines Fremden. Das unerlaubte Eindringen von Fremden, der Einbruch, ist eine Straftat oft mit tiefgehenden Folgen für die Betroffenen: Der Haus-Frieden ist gestört worden und die persönliche →Atmosphäre auf Dauer verletzt. Auch die Vertreibung aus der Heimat oder das notwendig gewordene Übersiedeln in ein Altenheim gehen viel weiter und tiefer; es ist nicht nur die Änderung des geografischen Ortes. Es ist für viele zunächst die Negation des Daseins selbst, die damit stattfindet. Wenn der Mensch kein →Vertrauen in die Welt hat, ist er nicht imstande, sich immer wieder eine neue Wohnung zu schaffen, ein neues Haus zu errichten, in dem er sich geborgen fühlen kann. Dann kann er nicht (mehr) wohnen (Bollnow 2000).

Die Wohnung als mein eigener Raum hält das Chaos der Außenwelt fern, sie ist der Raum des Immer-gleichen und des Immer-wieder. Sie ist im wandlungsreichen Leben der Aspekt der Kontinuität, der Beharrlichkeit und eine große Integrationsmacht im Leben des Menschen (Bollnow 2000; Bachelard 2003). „Wir besitzen eine Wohnbiografie als Einzelne, als sozialer Typus und als Gattungswesen [...]" (Selle 1993: 27). Eine wesentliche Aufgabe des Wohnens bezieht sich auf die Identität, die Entwicklung des Selbst.

Das kann man in den Begriffen wie Eigenheim oder Eigentumswohnung gut erkennen. Erster Begriff konnotiert Heimeligkeit, Heimat, Heimlichkeit im Sinne von Privatheit und Intimität; im Eigentum kommt die jeweilige Eigentümlichkeit zu Vorschein. „Wie wir wohnen, bestimmt letztlich auch, wer wir sind – und wer wir sind, bestimmt, wie wir wohnen" (Zarborowski 2008: 198). Identität ist also nicht nur zeitlich begründet, sondern vor allem auch räumlich. Wenn wir eine Wohnung für uns einrichten, sagen wir dazu auch verkürzt, aber treffend: Wir richten uns ein (Zarborowski 2008: 199). Dies bezieht sich direkt auf den Gefühlsraum. Das „ist der Raum, in dem sich die Gefühle als Atmosphären [...] ausbreiten" (Schmitz 1998: 358).

Erst wenn der Gefühlsraum verändert ist, zieht man ortsräumliche Konsequenzen (→Gefühle).

Beim Wohnen geht es also um nichts Anderes als um die Gestaltung von Raum, um heimisch werden zu können. Wir teilen den Wohnraum ein in Orte für besondere Zwecke und solche, deren Zweck nicht offensichtlich ist. Die besonderen Zwecke beziehen sich auf kulturelle Praktiken des Wohnens entlang der üblichen Verrichtungen des täglichen Lebens. In unserem kulturellen Kontext gilt das Badezimmer als Ort für die Körperpflege, die Küche als Ort der Nahrungszubereitung, das Schlafzimmer als Zone der Ruhe und der intimen →Begegnungen. Verschiedene Lebensstile können so auch an der Art zu wohnen abgelesen werden (Hasse 2008, 2009). Die Orte, deren Zweck eigentlich verborgen ist, sind die Zonen des Wohlbefindens, des Behagens, des Heimeligen, der jeweils spezifischen „Intimität in einer häuslichen Wohnung", die „mehrere Menschen als Klima oder Atmosphäre" miteinander verbindet (Schmitz 1995: 258). Diese Intimität meint eben jene spezifische Vertrautheit, in der man sich gehen lassen kann, ohne das Gesicht zu verlieren. Derartige Wohnlichkeit teilt man manchmal mit sehr guten Freunden, aber niemals mit Jedermann. Wenn der Besuch, den man erwartet, nicht ein sehr vertrauter Mensch ist, richtet man sich und die Wohnung her: Die →Atmosphäre wird verändert, so dass die Intimität, die dort sonst heimisch ist, verborgen werden kann. Deswegen hat der eigene, belebte Wohnraum, selbst in unserer profanisierten Welt, einen →sakralen Charakter (Eliade 1957; Bollnow 2000). Der profane Raum ist der geometrische Raum; er ist homogen und strukturlos. Der heilige Raum ist der Leibraum (→Körper/Leib), der Gefühlsraum, der erlebte Raum; er ist gegliedert und mit Werten besetzt (Fischer 1965; Bollnow 2000). Und das ist auch der Unterschied zwischen einer Wohnung und einem Aufenthaltsort.

Bachelard G (2003) Poetik des Raumes Frankfurt a.M.: Fischer.
Bollnow OF (2000) Mensch und Raum. Stuttgart: Kohlhammer.
Eliade M (1957) Das Heilige und das Profane. Vom Wesen des Religiösen. Hamburg: Rowohlts Deutsche Enzyklopädie.
Fischer F (1965) Der Wohnraum. Zürich: Verlag für Architektur im Artemis Verlag.
Hasse J (2008) Einführung. In: Hasse J (Hg.) Die Stadt als Wohnraum. Freiburg i.Br.: Karl Alber. 9–24.
Hasse J (2009) Unbedachtes Wohnen. Lebensformen an verdeckten Rändern der Gesellschaft. Bielefeld: transcript.
Schmitz H (1995) System der Philosophie. Bd. III. Der Raum. Teil 4. Das Göttliche und der Raum. Bonn: Bouvier.
Schmitz H (1998) System der Philosophie. Bd. III. Der Raum. Teil 1. Der leibliche Raum. Bonn: Bouvier.
Selle G (1993) Die eigenen vier Wände. Zur verborgenen Geschichte des Wohnens. Frankfurt a.M.: Campus.
Sloterdijk P (2004) Sphären III. Schäume. Frankfurt a.M.: Suhrkamp.
Uzarewicz C (2016) Kopfkissenperspektiven. Fragmente zum Raumerleben in Krankenhäusern und Heimen. Freiburg i.Br.: Karl Alber.
Zaborowski H (2008) Zur Phänomenologie des Wohnens. In: Hasse J (Hg.) Die Stadt als Wohnraum. Freiburg i.Br.: Karl Alber. 180–206.

Charlotte Uzarewicz

Würde

Das Wort „Würde" leitet sich etymologisch vom althochdeutschen *wirda* ab und ist das Abstraktum zu „wert" mit dem Bedeutungsspektrum →„Wert", „Wertsein". Wenn jemandem Würde zukommt, bedeutet das so viel wie, dass ihm eine besondere Wertschätzung gebührt. „Würde" ist demnach ein wertender Ausdruck, der in zwei unterschiedlichen Verwendungsweisen gebraucht wird. Zum einen kann er sich auf bestimmte Eigenschaften und Qualitäten eines →Menschen (oder von Sachen) beziehen. So kann jemandem eine besondere Würde zukommen, wenn er ein bestimmtes Amt innehat. Als Würdeträger wird von ihm zugleich erwartet, dass er sich in seinem Entscheiden, Tun und Auftreten entsprechend verhält. Der Maßstab ist dabei die Bedeutung des Amtes, der er zu entsprechen hat. Neben dieser institutionalisierten, sozialen oder politischen Form kann sich Würde aber auch auf den vornehmen Charakter oder ein besonders souveränes und besonnenes Auftreten einer →Person beziehen. In dieser ersten Verwendungsweise ist der Besitz von Würde kontingent.

Dagegen ist Würde in der zweiten Bedeutung etwas, was ausnahmslos allen Menschen als Menschen zukommt und nicht an andere Merkmale oder Eigenschaften gebunden ist. Sie gilt als unveräußerliches und unverrechenbares Merkmal, das dem Menschen als moralischem Subjekt zukommt. Aufgrund seiner grundsätzlichen Möglichkeit zur Selbstbestimmung (→Autonomie) gebührt ihm als „Zweck an sich selbst" (Immanuel Kant) unbedingte Achtung, so dass er einerseits niemals vollständig instrumentalisiert werden darf, und andererseits im Unterschied zu einem Wert keinen Preis hat, der kalkuliert und gegenüber Gütern abgewogen werden könnte. Würde ist inkommensurabel. Dieses Verständnis hat grundlegende praktische Konsequenzen. „Würde ist der legitime Anspruch des Menschen auf Anerkennung als Person" (Wolfgang H. Pleger). In dieser zweiten Verwendungsweise verschränken sich im Würde-Begriff anthropologische, ethische und normative Aspekte, die soziologisch, politisch und juristisch weiter ausgedeutet und konkretisiert werden.

Im Menschenrechtsethos der Neuzeit und Moderne wird die Würde des Menschen in den Menschenrechten moralisch-rechtlich entfaltet. Die Allgemeine Erklärung der Menschenrechte der Vereinten Nationen (1948) betont: „Alle Menschen sind frei und gleich an Würde und Rechten geboren. Sie sind mit Vernunft und Gewissen begabt und sollen einander im Geiste der Brüderlichkeit begegnen." Das deutsche Grundgesetz (1949) beginnt mit der Worten: „Die Würde des Mensch ist unantastbar. Sie zu achten und zu schützen ist Verpflichtung aller staatlichen Gewalt." Verfassungsrechtlich wird damit festgelegt, dass die Würde, die allen Menschen zukommt, entgegen aller Missachtung und Verletzung zu achten und zu schützen ist.

Wenn man Würde als normatives Prinzip versteht, lassen sich daraus keine unmittelbaren Handlungsanweisungen oder Normen ableiten. Denn Würde verweist grundsätzlich darauf, dass dem einzelnen Achtung gebührt und er als Person mit basalen Rechten anzuerkennen ist. Was dies aber konkret bedeutet, bedarf einer weiterführenden ethischen bzw. juristischen Reflexion. Dies zeigt sich etwa bei Herausforderungen am Lebensende und der Frage, was Sterben in Würde bedeutet und was diesem entgegensteht.

Die subjektive Erfahrung von Würde bildet sich biografisch in Interaktionen und intersubjektiven Anerkennungsverhältnissen, die bei günstigen Entwicklungsbedingungen zu einer Haltung der Selbstachtung, zu einem positiven Selbstwertgefühl und zu einer angemessenen Selbsterkenntnis führen. Würde kann man demnach als Ausdruck von Identität und Gewissen begreifen; sie hat für das persönliche Urteilen, Entscheiden und Handeln eine maßgebliche Orientierungsfunktion. In diesem interaktionell-identitätstheoretischen Sinn lässt sich Würde als Prozess verstehen, „gewürdigt zu werden und sich und andere zu würdigen" (Udo Baer und Gabriele Frick-Baer).

Spiritual Care ist eine Praxis, die in besonderer Weise die Würde des Einzelnen achtet, indem sie der existenziellen und spirituellen Dimension bei der palliativmedizinischen Betreuung schwerstkranker und sterbender Menschen Aufmerksamkeit schenkt. Im Rahmen der würdezentrierten Therapie nach Harvey Max Chochinov soll Menschen etwa dabei geholfen werden, sich mit dem nahenden Sterben auseinanderzusetzen und deren Gefühl von Würde zu stärken bzw. zu wahren.

Bieri P (2013) Eine Art zu leben: Über die Vielfalt menschlicher Würde. München: Carl Hanser.
Chochinov H M (2017) Würdezentrierte Therapie: Was bleibt – Erinnerungen am Ende des Lebens. Göttingen: Vandenhoeck & Ruprecht.
Hilpert K (2018) Ethik der Menschenrechte: Zwischen Rhetorik und Verwirklichung. Paderborn: Schöningh.
Hüther G (2018) Würde: Was uns stark macht – als einzelne und als Gesellschaft. München: Albrecht Knaus.
Stoecker R (2019) Theorie und Praxis der Menschenwürde. Paderborn: mentis.

Jochen Sautermeister

Yin und Yang

Für viele Menschen ist das Symbol von Yin und Yang (pinyin: *yīn yáng)* der Inbegriff ostasiatischer Spiritualität. Es handelt sich um ein Symbol in der vollen Bedeutung des Wortes, verweist es doch auf Hintergründiges, Unaussprechliches und letztlich geheimnisvoll Bleibendes. In der jedem bekannten Figur des *tàijí tú*, des „Großen Höchsten", der sich aneinander schmiegenden und den Gegensatz in sich haltenden schwarzen und weißen Seiten innerhalb eines sie umschließenden Kreises, wird der bestmögliche Ausdruck eines auf einem konsequenten Gegensatzsystem beruhenden Welt- und Menschenbildes gesehen. Wir finden diese Darstellung auch in keltischen oder römischen Kulturen. In China und den von ihm geistesgeschichtlich beeinflussten Regionen der Welt wurde die Weise von *yīn* und *yáng* aber am eindrücklichsten und philosophie- bzw. religionsgeschichtlich erfolgreichsten entwickelt.

Auch in seinen modernen Vereinfachungen benutzt das Chinesische in Teilen nach wie vor eine Piktogrammschrift, und auch die beiden hier interessierenden Schriftzeichen verweisen bereits in ihrem Bild auf ihre dualistisch-komplementäre Bedeutung, wenn *yīn* die dunkle, schattige Seite des Berges und *yáng* die über dem Berg aufgehende Sonne darstellen. Die „zehntausend Dinge" *wànwù*, d.h. alles in der Welt Vorfindbare (also auch →Gefühle, Gedanken, Geist...), verdanken ihre →Existenz und ihre Lebensenergie dem Zusammenwirken von *yīn* und *yáng*. Dieses Zusammenwirken ist eng verbunden mit dem Zentralbegriff chinesischen Denkens überhaupt, dem *dào*. „Ein *yīn* ein *yáng*, das ergibt das *dào*" so heißt es bereits im ‚Großen Anhang' zum *Yì jīng*, dem legendären, in seinen legendären Anfängen auf das 3. Jahrtausend v.Chr. zurückgeführte und im Abendland etwa seit dem 17. Jahrhundert rezipierten „Buch der Wandlungen". Wörtlich übersetzt wird *dào* meist als der „Weg"; in seinen metaphysischen Bedeutungen ist es sowohl Bezeichnung für den Weg des Menschen (und der Menschheit) hin zum Ganzheitsziel (oft als das „Kultivieren des *dào*", d.h. dem Fluss des *dào* folgen benannt) als auch für das (Ganzheit-)Ziel selbst. Das sich in der Dynamik von *yīn* und *yáng* zeigende *dào* ist Urgrund, Prinzip, Muster, Dynamik und Zielrichtung allen Seins. Als opaker Begriff kann das *dào* nicht wirklich beschrieben werden und wird daher meist durch Negationen, also durch die Aufzählung dessen, was es nicht ist, oder aber durch Paradoxien umschrieben. Bisweilen wird das *dào* auch als reine Erfahrungskategorie bezeichnet.

Das Bild von *yīn* und *yáng* ist ein dynamisches Ganzheitssymbol, die ihr zugehörige spirituelle Sicht ist die einer unauflöslichen Zweiheit. Die spirituelle →Erfahrung liegt nicht in der Herstellung eines undifferenzierten Einheitserlebnisses, sondern in der aushaltenden Spannung der inneren und äußeren, sich wechselseitig bedingenden Gegensätzlichkeiten. Die Dynamik der Dualität bewirkt eine beständige Wandlung in einem streitbaren Kräftespiel der Gegensätze. Spiritualität und Philosophie waren in China von jeher eng miteinander verwoben. Besonders deutlich wird das in der Tradition des Daoismus, die in *dàojiào* ihren religiös-spirituellen und in der *dàojiā* ihren philosophischen Zweig benennt. Bis heute findet man in China auch eine sich daoistischer →Symbole und Ideen bedienende Volksreligion mit Klerus, Ritus und einem Moralkanon, alles Momente, die dem philosophischen und auch spirituellen Daoismus fremd sind, ja bisweilen sogar deutlich abgelehnt werden (→Moral/Ethik, →Ritual).

Die Lehre von *yīn* und *yáng* spielt in der gesamten chinesischen Kultur eine herausragende Rolle und durchzieht Religion, Kunst, das soziale Leben und die Wissenschaften. Die traditionelle chinesische Medizin richtet sich auf die Herstellung eines ausgeglichenen Verhältnisses der beiden Grundprinzipien aus und auch psychische Störungen werden als innere Störungen des Gegensatzes beschrieben. Hier finden sich deutliche und bis ins Detail gehende Parallelen zur Analytischen Psychologie C. G. Jungs und seiner bipolaren, kompensatorischen Sicht der Psyche.

Die konkreten spirituellen Techniken, die zur Annäherung an ein fließendes Ganzheitserleben durch eine Art der „Gegensatzachtsamkeit" entwickelt wurden, reichen von →meditativen Übungen des Gewahrseins (*zuò wàng*, Sitzen und Vergessen) in der Tradition des *wúwéi* (aktives Nicht-Handeln) und des *zì rán* (Spontanität, ‚von-selbst-so-sein') bis hin zu geleiteten imaginativen Techniken. Die daoistische Spiritualität des Gegensatzes hat ihren Schwerpunkt jedoch nicht in den meditativen Übungen. Sie ist eine Spiritualität im Vollzug und zeigt sich insbesondere in einer →achtsamen, „das Eine bewahrenden" (*shŏu yī*) Lebensführung, deren Jahrtausende alten Regeln stark an moderne Aussagen von Ökologie- Tierschutz und Friedensbewegungen erinnern.

Die alte chinesische Symbolik *yīn* und *yáng* und die Grundideen des Daoismus haben in populären Vereinfachungen Einzug in die Ratgeber- und Lebenshilfeliteratur gefunden und sind dort, oft nicht nur verflacht, sondern auch verfälscht vorfindbar. In deutlicher Abgrenzung davon seien hier zwei Titel ausgewiesener Sinologinnen genannt, die allerdings trotz ihres wissenschaftlichen Anspruchs keinesfalls weniger „spirituelle Anregung" enthalten und einen guten ersten Einblick in diesen zentralen Bereich ostasiatischer Philosophie und Spiritualität bieten.

Linck G. (2017) Yin und Yang. Die Suche nach Ganzheit im chinesischen Denken. Freiburg i.Br.: Karl Alber.
Möller H-G (2001) In der Mitte des Kreises. Daoistisches Denken. Berlin: Insel.

Ralf T. Vogel

Yoga

Der Begriff „*Yoga*" stammt aus dem Sanskrit und bedeutet wörtlich übersetzt „Vereinigung, Verbindung" (Duden 2010). Yoga ist eine jahrtausendealte Lehre, eine Form der Bewusstseinsschulung, die traditionell häufig im →Hinduismus und Buddhismus praktiziert wird. Mittlerweile hat Yoga den Westen erreicht, wo es meist religiös entkernt praktiziert und zum Wellness-Trend für jedermann geworden ist. Die Effekte des Yoga, die sich der oder die Praktizierende erhofft, sind breit gefächert, ebenso wie die Gründe, sich auf die Matte zu wagen. Diese reichen von einem einfachen Trendbewusstsein über den Vorsatz, seine Tiefenmuskulatur zu trainieren, bis hin zur spirituellen Suche, denn eine spirituelle Komponente ist trotz der zahlreichen Yoga-Stile in den meisten Traditionen erhalten geblieben.

Der Einfluss des Yoga auf Psyche und Physis ist mittlerweile hinreichend belegt. Die Alphawellen-Aktivierung steigt, Cholesterinwerte sinken, die Qualität des Schlafes verbessert sich, die Muskeln werden gestärkt, die Haltung verbessert und →chronische Schmerzen werden gelindert (Büssing et al. 2012; Balasubramaniam et al. 2013). Zusätzlich verbessert sich die Atemleistung und jüngste Forschungen belegen sogar einen Einfluss der Yogapraxis auf den Hormonhaushalt: Cortisol, welches bei Stress ausgeschüttet wird, verringert sich, die Produktion von Neurotransmittern wie Serotonin, GABA und Acetylcholin erhöhen sich, wohingegen sich Dopamin und Noradrenalin-Ausschüttung verringern (Balasubramaniam et al. 2013). Psychisch ist eine Reduktion der Ängstlichkeit und der →Depressivität messbar, das allgemeine Wohlbefinden, Selbstwert, →Achtsamkeit und Spiritualität sind bei Yoga-Praktizierenden im Vergleich zu Nicht-Praktizierenden erhöht (Büssing et al. 2012; Gaiswinkler & Unterrainer 2016).

All das hängt zusätzlich noch davon ab, wie hoch die Immersion bezüglich des Yoga ist. Denn je weiter man in das Yoga eintaucht, desto mehr positive Effekte der Spiritualität, wie Vergebung, →Hoffnung, Allverbundenheit und die →Erfahrung von Bedeutung und →Sinn im Leben können sich manifestieren (Gaiswinkler & Unterrainer, 2015). Vertieft man sich nicht oder nur wenig in diese Lehre, hat man immer noch sehr viel von der gleichmäßigen Verbindung der körperlichen Übungen (*Asanas*) mit den Atemübungen (*Pranayama*), der →Meditation (*Dhyana*) und der Entspannung (*Shavasana*), zumindest gleich viel, als wenn man Gymnastik übt (Gaiswinkler & Unterrainer 2016).

Yoga zählt (unter anderem) zu den anerkannten komplementär und alternativ-medizinischen Methoden (*complementary and alternative medicine CAM*, siehe bei Barnett & Shale 2012). Als potenziell tiefgreifende Erfahrung, als Massage für Körper, Geist und Seele, wie es beispielsweise auch bei Feldenkrais empfunden wird (Gernet 2016), sollte Yoga jedoch immer von einer erfahrenen Yogalehrperson vermittelt und zu Beginn der Praxis unbedingt auch in Anwesenheit einer solchen geübt werden. Aufgrund der psychischen Wirkung sollte Yoga zudem bevorzugt von Yoga-erfahrenen Psychologinnen und Psychologen bzw. Psychotherapeutinnen und Psychotherapeuten gelehrt werden. Speziell im klinischen Bereich stellt dies eine selbstverständliche Notwendigkeit dar, doch auch im außerklinischen Bereich sollte der Einfluss des Yoga auf Seele und Geist nicht unterschätzt werden, denn in seiner eigentlichen Form ist Yoga eben Bewusstseinsschulung und keine bloße Gymnastik.

Im Sinne einer bio-psycho-sozio-spirituellen Sichtweise des →Menschen trägt die Erforschung des Yoga sicher dazu bei, mehr über die Möglichkeiten und Grenzen der Berücksichtigung der spirituellen Dimension in der Behandlung von physischer und psychischer Erkrankung zu erfahren (Gaiswinkler & Unterrainer 2015).

Balasubramaniam M, Telles S, Doraiswamy PM (2013) Yoga on our minds: a systematic review of Yoga for neuropsychiatric disorders. Frontiers in Psychiatry. doi.org/10.3389/fpsyt.2012.00117 [Epub].

Barnett JE, Shale AJ (2012) The integration of complementary and alternative medicine (CAM) into the practice of psychology: A vision for the future. Professional Psychology: Research and Practice 43:576–585.

Büssing A, Michalsen A, Khalsa SB, Telles S, Sherman KJ (2012) Effects of Yoga on: A short summary of reviews. Evidence-Based Complementary and Alternative Medicine. doi.org/10.1155/2012/165410 [Epub].

Gaiswinkler L, Unterrainer HF (2015) Die Beziehung zwischen Yoga Immersion, psychologischem Wohlbefinden und psychiatrischer Symptomatik. Neuropsychiatrie 29:29–35.

Gaiswinkler L, Unterrainer HF (2016) The relationship between Yoga involvement, mindfulness and psychological well-being. Complementary Therapies in Medicine 26:123–127.

Gernet C (2016) Bewusstheit durch Bewegung. Was die Feldenkrais Methode mit Spiritualität zu tun hat und warum die Feldenkrais Arbeit Spiritual Care sein kann. Spiritual Care 5:33–40.

Lisza Gaiswinkler

Zweifel

Der Zweifel (etymologisch „doppelt", „zwiefältig") gilt seit der Neuzeit als eine zentrale Grundeinstellung, um neues Wissen zu gewinnen. Damit wurde die Ausrichtung an Autoritäten und an überkommenen Lehren zumindest relativiert. Nicht die Freude am Widerspruch ist das treibende Motiv, sondern die Schließung der Diskrepanz zwischen den Wahrheiten, die gegen den Augenschein behauptet werden, und den Fragen, die aus der Vernunft entspringen, ohne sich der nur auf die eigene sinnliche Wahrnehmung gestützten Erkenntnis ausliefern zu müssen. Man charakterisiert diesen Wechsel der Erkenntnisgewinnung zum methodischen Zweifel schlagwortartig mit dem Begriff Rationalismus. Der unterscheidet sich vom Skeptizismus, welcher die wahrheitsbezogene Erkenntnisfähigkeit des Menschen überhaupt infrage stellt.

Ein ähnlich intensiv erlebter Bruch kann sich in einer einzelnen →Person ereignen, wenn bis dahin geltende Plausibilitäten, selbstverständliche Sichtweisen und gewohnte Routinen plötzlich erschüttert werden. →Schicksalsschläge aller Art, Trennungen, Krankheit wie auch der Tod anderer, das Erleben eigenen Krankseins oder die Konfrontation mit dem Sterbenmüssen können die Auslöser solchen →existenziellen Zweifels sein. Sie können nämlich nicht nur die Führung und Deutung des eigenen Lebens infrage stellen, sondern auch die grundierenden, von den Eltern und Bezugspersonen übernommenen Sichtweisen, die unter ganz anderen lebensgeschichtlichen Bedingungen angeeignete Religiosität oder auch eine erst in einem späteren Lebensalter als kompensatorische Orientierung gefundene oder angeeignete Weltanschauung als Selbsttäuschung erweisen.

Es wäre hochproblematisch und dem Ernst der konkret als Aufgabe sich stellenden Situation unangemessen, derartige existenzielle Zweifel einfach nur mit dem Hinweis auf die Heilkraft der Zukunft zu verharmlosen oder gar als Ausdruck illegitimer Aufbäumung gegen →Gott sowie als Gegenhaltung zum →Glauben unterdrücken zu wollen. Die traditionelle, in vielen religiös sozialisierten Menschen noch erinnerte Qualifizierung des Zweifels als Sünde ist eine Verkürzung, die weder der Struktur des Glaubensaktes noch der des Zweifels unter den heutigen Bedingungen gerecht wird. Nicht nur, dass der Zweifel davor schützt, irgendwelchen Projektionen, Behauptungen, Ansprüchen oder Versprechungen leichtfertig Glauben zu schenken. Vielmehr enthält der Zweifel sowohl existenziell wie auch religiös insofern die Möglichkeit zum Zugewinn an Authentizität und zur Vergewisserung, als angesichts der Verunsicherung, Hinterfragung oder sogar Erschütterung vordergründige Sicherheiten, formelhafte Antworten und stark →ritualisierte Bearbeitungen der Bewährung im Kontext der eigenen →Biografie und der individuellen Situation ausgesetzt werden. Dies provoziert Lern- und Reifungsprozesse, deren Ergebnisse offen sind und die nicht normativ gesteuert werden können. Was allerdings möglich ist, ist die Begleitung durch andere, die diese Suche zulassen, Gehör schenken und die sich als selber Suchende auf Gespräche darüber einlassen können.

In der Geschichte →christlicher Spiritualität ist das Wissen darum immer vorhanden gewesen, dass der Zweifel ein produktives Element des Glaubens sein kann (gewiss in sehr unterschiedlicher Intensität und auch mit dem Risiko des Nicht-glauben-Wollens). Dafür bürgen u.a. die →biblischen Figuren von Hiob, Kohelet, Jesus selber in der Konfrontation mit dem Leiden und am Kreuz (Mk 15,34) und vom Jesus-Jünger Thomas (Joh 20). An ihnen wird exemplarisch, zum Teil sogar kulturtypologisch klar, dass: 1) der existenzielle Zweifel selbst innerhalb der religiösen Beziehung und sogar im Gebet (→Beten) eine ursprüngliche Berechtigung hat (→Klage gegenüber Gott); 2) dogmatisch formulierte Wahrheiten die subjektiv-biografische Befindlichkeit der Verunsicherung, des Schwankens und Zweifelns nicht notwendig erfassen und beantworten; und 3) auch, dass in sich geschlossene Systeme des rationalen Wissens die eigentlichen Lebensfragen nicht beantworten können.

Solche Lebensfragen und Sinnbedürfnisse drängen sich im Kontext von Krankheit und Klinik in den Vordergrund, wenn durch die Krankheit dem bisherigen Aktionsradius spürbare Grenzen gesetzt oder wenn die medizinische Behandlung der Krankheit als organischer Defekt und das Sterben als bloßes Eintreten des Endes als nicht ausreichend erlebt werden. Die normative Erwartung, dass wahrhaft glauben nur der könne, der alles, was kommt, hinnimmt und bejaht, weil von Gott geschickt, kann dagegen in Zynismus umschlagen, wenn das →Leiden nach menschlichem Ermessen besonders empörend, sinnlos und unverhältnismäßig groß ist (vgl. in der Literatur den Roman „Die Pest" von Albert Camus). Eine zeitspezifische Ausprägung des Zweifels besteht darin, dass Menschen intensive →Erfahrungen der Erschütterung oder aber des Überwältigt-Seins, der inneren →Dankbarkeit, auch der →Schuld oder des Ungenügens machen, diese aber nicht mit dem zusammenbringen können, was sie früher einmal mit solchen Erfahrungen verbunden haben, etwa bestimmte Lehrstücke der Katechismen, Formen etablierter Frömmigkeit, Kirche als Raum des Lebens und des Gemeinschaftserlebens. Für eine sensible und diskrete spirituelle Sorge ist auch dieses Phänomen ein wichtiger Ansatzpunkt; sie kann zu Klärungen, Neuentdeckungen, Vertiefungen, aber auch zur Wiederentdeckung von Verschüttetem führen. Der Zweifel wird so zum Anlass und Gegenstand der Kommunikation. Der Umgang mit derartigen Zweifeln kann aber dem Begleitenden ein hohes Maß an Ambiguitätstoleranz abverlangen.

Werbick J (2001) Gebetsglaube und Gebetszweifel. Münster: LIT.
Dietz W (2013) Wahrheit, Gewissheit, Zweifel. Theologie und Skepsis.
    Frankfurt a.M.: Peter Lang.
Waldenfels H (2000) Kontextuelle Fundamentaltheologie. Paderborn: Schöningh.

Konrad Hilpert

Liste der Autorinnen und Autoren

Elisabeth Aberer, war Fachärztin für Dermatologie, Universitätslehrerin zuletzt an der Universitäts-Hautklinik, Medizinische Universität Graz. Forschungstätigkeiten über Lyme Borreliose, Autoimmunerkrankungen, Spiritualität im Krankenhaus, Spiritualität bei chronischen Hautkrankheiten, Schamgefühl bei Hautkrankheiten. Hobbymusikerin (Klavier, Kantorin, Chorleiterin), Leiterin des Pfarrteams der Pfarre Kroisbach, Graz.

Sandra Adami, leitende Psychologin an einer Rehabilitationsklinik für psychosomatische Medizin und Psychotherapie in Freiburg im Breisgau sowie Dozentin an der Albert-Ludwigs-Universität Freiburg und der Bezirksärztekammer Baden-Württemberg. Zu ihren Arbeitsgebieten gehören humanistische Psychotherapie, Psychoonkologie, Palliative Care, Spiritual Care und Burnout sowie narrative Analysen.

Johanna Anneser, Leiterin des Funktionsbereichs Palliativmedizin, Klinik und Poliklinik für Psychosomatische Medizin und Psychotherapie am Klinikum rechts der Isar, Technische Universität München.

Reiner Anselm, Professor für Systematische Theologie und Ethik, Evangelisch-Theologische Fakultät, Ludwig-Maximilians-Universität München.

Gina Atzeni, derzeit akademische Rätin a. Z. am Institut für Soziologie der Ludwig-Maximilians-Universität München. Schwerpunkte ihrer Forschung und Lehre sind Medizin-, Professions- und Religionssoziologie.

Andreas Batlogg sj, Jesuit seit 1985, war bis 2017 Herausgeber der Zeitschrift „Stimmen der Zeit", Autor und Publizist, seit 2014 in der Cityseelsorge an der Jesuitenkirche St. Michael (München) eingesetzt.

Klaus Baumann, seit 1989 Priester der Erzdiözese Freiburg, ist seit 2004 Professor für Caritaswissenschaft und christliche Sozialarbeit an der Theologischen Fakultät der Albert-Ludwigs-Universität Freiburg, seit Mai 2014 kooptiert von der Wirtschafts- und Verhaltenswissenschaftlichen Fakultät. Dr. theol., Lic. psych., Psychologischer Psychotherapeut (DFT); seit 2019 Editor in Chief des Open-Access-Journals Religions (https://www.mdpi.com/journal/religions) zusammen mit Arndt Büssing. In Pfarr- und JVA-Seelsorge tätig und in privater Psychotherapie-Praxis. www.caritaswissenschaft.uni-freiburg.de

Liste der Autorinnen und Autoren

Wiebke Brandt, wissenschaftliche Mitarbeiterin am Lehrstuhl Moraltheologie Eichstätt.

Arndt Büssing, Professor für Lebensqualität, Spiritualität und Coping an der Universität Witten/Herdecke. Sein Forschungsinteresse richtet sich auf die Bedeutung der Spiritualität als Ressource, spirituelle Bedürfnisse chronisch kranker und alter Menschen sowie dem Erleben „Geistlicher Trockenheit" als Krise, nicht-pharmakologische Interventionsmöglichkeiten (z.B. Meditation, Yoga) für unterschiedliche Personengruppen, sowie Fragebogenentwicklung.

Renate Daniel, Fachärztin für Psychiatrie und Psychotherapie. Jung'sche Analytikerin. Niedergelassen in eigener Praxis am C.G. Jung-Ambulatorium Zürich. Programmdirektorin am C.G. Jung-Institut Zürich. Tätig als Dozentin, Lehranalytikerin und Supervisorin. Mitglied der wissenschaftlichen Leitung der Internationalen Gesellschaft für Tiefenpsychologie. Mitglied des wissenschaftlichen Beirats der Lindauer Psychotherapiewochen.

Martina Degonda, seit 25 Jahren mit ihrem Mann zusammen in eigener Praxis als Psychotherapeutin. Zudem gibt sie Kurse und Workshops zu Burnoutprophylaxe.

Holger Eschmann, Professor für Praktische Theologie an der Theologischen Hochschule Reutlingen.

Eckhard Frick sj, katholischer Priester, Facharzt für psychosomatische Medizin und Psychotherapie, Psychiater und Psychoanalytiker. Lehrt an der Hochschule für Philosophie und am Klinikum rechts der Isar der Technischen Universität München; erster Vorsitzender der IGGS und Schriftleiter der Zeitschrift SPIRITUAL CARE.

Alexis Fritz, Lehrstuhl für Moraltheologie, Theologische Fakultät, Katholische Universität Eichstätt.

Almut Furchert, Diplompsychologin in eigener Praxis.

Lisza Gaiswinkler, Klinik für Psychiatrie und Psychiatrie, Medizinische Universität Graz

Bernhard Grom sj, emeritierter Professor für Religionspsychologie und -pädagogik an der Hochschule für Philosophie München, Hospizseelsorger.

Liste der Autorinnen und Autoren — 391

Christian Hackbarth-Johnson, Theologe und Religionswissenschaftler, selbstständig tätig in der spirituellen Erwachsenenbildung, freier Mitarbeiter am Zentrum Theologie interkulturell und Studium der Religionen an der Universität Salzburg, Autor.

Thomas Hagen, Hauptabteilungsleiter „Seelsorge in Lebensumständen und Lebenswelten", Erzbischöfliches Ordinariat München.

Andreas Heller, Lehrstuhl für Palliative Care und Organisationsethik, Katholisch-Theologische Fakultät der Karl-Franzens-Universität Graz.

Konrad Hilpert, emeritierter Universitätsprofessor für Moraltheologie an der Ludwig-Maximilians-Universität München, Lehrtätigkeiten u.a. an den Universitäten Freiburg i. Br., Saarbrücken, München, Luzern.

Anne Elisabeth Höfler, Organisationsberaterin, Führungskräfte-Trainerin und Coach, (Lehr-)Supervisorin. Langjährige Erfahrung als Führungskraft. Historikerin. Publikationen u.a. zu Hospizarbeit und Palliative Care.

Diana Jallerat, Leiterin der Kunsttherapie an der Klinik Höhenried GmbH.

Birgit Jeggle-Merz, Professorin für Liturgiewissenschaft an der Theologischen Hochschule Chur sowie an der Theologischen Fakultät der Universität Luzern.

Thomas Kammerer, Pfarrer, Leiter der Seelsorge (rk) Klinikum rechts der Isar der Technischen Universität München.

Stefan Kiechle sj, Chefredakteur der Kulturzeitschrift „Stimmen der Zeit".

Marina Kojer, Hon. Prof. Dr. med., Dr. phil. (Psychologie), Ärztin für Allgemeinmedizin, Fachärztin für Geriatrie, Begründerin und langjährige Leiterin der Abteilung für Palliative Geriatrie im Geriatriezentrum am Wienerwald (GZW) in Wien. Arbeitsschwerpunkte: Palliative Geriatrie, Erwachsenenbildung (bis 2016).Ehrenvorsitzende der 2015 gegründeten, internationalen deutschsprachigen Fachgesellschaft für Palliative Geriatrie (FGPG; www.fgpg.eu). Zahlreiche Publikationen zu Themen der Palliativen Geriatrie.

Maria Kotulek, Pastoralreferentin, derzeit Fachreferentin für Demenz im Erzbistum München und Freising.

Hermann Kügler sj, Lic. theol., Pastoralpsychologe, bis 2020 Leiter der Beratungsstelle „Offene Tür" in Mannheim, aktuell in der Leitung der Zentraleuropäischen Provinz des Jesuitenordens tätig.

Liste der Autorinnen und Autoren

Ralph Kunz, reformierter Theologe mit Erfahrungen in verschiedenen Gruppierungen, die Handauflegung praktizieren. Seit 2004 ist er Professor für Praktische Theologie an der Theologischen Fakultät in Zürich. Schwerpunkte seiner Forschung und Lehre sind Gottesdienst, Seelsorge, Gemeindeaufbau und Spiritualität.

Florian Lampersberger, derzeit an der psychiatrischen Institutsambulanz in Landsberg am Lech als Psychologe, befindet sich in Ausbildung zum tiefenpsychologischen und psychoanalytischen Psychotherapeuten an der Akademie für Psychoanalyse und Psychotherapie in München.

Thomas Laubach (Weißer), Lehrstuhl für Theologische Ethik, Otto-Friedrich-Universität Bamberg.

Ludwig Lewandowski, Psychoanalytiker in eigener Praxis (DPG/DGPT), Supervisor und Lehranalytiker (DPG), Veranstalter der Symposien Religion & Psychoanalyse.

Andreas Lob-Hüdepohl, Professor für Theologische Ethik, Katholische Hochschule für Sozialwesen Berlin, Mitglied im Deutschen Ethikrat.

Ruth Mächler, Wissenschaftliche Mitarbeiterin an der Forschungsstelle Spiritual Care, Klinikum rechts der Isar der Technischen Universität München.

Lydia Maidl, Professorin für Fundamentaltheologie an der LMU München, Institut für Transkulturelle Gesundheitsforschung, Duale Hochschule Baden-Württemberg.

Lothar Malkwitz, Theologe und Psychoanalytiker

Beate Mayr, MSc (Nursing Science), Krankenschwester mit Berufserfahrung in verschiedenen Fachdisziplinen der klinischen und ambulanten Pflege, Lehrerin für Pflegeberufe, Pflegewissenschaftlerin. Derzeit wissenschaftliche Mitarbeiterin an der Hochschule für Philosophie München.

Christian Metz, Psychotherapeut und Supervisor in freier Praxis; Ausbilder und Lehrtherapeut im Psychotherapeutischen Fachspezifikum des FORUM (Personzentrierte Psychotherapie, Ausbildung, Praxis); seit 1994 Trainer der Akademie für Sozialmanagement (ASOM) Wien. Seit 2005 Bereichsleiter im Kardinal König Haus Wien für Hospiz, Palliative Care, Demenz.

Andreas Müller-Cyran, Diakon in der Erzdiözese München und Freising, Leiter der Abteilung Krisenpastoral im Erzbischöflichen Ordinariat.

Piret Paal, Koordinatorin von WHO Collaborating Centre for Nursing Research and Education am Institut für Pflegewissenschaft und -Praxis und Wissenschaftlerin in Palliative Care an der Paracelsus Medizinische Privatuniversität in Salzburg.

Simon Peng-Keller, Professor für Spiritual Care an der Universität Zürich.

Yvonne Petersen, Internistin und Psychotherapeutin, Krankenhaus der Barmherzigen Brüder, München.

Ewald Pollheimer, Psychotherapeut in eigener Praxis, Leiter des Projekts „Selbstmitgefühl mit Achtsamkeit" der pro mente Reha Neusiedlersee für Psychosoziale Gesundheit.

Stefan M. Probst, leitender Oberarzt der Klinik für Hämatologie, Onkologie und Palliativmedizin am Klinikum Bielefeld. Leiter der Palliativstation und Vorsitzender des klinischen Ethikkomitees am Klinikum Bielefeld. Vom Zentralrat der Juden wurde er zur Berufung in die zentrale Ethikkommission der Bundesärztekammer vorgeschlagen, der er seit 2019 angehört.

Sepp Raischl, Vorstand, Fachliche Leitung im Christophorus-Haus München mit stationärem Hospiz, ambulantem Hospiz- und Palliativdienst, SAPV, Hospiz- und Palliativdienst für Menschen mit Behinderung, Palliativ-Geriatrischem Dienst, Christophorus Hospiz Institut für Bildung und Begegnung.

Carola Roloff, Gastprofessorin für Buddhismus (Stiftungsprofessur 2018–2025) im Bereich „Buddhismus und Dialog in modernen Gesellschaften" der Akademie der Weltreligionen der Universität Hamburg.

Martin Rötting, Professor für Religious Studies an der Universität Salzburg.

Ibrahim Rüschoff, niedergelassener Ärztlicher Psychotherapeut, Vorstandsmitglied der „Islamischen Arbeitsgemeinschaft für Sozial- und Erziehungsberufe e.V." (IASE), Arbeitsgruppe Islam und Psychologie.

Cemil Sahinöz, Soziologe und Religionspsychologe.

Susanne Sandherr, Professorin für Systematische Theologie an der Katholischen Stiftungshochschule München.

Jochen Sautermeister, Inhaber des Lehrstuhls für Moraltheologie an der Rheinischen Friedrich-Wilhelms-Universität Bonn.

Kerstin Schlögl-Flierl, Professorin am Lehrstuhl für Moraltheologie an der Universität Augsburg.

Thomas Schmidt, Professor für Management und Organisationsethik an der Katholischen Hochschule Freiburg, Privatdozent der Alpen-Adria-Universität Klagenfurt, Mitherausgeber der Zeitschrift *Praxis Palliative Care*; seit 2001 Organisationsberater und Managementtrainer auch in zahlreichen kirchlichen Organisationen. Publikationen zum Paradoxiemanagement, zur Organisations- und Allokationsethik sowie zur Spiritualität in Organisationen.

Josef Schmidt sj, emeritierter Professor an der Hochschule für Philosophie, München, für die Gebiete Theologie und Geschichte der Philosophie, besonders Philosophie des Deutschen Idealismus.

Hanspeter Schmitt, am Lehrstuhl Theologische Ethik an der Theologischen Hochschule Chur tätig.

Julia Seiderer-Nack, Fachärztin für Innere Medizin, Professorin für Medizin in der Sozialen Arbeit an der Katholischen Stiftungshochschule München und in eigener Praxis tätig.

Flora von Spreti, Professorin an der Klinik für Psychiatrie und Psychotherapie der Technischen Universität München.

Gabriele Stotz-Ingenlath, Fachärztin für Psychiatrie und Psychotherapie an der Fliednerklinik in Berlin, sowie stellv. Referatsleiterin „Religiosität und Spiritualität" der Deutschen Gesellschaft für Psychiatrie, Psychotherapie und Nervenheilkunde.

Marie Türcke, Vorstandsreferentin für die Cognostics AG und ist dort sowohl für die inhaltliche, als auch organisatorische Entwicklung von Projekten tätig.

Human-Friedrich Unterrainer, Privatdozent, Psychotherapeut, Lehrtherapeut, Leitung des Zentrums für Integrative Suchtforschung (CIAR) im Verein Grüner Kreis; Universitäre Lehre in Graz und Wien; Leitung einer Forschungsgruppe an der Medizinischen Universität Graz. Forschungsschwerpunkte: Suchterkrankungen; Neurowissenschaftliche Methoden in der Psychotherapie; Bindung, Persönlichkeit und Spiritualität.

Michael Utsch, Dipl.-Psychologe, approb. Psychotherapeut, in Teilzeit Referent der Ev. Zentralstelle für Weltanschauungsfragen in Berlin, Psychotherapeut in einer Praxisgemeinschaft, Honorarprofessor für Religionspsychologie.

Liste der Autorinnen und Autoren — **395**

Charlotte Uzarewicz, Krankenschwester, Ethnologin, M.A., Soziologin Dr. disc. pol., Professorin für Pflegewissenschaft an der Katholischen Stiftungshochschule München und Honorarprofessorin für Kultur und Ästhetik in der Pflege an der Philosophisch-Theologischen Hochschule Vallendar.

Ralf T. Vogel, Privatpraxis für Psychotherapie, Supervision in Ingolstadt sowie Honorarprofessor für Psychoanalyse und Psychotherapie an der Hochschule für Bildende Künste, Dresden.

Harald Walach, lehrt an der Medizinischen Universität Poznan, Polen, und als Gastprofessor an der Universität Witten-Herdecke. Sein Forschungsschwerpunkt ist neben der Evaluation komplementär-medizinischer Verfahren die Frage nach der Schnittstelle zwischen Bewusstsein und Gesundheit.

Maria Wasner, Professorin für Soziale Arbeit in Palliative Care an der Katholischen Stiftungshochschule (KSH) München und zudem wissenschaftliche Mitarbeiterin am Kinderpalliativzentrum der LMU München.

Wolfgang Weig, Vizepräsident der Akademie für Sexualmedizin e.V. Seit 1988 führt er als Lehrbeauftragter Psychologie-Lehrveranstaltungen an der Universität Osnabrück durch.

Erhard Weiher, Pfarrer in der Universitätsmedizin Mainz (i.R.).

Saskia Wendel, Universitätsprofessorin für Systematische Theologie, Institut für Katholische Theologie, Philosophische Fakultät der Universität Köln.

Thomas Zippert, ehem. Professor für Diakoniewissenschaft an der FH der Diakonie in Bielefeld. Seit 2019 Koordinator zum Thema „Sexualisierte Gewalt" der Evangelischen Kirche von Kurhessen-Waldeck.

Ralf Zwiebel, Psychoanalytiker der DPV und IPA, ehemals Professor für psychoanalytische Psychologie der Universität Kassel, derzeit in privater Praxis tätig.

Register

Abhängigkeit 12, 109, 176, 332, 368
Abschied 1, 81, 208, 353
Abschiedlichkeit 1, 354
Abschiedskultur 81
Acedia 68
Achtsamkeit/achtsam 4, 83, 153, 218, 293, 302
Aggression 7, 352
Akkulturation 173
akut 55
Akzeptanz 37, 56, 59, 302, *Siehe auch* Krankheitsverarbeitung
Albtraum 357
Alltag/alltäglich 98, 135, 146, 273, 298, 361
Alte 60
Alter 10, 11, 80, 292, 368
Alternativ- oder Komplementärmedizin 93
Ambiguitätstoleranz 388
An-/Zugehörige 45, 63, 103, 205, 248, 320, 339, 353
Anamnese 14, 28, 128, 210
Anamnese, spirituelle 16
Andacht 38
Anerkennung 30, 60, 75, 109, 380
Anfänger-Geist 18
Angehörige 121
Angst 8, 44, 49, 68, 101, 112, 196, 347
Anpassung 235

Anthropologie 219, 251
Anthropologie, philosophische 186
Anthroposophie 88
Antike 62, 68, 88, 100, 145–147, 168, 179, 186, 196, 278, 334, 360
Anwaltschaft 58, 244
Anwendung 226
Arbeit 49, 125
Arbeitslosigkeit 58
Armut 8, 58, 318
Ars moriendi 2, 354
Arzt/Arzt-Patient-Beziehung 14–16, 42, 142, 366, *Siehe auch* Heilung, Pflege
Assessment 16, 216
Astrologie 88
Asymmetrie 120, 212
Atem 217, 290
Atmosphäre 21, 209, 228
Attraktivität 224
Attribution *Siehe* Kausalattribution, Schicksal
Aufmerksamkeit 122, 369
Aufrichtigkeit 165
Ausbeutung 368
Ausbrennen 123
Auseinandersetzung 30
Ausgrenzung 8
Ausnahmesituation 203
Authentizität 39, 210, 387

Autonomie 24, 31
Autorität 212
Barmherzigkeit 145, 166, 192–194, 361
Basisversorgung 152
Bedarf 27
Bedürfnis 54–56, 248
Bedürfnis, spirituelles 27
Befindlichkeit 23, 368
Befriedigung 308
Begegnung 3, 29, 59, 254, 345
Begehren 308
Begleitung 31, 45–46, 77, 102, 180, 296–298, 318
Begleitung, palliative 122
Behandlung 115, 141, 196
Behaviorismus 209, 267
Behinderung 33, 56, 60, 305, 368
Beichte 180
Beistand 296
Bekräftigungsformeln 215
Belastungen, berufliche *Siehe* Burnout
Belastungsstörung, posttraumatische 119, 357
Beratung 25, **35,** 180, 223–226, 257, 296
Beruf, helfender 48
Berufe, soziale 49
Berufsgeheimnis 280
Berufsheiler 93
Beschwörungsformeln 216
Beten 38
Betrachtung 217
Betreuung 248
Betroffenheit 57, 198

Bevormundung 162
Bewältigung *Siehe* Krankheitsverarbeitung
Bewusstsein 83
Beziehung 3, 6, 11, 28, 43, 50, 130, 250, 308, *Siehe auch* Bindung, Heilung, Therapie
Bibel 40, 51
Bild 215, 250, 294
Bindung 43, 86, 310, 358
Bindung, soziale 214
Bindungsstile 44
Bioethik 226
Biografie 25, **45,** 52, 85, 326, 387
Bitte 39
Boreout 50
Buddhismus 19, 89, 147, 292, 302, *Siehe auch* Seelsorge, buddhistische
Burnout 49, 123, 208, 233, 256, 303
Care 254, *Siehe auch* Sorge
Care-Ethik, ethics of care 58, 122, 226, *Siehe auch* Ethik, Sorge
Caring 117
Chemotherapie 197
Christentum 51, 87, 168, 178, 223, 249, 259, 300, 305
Chronizität, chronisch 55
Coaching 51
Codierung, religiöse 155
Compassion 57
Compliance 56
contemplatio 217

Coping 47, 56, 63, 65, 128, 173, 179, 194, 286, 341, 342, 357, *Siehe auch* Krankheitsverarbeitung
Dankbarkeit 60
Daoismus 383
Dasein *Siehe* Existenz
Deeskalation 9
Delegation 173
Demenz 6, 11, **61**, 228, 305
Demoralisierung 64
Demut 165, 343
Depression 65, **67**, 203, 303, 347–348
Diabetes 56
Diagnostik 16, 332
Diakonie 223
Dialog 31, 54
Dienst/dienen 53, 344
Dienstleistung 256
Digitalisierung 36
Diskretion 75
Distanz 57
Droge 333
Echtheit 37
Ehrenamt 248, 261, 325
Ehrfurcht 128, 343
Ehrlichkeit 165
Einheit 145
Einkehr 232
Einrichtung 61
Einsamkeit 12, 37, 58
Ekstase 22, 228
Eltern 174, 287, 366
Emergenz 159
Emic-Etic-Dilemma 71
Emisch/etisch 70
Emotion 178

Empathie 10, 31, 36, 42, 53, 58–59, **73**, 301
Empfangen 108
empirische Medizin 143
Empowerment 76, 183
Endlichkeit 78, 178, 192, 354
Engagement 58
Entblößung 282
Entfremdung 257, 287
Entscheidungsfindungsmodelle 210
Entschleunigung 97
Entwicklung 43, 88, 176, 270
Entwicklungsphasen 46
Erfahrung 12, 23, 36, 46, 58, 74, **82**, 231
Erfahrung, innere 84
Erfahrungswissen 209
Erinnerung 58, 83, **85**
Erkenntnis 315, 386
Erkrankung 12, 55, 76, 247
Erleuchtung 217
Ermutigung 357
Ernsthaftigkeit 123
Erschöpfung 49
Esoterik 88
Ethik 225, *Siehe auch* Moral
Ethik, Angewandte 226
Ethik, Medizinische 226
Ethik, Theoretische 226
Ethikkommission 226
Ethikkonsile 226
Ethnomedizin 91
Ethos 52
etic/etisch 70
Eucharistie 260
evidence based medicine 158
Exerzitien 95, 298

Existenz 58, **99**, 229, 232
Experte 19, 34, 142
Expertise 226
Exzentrizität 220
Fairness 75
Familie 50, 93, **103**
Feedback 32
Feminismus 116
Flucht 358
Fortpflanzung 309
Fragilität 146, 243
Fragment 81
Frau 177, 259–260
Freiheit 288
Freude 60, 145
Freundlichkeit 165
Freundschaft 38
Frömmigkeit 84, **106**, 388
Fundamentalismus 268
Fürsorge 59, 74, 292
Gabe 108
Ganzheit 3, 290, 382
ganzheitlich 54, 124, 248, 269, 295, 316, 319, 372
Ge- und Verbote 287
Gebet 38
Geborgenheit 104, 169
Gebrechlichkeit 284, 368
Gedächtnis 11
Gefühl 22, 32, 68, 73, **110**, 231, 354
Geheimnis 47, 63, 88, **113**, 210
Gehirn 215
Geist 5, 19, 223
Geist, Heiliger 276, 295
Gelassenheit 41, 123
Gemeinde 258, 295
Gemeinschaft 214

Gender 116
Geschlecht 116
Geschlechterrolle 116
Geschlechtsidentität 308
Geschlechtskörper 185
Gesellschaft 31, 287
Gespräch 182, 274
Gesten 120
Gesundheit 49, 80, 92, 114, **124**, 253, 298
Gesundheitsberufe 74, 114, **121**, 356
Gesundheitsethik 226
Gesundheitspflege 254
Gesundheitspsychologie 125
Gesundheitssystem 61
Gewalt 52, 368
Gewissen 25, 146, 251, 287, 305, 380
Glaube(n) 39, 52, 112, **125**, **127**, 208, 296, 387
Glaubens- und Religionsfreiheit 53
Glaubwürdigkeit 212
Glück 171, 178
Gnade 108
Gott 38, 41, 60, **129**, 230, 250, 258, 276, 287
Gottesbild 132
Gottesliebe 234
Grenzsituation 42, 65, 102, 122, **135**, 269
Grüne-Ampel-Effekt 16
Gruppe 31
Guru 148
Haltung 73, **138**, 153, 324, 343, 375
Handeln 112, 315

Handlung 188
Handlungsfreiräume 173
Hass 363
Haushalt 104
Heil 41, 141
Heiler, innerer 142
heilig/Heiligkeit 106, 131, 260, 275, 277
Heilkunst 199
Heilmethoden, alternative 89
Heilung 141, 247, 317
Helfer, hilfloser 59
Herz 145
Herzensgebet 218
Hilfe 122, 235
Hilflosigkeit 198
Hilfsbedürftigkeit 12, 58
Hinduismus 147
hinschauen 57
Hippokrates 24, 143, 196
Hoffnung 58, 66, 79, **149**, 327, 366
Homöopathie 89
Hören 38, 229
Hospitalität 184, 318
Hospiz 151, 162, 181, 248, 293, 367
Hospizbewegung 80, 326
Hygiene 7
ICD 332
Identität 9, 25, 46, 272, 282, 287, 376, 380
Identitätsarbeit 271
Ignatius von Loyola 95
immanent 154
Immunsystem 196
Implementieren 158
Individualisierung 268

Individualität 46, 110
Information 37
informed consent 25, 226
Inkulturation 53
Innerlichkeit 230
Instinkt 220
Institution 74, **161**, 285, 369
Institution, totale 162
Integrität 284
Interaktion 188, 338, 380
interdisziplinär 181
interreligiös 181, 269, 293
Intervention 16, **163**, 317
Intimität 75, 125, 213, 282
intrareligiös 293
Islam, islamisch **166**, 284, 299
Jesus 41, 51, 166, 175, 192, 276, 294–295, 345, 346, 370, 387, *Siehe auch* Christentum
Judentum 168, 178, 223
Jugend 46
Kausalattribution 170
Kind 43, 46, 60, **174**, 368
Kinderrechtskonvention 174
Kirche 34, 52, 157, 180, 192, 223, 238, 259, 279, 290, 328
Klage 39, 41, 47, 77, 80, **177**, 387
Kleinfamilie 103
Klinikseelsorge 31, **180**
Kognitivismus 209
Kohärenz 46, 315
Kolonialismus 72
Kommunikation 74, 185, 188, 274, 309, 338, 388

Kompetenz 36, 71, 120, **183**, 212, 248
Komplexität 243, 365
Konflikt 37, 109, 146, 257
Kongruenz 59
Konsistenz 47
Kontinuität 3
Kontrolle 212, 285
Konzil, Zweites Vatikanisches 194, 204
Kooperation 54, 58, 173
Ko-Präsenz 257
Koran 189
Körper 68, 78, 176, **184**
Körperhaltung 120
körpersprachlich 121
Kräfte, übernatürliche 214
Krankenhaus 180
Krankensalbung 191, 260
Krankheit 32, 37, 39, 44–45, 58, 74, 92, 114, 292, 315, 341
Krankheitsverarbeitung 194
Kränkung 8
Krebs 56, 196
Krise 37, 45, 49, 74, 270, 292, 317, 341
Kriseninterventionsteam 238
kritisch 75
Kultur 185
Kunst 83, 120, 145, 199
Künstlichkeit 221
Kunsttherapie 198
kurativ 121
Langeweile 50, 97
Langsamkeit 97
Leben 99
Lebensalter 209

Lebensberatung 35
Lebensbewältigung 90
Lebensführung 37, 52, 76, 87, 112
Lebenshilfe 90, 294, 296
Lebenskunst 199, 354
Lebensqualität 152, **202**, 228, 247
Lebensstil 190
Lebens-Weg-Navigation 315
Lebenswende 41
Lehrer/-innen 204
Leib 22, 180, 184, *Siehe auch* Körper
Leibkörper 186
Leiblichkeit 30, 186
Leid 41, 57, **207**, 248, 302, 340
Leiden 138, 207, 363
Leidenschaftlichkeit 146
Leistungsdenken 343
Leistungsdruck 257
Lernbereitschaft 12
Lernen 58, 204–205, **209**, 333
Lernen, multiprofessionelles 210
Lernerfahrungen 246
Leugnen 289
Liebe 125, 250, 293
Lob 38
Loslassen 20
Machbarkeit 285
Macht 142, 185, **211**, 347, 368
Magie 213
Markt 108
Maschine 220
Meditation 89, **217**, 292

Medizin 124, 158, 203, 216, 248, *Siehe auch* Heilung
Medizin, primitive 91
Melancholie 68
Mensch 80, 85, 99, 112, 161, **219**, 249, 253, 308, 368
Menschenbild 124, 180, 219, 381
Menschenrechte 53, 174, 319, 379
Metapher 145
Migration 300, 358
Mimik 120
Missbrauch 212
Misshandlung 368
Missionieren 222
Mitarbeitende 339
Mitgefühl 37, 73, 145, 153, 208, 292, *Siehe auch* Compassion, Emphatie
Mitleid 58
Mitleidsethiken 58
Mitmenschlichkeit 57
Mitwirkung 75
Mobbing 49
Monitoring 302
Moral 225
Moral- und Tugendlehren 60
Muhammed 189
multi-disziplinär 348
multiprofessionell 248
Musik 227, 229
Mut 1
Mutter 43
Mystik 230, 267
Mythologie 145
Nachhaltigkeit 79
Nächstenliebe 41, 53, **232**

Nähe 41, 43, 74
Natur 88, 185
Naturheilkunde 89, 214
Naturwissenschaft 82
Netzwerk, soziales 235
NOAH 239
Normen 283, 287, 367, 379
Not 232
Notfall 234
Notfallpsychologie 238
Notfallseelsorge 238
Notfallversorgung, psychosoziale 237
Obdachlosigkeit 58
Offenbarung 87, 189
Öffentlichkeit 277, 297
Ohnmacht 58, 368
Okkultismus 113
ökologische Krise 79
ökumenisch 181
Öl 193
Optimismus 66
Organ 145
Organisation 1, **241**, 263
Organisationsethik 242
Organisationskultur 244
Orientierung 37, 88, 128
Palliative Care 247
Palliativmedizin 56, 64, 269, 272
Palliativstation 162
Palliativversorgung 206, 211
Paternalismus 24, 59, 347
Patient(in) 8, 14, 23–24, 45, 48, 143, 339
Patientenverfügung 25
patientenzentriert 18, 122, 348
Person 30, 73, 114, **249**

Personalität 85
Personenzentrierung 122, 164
Persönlichkeit 60, 85
Perspektive 322, 337
Perspektivwechsel 364
Pessimismus 65
Pflege 17, **252**, 253, 315
Pflegebedürftigkeit 58, *Siehe auch* Bedürfnis
Pflege-Ethik 226
Pflegeheim 162
Pflegende 8
Pflegepersonal 61
Pflicht 61, 287
Phänomenologie 188
Philosophie 111, 124, 267
Philosophie, Praktische 225
Pluralisierung 268
Prädeterminismus 172
Praktiken, religiöse 213
Präsenz 30, 83, 165, 176, 182, 236, **255**, 327
Prävention 9, 121, 212, 271
Preis 38
Priester 213, **258**
Prinzip 24, 226
proaktiv *Siehe* Kompetenz
Profession 253
Professionalisierung 181, **261**, 319
Professionalität 32, 61, 74, 122, 131, 152, 369
Prophet 189
Proselytismus 223
Prüfung 166, 171
Pseudowissenschaft 214
PSNV 237
Psychoanalyse 20

Psychodrama 99
Psychologie 84, 363
Psychotherapie 16, 51, 90, 126, 198, 200, **264**, 265, 356
Pubertät 119, 175
Querschnittsaufgabe 205
Quietismus 179
Rache 289, 363
Randgruppen 109
Rationalismus 386
Rationalität 176
Rätsel 113
Raum 182, 376
Redekunst 199
rehabilitativ 121
Reifung 47
Reinheit 259
relational 250
Religion VII, 45, 52, 72, 87, 112, 115, 168, 223, 318, 361
Religionen, abrahamitische 127, 258
Religionsgemeinschaften 157
Religionskritik 340
Religionsphilosophie 113
Religionspsychologie 267
Religionswissenschaft 48
Religiosität 13, 16
Resilienz 42, 47, 126, 165, 182, 218, **270**
Respekt 53, 165
Ressource 235
Rhythmus 98, 178
Ritual 38, 89, 118, 182, 216, **272**
Rolle 308, 367

Routine 120, 362, 386
Rücksicht 10
sakral/Sakralisierung **275**, 278
Sakrament 180, 193, 259, **279**
Säkularisierung 278
Salbung 193, 280
Salutogenese 125, 126
Sammlung 38, 218
Scham 282, 336
Scheitern 101, 136
Schenken 108
Scheu 336
Schicksal 76, 114, 171, 195, **284**
Schizophrenie 55
Schmerz 2, 56, 96, 111, 248, 348, *Siehe auch* Total Pain
Schmerzforschung 151
Schock 197
Schöne Künste 199
Schöpfung 201
Schuld 37, 109, 137, 282, **287**
Schutz 176
Schutzbedürftigkeit 369
Schwangerschaft 368
schwarze Magie 214
Schweigen 30, 77
Schwerkranke 64
Seele 145, 180, **289**
Seelenheil 124
Seelsorge 157, 180, 274, 280, 290
Seelsorge, buddhistische 292
Seelsorge, christliche 294
Seelsorge, islamische 299
Seelsorgegespräch 16

Seelsorger 17, 248
Sehen 201
Sehnsucht 47, 178
Selbst 8, 136, 147, 251, 287
Selbstachtung 283
Selbstbestimmtheit/Selbstbestimmung 26, 37, 59, 61, 173, *Siehe auch* Autonomie
Selbstbezug 230
Selbstkritik 303
Selbstliebe 233
Selbstmitgefühl 301
Selbstsorge 183, 233, 294, **304**
Selbsttranszendenz 230, 252
Selbstvollzug 101
Selbstwerdung 75
Selbstwirksamkeit 69, 194, 204, *Siehe auch* Kompetenz, spirituelle
Sensibilität 123, 210, 257, 369
Sexualität 126, **308**
shared decision making 66
Sicherheit 169
Sinn 46, 74, 77, 114, 169, 178, 310
Sinn (philosophisch) 310
Sinn (religionswissenschaftlich) 314
Situation 235
Skeptizismus 386
Solidarität 30, 37, 57, 153, 251, 343
Somatisierung 348
Sorge 102, **316**
Sorgearbeit 122
Sorgeethik 243

sorgen 59
Sozialarbeiter 17
Soziale Arbeit 76, **318**
Sozialisation 46
Sozialpädagogik 319
Soziologie 187, **321**, 366
Spannung 382
Spenden 108
SPIR 17, 206, 210
Spiritismus 113
Spiritual Care VIII, 47, 66, 69, 102, 372
Spiritual Turn 265
Spiritualität VIII, 13, 46, 63, 71, 268
Sprachkunst 199
Spüren 186
St. Christopher's Hospice 152
Sterbebegleitung 324
Sterbehilfe 13
Sterben 37, 45–46, 65, 76, 104, 114, 256, 270, 341, *Siehe auch* Palliative Care, Sterbebegleitung
Sterbesegen 328
Sterblichkeit 78
Stimmung 41, 111
Störung 124, 356
Strafe 171
Stress 37, 68, 208, 342
Struktur 288
Subjekt 207, 231, 287
Subjektivität 163
Suche 46, 74
Sucht 331
Suchtberatung 35
Suchterkrankung 55
Suizid 68

Suizid, assistierter 326, 361
Sünde 259, 287, 387
Sündenvergebung 180
Supervision 75, 338
Symbol 185, 215, **334**, 381
Sympathie 73
Syndrom 49
synkretistisch 218
System 155, 181, 270, **337**
Systeme, soziale 245
systemisch 265, 298
Tantra 218
Tapferkeit 1
Tasten/Greifen 201
Tausch 108
Teilen 53, 112
Teilhabe 11, 56, 369
Theodizee 34, 208, **340**
Theologie 48, 52, 108, 111, 113, 157, 178, 190, 217, 231, 280, 366
Therapeut 32, 74, 265, **344**
Therapie 63
Tod 2, 12–13, 37, 42, 78, 86, 101, 114, 137, 292, 323, *Siehe auch* Palliative Care, Sterbebegleitung
Tod, *eigener* 77
Todesangst 198
Total Pain 205, 248, **346**
Tradition 273, 297
Transfer 158
Transformation 158
transkulturell 71
transprofessionell 318
Transreligiös 71, **349**
Transzendenz 79, 101, 128, 136, 154, 205, 216, 229,

236, 273, 277, 291, 357, *Siehe auch* immanent
Transzendieren 150
Trauer 1, 68, 81, 105, 114, **352**
Trauerarbeit 352
Traum 345, **355**
Trauma 341, **357**
Traurigkeit 66
Trennung 1
Trost 28, 39, 96, **358**
Trostlosigkeit 96
Tugend 138
Überforderung 68, 123
Übergang 273
Überlieferung, mündliche 93
Übertragung 215
Umwelt 8, 12, 22, 155, 220, 253, 333, 337, 352
Unbewusste 134, 143, 200, 345, 357
Unglück 171
Unheil 41
Unmittelbarkeit 176
Unschuld 174
Unterbrechung 272, 306, **361**
Unterscheidung der Geister 97
Unverfügbarkeit 114
Urteilen 37
Urvertrauen 174
Veda 147
Verantwortung 30, 79, 103
Verantwortungsübernahme 122
Verbitterung 363
Verdrängung 288
Vergebung 195, 289, 296, 363
Vergeltung 289
Vergessen 87, 289

Vergewaltigung 119
Verhalten 188
Verletzlichkeit 37, 49, 58, 176, *Siehe auch* Vulnerabilität
Verletzung 282
Verlust 1, 12, 68, 105, 352
Vernachlässigung 58, 368
Vernunft 110
Verschwiegenheit 113
Versöhnung 59, 260, 289, 363
Verstehen 31, 145
Vertrag 366
Vertrauen 25, 32, 37, 47, 52, 324, 343, 345, **365**
Vertraulichkeit 113, 215
Vertröstung 39, 360
Verwahrlosung 58
Verwundung 42, *Siehe* auch Vulnerabilität
Verzweiflung 101
Vigilanz 303
Volkskultur 145
Volksmedizin 91
Volksreligion 382
Voluntarismus 172
Vorurteile 369
Vulnerabilität 12, 26, 58, 271, **368**
Wachstum 47
Wachstumskritik 79
Wahlfamilie 103
Wahrheit 197
Wahrnehmung 186
Wechselwirkung 125, 245, 271
Weisheit 214, 294
Weisheitstherapie 126
Werke der Barmherzigkeit 180
Wert(e) 367, **373**

Wertschätzung 60
WHO 152, 202, 247, 269, 331, **371**
Widerstand 30
Widerstandsfähigkeit 270
Widerstandskraft 271
Wiedergeburt 148
Wiedergutmachung 288
Wiederholung 215
Wissen 36, 254, 288, 319, 370
Wissenschaft 214, 322
Wohlergehen 214
Wohnen 375
Workalkoholismus 49
Worte 215
Wunde *Siehe* Vulnerabilität
Wunder 42
Wünsche 27

Würde 26, 58, **378**
Wut 363
Yin und Yang 381
Yoga 89, 148, 218, **383**
Zen 19, 20, 99
Zufall 171
Zugehörige *Siehe* An-/Zugehörige, *Siehe auch* Bindung, Familie, Präsenz
Zugehörigkeit 75, 169
Zuhören 165, 293, 318, 357
Zukunft 327
Zuwendung 37, *Siehe auch* Bindung, Nächstenliebe
Zweifel 101, 195, 208, **386**
Zweites Vatikanisches Konzil 194, 259

www.ingramcontent.com/pod-product-compliance
Lightning Source LLC
Chambersburg PA
CBHW051741300426
44115CB00007B/658